U0294897

全国县级医院系列实用手册

疼痛科医生手册

主　编　樊碧发　刘延青

副主编　傅志俭　张达颖

　　　　吕　岩　马　柯

人民卫生出版社

图书在版编目（CIP）数据

疼痛科医生手册/樊碧发,刘延青主编. —北京:人民卫生出版社,2016

（全国县级医院系列实用手册）

ISBN 978-7-117-23285-2

Ⅰ.①疼… Ⅱ.①樊…②刘… Ⅲ.①疼痛-诊疗-手册
Ⅳ.①R441.1-62

中国版本图书馆 CIP 数据核字（2016）第 237138 号

| 人卫社官网 | www.pmph.com | 出版物查询，在线购书 |
| 人卫医学网 | www.ipmph.com | 医学考试辅导，医学数据库服务，医学教育资源，大众健康资讯 |

版权所有，侵权必究！

全国县级医院系列实用手册

疼痛科医生手册

主　　编：樊碧发　　刘延青
出版发行：人民卫生出版社（中继线 010-59780011）
地　　址：北京市朝阳区潘家园南里 19 号
邮　　编：100021
E - mail：pmph @ pmph.com
购书热线：010-59787592　　010-59787584　　010-65264830
印　　刷：三河市宏达印刷有限公司
经　　销：新华书店
开　　本：850×1168　1/32　　印张：19
字　　数：482 千字
版　　次：2017 年 2 月第 1 版　2023 年 12 月第 1 版第 7 次印刷
标准书号：ISBN 978-7-117-23285-2/R · 23286
定　　价：99.00 元

打击盗版举报电话：**010-59787491**　　E - mail：**WQ @ pmph.com**
（凡属印装质量问题请与本社市场营销中心联系退换）

编 者 （以姓氏笔画为序）

马　柯　　王　林　　王　昆　　王学昌　　文传兵

吕　岩　　刘　慧　　刘小立　　刘延青　　刘金锋

宋　涛　　吴大胜　　李　静　　李荣春　　李迪森

李春蕊　　肖礼祖　　张达颖　　张洪新　　杨　阳

林　建　　陆丽娟　　金　毅　　尚鸿生　　袁宏杰

银　燕　　黄佑庆　　程祝强　　谢珺田　　傅志俭

熊东林　　樊碧发　　魏建梅

《全国县级医院系列实用手册》
编委会

顾　　问：张宗久　　周　军　　赵明钢　　秦怀金
　　　　　饶克勤　　张雁灵　　李洪山　　陈贤义
　　　　　郝　阳　　杜　贤

主任委员：王　辰

副主任委员：李为民　　王建安　　张英泽　　王国斌
　　　　　　周学东　　肖海鹏　　易利华　　宣世英

编委会委员（以姓氏笔画为序）：

王　辰	王宏刚	王国斌	王建安	王昆华	孔维佳
石小毛	叶伟书	付　强	白玉兴	白志明	任国胜
刘　冬	刘　健	刘延青	刘兴会	刘喜荣	吕　帆
多　吉	孙自镛	朱　福	严　敏	苏　飞	李　昆
李　涛	李为民	李计东	李桂心	杨　雯	杨　鼎
肖传实	肖海鹏	时　军	何成奇	余　勤	余永强
张　彤	张　勇	张建顺	张英泽	张美芬	陈燕燕
周　晋	周学东	孟兴凯	易利华	林建华	罗开开
姚尚龙	宣世英	施秉银	祝春燕	祝益民	赵佛容
郜　勇	袁　军	徐鑫芬	郭启勇	龚洪翰	梁志清
彭心宇	温　浩	蔡继峰	熊永芳	樊　嘉	樊碧发

出版说明

县级医院是我国医疗服务承上启下的重要一环，是实现我国医疗服务总体目标的主要承载体。目前，我国县级医院服务覆盖全国人口 9 亿多，占全国居民总数 70% 以上，但其承担的医疗服务与其功能定位仍不匹配。据《2014 中国卫生和计划生育统计提要》数据显示，截至 2013 年，我国有县级医院 1.16 万个，占医院总数的 47%；诊疗人次 9.24 亿人次，占医院总诊疗人次的 34%；入院人数 0.65 亿人，占医院总入院人数的 46%。

为贯彻习近平总书记"推动医疗卫生工作重心下移、医疗卫生资源下沉，推动城乡基本公共服务均等化，为群众提供安全有效方便价廉的公共卫生和基本医疗服务"的指示，落实国务院办公厅《关于全面推开县级公立医院综合改革的实施意见》和《关于推进分级诊疗制度建设的指导意见》等文件精神，推动全国县级医院改革发展与全国分级诊疗制度顺利实施，通过抓住县级医院这一关键环节，实现"郡县治，天下安"的目标，在国家卫生和计划生育委员会的领导下，在中国医师协会、中华医学会、中国医院协会的支持下，人民卫生出版社组织编写了本套《全国县级医院系列实用手册》。

本套图书编写有如下特点：

1. 编写工作是在对全国 31 个省市自治区 100 多家县级医院的充分调研基础上开展的，充分反映了全国县级医院医务工作者迫切需求。

2. 图书品种是严格按照县级医院专业构成和业务能力发展要求设置的，涉及临床、护理、医院管理等 27 个专业。

3. 为了保证图书内容的学术水平，全部主编均来自全国知名大型综合三甲医院；为了增加图书的实用性，还选择部分县级优秀医生代表参与编写工作。

4. 为了保证本套图书内容的权威性和指导性，大部分参考文献来源于国家制定的指南、规范、路径和国家级教材。

5. 整套图书囊括了县级医院常见病、多发病、疑难病的诊治规范、检查技术、医院管理、健康促进等县级医院工作人员必备的知识和技术。

6. 本套图书内容在保持先进性的同时，更侧重于知识点的成熟性和稳定性。

7. 本套图书写作上字斟句酌，字词凝练。内容表达尽量条理化、纲要化、图表化。

8. 本书装帧精良，为方便阅读，参照国际标准制作成易于携带的口袋用书。

本套图书共 27 种，除适合于县级医院临床工作者阅读之外，还兼顾综合性医院年轻的住院医师和临床研究生使用。本套图书将根据临床发展需要，每 3~5 年修订一次。整套图书出版后，将积极进行数字化配套产品的出版。希望本套图书的出版为提升我国县级医院综合能力、着力解决我国"看病难、看病贵"等问题，做出应有贡献。

希望广大读者在使用过程中发现不足，并反馈给我们，以便我们逐步完善本套图书的内容，提高质量。

人民卫生出版社
《全国县级医院系列实用手册》编委会
2016 年 1 月 18 日

前　言

　　慢性疼痛性疾病是当今世界影响人类健康和丧失工作能力最直接和最常见的原因。在发达国家慢性痛的发生率约占总人口的 30%，据我国城市医院调查，门诊约有 2/3 的患者是因为各种各样的疼痛问题来诊。我国县级医院服务覆盖人口 9 亿多，占全国居民总数 70% 以上，在县域医疗机构提供服务的广大地区，各种颈肩腰腿痛、神经病理性疼痛、头面部痛、软组织痛及癌性疼痛构成了最为常见疾病，也是就诊的主要患者群体，提高县级医院疼痛科诊疗水平，对推动分级诊疗、实现城乡基本医疗服务均等化等，具有战略性的重要意义。

　　疼痛科是运用临床、影像、神经电生理和神经生化学等方法诊断并运用药物、微创介入、医疗器械以及其他具有创伤性或者侵入性的医学技术方法对疼痛性疾病进行诊断与治疗的临床学科，在我国临床诊疗目录中属于一级诊疗科目，赋予了与内科、外科等同样的地位。疼痛科的主要诊疗对象是慢性疼痛疾病，微创介入是核心技术。

　　本书在内容安排上，非常注重疼痛科的系列实用技术与理论，按照县级医院疼痛科能力建设要求，精心组织了相关内容。疼痛科医师的规范化培训是学科发展的重要保证，而在现代疼痛诊疗管理中，疼痛护理学占有较为突出的地位，本书特别安排了这方面的内容，供大家参考。

由于疼痛科是一个飞速发展的新兴学科，新的理论与技术不断涌现，加之疼痛性疾病的复杂性及难治性，本书不免存在疏漏，甚至错误之处，敬请诸位读者同仁提出宝贵意见，在此深表感谢。

编者

目　录

第一篇　概　论

第二篇　疼痛病诊断基础

第三篇　疼痛科常用技术

第四篇　疼痛病诊治

目　录

第一篇

概　论

第一章

疼痛的基本概念

　　"疼痛"伴随着人类起源而同时出现，是一个极古老的话题。一方面有其积极一面，大多数时候疼痛是一种良性信号转导，使人们感知危险，知晓不良刺激，使其趋利避害；另一方面，长期被疼痛困扰，本身就是一种病态，不仅疼痛本身造成生活质量下降，损失劳动能力，还会进一步造成情绪及心理，甚至是社会问题。

　　回顾过去所走的道路是艰辛而漫长的。过去相当长的一段历史中，都将疼痛认知和体验中心误认为是心脏，五百年前随着解剖学的进展才证实中枢神经系统是包括疼痛在内的一切情感体验和思考中心。回顾近两百年来，疼痛的基础研究和临床研究都取得了斐然的成就。在疼痛发生，疼痛信号转导，药物研发，神经调控等诸多方面均取得了不起的进展，但距离彻底阐明疼痛发生、完全攻克慢性疼痛尚有很长的路要走。

　　（一）古代对疼痛的认知与治疗

　　1. 西方古代对疼痛的认知　　古代受制于生产技术水平低下，对一些无法解释的现象往往归集于神灵，认为是触怒神灵之后所遭受的惩罚，'pain'一词来自于希腊语'poena'和拉丁语'punishment'，均有惩罚的含义。古代巴比伦人认为疼痛是由于外物通过鬼神和其他手段侵入人体而感受到疼痛。而在东方地区，受佛教的影响，普遍认为遭受慢性疼痛折磨是对人们各种欲望的磨难。

随着社会进一步发展，被尊为现代西医之父、古希腊的希波克拉底曾认为脑是产生思想的中枢，也可能是疼痛的中枢；并创造性的提出体内的四种体液即血液、黏液、胆汁与黑胆汁的相互作用与增减产生疼痛的观点。以后阿里士多德进一步总结出五种感觉：视觉、听觉、味觉、嗅觉和触觉，若各种感觉特别是触觉因生命热过剩进而产生疼痛。古罗马的医学大家盖伦通过对动物的活体解剖，进而推导至人（古罗马严格禁止对人体进行解剖），确定了中枢神经和周围神经的重要功能。当然，我们现在知道，他们很多理论是唯心的，仆从于当时主流的宗教，甚至误导了西方医学发展上千年，但从当时的社会条件下，不屈从主流观念，提出能推动医学发展进步的观点及理论是有其正面意义的。

真正促进疼痛从唯心走向唯物还是人体解剖学的发展。马格纳斯力（Magnus，1193-1280）认为与感觉密切相关的器官是前脑室，他的理论将已经在欧洲延续了两千年的心脏是感觉中枢的理论移至脑。

进入到文艺复兴时期，解剖学家维萨里通多对人体的细致解剖，阐明了血液循环的理论，在神经系统领域，彻底否定了之前心脏是一切思想的起源的主流观点，指出大脑及神经系统才是思想的起源，作为人感知周围一切的生理基础。是现代西医学建立的标志。

之后里奥纳多（Leonardo）详细阐述的疼痛的解剖学基础，将脊髓看做疼痛的传导体，疼痛与触觉相连，通过中空的神经管道传递到第三脑室。此时，感觉中枢在脑内，神经系统是管状结构这样的理论到这时候已经被广泛接受，可以看出这个时期已经非常接近现代医学的认知。

2. 中国古代对疼痛的认知 在我国古代，伴随着中医的发展，对疼痛的认识和治疗也经历了漫长和复杂过程。早在公元前500年春秋时期，就有医书记载以天然草药榨取其浸出物，制成外敷药，用以镇痛，称之为"熨帖"，是现代膏药的雏形。公元前400年，就已经有

1

拔罐镇痛的古籍记载了。战国时期的医书巨著《黄帝内经》中已有采用针灸治疗疼痛的详细记载，其中包括有关经络、穴位、九针制作、针灸手法、治疗原则等内容，一直沿用至今。公元 200 年前后，华佗已经使用"麻沸散"施行全麻手术了。传统中医经历数千年的传承与发展，治疗各种痛症疾病积累了非常丰富的经验和技术，很多理论与方法沿用至今，这里不再赘述。

（二）近现代疼痛认知和治疗的发展

1. 西方近代疼痛认知和治疗的发展史

（1）情感学说：情感学说历史最为悠久，为不少哲学家和心理学家所推崇，同时也衍生了疼痛心理学，至今还是心理学研究的一个分支。但情感学说仅能部分解释少数或者一些极端情况。特别对于病理性疼痛解释很苍白。

（2）疼痛特异性理论：疼痛特异性理论最早要追溯到中世纪，当时阿拉伯医学大家阿维森纳热衷于研究疼痛和治疗方法，将感觉分为五种"外感觉"和五种"内感觉"，并认定后者的处理中枢在脑中，这就是疼痛特异性理论的萌芽。

17 世纪笛卡尔继承了盖伦的生理学，认为脑是感觉和运动功能的中枢。神经是由大量细纤维组成的管道，这些纤维形成髓质，外周神经末梢将冲动经神经传入大脑有关部位，这就是疼痛的特异性理论的最初模型。

至 1840 年，米勒提出了特殊神经能学说，该学说认为，疼痛是一种独立和特殊的感觉，与痒觉、冷觉同属躯体感觉，人体内存在感受体觉和其他知觉（诸如视觉、嗅觉）同样的特异性感受器，痛觉感受器通过具有特殊能量的传入神经通路进入中枢神经系统。其后，1858 年，希夫（Schiff）进行动物实验，采用多次不同程度的不完全离断脊髓的方法，明确痛觉和触觉是独立的。19 世纪 50 年代，Van Frey 经过皮肤组织学的研究，区分出躯体感觉可以进一步细分为触觉、痛觉、温度觉、冷觉，游离神经末梢是疼痛感受器，遍布全身。并进一步推测，外周神经中，受体的类型，神经纤维的粗细与体验的疼痛的性质都有一一对应的关系，神经轴突有专门的疼痛通道，在大脑内有疼痛中枢。

之后，到达 20 世纪初，此理论进一步强调了疼痛中枢在丘脑，因为大脑皮质损害或者切除后几乎可以使疼痛消失，但之后又可使疼痛进一步加重，提示皮质对丘脑疼痛中枢具有抑制性作用。现在临床上使用的"丘脑痛"的名词即来源于此。该理论能部分解释体表疼痛的原因，未能证实皮肤伤害传导系统在中枢神经系统和外周神经系统中具有相应的特殊组织结构，也未能最终证实疼痛感受器的解剖特异性，且难以解释因外因导致的慢性疼痛和中枢病变所致的躯体深部痛形成的原因。

（3）强度整合理论：强度整合理论最早也可以追溯到亚里士多德时代，亚里士多德提出过度刺激触觉器官就可以产生疼痛；达尔文第一次提出"强度理论"。Haller（1708-1777 年）首次区分了神经和肌腱，结束了长期的混淆。神经在受到刺激时都会产生疼痛，神经冲动可由神经液传导，因此神经液具有电的超导特征。电第一次被认为是神经冲动的传导方式。不过受制于当时的科技生产力的发展水平，人们对电流的渗透性及电流如何被限制在一个很长的神经束上传导的还不清楚；对这一现象的解释，直到 19 世纪 20 年代才被其他学者证实。1870 年代，Erb 证实，每次感觉刺激直到达到足够的强度就可以产生疼痛，这标志着强度整合理论的正式形成。

其后，至 1894 年，歌德沙伊德得出结论，中枢整合是疼痛感觉中最重要的决定因素，进一步全面发展了该理论。

强度整合理论主要认为：产生疼痛的神经冲动具有特殊的形式，并在脊髓后角细胞进行整合。疼痛没有特殊的感受器，非伤害性的温觉和触觉感受器受到过度刺激，或者在病理状态下通常程度的非伤害性刺激时，在中枢整合时被放大，都可以使脊髓后角细胞兴奋数目超过临界水平从而引起疼痛。

1

歌德沙伊德的理论在 20 世纪演化成三种理论，即周围式理论、中枢整合理论及感觉交叉反应理论。

（4）第四理论：上述三种独立的疼痛学说，基于各种现象的解释，都有其合理的一面。19 世纪末，美国心理学会会长 Strong 统一各家流派，提出疼痛包括原发感觉，以及由此引起的心理反应或者不愉快情绪体验。后来到 20 世纪中叶，进一步发展成疼痛的二维性概念，旨在将特异性学说和精神因素融合，这被称为疼痛的第四理论。

该理论认为，机体存在疼痛识别和反应两大系统，疼痛的识别与其他感觉（诸如触觉）的识别一样，是具有特殊结构和功能特性的神经生理学过程，该过程借助于较简单原始的神经感受和传导机制来完成，而反应系统是涉及个体认识功能的复杂的生理心理学过程，并受过去的体验、文化及心理状态的影响。

上述四个理论对当代疼痛科学发展影响巨大，至今仍有很多支持者从不同方面以试验或者实践的方式对这些理论进行佐证。

（5）近代疼痛的神经生理学研究成果：近代医学取得了长足的进展，与疼痛科学相关的主要有：各种神经递质和神经介质在疼痛及镇痛方面的作用；解释了突触在神经冲动中的作用；三阶梯镇痛药物的研发和临床应用；各种局部麻醉药的研发和应用；阿片受体和内源性镇痛物质的发现等。囿于篇幅所限，这里不做过多详细说明。

（三）疼痛的基本概念

疼痛理论是从 19 世纪 70 年代疼痛流行病学资料出版开始，至 1979 年疼痛概念初步确定。当前被国际广泛接受的疼痛的定义是：疼痛是组织损伤或与潜在的组织损伤相关的一种不愉快的躯体感觉和情感经历。同时可能伴有代谢、内分泌、呼吸、循环功能和心理学的改变。

1990 年世界疼痛组织（IASP）将疼痛具体分为急性疼痛和慢性疼痛加以论述，尤为重要的是在 1999 年国际

1

疼痛学会第九届学术会议上，各国专家一致认为慢性疼痛是一类疾病，疼痛科主要治疗慢性疼痛。

慢性疼痛被定义为：持续或者易反复发作的，病程超过三个月的疼痛。

结合目前疼痛学疾病诊断较为杂乱，最新版的疼痛疾病的 ICD-11 分类遵循病因—病理生理—部位的排序原则进行归类，各类慢性疼痛被区分为七大类，不易产生交叉和混淆。

1. **慢性原发性疼痛**　在一个或者多个解剖区域持续的或者反复发作的病程超过三个月的疼痛，伴随显著的情感障碍和功能障碍（日常功能受明显干扰和社会角色缺失），且此疼痛不能被其他一种慢性疼痛所解释。如不能被骨骼肌肉痛，神经病理性疼痛所解释的背痛；如纤维肌痛综合征；肠易激综合征等。

2. **慢性癌性疼痛**　慢性癌性疼痛作为一个经常出现的癌症伴随状态之前未被 ICD 所收录，鉴于其独特的治疗指南，此次单独作为一个分类进行收录。肿瘤本身及治疗等所致的所有与肿瘤相关的疼痛均纳入次条目。并可进一步细化为内脏痛、骨（肌肉骨骼）痛以及伤害感受性和神经病理性疼痛。

3. **术后或者创伤后慢性疼痛**　此类疼痛被限定于在手术后及组织损伤后出现的疼痛，并且至少持续三个月以上，此类疼痛除外了感染，肿瘤复发所致的其他原因所致的疼痛。此类疼痛常常有神经病理性疼痛的成分。

（四）慢性神经病理性疼痛

躯体感觉神经系统受到损伤或者疾病后，在相应神经支配区产生的慢性神经痛归于此类。其诊断需要神经系统损伤病史。

（五）慢性头痛及颜面痛

The International Headache Society（IHS）建立了头痛的分类。首先分为原发性、继发性及颜面痛（含脑神经痛），但在本分类中只涉及慢性头痛及慢性颜面痛，所谓慢性头痛或者慢性颜面痛至少是在过去三个月内发

1

作至少 50% 的天数。颞下颌关节相关的疼痛也属于此类。

（六）慢性内脏痛

慢性内脏痛可以源自头、颈、胸、腹、盆腔的内脏器官，疼痛强度往往与内脏的损伤及不良刺激的程度无明显关系。可根据引起内脏疼痛原因（如炎症、缺血、扩张、牵拉等或者联合原因）进一步细分。如果与癌痛交叉，归于后者，功能性或者原因不明的归于慢性原发性疼痛。

（七）慢性肌肉及骨骼疼痛

慢性骨骼肌肉疼痛的定义：关节、骨、肌肉及相关软组织的疾病直接作用产生的持续性或者反复发作性疼痛，此类疼痛主要是伤害感受性疼痛，诸如神经压迫，牵涉样疼痛，虽然也是在肌肉骨骼的部位出现疼痛，但它不属于该类型。

第二章

疼痛科的建立与发展

（一）世界疼痛医学的发展史

现代疼痛治疗起源于美国。1961年由美国疼痛治疗的先驱者、著名麻醉科学教授 Bonica 于华盛顿大学创办了世界上第一所"临床疼痛中心"。随后1962年日本东京大学麻醉科山村秀夫教授，在东京大学创办了日本第一个"疼痛门诊"。由此拉开了现代疼痛治疗的序幕。1973年5月，华盛顿大学麻醉学教授 Bonica 召开一个由多个学科的疼痛基础研究和临床医生参加的会议，讨论成立一个致力于疼痛的研究和管理的专业组织。Bonica的愿景是提供一个平等的、跨学科的国际论坛，普及疼痛知识，提高医护人员的专科教育，提升患者的护理水平。国际疼痛学会（International Association for the Study Pain IASP）成立于1974年5月9日。1975年在意大利佛罗伦萨召开了第一届国际疼痛学会，以后每3年举行一次会议。1975年出版了 PAIN 杂志，1984年在荷兰鹿特丹召开了第一届国际疼痛治疗会议，出版了 PAIN CLINIC 杂志，以后每三年举行一次会议，在此期间还召开过国际癌症疼痛治疗会议。2002年8月，在国际疼痛学会（IASP）于美国加州圣迭戈召开的第十届世界疼痛大会上，与会专家达成了基本共识：慢性疼痛是一种疾病。目前在美国及欧洲的一些国家和日本，疼痛诊疗被规定为医院的一项基本医疗服务内容，疼痛诊疗中心和疼痛科遍及各级医院，形成网络，有疼痛诊疗医生考试和管理制度，负责疼痛医生的注册、年检、考试和监督。IASP 出版了《疼痛诊疗中的必备条件》，并不断更新。

为唤起全球人类对疼痛的关注，造福千千万万疼痛患者，2004 年国际疼痛学会（IASP）确定每年十月的第三个星期一为"世界疼痛日（Global Day Against Pain）"，并冠以一个主题，成为一个年度即"世界疼痛年（Global Year Against Pain）"关注的焦点。举办疼痛日活动就是要传递必要的信息。自提出"世界疼痛年"的概念以来，先后确定了如下主题：缓解疼痛是一种权利（2004 ~ 2005）；儿童疼痛（2005 ~ 2006）；老年人疼痛（2006 ~ 2007）；女性疼痛（2007 ~ 2008）；癌痛（2008 ~ 2009）；肌肉与骨骼相关疼痛（2009 ~ 2010）；急性疼痛（2010 ~ 2011）；头痛（2011 ~ 2012）；盆腔痛（2012 ~ 2013）；头面痛（2013 ~ 2014）；神经病理性疼痛（2014 ~ 2015）；关节痛（2015 ~ 2016）等诸多主题。

疼痛是患者的主观感受，医务人员不能想当然地根据自身的临床经验对患者的疼痛强度做出武断论断。对患者而言，疼痛一方面是机体面临刺激或疾病的信号，另一方面又是影响生活质量的重要因素之一。对医师而言，疼痛既是机体对创伤或疾病的反应机制，也是疾病的症状。急性疼痛常伴有代谢、内分泌甚至免疫改变，而慢性疼痛则常伴有生理、心理和社会功能改变，需要及早给予治疗。需要强调的是，慢性疼痛是一种疾病不仅仅在于疼痛本身，更重要的是在慢性疼痛中，长期的疼痛刺激可以促使中枢神经系统发生病理性重构，使疼痛疾病的进展愈加难以控制。而及早控制疼痛，至少可以延缓这一过程的发展。另一方面，对于患者而言，慢性疼痛也不仅仅是一种痛苦的感觉体验。调查研究显示，慢性疼痛可以严重影响躯体和社会功能，使患者无法参与正常的生活和社交活动。随着社会对疼痛的愈加重视，2000 年，美国第 106 次国会把 2000-2010 年定为"疼痛控制与研究的十年"；2001 年亚太地区疼痛论坛提出

"消除疼痛是患者的基本权利"。2002年第10届IASP大会与会专家达成共识—慢性疼痛是一种疾病。医学界当前普遍认为，免除疼痛，是患者的基本权利。

疼痛的终点站是大脑，大脑功能不能维持的时候，疼痛就会减低甚至消失，比如昏迷和麻醉状态下就感觉不到疼痛。同时也为了唤起广大医务人员对患者疼痛治疗的重视，2002年世界卫生组织将疼痛确定为继血压、呼吸、脉搏、体温之后的"第五大生命体征"。在出现以下情况时，需将疼痛作为第5生命体征，进行正确评价。1. 在实施疼痛干预措施的一定时间内，以评价疼痛的变化和镇痛措施的效果。2. 任何预期可能引起痛苦的措施、行为之后，以评价疼痛的程度。3. 慢性疼痛的持续过程中。4. 每一次新的疼痛出现时，以正确认识和评价疼痛。这一概念经国内十余年不懈推广，目前已被大多数与慢性疼痛存在较多交集的科室，如疼痛科、肿瘤科、风湿免疫科、骨科所接受，在体温单中加注了疼痛的评估栏，记录患者疼痛强度。

（二）中国疼痛科的建立与发展

IASP的成立大大促进了各国疼痛的研究和临床的交流，各发达国家均成立了相应的机构。20世纪80年代，在我国疼痛医学奠基人、中国科学院院士韩济生教授倡导下，成立了中华疼痛研究会，并于1992年成立了IASP中国分会（CASP）及中华医学会疼痛学分会，韩济生院士担任主席，由此开创了国内疼痛医学的新纪元。20世纪80年代后期，很多麻醉科医师专门投身于疼痛诊疗事业，成为开创我国临床疼痛医学的先锋，较为普遍地开展了疼痛治疗工作。20世纪90年代，随着国内外疼痛学术会议的召开及疼痛学专著、专业杂志的出版，标志着我国的疼痛医学已取得快速发展。进入21世纪以来，由于引入大量的国际先进疼痛介入治疗技术，使临床疼痛学科得到了空前的发展。由于韩济生院士长期从事刺激镇痛原理研究所取得的举世瞩目的成就，以及为中国疼痛学科摇旗呐喊，长期坚持，开创了我国疼痛学科新纪元，使得我国在世界疼痛医学领域占有非常重要的位置。近二十年来，在韩济生院士的带领下，CASP团结了基础与临床人才，在规范诊疗技术、培养专门人才及引领学科健康发展方面，做出了极为重要的贡献。

2007年7月16日，在我国疼痛医学发展史上是值得纪念的一天。原卫生部经过长期调研，签发了关于《医疗机构诊疗科目名录》中增加"疼痛科"诊疗项目的通知文件，确定在《医疗机构诊疗科目名录》中增加一级诊疗科目"疼痛科"，代码"27"。据此，将在我国二级以上医院开展"疼痛科"诊疗服务。这一决策，不仅对我国广大慢性疼痛患者是极大的福音，对世界疼痛医学的发展也起到了良好的促进作用。无论如何，从关心广大疼痛患者的人权上来说，中国已经明显走在世界前列。

疼痛科的建制这一创举带来的只有赢家，没有输家。最大的赢家是广大慢性疼痛患者。疼痛科的建立丝毫不影响患者就医的格局，原来到各科就诊的患者一切如常。差别在于：以往久治不愈、投医无门的疼痛患者，现在有了一条新路；各科医师遇到顽痛难治的患者，现在可以介绍到疼痛科就诊。当然，疼痛科医师并非百病皆治。疼痛医师治疗的对象主要是慢性疼痛患者。

疼痛科学的内涵是运用临床、影像、神经电生理和神经生化学等方法诊断并运用药物、微创介入、医疗器械以及其他具有创伤性或者侵入性的医学技术方法对疼痛性疾病进行诊断治疗的临床科室。其中微创介入是疼痛学科的核心技术，在疼痛诊疗中发挥着十分重要的作用。而以药物、物理因子等为主的疼痛科综合治疗，则是疼痛学科的基本诊疗平台。疼痛科的主要工作内容为慢性疼痛的诊断与治疗。

一个由多学科医师组成的疼痛科，必须有一个坚强的领导。哈佛大学在这方面的经验是，这位领导的原有专业并不重要，可以是麻醉科、骨科、神经内科、神经外科、康复医学科等医师，重要的是能把各方力量团结成一个战斗集体，共同为顽固难治的疼痛患者解决问题。医学院校逐渐开设疼痛学课程；各地关于疼痛医师专科化培训的要求提上议事日程；建立一个良好的疼痛医学继续教育体系势在必行。在疼痛科建制和疼痛医师大量涌现的基础上，创建中国医师协会疼痛医师分会水到渠成了。

　　自从原卫生部227号文件发布至今，已经过去九年，疼痛科有了长足的发展，表现在二级以上的医院纷纷建立起疼痛科，以北京为例，从原先不到10家发展到62家（截止到2015年末），普遍购置了射频机、臭氧机等专科医疗设备，常规开展神经阻滞、关节穿刺、神经射频等治疗手段。但我们也要看到问题所在，表现在：①疼痛学科的社会认知度尚不够，不只是患者，甚至部分医务工作者也不清楚疼痛科的诊疗范围；②疼痛学科从业人员来源广泛，缺少专科培训，很多从业者缺少基本阅片能力、临床诊疗思维，将慢性疼痛诊疗理解为单纯镇痛；或者将疼痛诊疗当成副业，利用业余时间从事慢性疼痛诊疗，要知道，疼痛科发展了数十年，其专科性已经非常强，不投入全部热情和精力难以专业化；③一部分疼痛治疗技术缺少严格的对照研究结果，经不起循证医学的检验。这里，我们需要用发展的眼光看待这些问题，在发展中进步与完善。一方面要看到疼痛科成立后产生的巨大社会效益，同时也要订立行业规范与指南，加强专科人才培训，做好监管及监督。

第三章

疼痛科的质控和管理

如同前文所述，虽然疼痛科已经取得相当进展，具备了一个学科的所有基本要素，但作为一个新兴学科，在人才培养、行业规范和指南、诊疗范围等诸多方面都需要规范和加强。疼痛科是一个以微创介入治疗为特色的科室，其工作流程更像传统外科；但疼痛科收治的患者中，合并各种基础疾病的老年患者多，晚期肿瘤的患者多，这些患者在收治和诊疗过程中更容易出现各类心脑血管意外，肝肾功能差，用药禁忌多，更容易出现药物相互作用，所以疼痛科的工作作风更像传统内科，平素的诊疗工作需要胆大心细，亟待加强行业监管和科室质控。

质控是卫生监管部门和医院行政部门的对某一学科或者科室的最低要求，主要强调医疗质量与安全，不达到相应的质控标准即不合规，需要整改，科室的大小与规模、治疗手段的丰富与否不是质控的核心目的；科室管理是升华，是更高标准，好中更优，包含了流程优化，人才培养与管理，医疗质量与安全，新技术开展，发展科室等诸多方面。

（一）疼痛科质控

疼痛科质控目前有两方面驱动力，一方面是来自上级医疗行业主管部门的要求与压力，进行各种形式的监管和督导；另一方面，医疗质量和安全是永远不变的主题，这就有来自科室内部的动力来迎合质控要求。按照疼痛科发展现状，疼痛科目前主要诊疗区域有两大块，一是门诊，二是病房，有不同对应的要求，下面分开阐述。

1. 门诊质控　目前各省陆续建立起了省级疼痛治疗质控中心，根据各省疼痛科发展水平，因地制宜制订本省的疼痛治疗行业规范，从基础条件、门诊接诊流程、有创治疗规范性、"毒麻药物"管理、并发症与并发症的预防与上报等方面入手进行要求与规范，这里特别需要注意的几方面：

（1）门诊需要设立独立的无菌治疗区进行有创操作，污物区、清洁区及污染区标志明确；有创治疗区需要常规配备急救车，常规急救药物种类品规齐全，有简易呼吸器；注意治疗床间距和患者隐私保护。

（2）诊查过程中注意要点：门诊问诊有针对性，根据患者病情进行恰当的视触叩听等查体；门诊需要进行规范的病案书写，包括主诉、症状、体征及重要的辅助检查结果，有诊断及处理意见；根据患者病情提请恰当的辅助检查，处方的药物及开立的有创无创治疗符合适应证，排除禁忌证；进行定期复查、用药指导等工作。

（3）有创治疗注意要点：排除治疗禁忌证，所治疗疾病符合适应证；有创治疗前签署知情同意书，告知患者治疗前后注意事项，可能出现的并发症；治疗前对患者姓名、诊断、治疗部位进行再次确认；对拟治疗部位进行标记，确认体位；每个患者的治疗药物现用现配，杜绝提前配好；加强心电监护；消毒范围确保超过治疗区域 10cm 以上，常规铺无菌巾单及戴无菌手套，加强对可能出现化学性灼伤皮肤区域的预防及管理；对深部的穿刺需要先局部麻醉；治疗过程中准确与患者交流；到达靶区推注药物之前需要仔细回抽，确认安全后方可推注药物；治疗结束后污物处置合理；根据病情留观 10-60 分钟；有常见治疗并发症的处置预案，如气胸、晕厥、呼吸心搏骤停等风险防范及处置预案；治疗慢性疼痛时合理使用激素，使用长效类、缓释类激素，使用激素的部位、总量、疗程均符合要求。

2. 病房质控 病情复杂且门诊一时难以明确诊断的，门诊不具备相应治疗条件的，需要连续检查和治疗均可以收入院进行诊治。病房质控仍然以安全与质量为主题，需要特别注意以下环节：

（1）配置基本设备，如温控射频机、椎间孔镜等疼痛科专用医疗设备；创建独立病区；病房中设立无菌治疗室并有专人管理。

（2）常规开展三叉神经痛、带状疱疹后遗神经痛、颈椎病、腰椎间盘突出症、癌痛等三大类慢性疼痛疾病的诊治，并常规开展三叉神经射频、外周神经射频、选择性神经根阻滞、外周神经化学药物毁损、脊柱内镜治疗等多种治疗方法。

（3）病历书写规范，符合医院及行业规范要求，病程记录中突出对疼痛的持续评估，有创治疗需要签署知情同意书，对于入院7天仍然诊断不清，新开展的技术等情况下需要进行疑难病例讨论并记录，体温单中记录疼痛评分。

（4）介入治疗注意要点：排除治疗禁忌证，所治疗疾病符合适应证；手术或者介入治疗前需常规检查血尿常规、肝肾功、凝血功能，心电图及胸片，详细询问既往史，排除手术和介入治疗禁忌；任何有创治疗前均需签署知情同意书，告知患者手术和介入前后注意事项，可能出现的并发症；在符合放射线防护要求的手术间或者介入治疗室进行；手术前后对患者姓名、诊断、治疗部位进行三方确认，对拟治疗部位进行标记；专人监护生命体征；手术与介入过程中准确与患者交流；影像定位和引导；射频治疗前需要行神经功能测试和定位，推注药物之前需要仔细回抽，确认安全后方可推注药物；治疗结束后污物处置合理；回病房后常规监护2小时；有常见治疗并发症的处置预案，如气胸、晕厥、呼吸心搏骤停等风险防范及处置预案。

（二）疼痛科管理

前文已经讲到哈佛大学医学院的疼痛科管理者的经验，第一要选好科室管理者，这个科室管理者需要具备良好的专科素养，过硬的临床技能；敏感的科研洞察力；伯乐的慧眼，知人善用；超强的协调能力，向上争取资源，向下平衡科室内部关系等多方面的素养。

疼痛科管理需要注重人、财、物的管理，加强学科建设，扩大学科影响力。

对于不同专业背景的人员，发挥其所长，让其在某一方面有所作为，如脊柱外科背景的医生重点发挥脊柱微创治疗方面的特长，肿瘤科背景的医生发挥癌痛治疗和姑息治疗方面的专长。加强合理人才梯队的建设，培训具有疼痛专科特色的护理团队。做好科室绩效的分配，兼顾公平和效率，充分调动科室工作的积极性和发挥主观能动性；注重成本核算，杜绝跑冒滴漏；向院方和上级主管部门争取更大的支持和更多的资源。

加强再教育和学术氛围的培养，鼓励和强化多种形式的再学习和再教育，开展形式多样的病历学习和病历讨论；开展临床研究，鼓励不同学术观点，提高业务水平和临床技能。

开展核心技术，加强核心医疗设备的购置，并充分利用。开展核心技术，特别是疗效公认的核心治疗技术，做好核心医疗设备的购置，最大限度发挥其作用；掌握核心技术，才能形成优势病种，有了优势病种，科室才能大发展。积极利用现代多种传媒，突出疼痛治疗的病种，技术手段和优势，扩大科室的影响力。积极参加各种学术活动，了解行业动态和技术热点，并根据自身条件选择性开展。

第二篇
疼痛病诊断基础

疼痛病的诊断是依据患者的疼痛主诉,经过详细的病史采集、系统的体格检查和重点的专科检查以及其他辅助检查来判断疼痛的来源和确定疼痛性疾病名称的过程,是取得预期疗效的前提。正确的早期诊断可使疾病得到及时合理的治疗,缩短或终止自然病程,早期治愈康复;反之,模糊或错误的诊断,可能造成盲目或错误的治疗,延误或加重病情。因此,必须掌握疼痛病诊断知识和技术,应用基本的诊断方法和程序,综合分析判断,得出正确的结论。

第四章

病史采集

　　病史采集是医师通过对患者的系统询问而获取临床资料的一种诊断过程。详细真实的病史是正确诊断疾病的前提和基础。由于疼痛是一种主观感受，因而难免有不确切的描述，故疼痛病史的采集既要系统全面，又要重点突出，同时应排除医患双方的主观性和片面性干扰，力求病史资料的完整性和客观性，为正确的诊断提供依据。疼痛患者的病史采集主要包括以下内容。

一、病史

　　病史包括现病史、既往史和家族史等。现病史应包括性别、年龄、职业、民族、婚育状况等人口学资料，一些疼痛病症与人口学特征相关，如强直性脊柱炎常见于青年男性，骨质疏松症多见于老年女性，长期伏案工作者易患颈椎病，未婚少女痛经的发生率较高等。主诉应明确本次就诊的疼痛部位、疼痛性质和病程时间。现病史应反映疼痛的特征和疼痛发生发展过程以及诊治经过和效果。既往史主要包括重要脏器疾病史、手术外伤史、药物过敏史等。另外还应询问有无烟酒嗜好和长期用药史，了解生活习惯以及家族成员中有无类似病史。

二、疼痛原因或诱因

　　疼痛常由某些因素诱发或有明显的原因，如搬重物转身时突然引起腰腿痛，截肢术后可能导致残肢痛或幻肢痛，湿冷天气易诱发类风湿关节炎等。有些疼痛并没有明显的原因。夜间及晨起疼痛加重、起床活动一段时间后减轻常见于风湿性疾病引起的疼痛（即"晨僵"现象），坐位站起时疼痛加重可见于骨关节炎，卧床翻身时剧烈疼痛提示可能患有骶髂关节炎症，而行走一定距离后下肢疼痛麻木加重（即"间歇性跛行"）往往提示腰椎管狭窄症。因此，应询问有无感染、外伤、过劳、情绪激动、体位性疲劳、饮食习惯等，这有助于对病因的判断，进而帮助诊断。

三、疼痛特征

详细了解疼痛的特征是疼痛科医生进行诊断的重要内容之一，它明显地有别于其他专业对疼痛症状的认识，有些疼痛病通过详细的疼痛特征获取，即可得出初步诊断，并且对于疼痛治疗方法的选择和定位也有很大帮助。疼痛的特征包括疼痛部位、疼痛性质、持续时间、伴随症状以及加重或缓解因素等。多数疼痛性疾病，其疼痛部位即为病变所在，而有些疼痛则远离病变部位，往往反映支配该区的神经病变或该神经走行径路上的病变。例如，同为大腿部痛，坐骨神经痛在后侧，股神经痛在前侧，股外侧皮神经痛在外侧，而闭孔神经病变引起内侧痛。不同的疾病可引起不同性质的疼痛，但相似的疼痛也可由不同的疾病所致。神经病理性疼痛多为电击样、烧灼样、冷痛、刺痛和痒感等；内脏痛多为钝痛、绞痛、胀痛等；骨骼肌性疼痛多为酸痛、跳痛、刺痛、撕裂样痛等；根性痛多为放射痛、麻木痛等。特别是放射痛，多为神经根受到激惹或损伤所致，如椎间盘突出症表现的上肢（臂丛神经）或下肢（坐骨神经）痛。疼痛沿受损神经向末梢放射，在受损神经支配区有较典型的感觉、运动、反射异常的体征。病程长者有肌萎缩及皮肤神经营养不良性表现。牵涉痛是指胸腹和盆腔脏器疾病损伤部位疼痛传递到脊神经后根或脊髓丘脑束神经元，通过

4

"聚合-易化"或"聚合-投射"作用，使同一节段的神经元兴奋，在相应的支配区出现疼痛，其疼痛部位较模糊，没有明确的压痛点，也少有神经损害的客观体征，如腹主动脉瘤破裂患者的腰痛以及第三腰椎横突综合征患者的腹痛。另外还应注意疼痛持续时间、伴随症状以及疼痛加重或缓解的因素，这些特点均有助于疼痛的诊断与排除。

四、病程及诊疗经过

病程是指从起病到就诊的时间。起病急骤，病史较短，多为急性疼痛或慢性疼痛急性发作；起病缓慢，病史较长多见于一些退行性病变或代谢性疾病。详细了解并记录患者诊疗过程，包括本次就诊之前就医的诊疗机构名称及专业、接受过的检查项目及结果、诊断意见、治疗方法及治疗结果。其中药物治疗应包括药物名称、剂型、剂量、疗程、效果及不良反应，微创治疗尚需了解技术种类、操作过程、治疗反应及有无影像检查引导等。了解起病急缓和病程长短，以及诊疗经过，不但有助于诊断，还与进一步治疗方法的选择密切相关。

第五章

体格检查

体格检查是通过医师的视诊、触诊、叩诊、听诊等直接获取客观资料的重要方法。体检的程序可根据医师习惯和患者情况按部位进行，先进行全身和一般情况检查，再按头面、颈肩、上肢、胸腹、腰背、下肢顺序检查，将有关的神经系统检查置于全身和各部位检查之中；或按体位顺序进行，以减少患者体位变动引起的疼痛，且节约体检时间，如先直立位，后俯卧位，再仰卧位检查等。

一、头面部检查

头面部检查包括头颅、颜面、五官、脑神经等检查，应特别注意观察左右两侧是否对称，仔细寻找压痛点或扳机点。头面部皮肤有无皮疹、瘢痕、异常色素沉着、水肿或肿物，额纹、睑裂、鼻唇沟、口角是否对称，眼睑、外耳、鼻腔有无分泌物，有无眼睑下垂或眼裂闭合障碍，有无眼球突出或下陷，眼球各向运动是否正常，瞳孔是否等大等圆，对光反射是否正常存在，视力、视野、听力、嗅觉是否正常，额窦、筛窦、上颌窦、眶上切迹、眶下孔、颏孔、乳突处有无压痛及放射痛，皮肤浅感觉有无减退，有无触诱发痛及痛觉过敏，口角、上下唇、鼻翼旁、眼睑等处有无扳机点，皱眉、闭目、吹气、鼓腮、露齿是否对称，伸舌是否居中等。

二、颈项部检查

1. 一般检查　应注意颈部姿势及头位，重点寻找压痛点及检查有无包块。患者取坐位，头略前屈，检查者一手扶患者额部，另一手拇指自 C2 棘突向下或自 C7 棘突向上逐个触诊棘突，注意有无位置偏歪，棘间隙有无变窄，有无硬结及条索，棘间、棘旁、横突处有无压痛、放射痛，颈部肌群有无条索硬结，枕神经有无压痛及放射痛等。

2. 活动范围　颈椎前屈与后伸各为 35°～45°，左、右侧屈各为 45°，左、右旋转各为 60°～80°。在以上运动中，屈伸动作主要由下段颈椎完成，侧屈动作主要由中段颈椎完成，旋转动作主要由寰枢关节完成，点头动作主要由寰枕关节完成（图 5-1）。

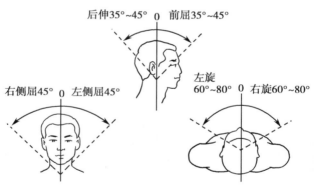

后伸35°～45°　0　前屈35°～45°

右侧屈45°　0　左侧屈45°

左旋 60°～80°　0　右旋60°～80°

图 5-1　颈椎活动范围

3. 特殊试验

（1）椎间孔挤压试验（spurling test）：患者坐位，头微向患侧弯曲，检查者立于患者的后方，用手按住患者头顶部缓慢向下压，若患侧上肢放射痛、麻木即为阳性，多见于颈椎间盘突出、颈部侧隐窝或椎间孔狭窄挤压刺激颈神经根。该试验通过颈部患侧屈曲使椎间孔变窄，从而加重对颈神经根的刺激，故出现疼痛或放射痛。

怀疑有颈椎结核或不稳定性骨折者，为防止脊髓损伤，最好不做此试验（图 5-2）。

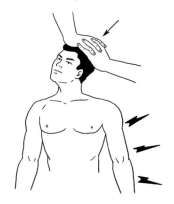

图 5-2　椎间孔挤压试验

（2）臂丛神经牵拉试验（lasegue sign 或 eaten test）：让患者颈部前屈，检查者一手放于患者头部，另一手握住患者同侧腕部，呈反方向牵拉，若患者出现疼痛、麻木则为阳性。若在牵拉的同时迫使患者患肢做内旋动作，称为 Eastern 加强试验，阳性多见于颈椎病（图 5-3）。

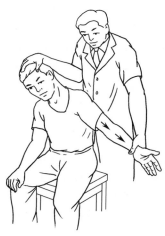

图 5-3　臂丛神经牵拉试验

（3）压顶试验（jackson test）：患者坐位，检查者立于其后方，在患者头中立、后仰位时分别按压其头顶，若患侧上肢有放射痛、麻木即为阳性，见于神经根型颈椎病。怀疑颈椎损伤时，头顶部挤压力不宜过大，以免加重损伤（图5-4）。

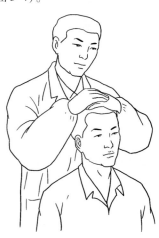

图5-4　压顶试验

（4）引颈试验：也称为颈部拔伸试验。患者坐位，检查者用双手分别托住其下颏及枕部，用力向上做颈部牵引，使椎间孔增大。注意托枕部的力量应大于托下颏的力量。若患者自感颈部及上肢疼痛、麻木减轻，或耳鸣、眩晕等症状减轻则为阳性，多见于颈椎病，可作为颈部牵引治疗的指征之一（图5-5）。

（5）阿德森试验（Adson test，亦称为斜角肌试验）：患者坐位，用手指触摸患者的桡动脉，同时将其上肢外展后伸并外旋，然后嘱患者深吸气并把头部下颌向患侧旋转，若出现桡动脉搏动减弱或消失并出现颈、肩、背疼为阳性。常见于颈肋、前斜角肌综合征及胸廓出口综合征，也见于颈椎病、颈髓肿瘤及颈部肿瘤引起的臂丛神经受压。

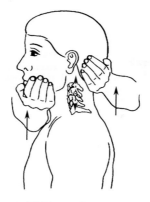

图 5-5 引颈试验

三、肩及上肢检查

1. 一般检查 为便于比较,双侧肩部均应充分暴露,同时观察双上肢外形有无畸形、肿胀等。触诊主要是寻找压痛点,肩部常见压痛点有喙突、肱骨小结节、肱骨大结节、肱骨结节间沟、冈下窝、肩峰下滑囊、三角肌区等。肘部常见压痛点有肱骨外上髁、肘前外侧桡骨粗隆等。手腕部常见压痛点有桡骨茎突、掌骨远端等。

2. 肩关节活动范围 盂肱关节前屈 70°~90°,后伸 40°,外展 90°,内收 20°~40°,肩胛带复合功能,上举 160°~180°,并可以做 360°旋转 (图 5-6)。

3. 特殊试验

(1) 杜加征 (Dugas sign):也称搭肩试验。让患者将手搭于对侧肩上,如果肘部不能接触胸前壁,或患侧手部不能搭至对侧肩部则为阳性,见于肩周炎和肩关节脱位 (图 5-7)。

(2) 落臂试验 (drop down test):患者取立位,先将患上肢伸直,被动外展至 90°,去除医生的帮助,令其缓慢地放下上肢。如不能慢慢地放下上肢,而出现突然

5

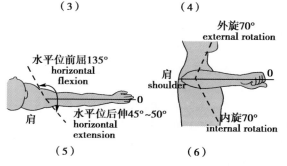

图 5-6　肩关节活动范围

直落到体侧则为本试验阳性。提示肩袖撕裂或慢性疲劳损伤。

（3）雅格逊征（Yergason sign）：也称肱二头肌抗阻试验。患者取屈肘位，后旋前臂并克服医师给予的阻力，若肱骨结节间沟出现疼痛即为阳性，见于肱二头肌长头腱炎或腱鞘炎（图 5-8）。

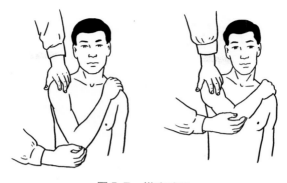

图 5-7 搭肩试验

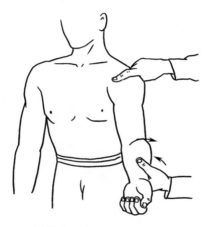

图 5-8 肱二头肌抗阻试验

（4）密勒征（Mill sign）：也称腕伸肌紧张试验。检查者一手握住患者肘关节上方，另一手握住患者腕部，让患者屈腕屈肘，前臂旋前，被动缓慢伸直肘关节，若肱骨外上髁处出现剧痛，即为阳性。见于网球肘或伸肌腱扭伤（图 5-9）。

（5）屈肌紧张试验：让患者握住检查者的手指（示指至小指），强力伸腕握拳，检查者手指与患者握力相对抗，若肱骨内上髁部剧痛则为阳性，多见于肱骨内上

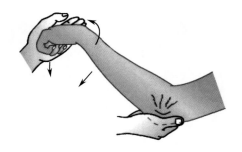

图 5-9　腕伸肌紧张试验

5

髁炎。

（6）拇指屈收试验（Finkeisten sign）：将拇指屈曲内收包在掌心中，其余四指呈握拳状压住拇指，使腕关节向尺侧偏歪，若桡骨茎突处疼痛即为阳性。见于桡骨茎突腱鞘炎（图 5-10）。

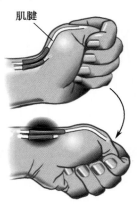

肌腱

图 5-10　拇指屈收试验

（7）Tinel 征：是指叩击神经损害或神经受卡压的部位或其远侧，而出现其支配皮区的放电样麻痛感或蚁走感，提示神经损害的水平或神经受卡压的部位。见于周围神经损伤、肘管综合征、腕管综合征等。

四、胸、背、腹部检查

除内科检查外，应特别注意胸廓外形、呼吸动度、胸部皮肤和胸椎曲度。触诊主要检查疼痛敏感点、结节、条索等。胸廓活动度用胸廓在最大吸气和最大呼气末时的周径差值来表示，正常大于4cm。腹部检查基本同内科检查。

胸廓挤压试验：检查者两手分别置于被检查者胸骨和胸椎处，前后挤压胸廓，在将两手分别放置在胸廓两侧，向中间挤压，可引起被检查者骨折处或肋软骨炎病灶处剧烈疼痛，称胸廓挤压试验阳性。

五、腰、骶、臀部检查

为避免检查重复或遗漏，可按下述体位顺序进行。

1. 患者取站立位观察脊椎外形有无侧凸，生理前凸是否正常存在，两侧骶棘肌、臀肌是否对称，骨盆是否倾斜；用三指触诊法检查棘突及两侧骶棘肌；检查并记录腰椎活动范围，正常前屈90°，后伸30～35°，侧屈、侧旋均为30°（图5-11）。

Schober试验：令患者直立，在背部正中线与髂嵴连线交点作一标记为0点，向下5cm作标记，向上10cm

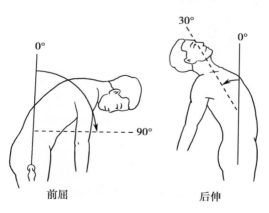

前屈　　　　　　后伸

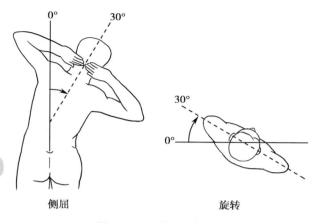

侧屈　　　　　　　　旋转

图 5-11　腰椎活动范围

再作另一标记，然后令患者弯腰（双膝保持直立）测量两个标记间距离，若增加少于 4cm 即为阳性。阳性说明腰椎活动度降低，见于强直性脊柱炎中晚期（图 5-12）。

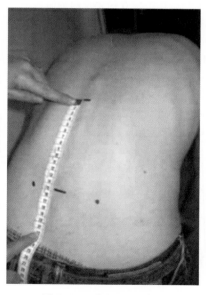

图 5-12　Schober 试验

2. 患者取俯卧位检查脊柱弹性和有无局部掌压痛，依次检查各棘突、棘间、棘旁、横突处有无压痛、放射痛，对比两侧脊肋角、髂腰角、臀上皮神经、梨状肌下孔、骶髂关节、坐骨结节等处，是否有压痛或叩击痛，随后行下列检查：

（1）梨状肌紧张试验：一手按住骶部，另一手握住踝部（屈膝90°）向外推小腿，若出现臀及下肢疼痛则为阳性，多见于梨状肌综合征（图5-13）。

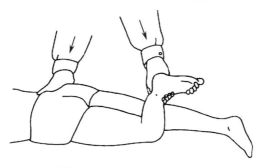

图5-13　梨状肌紧张试验

（2）股神经紧张试验：检查者一手固定俯卧位患者的盆骨，另一手握踝，上托大腿后伸（膝关节伸或屈），如出现大腿前方放射痛，即为阳性，表示股神经根（L2～L4发出）有受激惹可能（图5-14）。

（3）伸腰试验：患者两下肢伸直，检查者固定其两小腿，让患者双手抱住枕部，自觉腰痛即为阳性，可能为腰椎间关节或腰肌有病变。由于骨盆已固定，故骶髂关节病变不会引起本试验阳性（图5-15）。

（4）腰大肌挛缩试验：又称过伸试验。患肢屈膝90°，检查者一手握住踝部将下肢提起，使髋关节过伸，若骨盆随之抬起为阳性，见于腰大肌脓肿及早期髋关节结核等。

（5）跟腱反射：屈膝90°，医师左手压住足底前端，稍下压，叩击跟腱处，出现腓肠肌收缩，足向跖面屈曲反应。根据踇屈活动度大小，分别记为（＋）为减弱，（＋＋）为正常，（＋＋＋）为活跃，（＋＋＋＋）为亢进，（－）为消失。

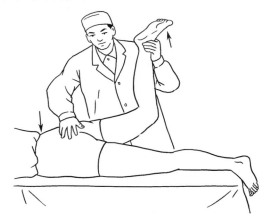

图 5-14　股神经紧张试验

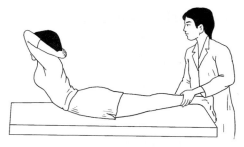

图 5-15　伸腰试验

3. 患者取仰卧位主要检查髂前上棘、耻骨联合等处有无压痛，并进行下列检查：

（1）屈颈试验：即索特-霍尔（Soto-Hall）征，患者主动或被动低头屈颈，抵达胸壁时，使脊髓上升 1～2cm 并向上牵拉神经根及硬膜囊。在腰骶神经根有病变时，如腰椎间盘突出症等，会产生向大腿后放射痛，甚至屈患侧下肢，即为阳性。如果突出物在神经根内侧，该试验也可为阴性。

（2）直腿抬高试验（Lasegue sign）：患者两下肢伸直，检查者一手扶患者膝部使腿伸直，另一手握踝部徐徐上举，若上举达不到正常高度（70°～90°），并出现腰痛和同侧下肢放射痛，为阳性。多见于腰椎间盘突出症。

（3）直腿抬高加强试验：也称背屈踝试验或布瑞嘎（Bragard）附加试验。在直腿抬高到引起疼痛时，稍降低腿抬高的度数，突然将足背伸，引起剧烈放射痛为阳性。此试验可用来区别由于髂胫束、腘绳肌或膝关节囊部紧张所造成的直腿抬高受限，因为背伸肌只加剧坐骨神经及小腿腓肠肌的紧张，对小腿以上的肌筋膜无影响。

（4）仰卧挺腹试验：患者两上肢置于胸前或腹部，以枕及两足跟为支点，挺腹，使腰背离床，如出现腰痛，并向患侧下肢放射为阳性。如无疼痛，可深吸气后屏气30秒，若患肢出现放射痛为阳性。该试验系借助增加腹内压力而增加椎管压力，刺激病变神经根引起腰腿痛，见于椎间盘突出症（图5-16）。

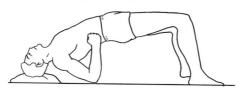

图5-16　仰卧挺腹试验

（5）梨状肌紧张试验（内旋髋试验）：患肢伸直，主动内收内旋，若出现臀部疼痛并沿坐骨神经放射，即为阳性。说明 L_4 和（或）L_5 神经根损伤。

（6）骨盆分离及挤压试验：检查者双手压在患者双侧髂前上棘处，向内挤压或向外分离骨盆或在耻骨联合处轻轻向后按压。若骨盆某处出现疼痛，说明该处有骨折。如骶髂关节疾患，可在腰部出现疼痛，但腰椎间关节疾患不出现疼痛。

（7）床边试验（Gaensien sign）：患者仰卧，医者将其移至检查床边，一侧臀部放在床外，让该侧的腿在床边下垂，医者按压此腿使髋后伸，同时按压患者另一侧腿的膝关节，使之尽量屈髋、屈膝，使大腿靠近腹壁，这样使骨盆产生前后扭转的力。若产生明显疼痛则为阳性，提示骶髂关节病变（图5-17）。

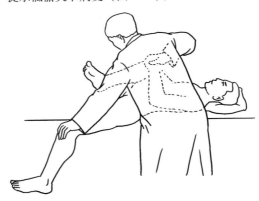

图5-17 床边试验

（8）"4"字试验（盘腿试验）：患者健侧下肢伸直，患侧屈膝90°，髋外展，患侧足放在健侧大腿上。检查者一手按压患者对侧髂骨，另一手下压患者膝部，若下压受限，髋关节痛则为阳性，见于髋关节病变（因此时股骨头完全挤入髋臼，髋关节腔容积最小）。若骶髂部疼痛，则可能为骶髂关节病变，若耻骨联合部痛，可能为耻骨炎（图5-18）。

（9）膝腱反射：双膝屈曲弓起，被检测腘部置于另一侧膝上，用叩诊锤叩击被检侧髌韧带，小腿上跷，根据跷起幅度标出膝反射情况，幅度标示与跟腱反射相同。如椎间盘突出压迫神经根，则膝反射减弱或消失，但正常人也可膝反射减弱或活跃。

（10）足背伸肌力和伸踇肌力：检查者一手尺侧缘

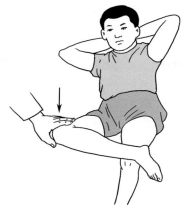

图 5-18 "4" 字试验

放于患者双足背，让患者做足背伸动作，并克服检查者的阻力，测出足背伸肌肌力。检查者右手拇指、示指分别抵住双足踇趾，让患者伸踇趾克服阻力，测出踇背伸肌肌力。

（11）足趾、足背及小腿的感觉：测试足趾、足背及小腿处的感觉，两侧相比，并与上肢相比。

（12）下肢病理反射：病理反射是中枢神经损害时出现的异常反射，正常人不能引出。

六、髋与下肢检查

1. 一般检查　患者直立，从不同角度观察骨盆有无倾斜，腰椎有无代偿性侧凸，膝关节有无畸形、肿胀，再让患者做各种动作，如下蹲、起立、落座、上床、穿鞋、脱袜、行走、跑跳等。观察患肢能否持重，步态是否正常，有无跛行。双手触诊检查股骨头的位置及压痛点。髋部压痛点：大转子顶端及周围、股神经投影处及内收肌群等。膝部压痛点：髌上滑囊、关节内外间隙、髌下脂肪垫，内外侧副韧带附着点和腘窝等。踝部压痛点：跟腱、分裂韧带、跖骨头和跟骨结节。

髋关节活动范围：前屈 130°～140°，后伸 10°～15°，内收 20°～30°，外展 30°～45°，内旋 40°～50°，外旋 30°～40°（图 5-19）。

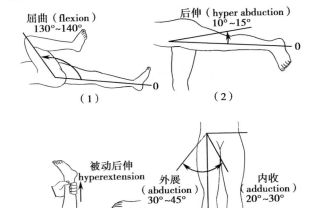

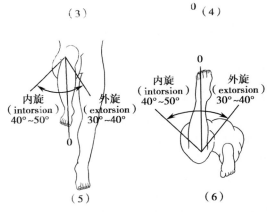

图 5-19　髋关节活动范围

膝关节活动范围：屈曲 120°～150°，伸直 0°或 5°～10°，小腿内旋 10°，小腿外旋 20°（图 5-20）。

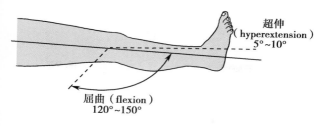

超伸（hyperextension）
5°~10°

屈曲（flexion）
120°~150°

图 5-20　膝关节活动范围

2. 特殊试验

（1）大腿滚动试验：又称高芬（Gauvain）征。患者仰卧，双下肢伸直，检查者以手掌轻搓大腿，使大腿向内外旋转滚动，如髋关节周围肌肉痉挛、运动受限、疼痛，即为阳性。主要用于检查髋关节炎症、结核、胫骨骨折和粗隆间骨折及股骨头缺血坏死等。

（2）"4"字试验：见腰骶臀部检查。

（3）欧伯（Ober）试验：又称髂胫束挛缩实验。患者侧卧，健肢在下并屈髋屈膝，检查者站在患者背后，一手固定骨盆，另一手握患肢踝部，屈膝90°，然后将髋关节外展后伸，让患肢自然下降，正常时应落在健肢后，若落在健肢前方或保持上举外展姿势，即为阳性，见于髂胫束挛缩或阔筋膜张肌挛缩。

（4）浮髌试验：用于膝关节腔积液的判定。一般膝关节腔积液超过50ml则表示为阳性。方法如下：①患者仰卧，膝关节伸直，股四头肌松弛，检查者一手虎口在髌骨上方压挤髌上囊，并用手指挤压髌骨两侧，使液体流入关节腔，然后用另一只手的拇指轻轻按压髌骨中央，若感到髌骨撞击股骨髁，则为阳性（图5-21）。②患者直立时，髌上囊的积液自然流到髌骨后方，如果股四头肌松弛，髌骨自然离开股骨滑车，这时用两个拇指分别推动髌骨两侧，对比两侧感觉，如果髌骨被关节积液浮起，推动时有髌骨和股骨髁撞击感，即为阳性。

（5）膝关节分离试验：又称侧方挤压试验、侧副韧带紧张试验、波勒（Bohler）征。患者仰卧，膝关节伸

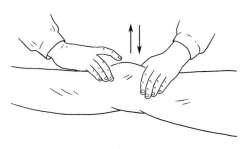

图 5-21　浮髌试验

5

直，检查者一手握住患肢小腿下端，将小腿外展，另一手按住膝关节外侧，将膝向内侧推压，使内侧副韧带紧张，如出现疼痛和异常的外展运动即为阳性，表示内侧副韧带松弛或断裂。用同样方法将小腿内收，可以检查外侧副韧带的损伤。

（6）麦克马瑞（Mc. Murray）试验：又称半月板弹响试验、回旋研磨试验，检查半月板有无慢性损伤。因为在损伤早期均有疼痛，无法判断。本法有两个动作，各包括三种力量：

方法1：患者仰卧，膝关节最大屈曲，左手固定膝关节，右手握足，尽量使胫骨长轴外旋，左手在腓侧推挤使膝关节外翻，在此外旋、外翻力继续作用的同时，慢慢伸直膝关节。如果内侧有响声和疼痛，则证明内侧半月板有破裂。按上述方法做反向动作，如外侧有响声和疼痛，则证明外侧半月板有破裂，以上是麦克马瑞试验的基本检查方法。但实际操作时疼痛与响声位置与其相反，小腿内旋内翻再加伸直往往是内侧半月板疼痛，反之外侧半月板疼痛。但有时不管向内或向外，只要膝关节有研磨和旋转，其疼痛始终固定于一侧膝关节间隙。

方法2：患者仰卧，检查者一手握膝，放在关节间隙内侧或外侧，另一手握住小腿下端，将膝关节尽量屈曲，然后使小腿内收、外旋，同时伸直膝关节，如有弹响，说明外侧半月板可能有破裂。膝关节极度屈曲时发生弹响，考虑后角破裂，屈曲至90°时发生弹响，则为半月板中央破裂，至于前角破裂，原则上应在膝关节伸直位时发生弹响，但麦克马瑞认为本试验只能测知后角与中央部破裂，对前角不能测定。应注意鉴别髌骨摩擦或肌腱弹拨所发出的声响。

（7）足内外翻试验：将足内翻或外翻时，如发生疼痛，说明内侧或外侧韧带损伤。

（8）跟骨叩击试验：检查者握拳叩击跟骨，如有疼痛说明踝关节损伤。

（9）跖骨头挤压试验：检查者一手握患足跟部，另一手横行挤压 5 个跖骨头，若出现前足放射样疼痛为阳性。可能为跖痛病、跖骨痛、扁平足、莫顿（Morton）病等。

第六章

影像学检查

影像学检查在疼痛临床诊断与鉴别诊断中占有非常重要的地位。合理选择影像学检查方法并独立阅片有利于作出正确诊断。同时，要避免过分依赖影像学检查，忽略病史和体格检查，更不能仅凭影像学报告作出临床诊断。

一、X 线检查

X 线摄片检查是疼痛临床最常应用的影像学检查方法之一，其特点为空间分辨率很高，但密度分辨率不足，因此适用于骨和含气组织的显像。某些疾病依据 X 线表现可直接作出诊断，如骨骼畸形、骨折和脱位等，多数疼痛疾病的 X 线表现却无特征，必须结合临床综合分析。

1. 脊柱平片检查　脊柱正侧位平片是最常用和首选的检查方法，还可作为其他影像学检查方法的基础（图6-1，图6-2）。

（1）正位片观察内容：①脊柱有无侧凸；②椎间隙有无狭窄及两侧是否等宽；③椎体形态是否有改变，有无棘突偏歪及畸形；④双侧椎弓根的形态和间距是否正常；⑤关节突关节位置是否正常、间隙是否清晰；⑥有无颈肋、横突肥大、移行椎及骶椎隐裂等；⑦齿状突是否有偏歪（张口正位）；⑧椎体两侧软组织是否对称。

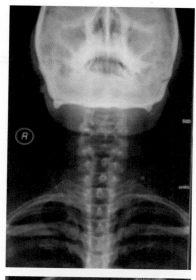

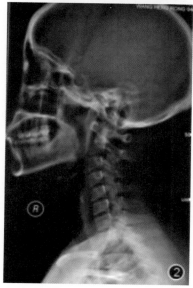

图6-1 颈椎正侧位片

6

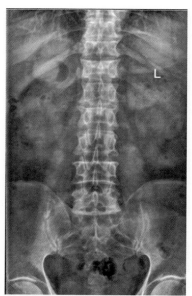

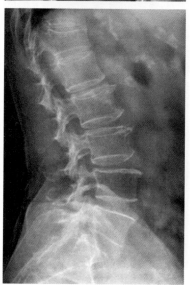

图6-2　腰椎正侧位片

（2）侧位片观察内容：①脊柱生理曲度改变；②椎间隙是否变窄或颈腰段出现前窄后宽现象；③椎体骨质结构变化，有无椎体滑脱、椎体融合、棘突畸形；④椎间孔是否有变形；⑤前后纵韧带及棘上（项）韧带有无钙化；⑥脊柱前后有无异常软组织阴影。

（3）左右斜位片观察内容：①椎间孔的改变；②上下关节突关节和椎弓峡部，如出现"项圈征"，则提示椎弓峡部裂（图6-3，图6-4）。

2. 常见疼痛性疾病的 X 线片特点

（1）颈椎病表现：①生理曲度变浅、消失、反曲或反向成角；②椎间隙变窄，椎体相对缘硬化，前后缘增生；③椎间孔变小或呈"8"字形；④项韧带、前后纵韧带钙化；⑤钩椎关节不对称。

（2）腰椎间盘突出症表现：①腰椎生理前凸变浅或消失，可出现腰椎侧凸；②病变椎间隙变窄，前后等宽或前窄后宽，左右间隙不等；③病变椎间隙的椎体相对缘可有硬化和唇样增生。

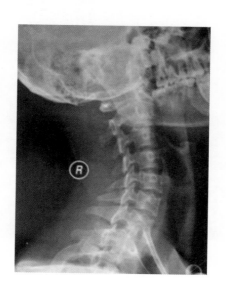

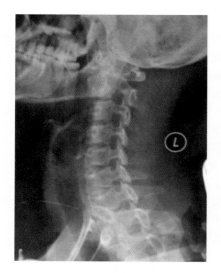

图 6-3　颈椎双斜位片

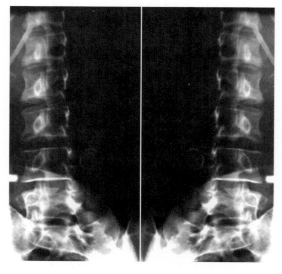

图 6-4　腰椎双斜位片

（3）寰枢关节半脱位或功能紊乱（张口正位片）表现：①侧齿间隙左右不等，若相差大于3mm为半脱位；②寰枢外侧关节不对称、不等宽、不等长；③寰椎侧块外缘与枢椎外缘的连线不光滑，有顿挫；④寰椎侧块内缘与枢椎上关节面内侧骨嵴不相齐（图6-5）。

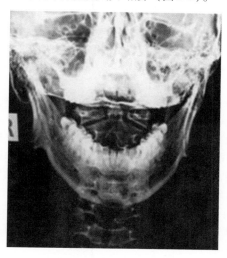

图6-5　张口正位片

3. X线引导下的疼痛微创诊疗技术　X线检查除作为辅助诊断方法以外，在疼痛微创诊疗操作方面也发挥了巨大的作用。从盲探穿刺到C臂X线引导，极大的促进了疼痛微创诊疗技术的开展，目前多种疼痛微创操作如椎管造影及选择性神经阻滞、椎间盘造影及微创治疗技术、经皮穿刺椎体成形术、脊柱内镜手术、脊髓电刺激系统置入手术、鞘内注药系统置入手术等多数是在X线引导下进行的。X线透视摄片方便快捷，不仅为介入操作提供了精确的指导，还为疑难病例的诊断、微创手术疗效评估和教学科研积累了宝贵的证据资料。

二、CT 检查

计算机 X 线体层摄影（computed tomography，CT），同属于 X 线检查，具有很高的空间分辨率，成像速度快，可以清晰显示骨组织和软组织钙化，但其对比度较差，注射造影剂能显示半月板、腕管及椎间盘影像。注射造影剂进行强化，可进一步提高组织密度和分辨率。CT 检查在疼痛学临床中特别适用于颈、腰椎椎管病变的诊断检查。

1. 正常腰椎的 CT 表现

（1）椎管构成：前壁为椎体和椎间盘，侧壁为椎间孔、椎弓根和小关节，后壁为椎板和黄韧带。

（2）椎管内容：位于中心圆形中等信号的是硬膜囊，其前后方的低信号区分别是硬膜囊前间隙和硬膜囊后间隙，其侧方为腰椎侧隐窝和颈椎侧间隙，此为神经根穿出硬膜囊进入椎间孔的通道。

2. 颈、腰椎间盘突出症的 CT 表现

（1）椎间盘向后和（或）侧方突出，个别可突到椎间孔或椎间孔外。

（2）侧隐窝饱满，神经根淹没，神经根受压、水肿、变粗。

（3）硬膜囊前间隙消失，硬膜囊受压变形。

（4）突出的椎间盘内可出现点状和（或）块状高密度影，为椎间盘钙化征象。

（5）测定突出物 CT 值提示病变椎间盘硬度（图 6-6）。

3. CT 引导下的疼痛微创诊疗技术

在 CT 扫描引导下，行疼痛微创诊疗操作，具有靶点精确、效果肯定、副损伤小的特点，明显优于 C 臂 X 线透视，但同时也由于多次扫描射线量大，对医患双方尤其是患者的辐射损伤不容忽视。

三、MRI 检查

磁共振成像（magnetic resonance imaging，MRI）是

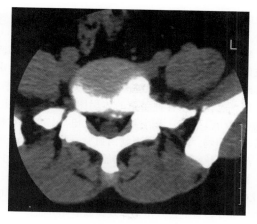

图 6-6　腰椎间盘突出症的 CT 表现

继 CT 后医学影像学的又一重大进步。自 20 世纪 80 年代应用于临床以来，它以极快的速度得到发展。

（一）基本原理

磁共振（magnetic resonance，MR）是一种物理现象，1973 年将它用于医学临床检测。MR 是一种生物磁自旋成像技术，它是利用原子核自旋运动的特点，在外加磁场内，经射频脉冲激发后产生信号，用探测器检测并输入计算机，经过处理转换在屏幕上显示图像。

MRI 基本原理是将人体置于特殊的磁场中，用无线电射频脉冲激发人体内氢原子核，引起氢原子核共振，并吸收能量。在停止射频脉冲后，氢原子核按特定频率发出射电信号，并将吸收的能量释放出来，被体外的接受器收录，经电子计算机处理获得图像。

（二）MRI 的特点

由于 MRI 彻底摆脱了电离辐射对人体的损害，又有参数多，信息量大，可多方位成像，以及对软组织有高分辨力等突出的特点，从它一问世便引起各方面学者的重视，无论是设备的改进、软件的更新及升级，还是对全身各部位器官的诊断作用的研究，发展相当快，目前已经成熟，被广泛用于临床疾病的诊断，对有些病变成为必不可少的检查方法。

MR 提供的信息量不但大于医学影像学中的其他许多成像术，而且不同于已有的成像术，因此，它对疾病的诊断具有很大的潜在优越性。它可以直接作出横断面、矢状面、冠状面和各种斜面的体层图像，不会产生 CT 检测中的伪影；不需注射造影剂；无电离辐射，对机体没有不良影响。MR 对检测脑内血肿、脑外血肿、脑肿瘤、颅内动脉瘤、动静脉血管畸形、脑缺血、椎管内肿瘤、脊髓空洞症和脊髓积水等颅脑常见疾病非常有效，同时对腰椎椎间盘后突、原发性肝癌等疾病的诊断也很有效。MRI 检查的优点主要体现在以下几方面：

1. 高对比度　MRI 具有多参数的成像方法，可使组织影像形成对比，尤其是对软组织的对比度高于 CT，可使关节软骨、肌肉、韧带、椎间盘、半月板等组织成像而直接显示。

2. 无骨伪影干扰　对骨与软组织系统疾病的诊断提供了一种可靠而安全的方法。

3. 任意方位断层　在患者体位不变的情况下，通过变换层面选择梯度磁场，可行横、矢、冠或斜位断层，使从三维空间上观察人体成为现实。

4. 损伤小　MRI 采用射频，波长数米，能量较低，是较为安全的检查方法。

（三）MRI 检查禁忌证

MRI 检查禁忌证包括装有心脏起搏器、体内金属异物手术后的患者。监护仪器、抢救器材不能带入磁共振检查室，因此在检查过程中可能出现生命危险的急诊、危重患者不能做磁共振检查。幽闭恐惧症患者常不能完成此项检查。

（四）椎间盘突出症的 MRI 表现

1. 椎间盘退变　椎间盘信号由高变低，失去正常夹层样结构，在 T2 加权像上椎间盘中央信号减低明显。变性椎间盘以低信号为主，其中混杂有不规则点状高信号，高信号髓核与低信号纤维环分界消失。受累椎间隙变窄，椎间盘变薄。上述改变以 T2 加权像更为明显。

2. 椎间盘膨出　变性椎间盘的纤维环完整，超出椎体终板的边缘或向后膨突部分不超过 4mm。矢状面见变性的椎间盘向后膨出，呈现出凸面向后的弧形改变的低信号。横断面见椎间盘对称地超出椎体终板边缘，无局限性突出。椎间盘膨出的特点是高信号的髓核未突出于低信号的纤维环之外。

3. 椎间盘突出　高信号的髓核突出于低信号的纤维环之后，其突出部分仍与髓核母体相连。突出的髓核呈中等强度信号，边缘清楚，位于椎管中央或偏一侧，压迫硬膜囊。突出椎间盘的信号在 T1 加权像高于脑脊液，低于硬膜外脂肪；在 T2 加权像低于脑脊液，高于脊髓，与硬膜外脂肪相似。当突出髓核穿过后纵韧带时，在矢状面上可显示其与未突出的部分"狭颈"相连征象；当突出的椎间盘体积较大时，硬膜囊受压变形。硬膜囊受压的深度在 T2 加权像显示较好，反映椎间盘突出的间接征象，但突出的直接征象在 T1 加权像显示明显。脊髓长期受压，可出现水肿、软化，表现在 T1 加权像上呈低信号；在 T2 加权像上呈高信号（图 6-7）。

4. 髓核游离　高信号的髓核突出于低信号的纤维环之外，其突出部分与髓核母体不相连。突出物可位于原椎间隙水平，也可向上或向下迁移，其范围可达 10mm 左右。

5. 神经根受压　椎间盘侧后方突出时，可造成神经根的受压，在横断面上显示较好，可观察到侧隐窝饱满，神经根淹没，或突出髓核突入椎间孔，推移椎间孔内脂肪，压迫神经根。

（五）MRI 引导下的疼痛诊疗

由于 MRI 无电离辐射，对医患双方无射线损伤，组织结构显示清晰，因此在引导疼痛诊疗操作方面具有独到的优势。在一些有条件的介入治疗中心已经开展了 MRI 引导下进行的疼痛微创治疗操作。

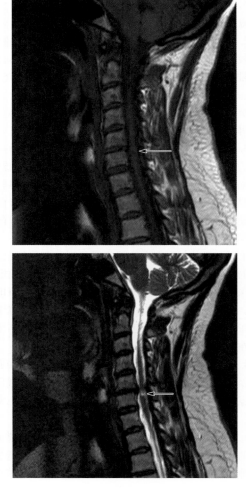

图 6-7　颈髓信号改变

　　另外，磁共振功能成像（functional magnetic resonance imaging fMRI）是通过刺激特定感官引起大脑相应部位的神经活动（功能区激活），并通过磁共振图像来显示的一种检查方法。它不但显示解剖学部位，而且反映神经功能机制，作为一种无创检查手段，将逐渐从研究方法走向临床诊断。

四、ECT 检查

随着医用放射性核素和核医学仪器的迅速发展，人体内大部分器官均可使用放射性核素进行体外显影检查，如心、肺、脑、肾、肾上腺、甲状腺、肝、胆、胰、脾、胃、骨骼和骨髓等。ECT 不仅可显示脏器或病变组织的形态结构，而且还提供脏器或病变的功能和代谢信息，因此，是目前比较普及且临床诊断价值较高的检查之一（图 6-8）。

6

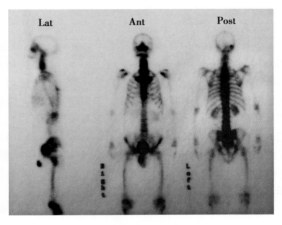

图 6-8　ECT 图像

（一）股骨头缺血坏死的 ECT 表现

股骨头缺血坏死是疼痛临床常见病，但早期 X 线检查无明显改变，核素骨 ECT 显像在早期诊断上明显优于 X 线检查。其 ECT 显像表现为：早期呈低代谢反应，放射性核素稀疏，塌陷前期及塌陷期呈高代谢反应，放射性核素浓聚。

（二）对转移性骨肿瘤的诊断价值

1. 骨骼 ECT 对转移性骨肿瘤有很高的灵敏度，能较早发现骨转移灶。

2. 骨骼 ECT 很少遗漏骨转移灶，一次全身成像可发现不同部位多个病灶。

3. 骨骼 ECT 对疾病的诊断和恶性肿瘤的临床分期有一定的参考价值。

4. 骨骼 ECT 对恶性肿瘤患者的预后判断和术后随访有重大价值。

骨骼 ECT 对于转移性骨肿瘤是一种灵敏、简便、安全和有效的诊断方法，虽有独到之处，但特异性不强，时有假阳性和假阴性结果出现，须结合临床和其他检查才能作出正确诊断。

五、超声检查

人耳能够听到的声波波长范围约为 16～20000 赫兹，20000 赫兹以上的声音则无法听到，这种声音称为超声（ultrasonic，US）。超声和普通的声音一样，超声能向一定方向传播，而且可以穿透物体，如果碰到障碍，就会产生回声，不相同的障碍物就会产生不相同的回声，人们通过仪器将这种回声收集并显示在屏幕上，可以用来了解物体的内部结构。这就是临床超声波检查的原理。一般是用弱超声波照射到身体上，将组织的反射波进行图像化处理得到动态的系列图像。

与 CT、MRI 和 ECT 相比，超声检查具有无创、简便、动态、价廉和短期内可重复检查等优点。在医学临床上应用的超声诊断仪有许多类型，如 A 型、B 型、M 型、扇形和多普勒超声型等。其中 B 型是临床上应用最广泛和简便的一种。B 型超声不但可观察内脏的细微结构和功能状态，而且可实时观察肌肉、肌腱、血管的运动情况。因此在临床上腹部、盆腔及四肢血管软组织疾病的诊断中发挥着重要作用。

近年来，超声引导下的疼痛微创治疗已逐渐成为疼痛科的特色技术之一，弥补了 X 线介入技术在软组织病变诊疗中的缺陷，但该部分内容不在本章讨论之列。

六、医用红外热像图

红外热像图（infra-red thermogram）是利用红外热像仪摄取的机体功能温差显像图，它能够灵敏反映并精确记录人体生理病理过程中体表温度的变化和分布，是一项通过体温变化观察研究疾病的无创性功能检测技术。该技术是疼痛临床的特色诊断技术之一，尤其适用于交感神经病变引起的疼痛患者。

（一）应用范围

1. 人群健康普查　借助于敏感的体表温度变化，进行双侧对比观察，以期早期发现能够引起体表温度变化的病变，如血管运动不良、炎症、肿瘤等。

2. 临床辅助诊断

（1）炎症部位的确诊：由于局部血管扩张充血，因此局部温度升高。

（2）疼痛部位的显示及原因分析：如急性软组织损伤时，局部温度升高；慢性劳损则局部温度降低。

（3）肿瘤的提示：肿瘤细胞代谢旺盛，血供也比较丰富，多数局部温度是升高的，但肿瘤坏死、钙化或合并囊肿时，温度反而降低。

（4）心脑血管病变的提示：动脉狭窄或闭塞时，相应部位温度下降；动脉扩张时，局部温度升高。静脉炎局部温度升高。

3. 疗效观察和随访　如星状神经节阻滞或腰交感神经阻滞时，患侧头、颈、前胸及上肢或下肢的温度升高，是为阻滞成功的标志之一。

（二）正常热图与常见病变

人体在不同生理状态下，不同部位体温不同且不断变化。红外热像图中可分为五个不同程度的温度区：

1. 温区　为机体正常温度区，也是观察温差的基准区，如正常上臂中段的温度。

2. 热区　温度高于温区的部位。可为正常的生理热区，也可为高于该部位生理温度的异常区域。

3. 高温区　温度明显高于该部位生理温度的异常区域。

4. 凉区　温度低于温区的部位。可为正常的生理凉区，也可为低于该部位生理温度的异常区域。

5. 冷区　温度明显低于该部位生理温度的异常区域。

正常人皮肤温度从头面到四肢，左右两侧是对称的。头面部、躯干部温度最高，四肢近侧端要高于远侧端，但手指、足趾有时反比肢体温度更高，上肢温度比下肢温度高约 2~3℃。胸部左侧比右侧皮肤温度略高，脊柱近中线部位比躯干两侧温度要高。皮下脂肪多的部位皮温较低，软组织少的骨突起部位皮温亦较低。女性乳房温度受月经周期、妊娠、产褥期影响明显，有时因血管分布的差异左右不对称。毛发多的部位温度较低。一般炎症或急性软组织损伤时，局部温度升高。慢性劳损、神经损伤、囊性病变或脓肿慢性期，局部温度降低。肿瘤细胞因代谢旺盛多数温度升高，而血管病变，视病变部位的供血情况而异（图6-9）。

七、正电子发射型计算机断层（PET）

正电子发射型计算机断层（positron emission tomography PET）是一种通过示踪原理，以解剖结构方式显示体内生化和代谢信息的影像技术。目前较成熟的临床检查主要集中于肿瘤、心脏和脑三个领域。在疼痛患者的诊断中主要用于排除肿瘤病变。

PET应用的不足包括：①费用昂贵；②示踪剂特异性方面的差异；③对炎症诊断的特异性不佳。因此，PET不宜作为炎症与感染的常规检测技术。

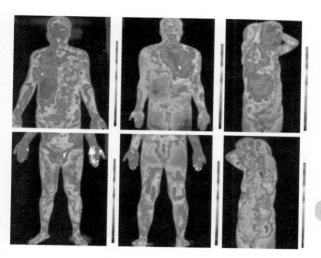

图 6-9 红外热像图

第七章

实验室检查

第一节　血液检查

一、一般项目

(一) 红细胞计数与血红蛋白

1. 正常值（表7-1）。

表7-1　红细胞计数与血红蛋白的测定正常值

参考值	红细胞	血红蛋白
成年男性	$(4.0 \sim 5.5) \times 10^{12}/L$	$120 \sim 160g/L$
成年女性	$(3.5 \sim 5.0) \times 10^{12}/L$	$110 \sim 150g/L$
新生儿	$(6.0 \sim 7.0) \times 10^{12}/L$	$170 \sim 200g/L$

2. 临床意义　红细胞总数及血红蛋白减少，除失血性贫血、溶血性贫血、内因子缺乏症、骨髓纤维化、再生障碍性贫血、恶性肿瘤等疾病原因，以及妊娠中后期的妊娠妇女血液稀释、老年人造血功能低下等生理性原因外，在疼痛临床最多见于类风湿关节炎、强直性脊柱炎的患者。

(二) 白细胞计数

1. 正常值　成人为 $(4 \sim 10) \times 10^9/L$，儿童为

$(5 \sim 12) \times 10^9/L$，新生儿为 $(15 \sim 20) \times 10^9/L$。白细胞分类计数参考值（表 7-2）。

表 7-2 白细胞分类计数参考值

细胞类别	成人计数新单位（旧单位）
中性粒细胞	
杆状核	$0.01 \sim 0.05$（$1\% \sim 5\%$）
分叶核	$0.50 \sim 0.70$（$50\% \sim 70\%$）
嗜酸性粒细胞	$0.005 \sim 0.05$（$0.5\% \sim 5\%$）
嗜碱性粒细胞	$0 \sim 0.01$（$0\% \sim 1\%$）
淋巴细胞	$0.20 \sim 0.40$（$20\% \sim 40\%$）
单核细胞	$0.03 \sim 0.08$（$3\% \sim 8\%$）

2. 临床意义 白细胞总数和中性粒细胞增多，常提示感染，但老年人及机体反应不良者即使体内有感染灶，白细胞和中性粒细胞也可不升高或仅轻度升高。白细胞总数减少常见于病毒感染、抗肿瘤治疗后以及某些药物如糖皮质激素等长期应用者。

（三）红细胞沉降率（ESR）检查

1. 参考值 魏氏（Westergren）法：男性 $0 \sim 15mm/h$；女性 $0 \sim 20mm/h$。

2. 临床意义 血沉增快见于：①炎症性疾病，如风湿、结核活动期；②恶性肿瘤；③创伤及组织坏死，如心肌梗死；④高球蛋白血症，如多发性骨髓瘤；⑤贫血。另外，血沉动态监测可观察病情变化及鉴别良恶性肿瘤。

（四）C-反应蛋白（CRP）检查

1. 正常值 定性试验阴性；定量试验胶乳法 < $10\mu g/ml$。

2. 临床意义 CRP增高常见于组织炎症、坏死等情况，如类风湿关节炎或风湿性关节炎、强直性脊柱炎、红斑狼疮、恶性肿瘤等。

（五）抗链球菌素"O"（ASO）试验

1. 正常值 <400U。

2. 临床意义 ASO 试验是检查近期有无溶血性链球菌感染的一种免疫学检查。如 ASO >500U 且多次检查结果递增，有助于活动性风湿病的确诊。怀疑风湿活动但 ASO 多次正常，则可排除诊断。多发性骨髓瘤、肾炎等 ASO 亦可增高。

（六）类风湿因子（RF）检查

1. 正常值 定性试验阴性；定量试验 0～15KU/L。

2. 临床意义

（1）未经治疗的类风湿关节炎患者其阳性率为 80% 左右。

（2）其他风湿性疾病、结核病。

（3）1%～4% 的正常人也可出现阳性。

（七）尿酸（UA）检查

1. 正常值（磷钨酸盐法） 男性 268～488μmol/L；女性 178～387μmol/L。

2. 临床意义

（1）痛风患者血尿酸增高。

（2）核酸代谢增强的疾病，如白血病、多发性骨髓瘤、真性红细胞增多症等患者血尿酸常增高。

（3）肾功能减退时，血尿酸可增高。

（4）氯仿中毒、四氯化碳中毒及铅中毒、子痫、妊娠反应及食用富含核酸的食物等，均可引起血尿酸增高。

（八）降钙素原（procalcitonin，PCT）检测

1. 正常值 <0.5μg/L

2. 临床意义 PCT 是反映全身细菌感染的一个较为敏感的指标。降钙素原是一种蛋白质，当严重细菌、真菌、寄生虫感染以及脓毒症和多脏器功能衰竭时它在血浆中的水平升高。自身免疫、过敏和病毒感染时 PCT 不会升高。

二、风湿病因子系列

1. **类风湿关节炎系列** 血清蛋白电泳、免疫球蛋白、类风湿因子分类、抗环瓜氨酸肽抗体（cyclic citrullinated peptide，CCP）、磷酸葡萄糖异构酶、抗 Sa 抗体、抗核抗体、抗 RA33 抗体、补体、抗 ENA 抗体、抗核周因子抗体、抗角蛋白抗体等。

2. **系统性红斑狼疮系列** 抗 Sm 抗体、抗 ds-DNA 抗体、抗磷脂抗体等。

3. **血清阴性脊柱关节病系列** 血清碱性磷酸酶、HLA-B27 等。

4. **干燥综合征系列** 肌酶、抗 SSA、SSB 抗体、氯化铵负荷试验、血尿 β2 微球蛋白、抗中性粒细胞胞浆抗体等。

5. **系统性硬化症系列** 抗 Scl-70 抗体、抗磷脂抗体、抗着丝点抗体等。

三、代谢指标系列

1. **甲状腺激素** T3、T4、FT3、FT4、TSH、TH-Ab。
2. **糖代谢** 血糖、糖化血清蛋白。
3. **骨代谢** 离子钙、总钙、无机磷、镁、甲状旁腺素（PTH）、骨钙素、骨碱性磷酸酶、尿羟脯氨酸/肌酐、尿吡啶酚等。
4. **心功能指标** 心肌酶、心肌蛋白、心肌梗死三项、凝血常规、BNP。
5. **肺栓塞指标** D-二聚体、凝血常规动态监测。

四、肿瘤标志物系列

1. **消化系统肿瘤标志物系列** CEA、CA199、CA125、CA724、CA242、CA50 等。

2. **肺癌标志物系列** 神经元特异性烯醇化酶（NSE）、细胞角蛋白 19 片段（CyFRA21-1）、鳞状细胞癌抗原（SCC）等。

3. 男性肿瘤标志物　前列腺特异型抗原（T-PSA）、游离前列腺特异型抗原（F-PSA）。

4. 女性肿瘤标志物　人绒毛膜促性腺激素（hCG）、甲胎蛋白（AFP）、鳞状细胞癌抗原（SCC）、癌抗原125、HE4 等。

第二节　神经电生理检查

神经电生理检查是神经系统检查的延伸，范围包含周围神经和中枢神经的检查，其方法包括肌电图（electromyography，EMG）、神经传导测定、特殊检查、诱发电位（evoked potential，EP）检查，还包括低频电诊断（low frequency electrodiagnosis）：即直流-感应电诊断（Galvanic-Faradic electrodiagnosis）和强度-时间曲线（intensity-time curve）检查等。神经电生理检查在诊断及评估神经和肌肉病变时，起着非常关键的作用，同时也是康复评定的重要内容和手段之一。与疼痛诊疗关系密切的是肌电图和诱发电位检查。

一、神经传导速度（NCS）测定和肌电图（EMG）检查

许多外周神经的损害可以通过电生理方法诊断。应用神经传导速度测定和肌电图检查的基本作用是评估"运动单位"的功能完整性。一个脊髓前角细胞和其轴突以及轴突所支配的所有肌纤维构成一个运动单位。NCS 能够整合运动和感觉神经功能的信息，从而判定病变来源于轴突还是髓鞘。EMG 可以直接辨别肌肉病变、神经病变、神经丛病变和根性病变，分辨轴突损伤的部位和程度。神经损伤后的细胞膜不稳定，在静息状态下释放电流，产生异常尖波和纤颤波，这表明轴突变性和疾病处于活动期。随着时间的延长，这种改变会减弱，同时也可能预示着疾病的转归。但 EMG 对细感觉纤维

病变不是很敏感。两种方法互相补充，多数情况下两种检查都要做。检查时与未受累区域对照更有利于诊断。

电生理检查对神经病变的定位非常重要，虽然不能明确病因，但是可以区分是轴突损伤还是脱髓鞘病变，同时能够发现病变是单侧还是双侧、是对称还是不对称、是感觉受累还是运动受累以及两者都有。随着受累神经的增多，电生理检查诊断作用会降低，当然最后的诊断还要结合临床表现。

EMG 的禁忌证包括：①患者不合作；②有凝血功能障碍；③淋巴水肿；④全身严重水肿。这种情况需要皮肤或神经活检以明确诊断。

二、体感诱发电位

体感诱发电位（somatosensory evoked potential，SEP）可以通过刺激末梢神经获得。刺激部位通常是在腕部刺激正中神经或尺神经，或在踝部刺激胫神经或腓神经，记录四肢的近端区域、神经丛、脊髓或对侧头皮的电位。这些电位由末梢神经和背侧中央丘系的感觉纤维传导，因而理论上讲可用于诊断末梢神经系统、脊髓或脑内的远向或近向传导异常。应用最多的是与听觉诱发电位和视觉诱发电位一起辅助多发性硬化症的诊断，也用于脊髓手术中监测脊髓功能。

体感诱发电位一直用于丛性或根性神经病变的诊断，尤其是当病变只累及感觉纤维时。但迄今为止取得的成绩非常有限，而且对根性病变的诊断价值很有争议。

第八章

疼痛的测量与评估

测量和评估患者的疼痛强度、范围及其变化，对患者的诊断分级、治疗选择、病情观察、治疗效果的评定以及疼痛研究非常重要。疼痛不仅与生理和病理变化有关，还受情绪和心理等因素影响。对疼痛进行连续、动态测量的同时，还应进行心理学评估。

一、疼痛的测量方法

（一）视觉模拟量表

视觉模拟量表（visual analogue scale，VAS）通常是在一张白纸上画一条长 10cm 的粗直线，左端写着"无痛"（0），右端写着"剧痛"（10）字样（图8-1）。被测者在直线上相应部位做标记，测量"无痛"端至标记点之间的距离即为疼痛强度评分，单位是厘米或毫米。

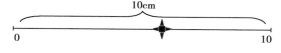

图 8-1　视觉模拟量表（VAS）

（二）数字评价量表

数字评价量表（numerical rating scale，NRS）是用 0～10 这 11 个数字表示疼痛程度。0 表示无痛，10 表示剧痛。被测者根据个人疼痛感受选择一个数字表示疼痛程度，单位是分（图 8-2）。

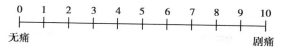

图 8-2 数字评价量表（NRS）

（三）语言评价量表

语言评价量表（verbal rating scale，VRS）是患者用口述语言文字描绘对疼痛程度进行评分。VRS 将疼痛用"无痛"、"轻度痛"、"中度痛"、"重度痛"和"剧痛"等词汇来表达。该评分法有 4 级评分、5 级评分、6 级评分、12 级评分和 15 级评分等。其中以 4 级评分和 5 级评分较简便实用（图 8-3）。

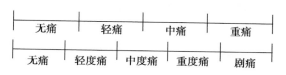

图 8-3 语言评价量表

（四）简明 McGill 疼痛问卷

简明 McGill 疼痛问卷（short-form of MPQ，SF-MPQ）是 1985 年 Melzack 提出的内容简洁、敏感可靠、费时较少的一种评价工具。它由 15 个代表词组成，11 个为感觉类，4 个为情感类，每个代表词都让患者进行疼痛强度等级的排序：0，无，1，轻度，2，中度，3，重度。由此分类求出疼痛评级指数（pain rating index，PRI）及总和。SF-MPQ 适用于检测时间有限，需要得到较多信息的情况（表 8-1）。

（五）ID Pain 自评量表

ID Pain 自评量表主要用于初步筛选神经病理性疼痛，是一种简明、有效、易操作、敏感性高的患者自测筛选工具（表 8-2）。

8

表 8-1 简明 McGill 疼痛问卷

疼痛描述词	无痛	轻度痛	中度痛	重度痛
跳痛	0	1	2	3
反射痛	0	1	2	3
刺痛	0	1	2	3
锐痛	0	1	2	3
夹痛	0	1	2	3
咬痛	0	1	2	3
烧灼痛	0	1	2	3
创伤痛	0	1	2	3
剧烈痛	0	1	2	3
触痛	0	1	2	3
割裂痛	0	1	2	3
疲劳	0	1	2	3
不适感	0	1	2	3
恐惧感	0	1	2	3
折磨感	0	1	2	3
PPI	0	无痛		
	1	轻度痛		
	2	中度痛		
	3	重度痛		

（六）痛觉定量分析测定

知觉和痛觉定量分析仪（PAINVISION）是利用不断增加的电流刺激对患者的知觉和痛觉进行测定，经过公式换算以患者的疼痛度来表示疼痛程度的一种专用仪器。并且对患者治疗前后的连续测定，可定量地反映患者的基础痛阈和疼痛度的变化，客观地反映治疗效果。

表 8-2　ID Pain 自评量表

自测题	评分	
	是	否
您是否出现针刺样疼痛？	1	0
您是否出现烧灼样疼痛？	1	0
您是否出现麻木感？	1	0
您是否出现触电样疼痛？	1	0
您的疼痛是否会因衣物的触碰而加重？	1	0
您的疼痛是否只出现在关节部位？	−1	0

总分：最低分为 −1　最高分为 5。临床评价：

−1～0 分：基本排除神经病理性疼痛；

1 分：不完全排除神经病理性疼痛；

2～3 分：考虑诊断神经病理性疼痛；

4～5 分：高度考虑诊断神经病理性疼痛。

二、疼痛的心理学评估

慢性疼痛患者由于长时间的痛苦折磨，常常伴有焦虑和抑郁情绪，继而又加重疼痛，对慢性疼痛患者不能只治疗躯体疾病。鉴于人体对疼痛的感受是由生理、感觉、行为和认知等多因素构成，因此，就应从多方面对其进行认识和评估。这将有助于对那些合并严重心理障碍的疼痛患者进行有效治疗。

慢性疼痛患者常合并的精神心理障碍是焦虑和抑郁，并与疼痛程度呈明显的正相关。

1. 焦虑（anxiety）　是没有明确客观对象和具体观念内容的提心吊胆和恐惧不安的心情，还伴有显著的自主神经症状和肌肉紧张，以及运动性不安。疼痛引起恐惧，恐惧导致焦虑，其具体机制目前还不清楚，但研究发现当疼痛持续或短期内得不到缓解时，焦虑加重。常用的评估工具为焦虑自评量表（Self-rating anxiety scale，SAS）。

SAS 由 William W. K. Zung 于 1971 年编制，是含有 20 个项目，4 级评分的自评量表。SAS 的 20 条项目中有 15 项是正向评分题：①焦虑，②害怕，③惊恐，④发疯感，⑥手足颤动，⑦躯体疼痛，⑧乏力，⑩心悸，⑪头晕，⑫晕厥感，⑭手足刺痛，⑮胃痛、消化不良，⑯尿频，⑱面部潮红，⑳噩梦；5 项是反向评分题：⑤不幸预感，⑨静坐不能，⑬呼吸困难，⑰多汗，⑲睡眠障碍。

SAS 采用 4 级评分，按最近 1 星期项目所列症状出现的频度以 1~4 分评分：

1 分（反向题为 4 分）——表示没有或很少时间；

2 分（反向题为 3 分）——表示少部分时间；

3 分（反向题为 2 分）——表示相当多时间；

4 分（反向题为 1 分）——表示绝大部分或全部时间。

结果分析：SAS 的主要统计指标为总分。将 20 条项目的得分总和作为总粗分。量表协作组对我国 1158 名正常人 SAS 常模评定结果，总粗分为（29.78 ± 10.07）分。正常上限为总粗分 40 分。

2. 抑郁（depression）　常见症状为抑郁心境。90%以上的患者表现为抑郁；快感缺乏；疲劳感；说话、思维和运动迟滞；食欲改变；睡眠障碍；躯体不适；性欲低下；日常工作及娱乐活动兴趣降低；思维和注意力降低；无价值感；有自责感、罪恶感和羞耻感，这些是抑郁症的核心症状。常用的评估工具为抑郁自评量表（Self-rating depression scale，SDS）。

SDS 由 William W. K. Zung 编制于 1965 年，为具有 20 个项目的自评量表。20 条项目中有 10 项是正向评分题：①忧郁，③易哭，④睡眠障碍，⑦体重减轻，⑧便秘，⑨心悸，⑩易倦，⑬不安，⑮易激惹，⑲无价值感；10 项是反向评分题：②晨重晚轻，⑤食欲减退，⑥性兴趣减退，⑪思考困难，⑫能力减退，⑭绝望，⑯决断困难，⑰无用感，⑱生活空虚感，⑳兴趣丧失。

SDS 采用 4 级评分，按最近 1 星期内症状出现的频度以 1~4 分评分：

1 分（反向题为 4 分）——表示没有或很少时间；

2 分（反向题为 3 分）——表示少部分时间；

3 分（反向题为 2 分）——表示相当多时间；

4 分（反向题为 1 分）——表示绝大部分或全部时间。

结果分析：量表协作组对我国 1340 名正常人 SDS 常模研究结果，总粗分为（33.46 ± 8.55）分，正常上限为总粗分 41 分。性别和年龄等因素对 SDS 影响不大。

抑郁自评量表使用简便，能有效反映抑郁状态的有关症状及其严重程度和变化。特别适合于精神药理学研究中评定治疗前后的变化，以及在综合性医院中早期发现抑郁症患者。

8

第三篇

疼痛科常用技术

第九章

药物治疗

药物在疼痛治疗必不可少，几乎所有的疼痛患者都需要使用药物进行治疗，其中约70%的患者单纯依靠药物即可解除病痛，其余的患者在采用神经阻滞、微创治疗、理疗等过程中也常需联合应用疼痛治疗药物。因此掌握疼痛相关的药物治疗知识是疼痛诊疗的基础。

第一节　麻醉性镇痛药

麻醉性镇痛药是中枢性镇痛药，其药效强，使用广泛，常用药物如下。

1. 可待因　可待因口服容易吸收，其镇痛作用为吗啡的1/12，镇痛持续时间与吗啡相似。镇咳作用较强，可用于剧烈、阵发性、痉挛性干咳。在镇咳剂量时，呼吸抑制作用轻微，是临床上常用的中枢性镇咳药。可待因的镇静作用不明显，呼吸抑制、呕吐、欣快感及成瘾性弱于吗啡，与吗啡具有交叉耐受性。临床上常用于中等程度的疼痛，与非甾体抗炎药（NSAIDs）联合应用可使镇痛作用增强。可待因口服常用量15～30mg，1日3次，极量：口服一次100mg，一日250mg。

2. 羟考酮　羟考酮为强效阿片类镇痛药，镇痛效果和吗啡类似。

（1）氨酚羟考酮胶囊：氨酚羟考酮胶囊是羟考酮与

对乙酰氨基酚的复方制剂，每粒胶囊含盐酸羟考酮5mg，对乙酰氨基酚500mg，具有麻醉性镇痛药和NSAIDs药物的双重作用。适用于各种原因引起的中、重度急、慢性疼痛。每次口服1~2粒，间隔4~6小时重复用药1次。常见不良反应有恶心、呕吐、头晕、嗜睡、便秘，但发生率低，症状不明显。

（2）盐酸羟考酮控释片：盐酸羟考酮控释片止痛强度是吗啡的两倍，口服后起效迅速，无封顶效应。药物中38%的羟考酮快速释放，62%持续缓慢释放，服药后1小时内迅速起效，持续稳定止痛12小时左右。主要用于癌性疼痛、带状疱疹后神经痛、术后疼痛、骨关节炎和脊髓疾病等中重度疼痛治疗。初始用药为10mg，每12小时1次，必须整片吞服。根据病情调整剂量，1~2天调整1次，按30%~50%剂量递增。药物不良反应包括便秘、恶心、头晕、口干、多汗、思睡和乏力等；对缺氧性呼吸抑制、颅脑损伤、急腹症、妊娠妇女或哺乳期妇女等禁用。

3. 哌替啶 哌替啶为强效镇痛药，其镇痛强度为吗啡的1/10~1/8，肌内注射50mg，可使痛阈提高50%，注射后10分钟可产生镇痛、镇静作用，镇痛作用2小时内最明显，4小时作用消失。哌替啶适用于各种剧痛，如创伤性疼痛、手术后疼痛等。由于哌替啶作用时间短、毒性代谢产物易蓄积等缺点，慢性重度疼痛患者不宜长期使用。哌替啶静脉注射可治疗椎管内麻醉后寒战，椎管内单次给药20mg可较好地治疗术后疼痛。对于室上性心动过速、颅脑损伤、颅内占位性病变、慢性阻塞性肺疾患、支气管哮喘、严重肺功能不全等禁用。

4. 曲马多 曲马多兼有弱阿片和非阿片两种性质，其镇痛强度约为吗啡的1/10，镇静作用较哌替啶稍弱，镇咳作用约为可待因的50%。主要用于中重度疼痛，对各种类型的慢性癌性疼痛和非癌性疼痛，包括神经源性疼痛均有效。曲马多剂型有胶囊、针剂、滴剂、栓剂以及缓释片剂，可静注、肌注、皮下注射、口服及肛门给

9

药。成人每次 50～100mg，1 日 2～3 次。1 日剂量最多不超过 400mg。盐酸曲马多缓释片（奇曼丁）口服每次 50～100mg，每日 2 次。曲马多不良反应偶见出汗、嗜睡、头晕、恶心、呕吐、食欲缺乏及排尿困难为多见。酒精、安眠药、镇痛剂或其他中枢神经系统作用药物急性中毒、严重脑损伤、意识模糊和呼吸抑制患者禁用。

5. 吗啡　吗啡通过激动体内阿片受体而产生镇痛作用，对躯体和内脏疼痛均有镇痛效果，对持续性钝痛效果优于间断性锐痛。吗啡主要用于严重创伤、战伤、烧伤和术后等急性疼痛，以及晚期癌症和背部手术综合征等慢性顽固性疼痛。吗啡有多种制剂，包括片剂、胶囊、针剂、控释片、高浓度口服液、栓剂等，可经皮肤，口鼻黏膜、胃肠道、直肠、静脉、肌肉和椎管内给药。吗啡的个体耐受差异大，剂量应因人而异。通常口服吗啡 5～30mg/次，4～6 分钟一次；皮下或肌内注射 10mg/次，肌注后 15～30 分钟起效，45～90 分钟产生最大效应，镇痛作用持续 4～6 分钟，每 4～6 分钟给药一次。吗啡常见不良反应包括恶心、呕吐、嗜睡、眩晕、呼吸抑制、便秘、排尿困难、胆绞痛等。吗啡具有成瘾性和耐受性等，但对于晚期中重度癌痛和持续性顽固性疼痛患者，少见依赖及成瘾现象。吗啡急性中毒的主要症状为昏迷、呼吸深度抑制、瞳孔极度缩小、两侧对称呈针尖样，血压下降、皮肤湿冷，可因严重缺氧致循环衰竭、休克死亡。急性中毒后应给氧、人工呼吸、维持循环稳定。同时静脉注射拮抗剂纳洛酮 0.005～0.01mg/kg，并根据病情静脉持续输注。婴儿、孕产妇、哺乳期妇女、肝功能严重不全者，以及呼吸抑制、支气管哮喘、肺源性心脏病代偿失调、颅内压增高、颅脑损伤、未确诊的急腹症等患者忌用吗啡。

吗啡控释片可使药物恒定释放，血药浓度波动较小，口服 1 小时起效，作用可持续 12 小时。常用于癌性疼痛和其他顽固性疼痛。成人每隔 12 小时服用 1 次，必须整片完整地吞服。一般由 10～20mg/次，2 次/日开始，根据效果调整，酌情增加或减少 25% ~ 50%，逐步调整至合适为止。

6. 芬太尼及其衍生物 芬太尼为 μ 型阿片受体激动剂，镇痛强度约为吗啡的 100 ~ 180 倍，起效快，静脉注射后立即生效，持续作用时间短约 30 分钟。注射剂型主要与局麻药联合应用于硬膜外持续镇痛，或与丙泊酚等合用于无痛诊疗及静脉麻醉。一般不良反应为眩晕、视物模糊、恶心、呕吐、低血压、胆道括约肌痉挛等。对支气管哮喘、呼吸抑制、重症肌无力，以及正在使用单胺氧化酶抑制剂（如苯乙肼、帕吉林等）的患者禁用。

芬太尼透皮贴剂主要用于治疗癌痛和慢性顽固性疼痛，首次使用后，芬太尼经皮肤持续释进入血液循环，6 ~ 12 小时药物血浆浓度可产生镇痛效应，12 ~ 14 小时血药浓度达稳态，镇痛作用维持 72 小时。未曾使用阿片类药物者，一般从 25μg/h 开始使用，72 小时更换 1 次，可参照 VAS 评分调整药物剂量，当用量达到 300μg/h 仍不能控制疼痛时，应视为无效而改用其他镇痛药。而在芬太尼透皮贴剂撤除即刻，皮内的芬太尼还在持续进入血液，其血药浓度约 17 小时下降 50%。如同时应用其他替代药品，则应从小剂量开始，缓慢逐渐增加，避免药物作用叠加。

第二节 非甾体抗炎药

非甾体抗炎药（NSAIDs）通过抑制环氧化酶（COX）来减少前列腺素（PG）合成，从而在中枢和外周发挥解热、镇痛、抗炎与抗风湿作用。NSAIDs 具有中等程度的镇痛效应，对各种疼痛都有一定的镇痛作用，该类药物均有封顶效应，但长期应用无耐受性和成瘾性。NSAIDs 分为非选性 COX 抑制药和选择性的 COX-2 抑制药。

1. 布洛芬 布洛芬具有较强的解热、镇痛和抗炎作用，主要用于减轻、中度疼痛，如关节痛、肌肉痛、头痛、痛风、痛经等，可明显缓解症状，消除关节肿、痛。布洛芬口服易吸收，成人用量为每次 200 ~ 400mg，1 日 3 ~ 4 次，给药最大限量为每日 2.4g。不良反应主要表现为恶心、呕吐、胃烧灼感或轻度消化不良等，长期应用可能会出现胃肠道溃疡及出血。溃疡病和出血倾向者应慎用。对其他 NSAIDs 药过敏者、妊娠及哺乳期妇女禁用。

布洛芬缓释胶囊是布洛芬的缓释制剂，适用于成人及 12 岁以上儿童，服用后能维持 12 小时药效而无药物蓄积作用。成人每次服用 300 ~ 600mg，每 12 小时一次，必须整粒吞服；不可与其他 NSAIDs 药物同时服用；用药期间不要饮酒。

2. 双氯芬酸钠　双氯芬酸钠主要用于类风湿关节炎、骨性关节炎和强直性脊椎炎等。药物不良反应较多但程度轻，主要为胃部不适、烧灼感、反酸、食欲缺乏、恶心、腹痛和便秘等。已知胃肠道溃疡，或对阿司匹林等其他含有 COX 抑制剂的药物过敏、诱发哮喘、荨麻疹等患者禁用。奥湿克是双氯芬酸钠的肠溶片，能够避免双氯芬酸钠对胃肠道的损害作用。与其他 NSAIDs 药物相比，尤其适用于伴有胃肠道不适的疼痛患者。成人用量为口服 100 ~ 150mg/d，分 2 ~ 3 次服用。由于米索前列醇可引起子宫平滑肌收缩，因此禁用于孕产妇。

双氯芬酸乳胶剂/双氯芬酸二乙胺乳，为白色或淡黄色乳脂样凝胶。外用后可迅速渗透皮肤到达患处，发挥镇痛抗炎作用，能够缓解运动损伤、腰酸背痛和风湿疼痛。全身不良反应少见，可偶发局部不良反应。使用时按疼痛面积确定剂量，通常每次使用约 3 ~ 5cm，轻轻揉搓使药物渗透皮肤，一日 3 ~ 4 次，药物使用一周疼痛未缓解者，应调整治疗方案。该药禁用于破损皮肤或感染性创口；禁止接触眼睛和黏膜；不可入口。

3. 阿司匹林　阿司匹林是最古老的非甾体类口服镇痛药，具有解热、镇痛、抗炎、抗风湿和抗血小板聚集作用。适用于轻、中度疼痛，如头痛、关节痛、肌肉痛等，对急性风湿性关节炎疗效很好，用药后关节疼痛、红肿迅速缓解。常见不良反应有恶心、呕吐、上腹部不适或疼痛等胃肠道反应；少见不良反应有胃肠道出血、溃疡、支气管痉挛性和皮肤过敏等。成人口服阿司匹林 0.3~1.0g/次，1 次/3~4 小时，每日总量不超过 3.6g。儿童 10~20mg/kg，1 次/6 小时，连续用药 2 周以上症状未见改善者，应改选其他药物。肝功严重损害、低凝血酶原血症、血友病患者、有出血史的溃疡患者等应禁用阿司匹林。

4. 美洛昔康　美洛昔康呈剂量依赖性地选择性抑制 COX-2，具有消炎、镇痛和解热作用，主要用于类风湿关节炎和骨性关节炎的治疗。药物的不良反应轻而少，主要是消化不良、恶心、呕吐、腹痛、便秘、胀气、腹泻等胃肠道反应。对于类风湿关节炎，成人口服 15mg，每日 1 次，根据疗效剂量可减至每日 7.5mg；对于骨关节炎，每日 7.5mg，根据疗效剂量可增至每日 15mg。对于血管神经性水肿或荨麻疹的患者，以及有活动性消化性溃疡、严重肝肾功能不全、妊娠妇女或哺乳期妇女禁用美洛昔康。

5. 塞来昔布　塞来昔布特异性抑制 COX-2，因而胃肠道副作用少，安全性好。塞来昔布具有抗炎、镇痛及退热作用，适用于各种急慢性疼痛，如软组织疼痛、癌性疼痛和术后疼痛等，特别是骨性关节炎和类风湿关节炎。常见不良反应为头痛、眩晕、便秘、恶心、呕吐、腹痛和腹泻等。空腹口服吸收良好，骨性关节炎成人剂量为 100~200mg/次，每日 1~2 次。老年人、轻、中度肝、肾功能不全的患者不必调整用药剂量。塞来昔布已知对其他 NSAIDs 药过敏和对磺胺类药过敏的患者应禁用塞来昔布。

6. 氟比洛芬酯　氟比洛芬酯注射液是一种以脂肪油为软基质并被磷脂膜包封的新型药物载体系统，可以药物聚集在手术切口、肿瘤部位及血管损伤部位，具有靶

9

向治疗作用，减少胃黏膜的直接刺激，减轻了胃黏膜的损害。其镇痛作用与喷他佐辛相同，且持续时间更长。主要适用于术后镇痛、癌痛以及平衡镇痛。通常成人每次静脉给予氟比洛芬脂50mg，尽可能缓慢给药（1分钟以上），根据需要使用镇痛泵，必要时可重复应用。并根据年龄、症状适当增减用量。不良反应少见，包括注射部位疼痛、恶心、呕吐、头痛、倦怠、嗜睡等。对于消化道溃疡、严重肝、肾及血液系统功能障碍、严重的心衰、高血压、阿司匹林哮喘及正在使用依洛沙星、洛美沙星、诺氟沙星的患者禁用。

第三节　抗抑郁、抗癫痫与抗焦虑药

抗抑郁、抗癫痫与抗焦虑药具有提高情绪、增强活力、减轻焦虑、抑制中枢及外周神经兴奋性的作用，可显著改善一些慢性疼痛的症状，临床上与其他药物联合应用于慢性顽固性疼痛。

1. 阿米替林　阿米替林具有阻断多种离子通道，抑制5-羟色胺和去甲肾上腺素的重吸收等作用，常用于偏头痛、糖尿病神经痛、带状疱疹后神经痛等慢性疼痛和神经病理性疼痛镇痛治疗的治疗。不良反应包括多汗、口干、排尿困难和便秘、嗜睡、震颤、眩晕等。成人口服开始一次25mg，一日2～3次，然后根据病情和耐受情况逐渐增至一日150～250mg，一日3次，最高剂量一日不超过300mg，维持量一日50～150mg。严重心脏病、近期有心肌梗死发作史、癫痫、青光眼、尿潴留、甲状腺功能亢进、肝功能损害，对三环类药物过敏者禁用。

2. 丙米嗪　丙米嗪可干扰或阻止某些胺或多肽的再摄取，增加了突触间去甲肾上腺素和（或）5-羟色胺的含量发挥治疗作用。适用于迟钝型抑郁，不宜用于激越型抑郁或焦虑性抑郁。治疗初期可出现多汗、口干、震颤、眩晕、心动过速、排尿困难、便秘等副作用，大剂量可发生心脏传导阻滞、心律失常。口服开始一次 25 ~ 50mg，一日 2 次，早上与中午服用，晚上服药易引起失眠。逐渐增加至一日总量 100 ~ 250mg，最高一日不超过 300mg。维持量一日 50 ~ 150mg。下列情况应慎用或禁用：①急性心肌梗死恢复期；②支气管哮喘；③癫痫；④青光眼；⑤甲亢；⑥前列腺肥大；⑦精神分裂症；⑧尿潴留。

3. 氟西汀 氟西汀是选择性 5- 羟色胺再摄取抑制剂。主要用于治疗抑郁症、强迫症、神经性贪食症。不良反应为恶心、口干、食欲减退、失眠、乏力、焦虑、头痛、短暂动作异常等少见。成人一般只需每天早上一次口服 20mg，必要时可加至每天 40mg。氟西汀不应与单胺氧化酶抑制剂合用，在终止单胺氧化酶抑制剂治疗 14 天之后方可使用。

4. 帕罗西汀 帕罗西汀为强效高选择性 5- 羟色胺再摄取抑制剂，对自主神经系统和心血管系统的影响较小。主要用于治疗抑郁症、强迫症、惊恐障碍和社交焦虑障碍。常见不良反应为食欲减退、嗜睡、眩晕、恶心、便秘、性功能障碍等。成人口服一般剂量为每日一次，20mg/次，服用 2 ~ 3 周后根据患者的反应，每周以 10mg 量递增，每日最大量可达 50mg。每日早餐时顿服，药片完整吞服。该药不能与单胺氧化酶抑制剂合用或在以单胺氧化酶抑制剂进行治疗结束后两周内使用。

5. 路优泰 路优泰是德国圣·约翰草提取物，是纯天然植物抗抑郁药。具有抗焦虑、抗忧郁及镇静催眠作用，对中枢神经系统有松弛作用，可以改善抑郁症患者的情绪，改善睡眠。主要用于各种抑郁症。对于慢性疼痛的辅助治疗效果良好。主要不良反应表现为胃肠道反应、头晕、疲劳、镇静、过敏反应。成人和 12 岁以上儿童口服每次 300mg，2 ~ 3 次/日，每天剂量不超过 1800mg，维持剂量为 300 ~ 600mg，1 次/日，疗程为 3 ~ 6 个月。严重肝肾功能不全者减量或慎用。12 岁以下儿童禁用。

9

6. 卡马西平　卡马西平能降低神经细胞膜对 Na^+ 和 Ca^{2+} 的通透性，降低细胞的兴奋性，主要用于三叉神经痛等外周神经病理性疼痛。常见不良反应有视力模糊、复视、头晕、共济失调、嗜睡、疲劳和恶心呕吐等。成人口服，开始一次 0.1g，一日 2 次；第二日后每隔一日增加 0.1 ~ 0.2g，直至疼痛缓解，维持量每日 0.4 ~ 0.8g，分次服用；最高量每日不超过 1.2g。青光眼、糖尿病、老年人等应慎用。

7. 加巴喷丁　加巴喷丁是第二代抗惊厥药，目前已成为治疗神经病理性疼痛的一线药物，适用于糖尿病性神经痛、带状疱疹后神经痛。常见嗜睡、疲劳、眩晕、头痛、恶心、呕吐、共济失调等不良反应。12 岁以上患者，给药第一天睡前服 300mg；第二天每日二次，每次300mg；第三天为每日三次，每次 300mg；之后维持此剂量服用。根据疗效增加剂量可至每日 1800 ~ 2400mg，最高达每天 3600mg。急性胰腺炎的患者禁用加巴喷丁。

8. 普瑞巴林　普瑞巴林是新型 γ-氨基丁酸（GABA）受体激动剂，能阻断电压依赖性钙通道。主要用于治疗带状疱疹和糖尿病性神经病。常见不良反应有眩晕和嗜睡，但多为轻、中度，且呈剂量相关性。对糖尿病性周围神经病变，剂量从 50mg，一天 3 次开始，根据药效和患者耐受程度在 1 周内增加到 300mg/d，通常认为糖尿病性外周神经病变患者普瑞巴林用量不要超过 300mg/d。带状疱疹后神经痛的患者，普瑞巴林从 75mg，1 天 2 次，可在 1 周内增加到 300mg/d。普瑞巴林禁用于其药物成分过敏者。

第四节　糖皮质激素类药

糖皮质激素是疼痛治疗中最常用的药物，其药理作用非常广泛，具有抗炎、免疫抑制、抗毒素、抗休克作用，并对机体代谢和各器官系统的功能产生明显的影响。

1. 地塞米松　地塞米松为长效糖皮质激素，主要用于炎症性疼痛，如各种关节炎、软组织炎症、结缔组织炎、肌肉筋膜炎，以及扭伤、劳损、创伤性疼痛等。长期、大量使用可导致骨质疏松、肥胖、高血压、水钠潴留、精神异常，以及消化道溃疡。地塞米松可局部、静脉、关节腔、硬膜外间隙和骶管内注射给药。用于鞘内注射每次 5mg，间隔 1～3 周注射一次。关节腔内注射一般每次 0.8～4mg，按关节腔大小而定。

2. 利美达松　利美达松是地塞米松的缓释剂，用于慢性腰腿痛、肌肉筋膜炎和各种关节炎等慢性疼痛性疾病。可局部、静脉、关节腔或硬膜外间隙注射给药，成人腱鞘内、关节腔或软组织损伤部位注射，一次 0.8～6mg，间隔两周 1 次。高血压、血栓症、胃与十二指肠溃疡、精神病、电解质代谢异常、心肌梗死、内脏手术、青光眼等患者慎用。

3. 复方倍他米松　复方倍他米松是由高度溶解性的和低溶解性的倍他米松酯类构成的水溶液复合注射剂，成分为二丙酸倍他米松和倍他米松磷酸酯钠，每毫升复方倍他米松含 5mg 倍他米松二丙酸酯和 2mg 倍他米松磷酸酯钠。具有较强的抗炎、抗风湿和抗过敏作用，可用于各种急、慢性疼痛性。局部用药 0.25～0.5ml/次；关节内注射，大关节（膝、髋、肩）1～2ml/次；中等关节（肘、腕、踝）0.5～1ml/次；小关节（足、手、胸）0.25～0.5ml/次。一般间隔 1～2 周注射一次，次数通常不超过 5 次。需要注意的是复方倍他米松不可静脉或皮下注射。对甲状腺功能减退、肝硬化、眼部单纯疱疹、活动性结核及婴儿、儿童慎用。全身真菌感染者禁用。

4. 曲安奈德　曲安奈德为超长效糖皮质激素，抗过敏和抗炎作用强而持久，药效约为可的松的 20～30 倍。主要适用于各种关节炎、腱鞘炎、滑膜炎、软组织炎性疼痛和急性扭伤等。关节、滑囊和腱鞘内注射起始剂量不完全相同，根据注射部位和病情确定剂量大小，通常小关节 2.5～5mg，大关节 5～15mg，剂量取决于病情。每 2～3 周注射 1 次。未控制的细菌性、真菌性和病毒性

9

感染，痛风、进行性胃十二指肠溃疡、精神病等患者禁用。

第五节　神经破坏药物

神经破坏性药物能够长久地阻滞与疼痛有关的神经传导，是治疗顽固性癌性疼痛及某些神经病理性疼痛的一种有效的神经损毁治疗方法。包括周围神经、蛛网膜下腔、硬膜外腔、腹腔神经丛、颈交感神经节、胸交感神经节和腰交感神经节化学性毁损术等。

1. 乙醇　无水乙醇阻滞周围神经后，会产生神经变性坏死，常用于腹腔神经丛、脑垂体、肋间神经、蛛网膜下腔和交感神经等毁损。无水乙醇在组织中的溶解速度较快，注入时可引起短暂的剧痛，一般在注入后12～24小时判断其阻滞效果。末梢神经阻滞常采用50%的乙醇；神经根阻滞常采用30%～100%的乙醇；硬膜外间隙阻滞常采用30%～50%的乙醇；腹腔丛神经阻滞及交感神经节阻滞常采用50%～100%的乙醇。乙醇用量根据病情确定。无水乙醇神经毁损常见不良反应有注射部位疼痛、出血、水肿、阻滞部位麻木感或感觉异常、肌无力、运动功能受损和酒精性神经炎等。尿潴留和大便失禁少见，主要发生在腰骶部椎管内注射时，高位注射少见。

2. 苯酚　苯酚易溶于苯等有机溶剂，1%～2%苯酚溶液具有局麻作用，5%苯酚溶液可使组织蛋白凝固。临床上常把苯酚溶于甘油中而得到苯酚甘油。注入体内后苯酚再从甘油中缓慢释放出来，从而发挥神经阻滞作用。临床常用5%～15%的苯酚甘油溶液进行治疗。蛛网膜下腔阻滞可用5%～15%苯酚甘油溶液；硬膜外间隙阻滞可用10%～15%苯酚甘油溶液或7%苯酚水溶液；交感神经节阻滞可用10%苯酚甘油溶液或7%苯酚水溶液；神经根阻滞采用7%苯酚水溶液或苯酚甘油溶液；末梢神经阻滞采用5%苯酚甘油溶液或3%～5%苯酚水溶液。

每次用苯酚甘油 0.3 ~ 2ml。苯酚甘油除较少影响运动神经外，其余不良反应同无水乙醇。

3. 多柔比星　多柔比星具有广泛的细胞毒性及神经毒性，近年已应用于三叉神经痛、带状疱疹后神经痛、脊神经后支综合征和顽固性癌痛的治疗，疗效肯定。多柔比星在中枢神经系统内注射浓度为 20%、10%、6%、5% 或 4% 时其逆行性神经毒性十分显著，而用 1% 或 2% 多柔比星时不呈现逆行性神经毒性。但在外周神经系统中仅用 1% 浓度的多柔比星神经内注射都呈现显著的逆行性神经毒性，为临床使用的最佳浓度。多柔比星的累积用量不宜超过 450 ~ 550mg/m^2（体表面积），否则会引起心肌毒性和全身毒性。

9

第十章

神经阻滞技术

疼痛的神经阻滞治疗

神经阻滞（nerve block）源自麻醉学，意指对手术区域，通过神经阻滞，使该区域失去痛觉功能，完成手术治疗。现代"神经阻滞治疗"的含义，在原来的基础上增加了用该技术完成对急慢性疼痛患者的治疗，包括用药物或物理手段，暂时或长期解除患者的疼痛。

一、眶上神经阻滞

（一）适应证

适用于眶上神经痛、额部带状疱疹痛、带状疱疹后神经痛以及该范围癌性疼痛。

（二）操作技术

患者平卧位，于患侧眶上缘内 1/3 处或在眉中间可触及眶上切迹。用手指尖可诱发出疼痛扳机点，常规消毒后，用 3.5cm 长、7 号短针沿着眶下孔或切迹刺入 0.5cm 深度即可注药 0.5~1.0ml。由于眶上孔变异较大，以往做眶上孔阻滞仅有 20% 左右能刺进眶上孔内，改做框内阻滞操作可以提高成功率。操作方法：针尖沿眶顶部骨质进针 1.5~2cm 后，回吸无血即可注射 1% 利多卡因 1ml + 复方倍他米松 0.5ml。

（三）并发症及其防治

避免消毒液造成结膜或角膜损伤。穿刺时术者左手示指始终保护患者眼球。穿刺不超过 2.0cm，进针1.5cm 即可注药。治疗当天不要洗脸，避免针眼感染。如注射后出现局部肿胀可用冰袋冷敷。眶内阻滞不宜注射神经毁损药物。

二、眶下神经阻滞

（一）适应证

除用于眶下神经痛的治疗外，也用于该神经区域带状疱疹、带状疱疹后神经痛和癌性疼痛的治疗。

（二）操作技术

患者取仰卧位，穿刺点体表定位是从直视瞳孔至同侧口外角做一垂直线，再从眼外侧联合（眼外眦）至上唇中点做一连线，两线交叉点即为穿刺点。参照上述方法，直接用手指于眶下嵴下偏内方可触及一凹陷处，即为眶下孔。常规消毒，用 3.5cm 长、7 号针，向外或向内上方进针，感觉针尖出现落空感，即表明针尖进入眶下孔，刺入 2 ~ 2.5cm 即可注射 1% 利多卡因 1.0 ~ 1.5ml。观察 2 ~ 3 分钟患者眶下区痛觉消失，注射皮质激素 0.5ml。拔针后轻压穿刺处 3 ~ 5 分钟，用创可贴贴敷。眶下孔方向变异较大，需耐心寻找。

（三）并发症及其防治

避免消毒液损伤结膜或角膜。注药后轻压 3 ~ 5 分钟，避免局部血肿。此处不建议反复注射药物，避免局部肌肉萎缩。

三、上颌神经阻滞

（一）适应证

上颌神经痛、急性带状疱疹、带状疱疹后神经痛、术后疼痛、癌性疼痛、创伤疼痛、放疗后疼痛。

10

（二）操作技术

侧入路法上颌神经阻滞术　取患侧向上卧位。体表定位：患者微张口，确定颧弓中点和下颌切迹（或"乙"状切迹）中点。在两中点之间做一连线，连线前侧 0.5cm 作为穿刺点。常规消毒后，局麻下用带有深度标记的 10cm 长，7 号穿刺针垂直进针 3.5～4.4cm 到翼突外板，将针体标记置于距离皮肤 1cm 处。退穿刺针至皮下，调整穿刺针角度，对准瞳孔方向进针。重新进针，不超过设定的深度标记，如果患者未出现电击样反应，可用针尖做扇形寻找，直至上牙或上唇出现电击样反应，表明针尖到达上颌神经根。回吸无血，注射 1% 利多卡因 1～2ml。观察 3～5 分钟，患者疼痛减退，无其他不适，注射治疗药物。注药后轻压 3～5 分钟，用创可贴贴敷。如果患者翼突外板较长，应放弃侧入路法，改为旁正中入路穿刺法。为避免反复穿刺，用神经定位刺激器可以更准确的确定穿刺针到达神经干的部位。

（三）并发症及其防治

不建议反复注射神经毁损药，避免局部组织萎缩。穿刺血肿影响患者治疗，损伤的血管是由上颌动脉发出的脑膜中动脉，经棘孔入颅。注射神经毁损药部分患者会出现面部肿胀。局部血肿严重者可用冰袋间断冷敷直至水肿消失。

四、下颌神经阻滞

（一）适应证

下颌神经各支分布区域疼痛、癌性疼痛、外伤性疼痛、放疗后疼痛、带状疱疹及带状疱疹后神经痛。

（二）操作技术

取患侧向上卧位。体表定位：同上颌神经。当退针至皮下，改向外耳道方向或外后方重新进针达标记处，使针尖抵达翼突外侧板后侧的卵圆孔外口，患者出现下颌电击样感觉，提示针尖已触及下颌神经干。注药同上颌神经阻滞术。用神经刺激器可以准确的确定神经干的位置。

（三）并发症及其防治

穿刺出血占 50%，多见于经卵圆孔出颅的蝶导静脉损伤，也见于卵圆孔后外侧出棘孔的脑膜中动脉损伤。注射药液前一定反复回吸，并发症防治同上颌神经阻滞技术。

五、舌咽神经阻滞

（一）适应证

舌咽神经痛、肿瘤转移性疼痛。

（二）操作技术

患者取患侧向上侧卧。体表定位：确定乳突前缘，紧靠外耳道下部为穿刺点，常规消毒后，用 3.5cm 长，7 号短针垂直刺入约 2 ~ 2.5cm 可触到茎突，然后沿茎突后缘刺入 0.5 ~ 1cm。注气无阻力、回吸无血，注射 1% 利多卡因 1 ~ 2ml。治疗癌性疼痛，注射神经毁损药 0.5 ~ 1ml。在 CT 三维成像引导下操作更为安全有效。

（三）并发症及其防治

注射药物后可能同时阻滞副神经或迷走神经，偶有患者出现心动过速。注射局麻药剂量不宜过多。穿刺过深可能误伤颈内静脉。疼痛治疗建议用神经定位刺激器或影像引导穿刺。

六、半月神经节阻滞

（一）适应证

三叉神经痛、该区域癌性疼痛、面部带状疱疹、带状疱疹后神经痛、面部外伤痛、放疗后疼痛、伽马刀治疗或颅内血管减压术后顽固性疼痛。

（二）操作技术

需在影像显示器或神经刺激器引导下穿刺。患者取仰卧位，头稍后仰。体表定位：经眶外缘的垂直线与口

10

裂的水平线的交点，于同侧口角外侧 3 ~ 4cm 处的上颌
臼齿与下颌骨之间，术者用手指深压的间隙即为进针点。
常规消毒后，局麻下用 7 号 10cm 长穿刺针。进针方向：
正面观，针尖对准瞳孔稍内侧；侧面观，针尖对准颧弓
中点。进针到 4 ~ 5cm 时，针尖触及骨性感觉，提示针
尖抵达卵圆孔周围骨面，此时在影像显示器或神经刺激
器引导下调整针尖进针方向，直至出现电击样或下颌肌
肉收缩，说明针尖抵达卵圆孔附近的下颌神经。经影像
显示器侧位显示针尖进入卵圆孔内缘，回吸无血或脑脊
液，注射 1% 利多卡因 1ml，数分钟后患者出现一侧三叉
神经分布区感觉减退。再次检查患者视觉、眼球运动无
异常，即可注射治疗药物 0.5 ~ 1ml。注药后轻压穿刺点
3 ~ 5 分钟，创可贴贴敷。

（三）并发症及其防治

注射神经毁损药（甘油或酒精）不宜超过 0.5ml，
注药过多可能损伤眼神经或使角膜感觉丧失，导致角膜
溃疡，甚至失明。进针过深刺入硬脑膜或半月神经节，
患者可出现剧烈头痛，注射局麻药可出现头晕、恶心、
呕吐反应。穿刺针超过半月神经节进入后方的海绵窦会
造成颅内血肿。大量局麻药误注入蛛网膜下间隙可造成
心跳呼吸停止。

穿刺针误伤出卵圆孔伴随的蝶导静脉所致出血，是
最常见的并发症。术前确认患者出凝血功能是否正常。
注射神经毁损药浓度过高或剂量过大，会导致周围神经
长期或永久性本体感觉减退或丧失。术后可用冰袋间断
冷敷，避免肿胀。

半月神经节阻滞术要求技术十分精准，应限于有经
验的医师操作，并要求患者签署知情同意书。

七、星状神经节阻滞

（一）适应证

头面、胸背部及上肢带状疱疹、幻肢痛、灼性神经
痛、更年期综合征、偏头痛等。改善头面、胸和上肢血

液循环，治疗雷诺病、硬皮病、慢性心绞痛、脑血管痉挛、反射性交感神经营养障碍症、过敏性鼻炎、突发性耳聋等。

（二）操作技术

患者取仰卧位，双肩下面垫一薄枕。体表定位：先沿锁骨上缘向内侧触及气管外缘，再沿气管向上 2cm，平行于气管外缘触及动脉搏动。术者左手中指将胸锁乳突肌及颈动脉鞘拉向外侧，中指指尖下压触及骨性感觉，并尽量向内抵住气管外缘后稍向外移动中指，暴露穿刺部位。用 3.5cm 长，7 号短针沿术者中指指尖轻轻垂直进针，至针尖触及骨质，退针尖 1~2mm，回吸无血，注射 1% 利多卡因 6~8ml。观察 2~3 分钟，出现同侧霍纳（Horner）征，表明阻滞成功。

（三）并发症及其防治

向下穿刺过深误将局麻药注入椎动脉引起患者意识丧失。局麻药误注入蛛网膜下间隙，引起呼吸、心跳停止。进针过浅且注射局麻药剂量过大，浸润气管-食管间沟内的喉返神经导致声音嘶哑。穿刺部位过高和注射局麻药剂量过大，可能阻滞膈神经，出现腹式呼吸减弱。穿刺针过于朝向尾侧，可能刺伤胸膜顶或肺尖，引发气胸。严禁同时行双侧星状神经节阻滞。

10

八、肋间神经阻滞

（一）适应证

用于术后、胸壁外伤、肋骨骨折、肋间神经炎、肋骨软骨炎、带状疱疹及疱疹后神经痛的治疗。注射神经毁损药治疗胸壁癌痛。肋间神经沟留置导管可以连续镇痛。

（二）操作技术

取患侧向上侧卧位，上臂抬高至头，使肩胛骨高举暴露腋前线或腋后线。在腋后线和肋角之间，术者用拇指、示指确定穿刺进针点。用 3.5cm 长，7 号短针于拇指、示指间，沿肋骨下缘向头侧约 20° 角刺及肋骨，再将针尖向肋缘下移动，再进针 1～2mm，刺入肋骨下沟，出现阻力消失。回吸无气、无血，注入局麻药 3～5ml。

（三）并发症及其防治

常见并发症有气胸，刺及胸膜会出现剧痛感。较大范围阻滞可导致局麻药中毒。

九、椎旁神经阻滞

椎旁神经阻滞做疼痛治疗，以 Bonica 介绍的技术最为经典。下面以胸段椎旁阻滞为例介绍如下：

（一）适应证

1. 用于肋间神经痛、带状疱疹后神经痛、胸部外伤、胸壁癌痛和术后疼痛的治疗。注射神经毁损药物可以长时间解除上述神经痛。

2. 操作技术　本操作必须在影像显示器引导下进行。患者取患侧向上卧位。因相邻肋间神经相互交通，需上下各扩展一阻滞间隙。体表定位：在胸椎棘突最高点旁开 2～3cm 做一标记，局麻下用 10cm 长、7 号穿刺针向内 5°～10° 刺入，直至针尖触及小关节后缘，以后操作同颈椎椎旁神经阻滞。做神经阻滞，注射局麻药至少 6～8ml，做背根神经节毁损，仅用 0.5～1ml。

3. 并发症及其防治　误刺入胸腔可发生气胸。将大量局麻药误注入硬膜下间隙可引起广泛阻滞，误入蛛网膜下间隙有生命危险。

十、腹腔神经丛阻滞

（一）适应证

治疗上腹部原发或转移性肿瘤引起的内脏痛、腹腔血管痉挛性疼痛、腹部手术后内脏痛以及不明原因的内脏痛。

（二）操作技术

本操作须在 CT 引导下进行。术前开放静脉，术中监测生命体征。体表定位：患者取俯卧位，确定第 12 肋

10

下缘和 L1 棘突下缘连线，大约旁开 6~8cm，在 CT 扫描下确定穿刺部位和深度。局麻下用 14cm 长，7 号穿刺针，与棘突成 30°~45°角进针。在 CT 引导下将针尖针刺达 L_1 椎体外侧，继续将针尖滑过 L_1 椎体外侧缘或经 L_1~L_2 椎间盘做阻力消失法进针椎体前侧。注射造影剂 2~3ml，显示完全位于后腹膜与椎体前缘之间的腹主动脉和腔静脉周围，呼吸时不随腹腔脏器移动，证明穿刺成功。注入局麻药 20~30ml，患者随即感觉腹部疼痛减轻，之后注射同容积 75% 或无水乙醇。本操作也可在侧卧位下进行，步骤同前。

（三）并发症及其防治

注射药物剂量过多或患者身体条件较差可能出现体位性低血压，术前须补充血容量。注射神经毁损药扩散至腰神经丛可能引起神经痛或运动障碍，术后应取俯卧位 4~6 小时。选用细针穿刺避免损伤下腔血管引起后腹膜血肿。术中开放静脉，妥善准备各种并发症药品。

十一、硬膜外神经阻滞

（一）适应证

硬膜外间隙注射糖皮质激素用于治疗颈、胸和腰部根性神经痛、带状疱疹后神经痛、手术后疼痛和外周癌性疼痛。留置硬膜外导管连接 PCA 泵可以进行连续镇痛治疗。

（二）硬膜外穿刺操作

硬膜外穿刺有三种方法，即注气阻力消失法、毛细管负压法和悬滴法。无论是正中入路或是旁正中入路均适用。

1. 注气阻力消失法　硬膜外针刺入黄韧带后，左手固定注射器，右手持续推注射器芯试压力变化，一旦阻力消失，可以判定穿刺针进入硬膜外间隙。

2. 毛细管负压法　穿刺针刺入黄韧带，操作与上面相同，此时接上毛细玻璃管后继续进针，术者双手进针，观察毛细管内的液体变化，如果管内的液体被"吸进"椎管内，可以判定穿刺针进入硬膜外间隙。

3. 悬滴法　穿刺针刺入黄韧带，操作与上面相同，此时在硬膜外针尾部注射局麻药悬液，术者双手进针，观察硬膜外针尾部的液体，如果被"吸进"硬膜外穿刺针内，可以判定穿刺针进入硬膜外间隙。

4. 硬膜外穿刺角度　T_{10} 以下间隙的穿刺，矢状面夹角多为直角。T_{10} 以上间隙的穿刺，矢状面夹角多成 $60° \sim 70°$ 角。

（三）并发症及其防治

避免误将局麻药注入蛛网膜下腔。硬膜外针顶在骨质上，多是上下关节附近的椎弓，这时完全退针，调整横断面夹角即可。老年人患有椎管狭窄或小关节肥大的患者做腰部硬膜外神经阻滞时会出现穿刺困难，甚至失败。

十二、蛛网膜下腔神经阻滞

（一）适应证

蛛网膜下腔间隙注射局麻药或阿片类药物，用于治疗手术后疼痛、带状疱疹后神经痛和外周癌性疼痛等。

（二）蛛网膜下腔穿刺操作

蛛网膜下腔穿刺有两种入路，即正中法和旁正中法。由于本法多用于腰部穿刺麻醉，传统上称为"腰麻"，目前也称为鞘内注射（intrathecal injection）。

1. 正中法　穿刺针经棘突间隙刺入黄韧带，操作与上面相同，术者左手固定注射器，右手持续推注射器芯试压力变化，一旦阻力消失，可以判定穿刺针进入硬膜外间隙。如果做腰-硬联合麻醉，此时再用 5 号细针通过硬膜外，穿刺针抵达硬脊膜后缘继续进针，术者感觉到"破膜感"后，可见脑脊液缓慢流出，即可判定穿刺成功。

2. 旁正中法　穿刺针经棘突间隙旁 2cm 刺入黄韧

带，后面操作与上面相同。

（三）并发症及其防治

腰麻穿刺失败多与老年人椎管狭窄或小关节肥大有关，建议老年人尽量在 $L_2 \sim L_3$ 部位穿刺。老年患者注射局麻药注意体位性低血压，多与血容量不足有关。注射阿片类药物注意监测呼吸功能。

10

第十一章

针刀治疗技术

针刀疗法

一、简要概述

针刀疗法是指在精细解剖、立体解剖、动态解剖等知识的指导下，应用针刀松解为主来治疗多种疾病的方法。随着针刀疗法的发展，已经形成了一整套的理论和诊疗体系，以闭合性手术理论、慢性软组织损伤病因病理学理论、骨质增生病因学理论、经络实质理论为基础，对病变部位进行切、割、分、离等为特点。其适应证从骨伤科疾病逐步扩展到内、外、妇、儿、五官、皮肤科等疾病，1993 年以后，国内学者开始将其称为针刀医学，定义为："针刀医学，是在中医理论的指导下，吸收现代西医及自然科学成果，再加以创造而形成的医学新学科"。

二、针刀分类

针刀是指"凡以针的理念刺入人体，在人体内又能发挥刀的治疗作用的一切医疗器械"。针刀是针灸针和手术刀的融合，由柄、体和刃三部分组成，三者有机融合，形成一种新型的微型手术器械，——针刀。传统针刀有三种类型，即Ⅰ、Ⅱ、Ⅲ型，其区别在于针体的粗细和长短，每型按照针刀的长短而可分若干号。

随着时代发展，针刀治疗疾病谱的不断拓宽，针刀器具也呈现不同的种类和型号：①根据能否注射分为：实心针刀（如传统针刀、刃针等）、空心注射针刀（如弧刃针、线针刀、水针刀等）。②根据刃口不同分为："一"字针刀（如传统针刀、刃针等）、缨枪状针刀、钩状针刀、马蹄状针刀、镰状针刀、双刃针刀、弧刃针、线针刀等。③根据针体不同分为：传统直刀杆针刀、"Z"形平刺针刀、弧杆针刀等。④根据针柄不同分为：扁平葫芦状针刀、心形针刀、针灸针柄针刀、注射针座针刀（弧刃针刀、线针刀）等。⑤根据针体是否有绝缘层分为：等离子针刀、射频针刀、普通针刀等。

需要指出的是，有学者结合自己临床经验，在传统针刀的基础上加以创新，将弧刃针刀和羊肠线结合，融"针灸、针刀、手术、注射、埋线"五种疗法的优势为一体，又弥补其各自不足，形成特殊的埋线针刀，——"线针刀"，临床操作时整个过程可一次性完成，简便快捷，且疗效确切。

三、机制

针刀疗法是建立在解剖学和经络学基础上发展起来的，以朱汉章教授提出的四大基本理论作为其精髓和基石，40 年的临床应用，已证实具有显著的疗效，但关于其作用机制，多数学者持针刺和手术刀切开、剥离等观点，如疏通粘连、松解瘢痕、延长挛缩、消除异常高应力等，现将针刀作用机制的共识如下：

1. 疏通粘连　急、慢性损伤后，机体虽可修复损伤但往往不能使其完全再生、复原，而修复过程中必然有粘连和瘢痕的形成，若其刺激、压迫神经和（或）影响局部血供，此时又成为机体的另一个病理因素。而针刀闭合型手术对肌束膜间、肌外膜（间隔）、肌与腱、腱与腱围结构、韧带与关节囊、腱、韧带与骨、神经与其他软组织等之间形成的粘连有确切的疏通作用。此外，

11

对强直性脊柱炎、类风湿关节炎和外伤性关节强直等疾病产生的粘连病变，针刀同样可切开、剥离、疏通其病变组织。粘连组织被疏通，关节和神经功能恢复，机体能满足正常活动的需要，则疾病基本治愈。

2. 松解瘢痕　软组织损伤后，不管是骨骼肌，还是腱、韧带、关节囊（包括颈椎-腰椎关节突、关节囊等）或腱围结构，其修复过程往往是再生不全，代之以结缔组织修复占主导地位而出现瘢痕结节或包块，而目前消除瘢痕的较好方法就是针刀闭合松解术。利用损伤修复的机制，对较小的瘢痕或结节行纵、横切开、剥离几刀，使之与鲜活的外界联系起来，但注意切割只能在瘢痕组织内，以免损伤正常组织。

3. 延长挛缩　挛缩在病理上属于萎缩的一部分，与瘢痕关系密切，有瘢痕必有挛缩。软组织损伤后修复不完全再生可出现瘢痕挛缩，包括颈椎、腰椎等处的肌腱、韧带等。另外，失用、身体畸形、缺血性、神经性和营养性等因素皆可导致机体发生挛缩改变。所以，根据挛缩的具体病因，临床设计出不同的针刀延长术方案，其肌腱的延长方式有：斜形切割法、"Z"形切割法、横行切割法、多处切割法（包括应用斜行、横行等多种方法单独或混合使用）。

4. 消除异常高应力　异常高应力状态是指当组织损伤后，修复不完全而形成的粘连、瘢痕、神经卡压等病理状态造成肌腱、韧带、关节囊等结构的挛缩病变，而引起生物力学改变的一种病理状态。其是软组织损伤后产生一系列临床表现的根本因素所在。针刀可在高张力的病变组织（肌、腱、韧带、关节囊等）切割分离、疏通粘连、松解瘢痕、延长挛缩，消除了高应力状态，临床效果往往立竿见影。

5. 消除骨质增生的原因—应力平衡失调　"骨的形态和功能上的每一个变化，或者仅仅是它们功能上的每一个变化。必然接着引起骨的外部形态上确定的次级变这些变化是按数学定律进行的"，这就是对骨的增加和减少做经典表述的"wolff定律"。人们通过对该定律的反馈作用机制的研究表明"骨在需要的地方生长，在不需要的地方吸收"，而骨赘的产生是高应力所致，是骨的生理反应，也是骨的病理反应，消除异常高应力来源，恢复应力平衡，则骨质增生将得到治疗。针刀闭合型手术具有切开、剥离、疏通等作用，可消除软组织的异常高应力的来源，恢复病变部位肌、腱、骨等组织间的应力平衡，发挥消除骨质增生的原发因素作用，达到治疗疾病的目的。

6. 切割减张内引流和降低骨内压　滑囊炎、滑膜炎、肌腱炎、狭窄性腱鞘炎等体内无菌性炎症，针刀对其切开减张或内引流，疗效立竿见影，甚至一次治愈。而骨与骨之间的空隙内都可形成闭合性的间隙，其有韧带、滑囊等结构存在。当外伤或劳损后，可产生滑囊炎等无菌性炎症、粘连或瘢痕等病理改变，可造成骨窦内压力增高，产生一系列临床症状。有学者指出："许多疼痛性骨关节疾病与骨内高压有关，尤其是休息痛与其有直接关系，且已证实，减压术可解除骨关节疾患的休息痛"。凡是能减低骨内压、囊内压的治疗都可改善局部循环，因此"降压"是治疗的枢纽与关键。

7. 解除神经卡压　针刀治疗神经卡压综合征是针刀医学的一大特色，通过切割、剥离等方法解除卡压，达到治疗疾病目的，且效果明确。但是无论是脊神经前支还是脊神经后支，还是臀外侧皮神经等都可能被卡压。其神经卡压的因素也是多样的，大致分为以下几个方面：①肌、腱纤维腱弓的卡压；②骨纤维管等管内容物自身容积的增大（包括神经本身容积的增大），如充血、水肿、无菌性炎症等；③骨纤维管中的骨的形态的改变而致骨纤维管容积的减少；④新生物使骨纤维管的容积变小，对神经产生的压迫等。另外，针刀处理神经卡压综合征需细致检查，精心选择适应证，上述前三个原因所造成的神经卡压，通过针刀闭合型手术将卡压神经的肌、腱、纤维弓等软组织松解便可治愈这类疾患；而对第四

11

种情况—骨纤维管内的新生物，则无能为力，因为针刀无法将新生物消除。

8. 利用创伤修复机制改善局部血液循环　缺血是瘢痕和挛缩等病理改变的主要原因之一，针刀在瘢痕组织上切开数刀后，被切开的组织便开始一系列的修复，凝血反应、免疫应答、细胞增殖分化、内皮细胞形成血管内皮细胞等过程彼此相连，且形成贯通，使缺乏或无血液供应的粘连挛缩和瘢痕的组织重新建立血液循环，粘连、瘢痕、挛缩的组织便被全新的、比较正常或完全正常的组织所代替，所以针刀闭合手术可改善粘连、瘢痕和挛缩组织的血液循环状态。

9. 纠正骨关节病理性移位和畸形　颈、腰、四肢关节软组织损伤和某些特发性畸形，可引起骨关节的病理性移位，尤其是颈、腰椎的曲度改变、旋转、前后、左右、仰俯及成角移位等，而组织的粘连和挛缩制约着他们的恢复，针对这些情况，针刀的松解粘连组织、延长挛缩，再结合手法复位、外固定或牵引等加以矫正，可使骨关节病理性移位和畸形得到理想的改善。

四、操作方法

1. 器械准备　选择合适规格针刀，一次性使用。

2. 详细步骤

（1）体位：原则：①患区充分暴露；②患者体位舒适；③便于医生操作。如头颈背部采用取颈部前屈坐位，腰、臀部则采取俯卧、侧卧体位，股内侧部或膝踝关节部取仰卧位等。

（2）针刀四步规程

定点：在确定病变部位和搞清的该处解剖结构后，在进针部位用紫药水做一记号，局部碘酊消毒再用酒精脱碘，覆盖上无菌小洞巾。

定向：使刀口线和大血管、神经和肌肉纤维走向平行，将刀口压在进针点上。

加压分离：在完成第2步后，右手拇、示指捏住针柄，其余 3 指拖住针体，稍加压力至不刺破皮肤，使进针点处形成一个长形状凹陷，刀口线和重要血管神经及肌肉纤维走向平行。这样，神经血管就会被分离在刀刃两侧。

刺入：当继续加压，感受一种坚硬感时，说明刀口下皮肤已被推挤到接近骨质，稍加压，即可穿过皮肤。此时进针点处凹陷基本消失，神经血管即膨起在针体两侧，此时可根据需要施行手术方法进行。

（3）针刀运行：根据选用的不同效应，采取不同的运行方法。

针刺效应的运行：按针灸的原理和方法进行操作。

手术效应的运行：按手术的原则进行操作，局麻后进针刀刺到达病变层次。根据不同病变和部位采用不同的手术方法：纵行疏通剥离法；横行剥离法；切开剥离法；铲削磨平法；瘢痕刮除法；骨痂凿开法；通透剥离法；切割肌纤维法；关节内骨折复位法；血管疏通法；划痕切开法；剪断松解剥离法；平面松解剥离法；注射松解剥离法；切痕松解法；周围松解剥离法；打孔疏通法；减弱电流法；增强电流法等。

针刺和手术的综合效应运行：有些病例同时存在敏感穴位和病变组织，此时需要针刀的针刺效应刺激穴位，并利用其手术效应对病变组织施行手术治疗，使联合效应综合发挥，收到更好的治疗效果。一般先针刺效应的方法运行，再按手术效应的方法运行。

（4）术闭，拔出针刀，局部压迫止血 3 分钟后，创可贴、无菌敷料等覆盖。

五、适应证

软组织损伤疾病：①肌筋膜疼痛综合征、②腱鞘炎、③肌肉、韧带损伤、④肩周炎、⑤肱骨外上髁炎、⑥鹅足滑囊炎等。

骨关节疾病：①颈椎病、②腰椎间盘突出症、③膝骨性关节炎、④髌骨软化症、⑤膝关节创伤性滑膜炎等。

11

　　神经卡压综合征：①腕管综合征、②枕大神经卡压综合征、③肩胛背神经卡压综合征、④梨状肌卡压综合征、⑤股前外侧皮神经卡压综合征等。

　　脊柱相关的内脏疾病：①胃肠痉挛、②溃疡病、③过敏性结肠炎、④心律失常征等。

　　类风湿关节炎、强直性脊柱炎。

　　关节强直：①肘关节强直、②桡腕关节强直、③指间关节强直、④膝关节强直、⑤踝关节强直等。

　　骨缺血坏死疾患，如股骨头缺血坏死。

　　骨窦、骨内高压症：①跗骨窦综合征、②跟骨高压症等。

　　骨干骨折的畸形愈合，如四肢骨折畸形愈合等。

六、禁忌证

　　（1）有发热症状患者。

　　（2）有严重内脏病发作期患者。

　　（3）施术部位有皮肤感染，肌肉坏死者。

　　（4）施术部位有红肿、灼热，或在深部有脓肿者。

　　（5）施术部位有重要神经血管，或重要脏器而施术时无法避开者。

　　（6）有血友病的患者。

　　（7）体质极度虚弱或有高血压的患者应慎用。

　　（8）诊断不明确以及不能合作者。

弧刃针疗法

一、简要概述

　　弧刃针（Arc edge needle，简称 AEN），又名弧刃针刀（Arc edge needle-scalpel，简称 AENS）、微刀（micro Arc edge scalpel，简称 MAES），是针灸针、手术刀、注射针的结合，有多种规格、型号，属于针刀的范畴。现用的弧刃针形如注射针头、针体中空、针尖为 V 形弧刃结构，具有针灸针、针刀、注射针、手术刀四种功能。

"弧刃针疗法"，又称"弧刃针刀疗法"，源于《黄帝内经》九针之说，是在结合外科手术、注射技术及针刀疗法的基础上，以"精确定位定点'引起病变的软组织灶点'的微创松解、减张、减压"为内在治疗机制的传统医学与现代医学相结合的一种新型中医微创特色疗法。

二、弧刃针疗法理论基础

1. 慢性软组织损伤理论　慢性软组织损伤病因病理学理论的核心观点是动态平衡失调论。人体在正常情况下，躯干、四肢的活动在其功能范围内是自由的，可以完成它应当完成的动作，这叫动态平衡。慢性软组织（包括内脏器官）损伤，使得罹患肢体和器官轻重不同的功能活动受到限制，也就是说罹患肢体不能在其功能活动范围内自由完成它应当完成的运动，这就叫动态平衡失调。而造成动态平衡失调的有四大病理因素，即粘连、瘢痕、挛缩、堵塞。我们要想使动态平衡恢复，首先就要将这四大病理因素消除。

2. 微创理论　直径 0.7mm 弧刃针，刃口却只有 0.2mm，这使得在进入人体组织时，阻力小，更为锋利。刃口只有 0.2mm，相对只有针灸针的微痛。能够以相对最小的组织创伤达到最大的松解效果。

3. 菌性炎症刺激理论　无菌性炎症是软组织损害后释放的化学性致痛物质，它对损害区域软组织内丰富感觉神经末梢的化学性刺激时，可产生明显的主诉痛症状，特别是病灶区域受到任何机械性刺激情况下，更易使其内感觉神经末梢与无功菌性炎症接触，此时的化学性刺激更加强烈，所以主诉疼痛症状也更加明显。

4. 筋膜理论　筋膜组织是机体重要的防御组织，分布甚广，具有弹性、柔韧性的结缔组织。筋膜广泛存在于体内各个组织器官之间，其功能是对各组织、器官起到支持、限制和保护作用，是各组织器官完成功能活动时所必需的辅助装置肌筋膜覆盖或包裹肌肉，与肌肉紧密结合。当肌肉收缩时，可以同时牵拉筋膜，使筋膜受力，并将力传递到骨和其他组织，从而完成各种运动。筋膜直接或间接受到高应力的作用，可使其富有弹性的纤维撕裂或者弹性减退，相关肌肉反射挛缩，致局部缺血，并有筋膜和皮肤或肌肉发生粘连，甚至有的筋膜变性增厚或钙化。从而激发临床症状，如疼痛、酸麻、肢冷、功能障碍等。

5. 经络理论　经络学说是研究人体经络系统的组成、循行分布、生理功能、病理变化，以及与脏腑、气血等相互关系的中医学理论，是中医学理论体系的重要组成部分，也是弧刃针疗法的理论核心。经络各有所属腧穴，腧穴除有分经之外还有不同的类别，腧穴以经络为纲，经络以腧穴为目，经络的分布既有纵向的分线（分行）关系，还有横向的分部（分段）关系，这种纵横关系结合有关腧穴其意义更明显。因而按经络远道取穴是循经，按经络邻近取穴也是循经。

6. 灶点理论　灶点即为疾病的核心病变部位，可以是一个点，也可以是一片，引发的原因主要是：过度负重、直接的受伤、反复持久的肌肉收缩。这种痉挛通常不会影响整块肌肉的功能，但会妨碍肌腹中的部分肌肉纤维。触摸时能感觉到肌肉上的硬块、结节、或者局部紧张。它是弧刃针治疗疼痛的开关。

7. 运动负荷下的骨关节局部高压理论　骨内高压是指骨内血液流动力学异常所造成的骨内持续增高的一种病理过程，多表现为局部骨关节的顽固性疼痛，特别是在运动负荷下，骨内微循环障碍，血液瘀滞，引起骨内压力升高。

8. 错缝理论　"骨错缝"主要指机体受到外来损伤或慢性劳损等因素的影响，使两侧软组织的肌力不等，平衡失调，致使骨关节正常解剖关系发生病理性改变，并产生微小的错动，因不能自行复位，而引起局部肿胀、疼痛等临床症状。

11

9. 手法　《医宗金鉴·正骨心法要旨》将手法分为摸、接、端、提、按、摩、推、拿八法，"手随心转，法从手出，法之所施使患者不知其苦"。针对不同疾病，辨证论治，因病施法。

10. 改善神经体液免疫调节功能，维持内环境代谢平衡　弧刃针能够能对筋膜的纤维结缔组织粘连、挛缩、瘢痕进行微创切割，疏通，横向切开纤维间隔，使之局部血液循环改善，血流通畅，改善神经体液免疫调节功能，维持内环境代谢平衡。

三、弧刃针疗法优势

弧刃针之所以在治疗颈肩腰腿痛疾病方面疗效显著，是因为其具备其他针具不可比拟的 14 大优势（以直径 0.7mm 直径弧刃针为例）：

1. 锋利　直径 0.7mm 直径弧刃针，刃口却只有 0.2mm，这使得在进入人体组织时，阻力小，更为锋利。

2. 微痛　刃口只有 0.2mm，相对只有针灸针的微痛。

3. 能够以相对最小的组织创伤达到最大的松解效果——弧刃针的刃实际为"弧"刃及"V"形刃的复合结构，其刃长较大（1.099mm），故可"以 0.2mm 的刃口、0.7mm 的损伤，达到 1.099mm 的松解效果"。

4. 不易损伤血管神经：和现有技术相比，就像农村家庭所用"尖头铁锹"与"平头铁锹"一样：血管神经可以顺着"弧"刃及"V"形刃的复合结构两侧躲避，最大限度减少了对血管神经的损伤。

5. 操作更简单：由于弧形刃刃的特点，传统针刀刀法的"十"字切割和"米"字切割等得以彻底简化为"一"字切割，减少了组织损伤、减少了患者的痛苦、减少了医生的操作治疗时间，缩短了患者康复时间，是一场彻彻底底的针刀革命。

6. 空心结构，可兼具松解、针灸、注射功能，如其内置羊肠线，则成为"线针刀"而同时还具有针刀、埋

11

线、注射、针灸、放血功能。

7. 能够从尾部是否有血液渗出而判断是否已经损伤血管。

8. "咔"声响更明显：就像小喇叭一样，放大声音，使得医生和患者都能够从声音的角度来判断病情轻重、判断是否治疗到位。

9. 层次感清晰：更容易辨识操作时针尖所到达部位组织。

10. 可以最大限度降低病变组织内压。

11. 可以最大限度降低病变组织张力。

12. 由于弧刃针所切割组织不在一条直线上，故可减少粘连、瘢痕。

13. 长度设计更科学：更合理、更安全，不易损伤内脏。

14. 更安全：厚壁、特殊材质、空心结构、不易折断。

四、适应证

1. 各种颈肩腰腿疼痛：①脊柱及骨关节性疼痛：颈椎病、颈椎间盘突出症、腰椎间盘突出症、盘源性腰痛、腰椎小关节紊乱病、腰椎脊神经后支综合征、腰椎管狭窄症、膝关节骨性关节炎、踝关节骨性关节炎、股骨头坏死、足跟痛、创伤性关节炎等。②各种软组织急、慢性疼痛：急慢性腰扭伤、腰肌劳损、棘上棘间韧带炎、腰背肌筋膜炎、梨状肌综合征、纤维肌痛综合征、滑膜炎、腱鞘炎、肩周炎、网球肘、各种软组织损伤等。

2. 风湿性疼痛：风湿性关节炎、类风湿关节炎、强直性脊柱炎、纤维肌痛综合征、痛风等疾病引起的各种疼痛。

3. 头痛、头晕、头昏、头沉、头不清醒。

4. 神经病理性疼痛：三叉神经痛、胸科手术后疼痛综合征、肋间神经痛、坐骨神经痛、急性带状疱疹、带状疱疹后神经痛、神经损伤后疼痛、中枢性疼痛、幻肢痛、残端痛、复杂区域疼痛综合征、糖尿病性神经痛等。

5. 晚期癌痛综合征：包括各种晚期癌症疼痛等。

6. 缺血性、交感神经疾病引起的疼痛：心绞痛、血栓闭塞性脉管炎、糖尿病性血管病、灼性神经痛以及交感神经营养不良等。

7. 各种原因引起的胸腹疼痛、痛经、慢性盆腔痛等。

8. 各种脱位、伤筋引起的外伤性疼痛。

9. 非疼痛性疾病及无名痛：顽固性呃逆（打嗝）、急性面神经炎（面瘫）、面肌痉挛、颞下颌关节紊乱病、腱鞘囊肿、自主神经功能紊乱、脑血管意外后呛咳、吞咽困难等。

10. 脊柱病变引起的头痛、头晕、耳鸣、心慌、胸闷、烦躁、血压不稳、腹痛、痛经、月经不调、性功能障碍。

11. 带状疱疹后神经痛、呃逆、颞下颌关节紊乱、腱鞘囊肿等。

五、禁忌证

1. 全身禁忌证 ①血友病、血小板减少等有严重出血倾向者。②精神病患者、所有疑似精神异常者。③发热、体温升高者。④一切内科疾病的发作期（如冠心病，心肌梗死、心衰、肺肝胆胰肾等疾病的急性期）。⑤某些传染病者。⑥血压、血糖等较高且不稳定者。⑦内脏功能严重不全，年老体弱者，要慎重。⑧不明原因、诊断不明者。⑨恶性肿瘤者。⑩妊娠妇女等。

2. 局部禁忌证 ①施术部位皮肤有炎症表现者，如有瘘道，皮肤炎症，毛囊炎等。②施术部位深部有炎症、脓肿，表现为局部红、肿、热、痛、功能障碍者。③施术部位有重要器官、大血管、神经干等无法避开，可能引起出血、神经干损伤、气胸、感染及其他损伤者。④局部可疑肿瘤者。

11

六、注意事项

1. 必须明确诊断。
2. 必须严格掌握适应证、禁忌证。
3. 必须具备娴熟的解剖知识。
4. 必须严格无菌操作。
5. 防止折针和弯针。
6. 防止患者晕针。
7. 防止术后重新粘连。
8. 适当配合应用其他治疗方法。

七、操作方法

1. **体位** 原则：①患区充分暴露；②患者体位舒适；③便于医生操作。如头颈背部采用取颈部前屈坐位，腰、臀部则采取俯卧、侧卧体位，股内侧部或膝踝关节部取仰卧位等。

2. **定点** 在确定病变部位和搞清的该处解剖结构后，在进针部位用紫药水做一记号。常规消毒。指切进针（或棉签代替手指）：左手定点、定向，指切或用无菌棉签按压灶点，右手持弧刃针刺入，刺入时应迅捷、快速、准确。

3. **无菌操作** 刺入一定深度或抵灶点后，行松解治疗。治疗结束，出针后应注意按压针孔、覆盖，并平卧位观察。

八、并发症

1. 晕针

（1）发生原因：①体质因素：有些患者特别是女性患者，属于过敏体质，血管、神经功能不稳定，易于发生晕针现象，另外在饥饿、过度疲劳、过度紧张和恐惧、大汗、腹泻、大出血后接受弧刃针治疗也容易发生晕针现象；②体位因素：卧位治疗时晕针发生率低；③刺激部位：在枕部、四肢末端部位治疗时，弧刃针剥离治疗量大，针感强，容易发生晕针。

（2）临床表现：弧刃针治疗过程中或治疗后半小时左右，患者出现的头晕、心悸、面色苍白、出冷汗、欲吐、心率加快、血压下降等临床症状。

（3）处理：①晕针一旦发生，应立即停止治疗，让患者平卧在治疗床上，头低足高位，口服温开水一杯或50%葡萄糖20ml静脉注射，患者一般在2~3min即可恢复；②经上述处理无效时患者出现昏迷虚脱，医生立即掐人中、内关、外关或针刺合谷、涌泉穴，使患者尽快恢复。必要时同时心电监护，根据情况给予肾上腺素等心肺复苏和抗休克急救。

2. 感染

（1）发生原因：①医务人员忽视无菌操作或违反操作治疗原则；②术后针孔未得到很好地保护；③患者免疫力低下。

（2）临床表现：①局部症状，红、肿、热、痛和功能障碍是化脓性感染的五个典型症状。但这些症状不一定同时出现，而随病程迟早、病变范围和位置深浅而定，病变范围小或位置较深的，局部症状可不明显；②全身症状，轻重不一，感染较微的可无全身症状，感染较重的常有发热、头痛、全身不适、乏力、食欲减退等，一般均有白细胞计数增加。

（3）处理：①患部制动、休息可减轻疼痛，而且有利于炎症局限化和消肿；②合理应用抗生素；③必要时手术治疗。

11

第十一章 ●●●●

胶原酶溶解术

一、简要概述

胶原酶髓核溶解术在我国临床应用已有 40 余年的历史，从早期Ⅲ期临床试验到胶原酶髓核溶解术临床的广泛应用，我国学者做了大量的工作，现已成为疼痛科常规技术，也是疼痛科最早开展的微创介入治疗技术。

（一）发展史

1959 年，瑞典学者 Carl Hirsh 提出设想用某种酶注入椎间盘内，加速椎间盘的退化过程，使之纤维化缩小来减轻对神经根的压迫。美国学者 Smith（1964）从中得到启示，首先采用木瓜凝乳蛋白酶（chymopapain）注入椎间盘内，溶解病变的髓核组织来治疗腰椎间盘突出症，从而开创了髓核化学溶解疗法治疗腰椎间盘突出症的历史，使腰椎间盘突出症的治疗进入了一个重要的历史发展阶段。1968 年美国学者 Sussman 使用胶原酶进行了椎间盘组织的体外溶解试验，在动物实验成功的基础上，并于 1969 年首次使用胶原酶治疗腰椎间盘突出症。1981 年发表了 29 例临床报告。他在体外试验中证明胶原酶能迅速地、选择性地溶解髓核和纤维环，而不损伤邻近的血管和其他组织。他将小剂量、大剂量的胶原酶注入狗的椎间盘内和硬膜外间隙内，通过各种实验发现，在注入胶原酶 7-10 天内，实验狗的血细胞计数、血常

规、尿分析、体温以及肌力、行动均正常。在注射后 2
天、7 天、10 天时，分别处死实验狗进行解剖学和显微
镜观察，发现髓核和纤维环几乎全部溶解，而透明软骨、
前纵韧带、后纵韧带和邻近的骨、骨膜均无损伤。美国
FDA 于 1981 年批准了胶原酶Ⅲ期临床试验。1983 年在
西德召开的胶原酶溶解术国际学术会议上，报道了双盲
法的临床研究结果，治疗效果达到 80% 以上。

　　我国上海医药工业研究院从 1972 年开始进行胶原酶
的研究，1975 年由朱克闻、董宏谋首先开展胶原酶治疗
腰椎间盘突出症的临床应用研究，并在国际上首次应用
椎间孔注射法施行盘外胶原酶髓核溶解术。在经过临床
Ⅰ、Ⅱ、Ⅲ期试验取得了令人满意的治疗效果基础上，
20 世纪 90 年代始向全国推广。由于本治疗方法创伤小，
并发症少，效果可靠，即使治疗失败也不影响其他保守
治疗和手术治疗，目前已成为治疗颈、腰椎间盘突出症
有效的微创介入治疗方法之一。

（二）胶原酶药理

　　胶原酶主要是从溶组织的梭状芽孢杆菌中提取的。
目前国内生产胶原酶注射剂所使用的菌株 SIP1.7 是上海
医药工业研究院经物理和化学方法处理后得到的诱变菌，
酶活性稳定在 250U/ml，相对分子质量约为 80 000；作
用于底物的时间为 18 ~ 24 小时，胶原纤维的溶解度在
65% ~ 90% 之间；用于腰椎间盘内的治疗剂量为 300 ~
600U/0.5 ~ 1ml；用于椎间盘外（硬膜外间隙、椎间孔
内等）的治疗剂量通常为 1200U/2ml；半数致死量为
7 000 ~ 9 000U/kg。胶原酶是一种主要溶解胶原蛋白的
酶，能有效地溶解髓核和纤维环中Ⅰ型和Ⅱ型胶原。与
人体组织渗透压相等的胶原酶溶液不破坏组织细胞和神
经细胞，能在正常的酸碱度和生理环境下分解胶原纤维，
使其降解为相关的氨基酸并被血浆所吸收。

　　Bromley 等用狗进行的实验认为：胶原酶注入盘内剂
量达 400 ~ 500u 时，有纤维环内缘的轻微溶解，超过这
个剂量溶解作用将增加，但也只是纤维环内缘的溶解，

12

注入胶原酶 2 周之后溶解程度不再增加。将胶原酶注入兔椎间盘内后观察到：胶原酶注入盘内 24 小时，可见髓核结构破坏；1 周后髓核浓缩，纤维组织增生。2 周时椎间盘髓核结构界线不清。4 周时椎间隙狭窄，髓核结构消失，被纤维软骨替代，但纤维环的外层胶原纤维结构无变化。胶原酶溶核后 8 周时髓核开始再生，交界区开始出现软骨细胞，胶原纤维和蛋白多糖在有透明质酸的网状结构中重建，说明胶原酶髓核溶解术后有部分修复功能，可以部分修复术后椎间盘力学性能的损害，有利于维持长期疗效。

Sussman（1975）进行的胶原酶毒理试验表明：胶原酶行盘内、静脉内、腹腔内、脊柱旁及硬膜外注射有相当大的安全范围，胶原酶对透明软骨、骨及成熟的纤维组织如前、后纵韧带作用极小，对硬脊膜、马尾神经等接触也不会造成损害，腰神经根等神经组织对胶原酶不敏感，但胶原酶鞘内注射可引起严重的并发症如截瘫、化学性脑膜炎。

二、治疗机制

（一）胶原蛋白水解酶（collagenase，简称胶原酶）作用

胶原酶的化学本质是蛋白质，是一种有催化作用的高度特异性生物催化剂，是唯一能作用于胶原组织螺旋结构的酶，能在生理 pH 值及温度条件下水解天然胶原纤维。人体内源性胶原酶与胶原分子在细胞内共同合成，以酶原的方式处于潜伏状态。当椎间盘发生退行性改变或受到机械作用时，椎间盘纤维细胞崩解，酶激活物进入基质激活处于酶原状态的胶原酶，使其具有生物活性，胶原纤维出现降解。降解的结果引起椎间盘本身出现自溶，使纤维环强度下降，出现裂隙或破裂，并引起相应的临床症状。当外源性胶原酶以酶原的形式大量注入病变的椎间盘，便被其中的酶激活物激活。胶原酶被激活后作用于胶原分子的全部 3 条 α-链，距氨基酸端的 3/4

12

处，最终降解为相关的氨基酸，被血浆中和吸收。由于椎间盘的总体积明显缩小，从而使突出物减小或消失，对神经组织的压迫得以缓解或消除，临床症状得以改善或消除。

（二）胶原酶作用研究的新进展

1. 目前临床试用的梭菌源性胶原酶与人体内源性胶原酶以及动物源性胶原酶均有很大的不同。主要表现在：

（1）梭菌胶原酶属胞外酶，通过发酵可大量获得，而动物胶原酶需进行组织培养后方能提取，较难获得。

（2）梭菌胶原酶除对 7S 基质胶原不能水解外，几乎能以同样的速率水解 Ⅰ - Ⅴ型胶原，而人体内源性胶原酶和动物来源胶原酶只能水解 Ⅰ - Ⅲ型胶原，不能水解Ⅳ型和Ⅴ型的胶原。

（3）梭菌胶原酶可作用于胶原的多个位点，其最终产物是平均只有 5 个氨基酸残基的小分子短肽，而人体内源性胶原酶只作用于胶原 N 端的 3/4 处 Gly- Ieu 或 Gly- Ile 肽腱，产生一个 3/4 片段和 1/4 片段（又称 TCA 和 TCB）。

2. 胶原酶能明显抑制磷脂酶 A2（phospholipaseA2）的活性。众所周知，磷脂酶 A2 是神经根致炎物质，抑制其活性或使其失活，将能减轻或消除神经根的炎性反应。这也解释了有时在硬膜外腔注射胶原酶不能完全溶解突出物，但是可以在很大程度上改善乃至消除临床症状的原因。

三、治疗方法

（一）适应证

应用胶原酶髓核溶解术治疗颈、腰椎间盘突出症临床取得满意疗效，但要严格掌握适应证，是提高疗效的关键。

1. 临床诊断明确、经保守治疗无效的急慢性颈、腰椎间盘突出症；

2. 脱出型颈、腰椎间盘突出症；

3. 突出物无明显钙化者；

12

4. 腰椎间盘突出症合并轻度椎管狭窄但未出现神经卡压和马尾神经综合征者。

5. 颈椎间盘突出症合并轻度椎管狭窄但未出现神经卡压和脊髓变性者。

（二）禁忌证

1. 椎间盘突出合并骨性椎管狭窄出现神经卡压和马尾综合征者；

2. 严重的侧隐窝狭窄或脊髓变性者；

3. 突出物严重钙化者；

4. 椎间盘炎或椎间隙穿刺部位感染者；

5. 有严重药物过敏史；

6. 严重的代谢性疾病如肝硬化、活动性结核、重症糖尿病患者；

7. 妊娠妇女及 14 岁以下的儿童；

8. 患者对治疗存在明显的忧虑。

（三）操作方法

胶原酶可行椎间盘内注射、椎间盘外注射或椎间盘内外联合注射。只有根据患者不同的临床表现及椎间盘突出的不同部位或程度来选择注射治疗的方法，才能获得良好的治疗效果。

1. 椎间盘内注射法　此法是经典注射法，适用于各种类型的椎间盘突出，尤其适用于椎间盘突出症脱出型、中央型突出者。经过多年来盘外法和盘内法的大量实践，目前认为盘内法特别适用于经椎间盘造影证实纤维环破裂、后纵韧带破裂的脱出型椎间盘突出症。其穿刺途径安全，定位客观，精确可靠，效果确实。据实验研究显示盘内法用于脱出型椎间盘突出症效果好，术后疼痛反应发生少，且对软骨终板破坏轻，而膨出型椎间盘突出症却是相反的结果。

（1）手术前用药：在注射胶原酶之前，先给患者静注地塞米松 5mg 以预防过敏反应。术前肌注安定 10mg。术前当日静滴抗生素，连续三天预防感染。

（2）注射方法：在 C 形臂机 X 线机或 CT 监测下穿

12

刺，常规后外侧入路，具体操作见本章第二节。穿刺针进入椎间盘后，拍摄腰椎正位及侧位X线片，以明确进针的确切位置。术中建议最好行椎间盘造影术，判断纤维环、后纵韧带有无破裂及破裂的程度，有助于判断预后和确定注射方法。当确认穿刺针已进入病变的椎间盘内，经椎间盘造影术确定为破裂型，注入300~600U/0.5~1ml胶原酶溶液，注射药液的速度宜缓慢，以防止注药速度过快引起腰痛加剧。

（3）注药后的处理：注射完毕即应患者仰卧，严密观察有无副作用，有无头晕、恶心、皮肤瘙痒及荨麻疹等；严重的过敏反应有低血压和呼吸困难，此时应立即静脉注射肾上腺素和地塞米松。注药后部分患者可出现腰痛，其中10%患者为严重腰痛。疼痛可持续数小时甚至数天，疼痛严重者可给镇静药如地西泮或抗炎镇痛药口服，必要时还可给予麻醉性镇痛药物。

2. 椎间盘外注射法

（1）经骶裂孔硬膜外前间隙法：本法适用于中央型、脱出型、多节段腰椎间盘突出症的患者。①穿刺用具准备：选用16cm长、18G特制盘内斜面穿刺针（一般不用勺状针）及带钢丝内芯硬膜外导管1根，5ml玻璃注射器1支，局麻药及其他消毒用具。②体位：患者取俯卧位，下腹部垫一个薄枕。③体表定位：术者先触及骶裂孔，以中指摸到尾骨尖，用拇指尖从尾骨沿中线向上摸，可触到骶骨末端呈"V"形或"U"形的凹陷，此凹陷即骶裂孔。于骶裂孔两侧可触到结节是骶骨角。骶裂孔中心与髂后上棘连线呈一等边三角形，可作为寻找骶裂孔的参考。另外髂后上棘连线相当于第2骶椎，即硬脊膜囊终止部位。据测量男性骶角下端到硬膜囊下端的距离为6.5±0.3cm，女性为5.8±0.2cm，骶裂孔尖端距尾骨尖端为5.2±0.6cm，这可作为穿刺时定位及穿刺深度的参考值。④以骶裂孔为中心行皮肤消毒，同时注意尾骨尖部皮肤消毒，铺无菌洞巾。⑤穿刺方法：确定骶裂孔中心，用7号短针头于皮肤呈直角进针，先行

12

局部浸润麻醉，局麻后将穿刺针向尾侧倾斜，与皮肤成30～45°角穿刺，斜面朝下，当穿透骶尾韧带时可有落空感，将穿刺针斜面紧贴骶管前壁继续进针 1～2cm，连接注射器进行回抽，无血无脑脊液，注气无阻力，皮下组织无气肿，穿刺成功，置入带钢丝内芯的硬膜外导管，深度为腰 5-骶 1 间隙距骶裂孔 11～12cm，L_{4-5} 间隙距骶裂孔 12～14cm。在 X 线或者 CT 下定位，到达预定髓核突出部位，即可退出导管内钢丝，经导管回抽无血无脑脊液，注射影剂 1～2ml 于影像显示器下观察正侧位造影剂分布，特别是 X 线侧位像造影在硬膜外前间隙呈线样分布；若 CT 下定位轴位像显示造影剂在硬膜外前间隙，均表明置管成功，保持导管位置不变退出穿刺针。

穿刺到位后，先注入试验剂量的局麻药（1.5%～2% 利多卡因 3～5ml）行延迟性脊麻试验，观察 20 分钟无脊麻现象，之后缓慢注入复方倍他米松 7mg/1ml，再缓慢注射胶原酶 1200～1800U（每间隙注射 600U，每次不超过 1800U），外侧型突出患侧向下侧卧、中央型突出者俯卧 8 小时后改为仰卧位，术后绝对卧床 24 小时。

（2）经小关节内缘硬膜外前侧间隙穿刺法：此方法适用于侧方型腰椎间盘突出症，而且髓核突出或脱出到侧椎管，临床神经根症状明显者。

患者取俯卧位，L_5/S_1 间隙采用小关节内缘进路，将 X 线片上的 L_5/S_1 小关节内缘定为 A 点，经 A 点的水平线与 L_5 棘突的交点定为 B 点，根据 AB 长度确定穿刺点。经测量后在体表定位。垂直进针找到小关节内缘触及黄韧带，遇落空感和空气阻力消失即进入硬膜外腔。穿刺到位后，回抽无血和脑脊液即可行正侧位椎管造影确认穿刺针位于硬膜外前、侧间隙。先注入试验剂量的局麻药（1.5%～2% 利多卡因 3～5ml）行延迟性脊麻试验，观察 20 分钟无脊麻现象，其他操作同上。

（3）经椎板间隙穿刺置管硬膜外前侧间隙法：本方法适用于外侧型颈、腰椎间盘突出症患者或骶裂孔法穿刺失败的患者。

本法即传统的经后正中棘突间隙硬膜外穿刺法至病变相应节段的硬膜外后间隙，回抽无血液、脑脊液，置入不带钢丝的硬膜外导管，向患侧-侧间隙置管 2-3cm，导管遇有骨性感，表明导管前端抵达椎体后缘，然后再置入1cm，回抽无血、无脑脊液，即可行正侧位椎管造影，确认导管位于硬膜外前、侧间隙，其他操作同上。

3. 臭氧联合胶原酶髓核化学溶解疗法　作者研究根据腰椎间盘造影术分型选择椎间盘髓核化学溶解术的方法，临床应用效果满意。根据椎间盘造影术将病变椎间盘分为三型：①内破裂型：纤维环内层撕裂，外层完整，造影剂未逸出间盘；②突出型：纤维环外层破裂，造影剂逸出到后纵韧带下和椎间孔；③破裂型：纤维环外层及后纵韧带完全破裂，造影剂逸出到硬膜外间隙。根据腰椎间盘造影术分型选择椎间盘髓核化学溶解术的方法。①内破裂型：用臭氧髓核化学溶解疗法，椎间盘内注射臭氧50ug/ml，总量 10～20ml，退出椎间盘在椎间孔注射臭氧（30ug/ml）5～15ml，复方倍他米松 1ml；②突出型：应用臭氧联合胶原酶髓核化学溶解疗法，椎间盘内注射臭氧50ug/ml，总量 10～20ml 加椎间孔注射胶原酶600u/1ml，复方倍他米松 1ml；③破裂型：椎间盘内和椎间孔分别注射胶原酶300u/0.5ml 加椎间孔注射复方倍他米松 1ml。从椎间盘内退针到椎间孔注射胶原酶前必须注射 1.5%～2%利多卡因 2～3ml，做延迟性脊麻试验，二十分钟后无脊麻征象方可注射胶原酶。

（四）胶原酶溶解术后处理

1. 综合处理

（1）体位：治疗后俯卧位或侧卧位 8 小时，以后转为平卧位，绝对卧床 24 小时后转为平卧休息 7 天。

（2）禁食海鲜类、牛奶、鸡蛋等异种高蛋白食品 1 周，女性患者禁用化妆品及洗面奶 1 周。

（3）治疗前预防过敏，术前予以地塞米松 5mg 静脉推注。

（4）根性痛严重者，溶解术前予以静脉滴注七叶皂

12

苷钠 20mg＋生理盐水 250ml，连续应用 7～14 天，根性症状缓解后，再行溶解术治疗。必要时可予以椎间孔神经阻滞治疗以减轻神经根炎症反应。

2. 治疗后残留痛及麻木处理　胶原酶髓核溶解术注射胶原酶后可引起下腰部及腿痛加重，临床中可见 4-8 天疼痛达到高峰，以后疼痛逐渐减轻，尤以盘内注射法较明显。但现在随着溶核术方法的改进术后近期发生疼痛者已经明显降低，笔者曾作随机对照试验证实在注射胶原酶之前给予复方倍他米松等甾体类消炎镇痛药，可减轻术后炎症反应，预防术后疼痛加重，并可提高近期优良率。若术后出现残留痛及麻木时处理措施如下：

（1）抗炎镇痛药物：如草乌甲素片 0.4mg，口服 3 次/日，10～15 天；

（2）术后四天可以加用理疗，十天一个疗程；

（3）术后残留麻木者，可用 HANS 治疗仪治疗效果较好。也可肌内注射或静脉滴注神经妥乐平 3ml，1 次/日，7～14 天一个疗程。

3. 术后注意事项　1 个月之内尽量卧床休息，1～3 个月内注意加强腰背肌功能锻炼。6 个月内避免重体力劳动和过度弯腰、扭腰活动。

四、临床疗效评定

（一）疗效分析

据对国外资料综合分析：美国和澳大利亚的前瞻性、随机、双盲研究显示化学髓核溶解术的成功率维持在 77%，而安慰剂组仅为 38%。欧洲化学髓核溶解术长期随访结果为优良率 66%～84%，平均 75.3%。国内胶原酶髓核溶解术盘内法的优良率为 81%～83%，盘外法的优良率为 70%～90%。

化学髓核溶解术失败后行外科手术的效果和初次手术切除椎间盘的效果相似，化学髓核溶解术失败并不影响必要时手术切除椎间盘的疗效。临床上必要时可行二次化学髓核溶解术。笔者对骶裂孔前间隙法胶原酶溶解术治疗腰椎间盘突出症 262 例患者行 8～10 年随访，各组治愈率、优良率分别是 8 年组 73.33%、88.89%，9年组 72.22%、87.78%，10 年组 75.61%、87.80%。

　　由此可见，随着胶原酶溶解术治疗技术的逐步完善，并严格掌握适应证和操作规范，临床上胶原酶髓核溶解术已经取得了高的优良率。

（二）疗效评定标准

　　因胶原酶髓核溶解术治疗腰椎间盘突出症的适应证不同于外科手术，故不宜用骨科手术评定标准。在近 20年胶原酶髓核溶解术治疗腰椎间盘突出症的临床实践中，采用北京天坛医院疼痛科疗效评定标准（表 12-1），供读者参考。

表 12-1　远期随访疗效评定标准

	直腿抬高度	脊椎活动度	VAS	感觉	肌力
痊愈	>70	正常	<1 分	正常	正常
显效	↑比前>30	↑比前>20	<3 分	正常	正常
好转	↑比前<30	↑比前<20	<5 分	减退	Ⅳ级
无效	症状和体征无好转，疼痛无改善。				

痊愈＋显效＝优良率；优良率＋好转率＝总有效率

12

五、并发症和不良反应

（一）脊髓麻醉及延迟性脊髓麻醉

1. 常规硬膜外后间隙穿刺法全脊麻发生率平均为 0.24%（0.12～0.51%）。曾经对 1066 例经骶裂孔穿刺置管治疗腰椎间盘突出症病例统计，脊髓麻醉的发生率为 2.06%，但未见全脊麻发生，其中延迟性脊麻发生率为 1.22%，其特点是回抽无脑脊液，但注入局麻药试验剂量后，15-20 分钟后出现脊麻。分析原因：带钢丝的导管虽然不能与硬脊膜成直角，但与硬脊膜发出的神经根袖成直角，且根袖处硬脊膜较薄弱，有刺破的可能性；椎间盘突出过大，长期压迫和刺激硬脊膜，产生粘连或硬脊膜菲薄，置入带钢丝的导管时，容易刺破硬脊膜，产生脊麻或迟延性脊麻。预防措施：置管成功后，先注入局麻药试验剂量 1.5% ~ 2% 利多卡因 3 ~ 5ml，必须观察 20 分钟以上，待确定患者双下肢无麻痹、肌力无明显下降等脊麻现象后方能注射胶原酶。

2. 经小关节内缘行硬膜外前侧间隙穿刺法穿刺到位后，因为大多选用锐针，如果固定不牢或患者肢体活动极易刺破神经根袖，注射局麻药后可产生脊麻或迟延性脊麻。若操作不慎或违反操作规范可发生胶原酶误入蛛网膜下腔。预防措施：操作时应该固定好穿刺针，必须行迟延性脊麻试验。

（二）过敏反应

1. 胶原酶作为一种生物制剂，存在过敏反应的可能性。从 1998 年至今，所见过敏反应表现为荨麻疹的 4 例，仅为一过性。严重过敏反应 2 例，其中 1 例为第二次注射胶原酶 4 小时后出现低血压等表现，经对症处理后很快恢复正常；1 例为第三次注射胶原酶时出现过敏性休克，经抢救恢复正常，无其他不良反应。

2. 预防措施 术前静注地塞米松 5mg，备好急救物品。发生过敏反应时对症处理。

（三）化学性脑膜炎、截瘫

主要是因为注入胶原酶前未作迟延性脊麻试验，使胶原酶误入蛛网膜下腔，发生化学性脑脊膜炎或截瘫。

（四）局麻药中毒反应

骶丛血管丰富易造成局麻药液过多吸收进入血液循环后，发生局麻药毒性反应。但是局麻药中毒反应在骶裂孔硬膜外前间隙穿刺置管法中此副作用很少见，但应该加以重视。术前常规查凝血象，正在行抗凝治疗或凝血象异常的患者禁止穿刺。

（五）尿潴留

多见于经骶裂孔穿刺置管后出现脊麻，骶髓排尿中

12

枢（S_2-S_4）的骶神经和阴部神经受到阻滞，可发生尿潴留。预防措施应先行小剂量局麻药试验剂量测试，必要时留置导尿。

（六）穿刺置管引起的并发症

据报道骶管后壁存在缺损约有 22%，甚至完全敞开，这种缺损可发生于一侧，两侧或中部，也有时因相邻椎板未愈合而在中间成锯齿状。骶管后壁的缺损或有孔，导致有时可能穿刺置管经此缺损进入皮下。进针过深或遇骶骨前壁缺如时，穿刺针有可能进入直肠。

六、穿刺置管失败和术后有关问题

（一）骶裂孔穿刺失败

既往报道约 20% 正常人的骶管有解剖变异，骶裂孔畸形或闭锁者占 10%。笔者曾经观察 454 例患者骶尾侧位片，显示骶裂孔闭合或者狭小畸形合计 32 例（占 7.05%），骶裂孔穿刺失败率为 6.6%。故在欲行骶裂孔穿刺前应常规拍骶尾侧位片，观察骶裂孔的位置、骶管的走行、骶裂孔的大小，有无闭合或者狭小畸形等，提高穿刺的成功率。

（二）置管失败

在骶裂孔前间隙法中可见置管不顺利、或者不能到达前间隙的病例。因为骶腔内有一定弯度而且凹凸不平，有的腰骶曲角度过大，在加上突出物过大可直接阻止导管前进。另外前间隙还充满疏松结缔组织和脂肪。如果置管不顺利，可以通过调整穿刺针的方向，反复多次向前探索。置管时动作要轻柔，避免使用蛮力，而预防穿破硬脊膜。笔者曾统计 X-线下首次骶裂孔穿刺置管到前间隙的成功率为 97.17%。如果注射胶原酶治疗腰椎间盘突出症，经反复置管均未到达前侧间隙，应该放弃此种入路方法，改用其他入路方法，以保证疗效。另外需要注意置管过程中要避免硬膜外导管断裂，同时注意硬膜外导管中的钢丝前端一定与导管前端保持吻合，避免发生钢丝前端从导管前端穿出发生意外。

12

（三）关于注射胶原酶是否会造成术后粘连的问题

在胶原酶用于预防椎板切除术后硬膜外粘连的动物实验研究中观察到，胶原酶组的效果优于透明质酸钠组、几丁糖组等。此外比较外科手术和胶原酶溶解术失败再行手术患者发现，两组突出物与神经根均有粘连，但胶原酶组粘连较轻，易分离。

总之，无论采取何种穿刺途径和注射方法，"药达病处，酶达底物"是该治疗方法最基本的要求和目的。所以不能一味地追求胶原酶的用量和反复注射，过量或多次注射胶原酶临床上有过教训。中华医学会疼痛学分会对此项技术进行了规范，胶原酶髓核溶解术治疗颈、腰椎间盘突出症只能应用 2 次，一次最多不超过 2400u。但愿这项技术能够科学合理地推广应用，造福广大的患者。

12

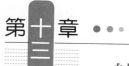

第十三章

射频治疗技术

一、射频治疗原理

目前射频治疗在皮肤科、妇科、美容化妆外科手术、血管疾病的治疗等领域的应用在世界上已占有一席之地，它在微创治疗中的应用也正在快速增长，现在较其他传统的外科技术已取得了更好的效果。射频治疗是通过电能除去或破坏组织的一个程序，这个能量被转化成热量，其结果就是组织充当了电阻，但是与电灼器不同，这种热量是在组织本身中产生的，而电极仍保持原来的较低温度。为了避免对人体的伤害，医用射频选用大于300kHz的高频射频。射频技术在疼痛领域的应用形式有两种：热凝毁损和脉冲神经调理。

（一）热凝原理

射频热凝的基本工作原理是通过特定穿刺针精确输出超高频无线电磁波和能量，使局部组织产生一定的温度，继而形成热凝固，达到治疗疼痛性疾病的目的。

射频治疗设备由射频发生器与电极两部分组成。射频发生器输出终端电压，产生的高频交流电磁波（300～600kHz）经治疗电极导入人体，再经弥散电极形成回路，人体是回路的一部分。治疗电极放置在热凝毁损的靶区，一般为尖端裸露的电极针，射频输出后，针尖端周围区域形成电磁场，带电荷离子发生振荡，产生生物热，是局部温度升高，当温度超过 45～50℃ 时，正常细胞内的蛋白质发生变性，双层脂膜溶解，细胞膜崩裂，同时，细胞内外水分丧失，导致组织凝固性害死，形成热凝毁损。

射频交变电流在工作电极尖端产生变化磁场，使得在磁场范围内的质点发生分子摩擦生热，热凝变性靶点组织。

射频热凝毁损治疗疼痛的原理：

1. 阻断疼痛神经冲动的传递：利用两种纤维对温度的耐受性的差异，选择性的毁损痛觉纤维的传入功能；阻断疼痛电信号转导通路，使之无法传入大脑，不能产生疼痛感觉和体验。从而达到治疗疼痛的目的（表 13-1）。

2. 安全保留触觉纤维传入功能和运动神经纤维传导功能（图 13-1）。

表 13-1　热的耐受力差异

神经纤维	分类	直径 μm	髓鞘	<75℃ 120 秒
Aα	运动觉	10～20	有	不变性
Aβ	触压觉	5～12	有	不变性
Aδ	痛觉	5～10	薄	变性
Cd、Cv	痛觉	0.4～1.2	无	变性

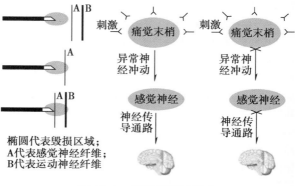

图 13-1　射频热凝毁损术

13

射频热凝适合慢性、顽固性、疑难性疼痛、脊柱原因引起的疼痛（根性压迫痛、小关节疾患）、神经原因引起的疼痛（三叉神经痛、带状疱疹后遗痛、适应星状神经节阻滞治疗的各类疼痛、交感神经疾患）、晚期癌症痛（提高患者生命质量）、手术失败疼痛综合征、自主神经异常类疾病（多汗症）。

（二）神经调制原理

越来越多的临床研究证实，电极尖端温度不超过42℃的脉冲射频虽然并不产生局部凝固性坏死而破坏神经的解剖结构，却对多种神经痛有显著疗效，这可能和对脊椎产生长时间抑制作用影响中枢疼痛相关递质水平如P物质、β-内啡肽有关。

1. 高频电流→针尖周围组织发生离子振荡→摩擦→高温蛋白变性→凝固（消融）。阻滞痛觉传导，达到除痛目的，此即传统射频热凝毁损（图13-2）。

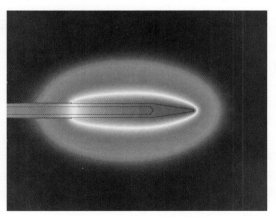

图 13-2　神经调控原理

13

2. 高温效应由电流连续型产生，亦称连续射频（continuatinal Radiofrequency，CRF）。而脉冲射频（pulse radifrequency，PRF）在神经组织附近形成高压电场。PRF的镇痛机制，有研究推测可能是 1~2Hz 的脉冲电流刺激引起脊髓的长时程抑制；也有实验显示 DRG 在 PRF 后背角浅层 c-FOS 明显增多，说明 DRG 暴露在脉冲电场中，激活背角浅层神经元参与镇痛（非组织热效应结果—场效应）。

二、射频治疗的优点

1. 操作简便，创伤小，可在全身各处靶点进行分离的功能性或治疗性毁损；

2. 可以使毁损控制在一定范围和程度，实现精确毁损避免损伤和副作用；

3. 手术过程高效安全，无并发症，可重复进行。

三、射频治疗的模式

（一）电刺激定位

电刺激定位是射频治疗仪的基本功能之一，主要用于穿刺过程中的治疗电极的定位，类似于神经刺激器的作用。其过程是穿刺针到位后置入电极，使用不同频率、脉宽、强度的脉冲方波直接刺激，使针尖附近神经元细胞及神经纤维去极化，产生相应神经支配区感觉异感或运动反应，并根据电刺激产生的异常感觉和运动反应范围调制电极位置，寻找覆盖躯体疼痛的范围，锁定射频干预的目标神经。

运用射频治疗脊柱原性疼痛和神经病理性疼痛相当于神经的物理性热阻滞，克服了神经化学药物阻滞定位不精确、药物多方向扩散、镇痛效果难以长时间维持、神经破坏药物具有极大危险性（无水酒精）的四大缺点。

（二）标准射频模式

标准射频模式也称连续射频模式，是一种连续的、低强度的能量输出模式，是最早应用于临床也是最常用的射频医疗模式。它是通过连续式电流产生高温效应，主机系统自动控制能量输出达到组织毁损温度，当神经细热凝毁损后可达到长期阻断或改变神经传导而解除疼痛（图 13-3）。

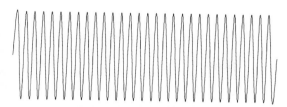

图 13-3　射频热凝毁损术

（三）脉冲射频模式

脉冲射频是一种由射频仪间断发出脉冲式电流，它经针尖垂直传导至前方的神经形成瞬间（20ms）高电压，但由于脉冲的间隙时间（480ms）较长，组织中的热能被及时扩散，使电极尖端温度不超过42℃。这种能量传递不会引起蛋白凝固而破坏神经纤维组织结构和生理功能的完整性，不造成感觉和运动的丧失。因此，脉冲射频也称为非毁损射频，当前在三叉神经痛、舌咽神经痛、腰神经后支痛、颈神经根性痛、带状疱疹后神经痛等病理性神经痛治疗中被广泛运用（图13-4）。

脉冲射频同时具有场效应和热效应，以场效应为主2Hz，20ms，100V的脉冲射频可以使细胞膜通透性增加大分子团裂变成小分子团同时释放热量，加速治疗区域的代谢。

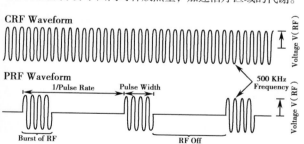

图 13-4　标准射频与脉冲射频的区别

（四）双极射频模式

双极射频模式实际上是单极连续射频模式的延续和改良。双极系统把另一个套管针（工作电极）直接连接于接地插头，变成两个工作电极端它们之间直接形成电

13

路回路而不再需要另外的弥散电极。当两个电极间的距离可以形成线性毁损，其毁损区域远远大于两个孤立的工作电极的毁损区域，而且所需要的工作射频时间较单针端，其优势在于不再需要弥散电极，避免了外周皮肤等灼伤的意外情况，可以一次完成较大范围的毁损，提高了效率，使靶区的毁损更加彻底而迅速。

（五）冷循环射频模式

在工作电极针内置一个冷却水循环通路形成冷循环电极，这种冷循环电极可以借循环水冷却而降低针尖和周围组织温度，以积聚最大能量，在实现最大毁损范围的同时，有效避免针尖周围的炭化。

（六）低温等离子射频

低温等离子射频消融是以电化学为基础的新的射频技术，它是通过射频产生的等离子体在 40～70℃ 的低温下离断组织分子键，并将组织气化而发挥减少组织容积的消融作用。

四、常用的射频治疗技术

（一）三叉神经及半月神经节射频

射频损毁半月神经节是全世界广泛使用的能较好控制原发性三叉神经痛的方法。目前临床研究的重点是不断改进治疗过程中的细节，尽力减少患者痛苦和并发症，提高近、中、远期疗效。

三叉神经纤维的粗细与传导速度密切相关，感觉神经纤维分为有髓鞘的 A 纤维与无髓鞘的 C 纤维两种。A 纤维按粗细又分为 α、β、γ 和 δ 四种。它们的传导速度、刺激阈值等又各不相同。在外周神经纤维中，只有传入与传出有髓鞘的 Aβ 纤维和传入的无髓鞘的 C 纤维。现在证实较细的 Aδ 和 C 类纤维对射频电流和热的刺激比直径粗的 Aα 和 Aβ 纤维敏感。

在射频电流的影响下，传导痛觉的纤维一般在 70-75℃ 发生变性、停止传导痛觉冲动，而粗的无髓纤维在这一温度下不会被破坏。因此，利用射频和逐渐加热的

13

方法，可以选择性破坏感觉神经的痛觉传导纤维而相对保留触觉传导纤维，达到既可以解除疼痛，又可部分或全部保留触觉的目的（图 13-5）。

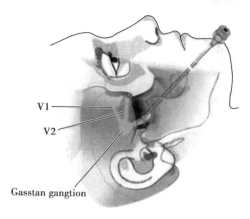

V1

V2

Gasstan gangtion

图 13-5　三叉神经穿刺

1. 眶上神经射频热凝操作要点　患者取仰卧位，以眶上缘中、内 1/3 交界处，扪及眶上孔（或眶上切迹）。无菌操作后用 1% 利多卡因做皮肤浸润麻醉。左手固定眶上孔周围的皮肤，右手将电极针刺入皮肤直达眶缘，小心改变针尖方向寻找异感，刺入眶上孔的深度不能超过 1cm。刺入神经后可产生额部的放射性疼痛，然后行温控射频热凝治疗。此法适于三叉神经第 1 支痛。

2. 眶下神经射频热凝操作要点　患者仰卧位，常规消毒铺巾，局部浸润麻醉后，左手摸到眶下孔，右手持针，于同侧鼻翼偏外侧进针，刺入眶下孔 0.2 ~ 0.5CM，然后行温控射频热凝治疗，有时在寻找眶下孔时，因上颌骨较深可误针入上颌窦内，应予注意。此法适用于三叉神经第 2 支痛。

3. 半月神经毁损术

（1）患者取仰卧位，在患者患侧口角下 1cm 定为 A

13

点，患侧外耳孔为 B 点，同侧瞳孔为 C 点，三点做 AB及 AC 连线。

（2）常规消毒皮肤，铺巾。1% 利多卡因做皮肤浸润。A 点为这针穿刺点，用绝缘电极针，针尖对向同侧卵圆孔，针身保持通过 AB，AC 两线与面部垂直的两个平面上，缓慢进针直到卵圆孔。

（3）当针头接近或进入卵圆孔时，患者可出现剧痛，穿刺针有一种穿透筋膜的突破感，再进针 0.5 ~ 1cm即可到达三叉神经半月神经节。如针尖抵达卵圆孔边缘而进针受阻，可将针尖左、右或上、下移动即可滑过骨缘进入卵圆孔，一般进针深度为 6 ~ 7cm。针尖确实进入卵圆孔后，拔出针芯，大多数可见脑脊液流出，也可拍X 线片或 CT 扫描证实。先用 0.1 ~ 0.5V 行脉冲电流刺激，如相应的三叉神经分布区出现感觉异常或疼痛，证实电极已达到相应的靶点，否则应重新调整。若需超过2V 的电刺激才能引起疼痛，提示针尖位置不理想，术后可能效果不佳。刺激过程中出现眼球颤动，提示电极靠近三叉神经运动根或其他脑神经，也需调整电极，直至满意为止（图 13-6）。

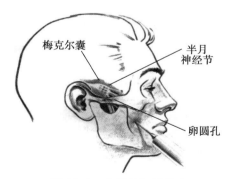

图 13-6　半月神经毁损术

（4）电极位置确定后，以温控射频热凝对靶点进行毁损，逐渐加温，温度控制在 60 ~ 75℃，分 2 ~ 3 次毁损，每次 0.5 ~ 1min。

（二）脊神经后支或内侧支射频

脊神经后支或内侧支的射频治疗可用于相应节段小关节疼痛、脊神经后支压痛、FBSS 等治疗。

1. 患者取俯卧位，双上肢与躯干并行，保证可以清楚进行标准颈椎正侧位透视。正位透视做到目标椎体棘突位于正中，椎间隙显示最清楚，关节柱凹面清晰。侧位透视做到椎间隙显示最清楚，目标椎体双侧关节柱完全重叠。

2. 常规消毒铺巾。选用 22G，长度 10cm，裸露端1cm 弯尖射频针。采用后侧入路，在标准颈椎正位透视下，目标点为颈椎关节柱最凹点，实际进针点为其外下各 2cm 处。针尖朝向内上，向目标点穿刺，直至接触到关节突关节坚硬骨质。此时将针尖转向外上，滑过关节突关节外缘继续前进，将 DSA 机头转成标准侧位透视，监视穿刺针进针深度，保证穿刺针尖不越过关节柱前缘，避免损伤椎动脉及颈椎脊神经前支（图 13-7）。

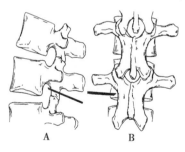

A　　　　B

图 13-7　脊神经后支或内侧支穿刺

13

3. 穿刺成功后，插入射频电极进行电刺激测试：转换测试频 50Hz、感觉测试电压 0.3 ~ 0.5V，测试频率2Hz、运动测试电压 0.6 ~ 0.8V 时，患者述疼痛部位与术前完全一致，且出现头半棘肌、斜方肌等颈肩部肌肉跳动，同时不伴有患侧上肢放射痛及肌肉弹跳为测试成功。明确靶神经位置后，注射 2% 利多卡因 0.3ml，等待1 分钟后开启标准射频毁损模式，给予 80℃，60 秒 2 个射频周期热凝。若患者颈肩部疼痛涉及双侧或多根脊神经后支，则重复上述过程。治疗结束后 15 分钟患者未出现异常，送返病房。

（三）蝶腭神经节射频毁损

丛集性头痛、部分偏头痛和蝶腭神经痛可通过蝶腭神经节射频毁损或脉冲来治疗。

1. 翼腭神经节穿刺时的体表定位与标记　颧弓下缘中点及其后 3 ~ 5mm 是穿刺进针点，对侧颧骨后缘前、后各 0.5cm 范围为穿刺针朝向标志，应明确标出以便引导。

2. 体位与穿刺方法　坐位与仰卧位均可，贴颧弓下缘针向上仰角 0°或 3 ~ 5°，前倾角 5° ~ 80°，刺入 4.5 ~ 6.0cm，刺入时遇骨质后稍退 5 ~ 10mm（图 13-8）。

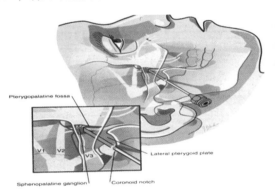

图 13-8　蝶腭神经节射频穿刺

3. 注意事项　翼腭神经节内侧有翼丛及外上和外侧有上颌动脉的分支，穿刺时忌反复抽插针，避免损伤造成血肿，上仰角宜小忌大。

（四）背根神经节射频

背根神经节毁损常用于治疗神经根性痛或有明确定位神经支配区的疼痛，也就是串入性疼痛的治疗。

（五）星状神经节射频毁损

星状神经节射频毁损常用于治疗交感神经源性疼痛，如反射性交感神经营养不良、灼性痛、雷诺病等。

（六）胸腰交感神经射频毁损

交感神经与长期疼痛，尤其神经性疼痛有密切的关系，是以交感神经阻滞或毁损术为一常用的治疗手段。任何交感神经传导者痛（Sympathetic mediated pain）或交感神经维持之痛（Sympathetic maintained pain）均可以交感神经毁损术。

1. 胸椎交感神经毁损术　胸椎交感神经毁损术较常用于手汗症，是将双侧之 T_2 与 T_3 交感神经节烧毁。T_6 以上之交感神经很近神经根为神经根之前位于腰椎体之后半，T_{6-10} 交感神经节较向前移位于椎体中线之前面，T_{1-12} 之交感神经节根本上与胸椎交感神经节位置相似位于椎体之前侧（anterolateral aspect of the vertebral body）（图 13-9）。

2. 腰椎交感神经损毁术　腰椎交感神经链位于椎体的前侧但其神经节在每一椎体之位置则不一致。在腰椎 L_2 交感神经节位于下 1/3 处，在腰椎 L_3 则位于上 1/3，在腰椎 L_4 则位于中 1/2。要以射频作腰交感神经毁损需把 L_2、L_3、L_4 之交感神经节热凝毁损（图 13-10）。

13

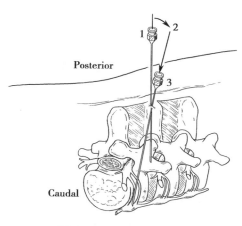

图 13-9　交感神经穿刺

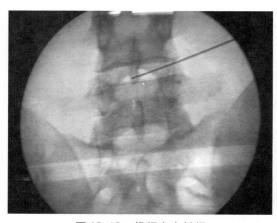

图 13-10　椎间盘内射频

五、射频治疗的参数选择及注意事项

1. 毁损参数——温度　设定温度：温度从 50℃ 到 90℃ 递增时，损毁面积成比例的增大。

2. 毁损参数——时间。

3. 射频治疗不同靶点常用时间与温度（表 13-2）。

4. 注意事项：不适复诊、静养、食物清淡。

表 13-2　不同靶点常用射频治疗时间与温度

靶点神经类别	治疗温度	治疗时间	运动神经传导功能	痛觉神经传导功能
混合神经	<75℃	120～240s	安全保留	成功阻断
感觉神经	不限于<75℃	120～240s	——	成功阻断
痛点	不限于<75℃	120～240s	——	成功阻断
软组织	不限于<75℃	120～240s	——	成功阻断

13

第十四章

臭氧技术

一、简要概述

臭氧（Ozone O_3）是一种不稳定的刺激性气体，由三个氧原子组成，常温下半衰期约 $20 \sim 30$ 分钟，可自行分解为氧和具有很强氧化能力的氧原子，O_3 具有极强的氧化性，在水中的溶解度比氧高 13 倍，比空气高 25 倍，因此有很强的杀菌、除臭、脱色、分解有机物作用，广泛用于工业和科学实践。

20 世纪初人们将臭氧用于医疗实践开启了臭氧医学。医用臭氧与工业臭氧不同，是利用纯氧来制取臭氧，治疗时使用的臭氧是臭氧和氧气的混合物（$O_3 < 5\%$），目前臭氧疗法已广泛用于临床上，如抗菌、抗病毒、消炎、镇痛、免疫调节等疾病的治疗，并取得了肯定的效果。O_3 给予的途径也非常多，可通过静脉输注、肌肉、皮下、胸腹腔、关节内、关节周围、肌筋膜、椎间盘、椎间孔、病灶内、局部区域、阴道、尿道、输卵管、膀胱、直肠、皮肤等途径给予，可根据不同的疾病进行选择。其中 O_3 浓度是达到治疗效果的关键，太低不起作用，太高可能产生负面影响，一般认为，高浓度 O_3（$50 \sim 80\mu g/ml$）可导致组织结构破坏，中等浓度（$30 \sim 50\mu g/ml$）发挥调节作用，低浓度（$10 \sim 30\mu g/ml$）时主要发挥增加氧供的作用，因此，针对不同的疾病，应选用不同浓度的 O_3。

二、臭氧药理学

(一)清除自由基

自由基是外层电子轨道上含有单个不配对电子的原子、原子团和分子的总称,又分为氧自由基和脂性自由基,其中由氧诱发的自由基称为氧自由基,包括超氧阴离子自由基($O_2\cdot$)、羟自由基($OH\cdot$),及一线态氧($^1O_2$)等。自由基的性质极为活泼,易于失去电子(氧化)或夺取电子(还原),特别是其氧化作用强,故具有强烈的引发脂质过氧化作用。由于细胞内存在超氧化物歧化酶(SOD)和谷胱甘肽过氧化物酶(GSH-PX)、过氧化氢酶(CAT)等抗氧化酶类故可以及时清除自由基,此外还可通过内源性还原型辅酶Ⅱ(NADPH)清除自由基,正常情况下机体自由基的产生和清除处于平衡状态,所以对机体并无有害影响。病理条件下,自由基生成过多或抗氧化酶类活性下降,则可引发链式脂质过氧化反应,导致细胞结构损伤和功能代谢障碍。

O_3极不稳定,可瞬间增加自由基数量,诱导并激活机体抗氧化酶系统清除体内过多的自由基,从而调节机体的抗氧化能力,当O_3浓度过高或过量时,生成的氧自由基超过机体的清除能力则对人体有害,这也是导致臭氧除具有治疗作用外还具有细胞毒性双重作用的基础。

(二)调节免疫系统

Bocci等研究证实O_3具有免疫激活和免疫调节作用,其有效的浓度是在20mg/~40mg/L之间,其机制可能是O_3可以和免疫细胞表面的不饱和脂肪酸反应生成脂质过氧化氢链,进入细胞内激活核因子NF-κB,从而激活细胞mRNA的复制、转录和翻译,促进细胞因子合成和释放,如干扰素、白介素、肿瘤坏死因子等,其中IL-2和TNF-α可激活T细胞、NK细胞等发挥作用。此外,O_3能刺激机体白细胞增殖,增强粒细胞吞噬功能,刺激单核细胞形成,从而增强机体抗病毒、细菌的能力。

14

（三）激活细胞代谢，改善氧供

Bulkley 等研究显示 O_3 可提高红细胞代谢，增加红细胞内三磷腺苷（ATP）和 2、3-二磷酸甘油酸（2、3-DPG）水平，使氧离曲线右移，增加组织氧供，此外，O_3 能提高氧饱和度，改善血液循环，增加红细胞弹性及血管弹性，改变血液中血小板的聚合方式，使血栓解体。

三、臭氧的临床应用

（一）臭氧治疗椎间盘突出症

腰椎间盘突出症是临床上常见的疼痛性疾病之一，约 1/5 的腰腿痛患者系腰椎间盘突出症引起，因腰腿痛症状可反发作，对患者生活及工作影响很大。近年来，随着对腰椎间盘突出症的深入研究，在致病机制，诊断手段及治疗方面均不断取得进展，绝大多数腰椎间盘突出症经非手术治疗可获得缓解或治愈，其中微创介入手术具有创伤小、并发症少、恢复快，不影响脊椎稳定性的优点，经皮腰椎间盘臭氧注射术是目前国内外广泛应用的微创介入手术之一，该方法最早始于意大利等国家，2000 年开始在我国应用，国内外报道有效率在 66% ~ 86%，这可能与注射 O_3 的途径、方法、注射浓度和剂量差异有关。

1. 治疗机制

（1）氧化蛋白多糖：蛋白多糖是髓核最主要的大分子结构之一，占髓核干重的 40% ~ 60%，臭氧注入髓核后可直接氧化蛋白多糖复合体，同时 O_3 与髓核基质内的水分结合生成活性氧，即 H_2O_2 或 $\cdot OH$，可破坏蛋白多糖复合物中氨基酸及 $\cdot CH$ 基团中的双键，蛋白多糖被破坏后，失去固定电荷密度的特性，髓核基质渗透压下降，最终导致水分丢失，椎间盘髓核缩小。

（2）破坏髓核细胞：O_3 能作用于细胞膜的不饱和脂肪酸、胆固醇和其他功能蛋白基团，因而改变细胞膜的通透性，髓核细胞的损害必然造成蛋白多糖合成及分泌减少。

14

（3）抗炎作用：①O_3可刺激抗氧化酶的过度表达以中和炎症反应中过量的活性氧；②刺激抑炎症因子和免疫抑制因子的释放；③抑制前列腺素的合成，抑制缓激肽及疼痛复合物的释放；④刺激血管内皮细胞产生 NO 和血小板源性生长因子引起血管扩张，从而导致炎症消散；⑤减缓或不同程度阻断异常的自身免疫反应，减低非特异性炎症反应，消除受累神经根的免疫反应性炎症。

（4）镇痛作用：O_3可通过使髓核萎缩，减低神经根的压迫以及减轻炎症反应而产生镇痛。此外，Bocci 等还认为经穿刺针注射 O_3 产生了一种类似于"化学针灸"的机制，通过激活机体抗损伤系统，刺激抑制性中间神经元，释放脑啡肽而产生镇痛作用。

2. 方法 在 DSA 或 CT 引导下穿刺颈腰椎间盘，针尖到达相应椎间盘中后 1/3 及椎间孔处注射 O_3。目前国内外 O_3 治疗椎间盘突出症的浓度、剂量、疗程尚无统一标准，国内学者多选择椎间盘内注射 50 ~ 60μg/mlO_3 10 ~ 15ml，椎旁注射 40μg/mlO_3 10 ~ 15ml。

3. 注意事项

（1）推注速度应缓慢。

（2）避免误入血管。

（3）避免误入蛛网膜下腔。

（4）严格无菌操作技术。

（二）臭氧治疗骨性关节炎

骨性关节炎是一种关节的慢性退行性病变，其主要的病理改变是关节软骨的降解，发病机制仍未完全阐明，其中基质金属蛋白酶、细胞因子、自由基、细胞凋亡等成为研究热点。目前骨性关节炎的治疗目的是缓解关节疼痛、改善功能并重建受损之软骨及骨结构。1995 年美国风湿病学院推出了骨性关节炎的治疗金字塔方案，即以患者的教育、锻炼、减轻体重等为基础，必要时辅以非甾体药，急性发作时可在关节腔内注射皮质激素，有不可逆性功能障碍时可做关节置换。尽管目前治疗骨

14

性关节炎的方法很多，但各种方法均有局限性，不能从根本上治愈骨性关节炎。国内外研究证实，O_3 治疗早期骨性关节炎能迅速止痛，增加关节活动度及减轻水肿。

1. 治疗机制

（1）抑制或灭活蛋白水解酶及促炎性细胞因子。

（2）刺激软骨细胞和成纤维细胞的增殖，增加关节软骨基质合成，催化抗氧化酶（SOD，GSHPX，过氧化氢酶）合成。

（3）抑制缓激肽的释放和前列腺素的合成，从而促进疼痛的缓解和水肿吸收。

（4）增加 IL-1 可溶性受体的释放，或对抗炎性细胞因子如 IL-1、8、12、15 和 TNF。

（5）释放 TGF-β_1 和 IL-10 抑制炎症反应，TGF-β_1 能够调节整联蛋白的表达，刺激基质蛋白如胶原蛋白、氨基葡聚糖合成。

2. 方法　患者仰卧位，膝关节屈曲 70-80° 角，常规消毒铺巾，取髌韧带内、外侧凹陷处（内、外膝眼）为穿刺点，用 1% 利多卡因 0.5～1ml 局麻，刺入关节腔后注射 30～40μg/ml O_3 10～40ml，术毕微轻活动关节以利于 O_3 在关节腔的均匀分布，治疗次数视病情而定，通常每周 1 次，2～4 次/疗程。临床上治疗骨性关节炎的浓度、剂量、疗程不尽相同，据报道骨性关节炎早期治疗优良率可达 86.7%。

3. 注意事项　严格无菌操作技术。

（三）臭氧治疗软组织痛

软组织慢性损伤性疾病是临床常见病，如肌肉、肌腱、韧带、筋膜、关节囊等因慢性劳损产生炎症而呈现不同临床表现及疼痛，治疗上通常采用非甾体抗炎药及局部注射治疗。1988 年，verga 首先将 O_3 注入椎旁肌肉扳机点治疗腰腿痛，此后陆续有许多报道应用 O_3 治疗上述疾病获得较好的疗效。因此，Bocci 提出了"化学性针灸"这一概念。Torri1999 年用 O_3 和

14

O_2 分别治疗二组患者后均获得相同的优良率，而 O_3 组在临床特征上显示具有统计学意义的改善，提示 O_3 注射疗法中，针、O_2 都有治疗作用，而 O_3 能加强这一作用。

1. 治疗机制

（1）释放内啡肽阻断有害信号向丘脑和皮层的传递。

（2）刺激与活化体内的镇痛系统。

（3）直接作用于病变组织内及神经周围的炎性致痛物质如 5- 羟色胺、缓激肽等，使其分解、坡坏而消除疼痛。

（4）局部的氧化作用和镇痛可导致肌肉放松、血管舒张，因而使肌肉新陈代谢恢复，中和酸性代谢产物，ATP 合成增加，钙的再摄取和水肿的吸收。

2. 方法　局部扳机点 O_3 注射方法简单，在意大利应用非常广泛，常选用 $10 \sim 20 \mu g/ml$ O_3 每点 $5 \sim 10ml$，总量 $10 \sim 20ml$，每周 2 次，约 $5 \sim 6$ 周，有效率 75% $\sim$ 85%，国内常用 $35 \sim 40 \mu g/ml$ O_3 注射，每点 $3 \sim 5ml$，一次可选 $3 \sim 5$ 点，每周 2 次，4 次一疗程，有效率 71.4% $\sim$ 93.3%。

3. 注意事项

（1）O_3 浓度太低（$3 \sim 10 \mu g/ml$）或容积太少（$1 \sim 2ml$）不起作用，O_3 浓度太高可能引起晕厥。

（2）O_3 注射应缓慢，以免栓塞风险。

（3）注射过程可能会出现的副作用如突然低血压、心动过缓、瞳孔扩大、剧烈出汗、心搏骤停（迷走反射）。

（四）带状疱疹及后遗神经痛

带状疱疹的年发生率约为 125/10 万，其中 50 岁以上老年人发生后遗神经痛的几率为 15% $\sim$ 70%，治疗上目前采用药物、神经阻滞、神经射频、脊髓电刺激等综合治疗，目的是缓解疼痛、改善睡眠、提高生活质量。Mattassi（1985）等将 O_3 通过自血疗法治疗带状疱疹取

14

得较好效果。Amato 通过自血疗法和局部臭氧水湿敷治疗带状疱疹不仅疗效好，而且可有效预防带状疱疹后遗神经痛的发生。近年来临床上将 $30 \sim 40\mu g/ml$ O_3 臭氧注射至疱疹区域皮下以及相应支配神经椎间孔处收到一定的疗效，其机制尚不十分清楚，有待今后进一步研究。

四、臭氧治疗的安全性

1. 严禁直接吸入肺内：不同的组织对 O_3 的反应不一，肺支气管系统对 O_3 十分敏感，其抗氧化性能微弱，因而肺泡上皮细胞易受损伤。

2. 严禁用于甲状腺功能亢进者：因为 O_3 具有促进机体新陈代谢作用。

3. 禁用于葡萄糖-6-磷酸脱氢酶缺乏症：正常情况下红细胞具有强大的抗氧化性能，能够抵御治疗浓度（$10 \sim 80\mu g/ml$）的 O_3，而葡萄糖-6-磷酸脱氢酶缺乏时，其细胞缺乏抗氧化维护系统，与 O_3 接触会导致红细胞大量破坏。

4. 过敏反应：临床治疗回顾性分析发现有十万分之七出现过敏反应，但尚未发现致残、死亡报道。

5. 严禁血管内直接注射：医用 O_3 实际上是 O_3 和氧（不低于 95%）的混合气体，因此血管内注射有发生栓塞的危险。

14

第十五章

经皮椎间盘激光汽化减压技术

一、简要概述

经皮穿刺椎间盘激光汽化减压术是指在 C 形臂 X 线或 CT 的引导下，用 16G/18G 穿刺针刺入病变颈/腰椎间盘，通过穿刺针导入直径为 $200 \sim 800\mu m$ 光纤，然后启动半导体激光治疗系统发射激光，将椎间盘汽化，从而使其局部消融、降低椎间盘内压力，达到对硬膜囊和神经根减压的目的。1984 年 Choy 首先报道运用激光进行腰椎间盘髓核切除术。经过二十多年的临床实践与发展，技术已日趋成熟，对包容性椎间盘突出症的治疗效果可达到 70% 左右，由于损伤小安全性高，已在临床广泛应用。

二、作用机制

目前治疗机制主要认为包括：①高能量激光可汽化一定量的椎间盘组织，椎间盘的内压力也随之降低，从而减轻对神经根与硬膜囊的压迫与刺激，达到缓解或消除临床症状的目的。据报道患者椎间盘内压力测定，经皮激光椎间盘减压术后，椎间盘内压可下降 50% ~ 80%；动物实验犬的椎间盘经激光汽化后，不同节段的椎间盘内压力可下降 10% ~ 55% 或 40% ~ 69%。②抑制椎间盘内炎性介质的释放有关。

三、适应证与禁忌证

（一）适应证

（1）腰椎间盘突出症：①根性症状；②下肢疼痛程度较腰痛重；③直腿抬高试验和（或）弓弦试验阳性；④影像学（CT、MRI 或椎间盘造影）证实为韧带下包容性椎间盘突出；⑤根性症状的神经分布区与 MRI 表现一致；⑥椎间盘高度保留至少 60%；⑦经 3 个月以上保守治疗无效。

（2）颈椎间盘突出症：①有明确的椎间盘突出继发的根性疼痛等症状；②有颈神经/椎动脉受压体征；③影像学（CT、MRI 或椎间盘造影）证实为韧带下包容性椎间盘突出；④经 3 个月以上保守治疗无效。

（二）禁忌证

有代谢性疾病未控制者、心理或精神障碍、重要脏器功能不全者、凝血功能障碍者等穿刺禁忌证。

四、操作方法

术前 30 分钟至 2 小时内预防使用抗生素。患者取仰卧位（颈椎间盘，图 15-1）或俯卧位（腰椎间盘，图 15-2），常规消毒铺巾。影像引导下分别采用颈椎前入路或椎间孔安全三角区入路进行穿刺，穿刺到位后（正位显示针尖在棘突附近，侧位显示针尖在椎间隙中后1/3处，穿刺针平行于上下椎体终板中间，避免损伤椎体软骨终板），置入激光光纤，置入长度超出穿刺针尖约3~5mm，将激光器功率调至 8W~12W，脉冲时间为 1.0 秒，脉冲间隔时间 1.0 秒。在汽化过程中可有稀薄的烟雾从针管冒出，术者可嗅到焦糊味，患者有胀痛感时应及时通过穿刺针抽出气体，或通过延长脉冲时间让汽体自然向外弥散，以减低因气体集聚引起的椎间盘内压力骤升所造成的疼痛不适。激光总能量控制在颈椎间盘 400~600J，腰椎间盘 1000~1500J。达到治疗能量后退出光纤和穿刺针，包敷穿刺点部位。术后卧床休息 2~3

15

天，起床后行颈腰部肌肉功能锻炼。

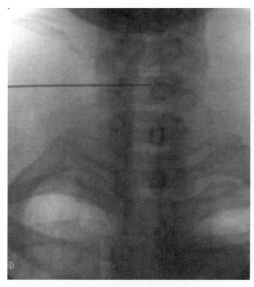

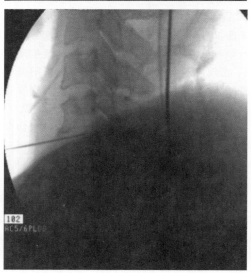

图 15-1　颈椎间盘激光穿刺图

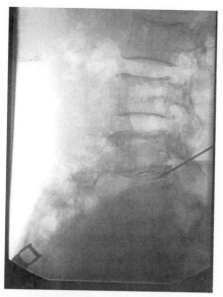

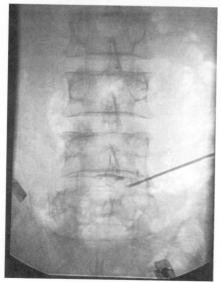

图 15-2　腰椎间盘激光穿刺图

五、并发症

1. **热灼伤** 纤维环、软骨终板、神经根等。多由于穿刺针或光纤远离椎间盘髓核椎间盘接近上述结构所致。

2. **穿刺损伤** 血管、神经根、肌肉组织、内脏组织等。

3. **术后腰背痛** 观察或对症处理，早期腰背肌锻炼，3 月内不参加重体力劳动。

4. **感染** 严格无菌操作，注意光纤置入过程中污染。术后严密观察、查体。一旦发生立即规范抗感染治疗。

15

第十六章

经皮椎间盘旋切减压技术

一、简要概述

1975 年 Hijikata 首次报道了"经皮髓核切除术"。随着对椎间盘生理病理不断研究深入及器械的发展，椎间盘内髓核切除的方法也不断丰富。根据应用器械不同，也可分为椎间盘切吸术、自动椎间盘切吸术、椎间盘 Disc- FX 术、椎间盘镜、椎间盘微切术等。其目的均是通过对去除椎间盘内髓核，使压迫外层纤维环的髓核组织减少或消除，突出的髓核组织及外层纤维组织和后纵韧带出随之回缩还纳，从而减轻或解除了对神经根的压迫，达到治疗目的。椎间盘旋切减轻术主要包括椎间盘切吸术、椎间盘微切术。经皮椎间盘旋切减压技术目前主要应用于腰椎间盘突出症，也有应用于颈椎间盘突出症的报道。随着等离子技术的发展，切吸术近年在临床应用逐渐减少。

二、适应证

1. 下肢疼痛程度较腰痛重；2. 根性症状；3. 直腿抬高试验和（或）弓弦试验阳性；4. 影像学（CT、MRI 或椎间盘造影）证实为韧带下包容性椎间盘突出；5. 根性症状的神经分布区与 MRI 表现一致；6. 经 3 月以上保守治疗无效。禁忌证同经皮椎间盘激光汽化减压技术。

三、操作方法

术前 30 分钟至 2 小时内预防使用抗生素。患者取仰卧位（颈椎间盘）或俯卧位（腰椎间盘）。常规消毒铺巾。影像引导下分别采用颈椎前入路或椎间孔安全三角区入路进行穿刺，穿刺到位后（正位显示针尖在棘突附近，侧位显示针尖在椎间隙中后 1/3 处）。

切吸术：由细至粗逐级套管扩张后，将工作套管插入并固定于纤维环内。后于工作套管内使用环锯破除纤维环。自破口处先采用髓核钳摘除椎间盘内髓核，后置入套管式内切割器，连结冲洗液各负压吸引器，进行切割及冲洗，操作结束前于工作套管内注射抗生素并拔除工作套管。

微切术：切吸针于穿刺针内进入椎间盘内，开始切除椎间盘内髓核，并操作过程中，可适当改变穿刺针的深度和（或）方向，以更多地切除椎间盘内髓核。手术结束后拔除穿刺针，并用刮板清髓切吸针上髓核组织。

包敷穿刺点部位。术后常规卧床休息 2~3 天，并佩戴颈围或腰围起床，术后可适当颈腰背肌锻炼。

四、并发症

神经损伤，感染，出血，脊柱失稳，终板损伤、椎间盘破裂，硬脊膜损伤脑脊液漏。

16

第十七章
椎间孔镜技术及其他内镜治疗技术

　　腰腿疼痛是临床常见多发病，腰椎间盘突出及其相关解剖结构的退变是造成腰腿疼痛的重要原因。在规范掌握适应证的情况下，通过物理机械方式（射频、激光、椎间盘切吸等）、化学药物（木瓜酶、胶原酶、臭氧等）的微创治疗技术可取得较良好的临床疗效。然而对于非正常的骨质、突出椎间盘变性并继发椎管狭窄、肥厚的黄韧带等组织结构造成的神经根压迫，上述治疗技术应用存在明显局限。

　　微创、内镜可视下治疗是现代医学发展的重要方向。随着脊柱解剖结构的研究应用进展、内镜及术中器械不断的改良。目前内镜已广泛应用于椎间盘突出症治疗，其创伤小、恢复快、保留脊柱的稳定结构而受到广大患者及医生的肯定。尤其在腰椎间盘突出症治疗应用中联得良好的效果，部分学者认为其可视为腰椎间盘突出症治疗的经典技术。近年来，随着器械、技术的成熟，脊柱内镜手术已从单纯的髓核等软组织切除，至镜下感染清创、脊柱内固定物植入、椎管内肿瘤等，亦开始用于颈胸段疾病的治疗。目前疼痛科常用的脊柱内镜手术主要包括全内镜脊柱系统侧方经椎间孔入路技术（椎间孔镜）及硬膜外腔镜。

　　脊柱内镜技术有明确的"学习曲线"。为规范临床管理，促进技术健康有序开展，提高临床安全性与治疗效果，2014 年中华医学会疼痛学分会制定了《经皮穿刺内镜下腰椎间盘摘除术临床管理规范（试行稿）》。疼痛科医师要开展椎间孔镜技术符合的临床准入要求：

1. 开展该技术的医院具备二级甲等医院以上资质。

2. 在开展本技术以前，疼痛科具有每年 100 例以上的腰椎间盘微创治疗临床经验。

3. 主要技术骨干具有副高以上的技术职称，且具有主持开展 100 例以上腰椎间盘微创治疗的经验。

4. 具有规范的技术与管理培训经历。手术室或介入室条件要求：包括术前准备室、手术室、术后观察室；有不少于 1 间手术室达到 Ⅰ 级洁净手术室标准。配备符合放射防护条件的 C 臂 X 线机。

5. 有满足开展脊柱内镜诊疗工作需要的内镜设备和相关器械、耗材。

6. 配备心电监护仪（含血氧饱和度监测功能）、除颤仪、简易呼吸器等急救设备和急救药品。同时具备满足实施按照四级手术管理的脊柱内镜手术需求的临床辅助科室、设备和技术能力。

第一节　脊柱内镜腰骶椎相关解剖

脊柱是由 7 个颈椎、12 个胸椎、5 个腰椎、5 个骶骨及 3~5 个尾骨通过周围肌群、椎间盘、椎间关节及韧带连接构成人体的中轴，侧面观脊柱有颈、胸、腰、骶 4 个生理弯曲，具有保护内脏器官、脊髓、脊神经及血管的作用，维持人体活动和承载负荷。

腰椎椎骨由椎体、椎弓和椎弓根发出的 7 个突起构成，椎弓有两侧椎弓根和椎板组成。椎弓根上下缘凹陷，为椎骨上切迹和椎骨下切迹，相邻椎体的上下切迹之间形成椎间孔。椎间孔后面由包围关节突的囊组成，前面由椎间盘和上位椎体的下部组成，内有脊神经和伴行血管通过。腰椎关节突呈矢状位，上关节面朝向后内，下

17

关节突朝向前外，关节与水平面呈90°，与冠状面呈45°。因此该关节伸屈活动自如，侧屈次之，而其他活动受限。关节突发育畸形及内聚易引起椎管和神经根管狭窄。自腰1开始，由上下切迹所组成的椎间孔逐渐减小，而神经根却愈往下愈粗，这是腰神经根易受压迫的解剖学基础。同时邻近的小关节突内侧与同节段的上下椎板构成椎板间隙自上而下逐渐增大。因此高位腰椎脊柱内镜，适合选择椎间孔入路，反之选择椎板间入路（两种通道穿刺位置示意图，图17-1）。

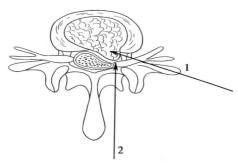

图17-1　脊柱内镜穿刺入路示意图
1为椎间孔入路，2为椎板间入路

骶骨是由5个骶椎愈合而成，而尾骨由3~5个尾椎愈合组成。骶骨近端为一与腰椎外形相似的关节面与第5腰椎下方相咬合形成腰骶关节。其左右呈耳状面，与髂骨的耳状面及周围韧带构成骶髂关节。骶骨的骨盆面有4对骶前孔，内有骶神经前支及血管通过。骶骨的背面有5条纵嵴，沿正中线的一条称骶正中嵴，其两侧各有一第不明显的骶中间嵴，其下端突出为骶角。骶中间嵴的外侧各有4个骶后孔，通过骶神经后支及血管通过。两骶角间缺口称骶裂孔。骶裂孔是硬膜腔镜常用的通道。

椎管是所有椎体与其后方椎弓围成的椎孔连成，上起枕骨大孔，下止于骶裂孔。内有脊髓、脊髓被膜、脊神经根、血管及少量结缔组织等。脊髓下端成人一般止

17

于 L₁ 椎体下缘，或 L₂ 上缘；儿童终止位置较低，新生儿在 L₃ 下缘，以后随年龄增长而逐渐上移。故成人作腰椎穿刺应在 L₂ 以下的腰椎间隙，而儿童则在 L₃ 以下间隙。脊髓由内至外分别被软膜、蛛网膜、硬脊膜等三层被膜包裹。硬脊膜与椎管内壁（即黄韧带、后纵韧带和骨膜）之间的腔隙名硬膜外腔，内有脂肪、疏松结缔组织、血管和淋巴管。硬膜外腔枕骨大孔处闭合，与颅腔不通，其尾端止于骶裂孔。硬膜外间隙可分为前间隙、后间隙及侧间隙，前间隙较窄，后间隙较宽。硬膜外腔的容量约为 80～120ml，骶管约为 25～30ml。其中出口神经根、下位椎体后上缘与硬膜囊外侧缘之间的区域称之为 Kambin 三角。Kambin 三角是 Yeung 技术穿刺及置入工作通道过程中重要的解剖结构。TESSYS 技术是通过环锯或骨钻逐级绞除部分上关节突前下缘骨质结构，扩大椎间孔后，使工作通道置于椎管内。

第二节　全内镜脊柱系统侧方经椎间孔入路技术（椎间孔镜）

一、简要概述

椎间孔镜是全内镜脊柱系统侧方经椎间孔入路技术的简称。椎间孔镜并非是一种新技术。Valls 和 Craig 等在 20 世纪 40 至 50 年代应用后外侧入路行椎体组织活检，从而奠定了经后外侧入路的腰椎微创手术基础。逐渐出现了经皮椎间盘胶原酶化学溶解术、经皮椎间盘射频热凝术、经皮椎间盘激光减压术、经皮椎间盘旋切减压技术等。1981 年 Schreiber 开创后外侧入路应用内镜经皮施行椎间盘切除术（椎间盘镜），标志着脊柱内镜时代的开始。随着光纤内镜及术中器械不断的改良。1996 年，脊柱内镜系统经美国食品药品管理局批准，脊柱内镜技术得到快速发展。1997 年 Yeung 等研究出第三代脊柱内镜 YESS 系统，标志着全内镜脊柱系统侧方经椎间孔入路技术的成熟。随着对于椎间孔镜应用的成熟，临

17

床出现了多种技术，如 Yeung 技术、TESSYS 技术、简式技术、BEIS 技术、ULESS 技术等。但 Yeung 技术与 TESSYS 技术仍然是目前椎间孔镜的主要技术。

二、Yeung 技术

1998 年 Yeung 提出经椎间盘后外侧"安全三角区"入路入椎间隙，由椎间隙由内向外摘除髓核组织，内镜视野下首先见到椎间盘内组织，减压过程中见到是手术视野顶部的后纵韧带，这一技术被称为 Yeung 技术。Yeung 技术手术操作区域在椎间盘内，仍是一种间接减压技术。

（一）适应证

主要适用于极外侧型突出、包容性椎间盘突出或部分后纵韧带下型椎间盘脱出的患者。

（二）禁忌证

对于椎间盘严重脱出、游离性椎间盘突出、突出物较大（超过椎管 50%）、中央型突出、椎间盘钙化难以解除。有代谢性疾病未控制者、心理或精神障碍、重要脏器功能不全者、凝血功能障碍者等穿刺禁忌证。

（三）手术方法

1. 术前准备

患者术前行腰椎正侧位、腰椎间盘 CT、腰椎 MRI 以明确腰段脊柱情况及突出物的具体形态，并行心电图、血常规、血糖、凝血功能、胸片等排除穿刺禁忌证。术前谈话并行体位训练。术前 30 分钟至 2 小时内预防使用抗生素。

2. 操作方法

（1）穿刺点选择：患者取侧卧位或俯卧位，在影像透视下确定病变椎间隙的体表投影。对于 $L_{4/5}$ 以上的椎间盘，于前后位 X 线采用克氏针沿沿椎间隙中央标定一条横线，再于侧位片下沿椎间盘的倾斜方向标定出椎间盘的侧位线，两线交点为拟定穿刺点。同时根据患者椎间孔的大小和体形调整穿刺点的位置，椎间孔越小、身

17

体越胖，穿刺点越偏外侧。L$_{2-3}$和L$_{3-4}$的穿刺点一般位于棘突中线外侧 8~10cm，L$_5$/S$_1$及髂嵴较高的L$_{4/5}$椎间盘则采用于髂嵴上棘旁后正中线旁开外侧 12~14cm。

（2）穿刺：常规消毒铺巾。于穿刺点采用 18 号穿刺针行 1% 的利多卡因逐层局部麻醉（皮肤、深筋膜），当穿刺触碰到骨质时，影像证实针尖触碰到骨质为上关节突位置改用 0.5% 利多卡因行局部麻醉。局麻药注射过程中要注意回抽，避免局麻药入血。局部麻醉结束后，调整穿刺针的方向，逐渐将穿刺针向前推进至 Kambin 三角纤维环内。当穿刺针尖穿破纤维环时，可感到针尖有突破感。标准的 YESS 技术穿刺针尖位置前后位 X 线片位于位于上、下椎弓根中心点的连线上；侧位位穿刺针尖位于上、下椎体后缘连线上。这表明穿刺针尖正好位于 Kambin 安全三角区纤维环上。将穿刺针逐渐刺入椎间盘内。前后位 X 线片下穿刺针尖应位于棘突连线上，侧位片下位于椎间盘中、后 1/3 连线上（图 17-2）。

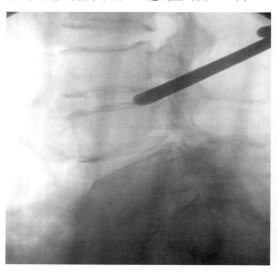

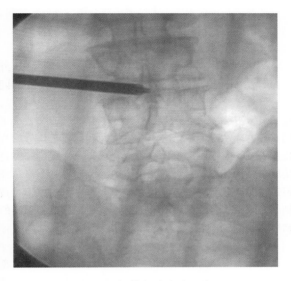

图 17-2　经椎间孔安全三角区
入路穿刺 YESS 技术 X 线图
正位片工作端位于棘突中线上，
侧位片工作端位于椎间盘中、后 1/3

（3）椎间盘造影及染色：给予非离子型造影剂与亚甲蓝 9∶1 的混合液进行椎间盘造影。椎间盘造影以判定椎间盘破损程度、破损类型和渗漏方向，同时造影诱发疼痛试验可确定责任椎间盘。

（4）放置工作套管：经 18 号穿刺针插入导丝，拔出穿刺针。以导线为中线切开一长约 7 ~ 8mm 的皮肤切口。利用锥状导棒沿导丝插入到纤维环上，影像引导下将锥状导棒敲除纤维环进间椎间盘内，沿导棒将工作套管插入椎间盘内。

（5）椎间盘减压：取出锥状导棒，经工作套管置入椎间孔镜。在生理盐水灌注下，使用各种型号和角度的髓核钳和髓核剪切除及取出突出、脱出或游离的椎间盘组织。在双极射频辅助下行椎间盘消融减压和纤维环撕

17

153

裂口的皱缩与成形术。手术结束后缝合切口并外贴敷料。

三、TESSYS 技术

2003 年 Hooglang 采用椎间孔入路内镜直视下"由外向内"切除突出的椎间盘组织，同时可探查硬膜外间隙、侧隐窝、椎间孔出口神经根和椎管内行走神经根，这一技术被称为 TESSYS 技术。该技术设计了一整套不同直径的环钻或骨钻扩大了骨性椎间孔。使工作导管直接置入椎管内，在椎间孔镜的直视下经硬脊膜前间隙直接取出脱出或游离的腰椎间盘组织，可以直视下对神经根进行减压，不破坏脊柱后方结构的完整性，保留了黄韧带，减少了由于术后出血、粘连、瘢痕形成等引起的临床症状。

（一）适应证

极外侧型突出、侧方型突出、中央型突出、椎间盘脱出、硬膜囊前方的椎间盘游离、椎间孔狭窄及部分骨性椎管狭窄症等。

（二）禁忌证

对于Ⅰ度以上的腰椎滑脱、硬膜囊后方的椎间盘游离等。有代谢性疾病未控制者、心理或精神障碍、重要脏器功能不全者、凝血功能障碍者等穿刺禁忌证。

（三）手术方法

术前准备及局部麻醉同 Yeung 技术。上关节突局部麻醉结束后，可用针内针入先行椎间盘造影，后再行非离子型造影剂与亚甲蓝 9∶1 的混合液行椎间盘染色，避免椎管内直接注射亚甲蓝导致神经损伤可能。经 18 号穿刺针插入导丝，拔出穿刺针。以导线为中线切开一长约 7~8mm 的皮肤切口。沿导丝用扩张器逐级扩张软组织后。置入 TOMshidi 定位器，根据椎间孔的大小及工作通道需要到椎管内具体位置，调整 TOMshidi 定位器在小关节突的位置。后行 TOMshidi 打孔，以打孔位置逐级采用骨钻去除部分上关节突。或在软组织逐级扩张后，置入导杆，逐级采用环锯去除部分上关节突。将导杆紧贴去

17

除部分骨质的上关节突前下缘，经椎间孔击入椎管内。标准 TESSYS 手术导杆位置前后位 X 线导棒头端位于棘突中线上，侧位 X 线下导杆头端位于下位椎体后上缘（图 17-3）。沿导杆置入工作套管。

在生理盐水灌注下，镜下直接显露椎管内解剖结构，直视下通过各种型号和角度的髓核钳去除椎间盘突出物，术中通过双极射频止血及修复纤维环。如果突出物钙化或小关节增生内聚则可通过动力磨钻等工作去除异常骨质，扩大神经根通道。同时解除造成神经压迫的椎间盘外层纤维环、黄韧带，达到神经根的松解。尽量保留后纵韧带及椎管内脂肪。镜下确认神经根松解完全时可见硬膜囊自主搏动、神经根表面血运明显改善、血管充盈、神经根复位，术中行股神经牵拉试验或直腿抬高试验可见自神经根牵拉后滑移自如。神经根松解后，观察无出血后，可拔除工作套管。切口缝合并外贴敷料。

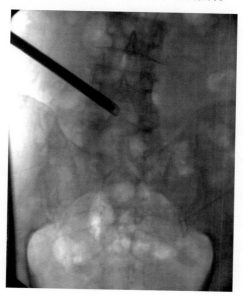

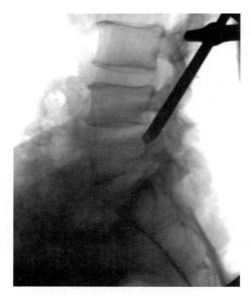

图 17-3 经椎间孔入路穿刺
TESSYS 技术 X 线图
正位片工作端位于棘突中线上，
侧位片工作端位于下位椎体后上缘

四、术后管理

适当给予止血、抗生素药物处理。术后卧床 2 小时至 3 天，束腰围起床，同时早期给予康复训练，减轻椎管外软组织病变造成的疼痛。

五、并发症

1. 术中出血 经外科止血方法多数可控制。如加大液体灌注压、电极止血、明胶海绵填塞及应用巴曲亭工作通道内注射等。如遇到椎间孔动脉损伤时，必要时可考虑行动脉塞栓术。

2. 神经或硬膜囊损伤 神经损伤多为挫伤，经神经

17

营养药物等处理，多数预后效果可。硬膜囊损伤可行卧床、补液处理，多数可控制，如效果欠佳，可考虑行硬膜囊修补术。

3. 椎间隙感染 预防为主，术中严格遵守无菌操作原则，并给予抗生素预防感染。治疗上以卧床休息，抗生素消炎治疗，必要时行手术治疗。

4. 突出物残留或再疝出 椎间盘再疝出的发生率约为3%左右，术中应尽量保护正常的后纵韧带及纤维环组织结构，并在椎间盘内摘除松动椎间盘组织，并应嘱患者避免早期负重或剧烈咳嗽。突出物残留主要与术者技术水平有关，术中应根据影像片评估突出物大小并在术中仔细检查有无残留突出物。

第三节 全内镜脊柱系统经椎板间入路技术

一、简要概述

侧方经椎间孔入路技术受到椎间孔大小、横突、骨盆的影响，部分侧入路工作通道难于达到靶点位置，尤其 L_5/S_1。因此进一步研发了全内镜脊柱系统经椎板间入路技术。Choi 等在 2006 年采用椎板间入路解决了 L_5/S_1 穿刺困难的问题。全内镜脊柱系统经椎板间入路技术是基于显微内镜腰椎间盘摘除术（MED）的原理而来，通过更新脊柱内镜系统、减小工作套管的直径并添加液体灌注系统等，从而达到减少手术中的创伤、术者提供良好的视野。

适应证：由于可对椎管后方组织结构损伤，目前主要适用于椎间孔镜技术应用存在困难的下位腰椎间盘突出症，尤其 L_5/S_1。

禁忌证：有代谢性疾病未控制者、心理或精神障碍、重要脏器功能不全者、凝血功能障碍者等穿刺禁忌证。

17

二、手术方法

1. 术前准备 患者术前行腰椎正侧位、腰椎间盘CT、腰椎 MRI 以明确腰段脊柱情况及突出物的具体形态，并行心电图、血常规、血糖、凝血功能、胸片等排除穿刺禁忌证。术前谈话并行体位训练。术前根据腰椎间盘 CT、腰椎 MRI 明确突出物的具体形态、位置，明确突出物与神经根的解剖关系（肩上型或腋下型）、受累神经根部移位情况及硬膜囊受压情况。并将突出物、神经根、硬膜囊及椎弓根在腰椎正位片标记（图 17-4）。术前 30 分钟至 2 小时内预防使用抗生素。

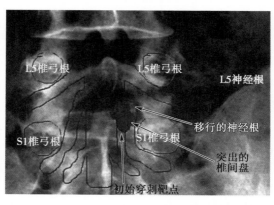

图 17-4 突出物、神经根、硬膜囊及椎弓根
在腰椎正位片标记图

2. 操作方法 患者取俯卧位并腹下垫枕位，在常规消毒铺巾，根据突出物的侧别，采用同侧小关节内缘入路穿刺，穿刺点位于突出物的体表投影区并能尽量避开神经根及硬膜囊的区域。肩上型椎间盘突出（突出的椎间盘位于 S_1 神经根的上外侧，可将 S_1 神经根及硬囊膜推向内侧）穿刺方向应直接对准位于椎弓根内上方的突出物。

腋下型椎间盘突出（突出的椎间盘位于 S_1 神根的内

下侧，可将 S_1 神经根推向外侧，同时将硬囊膜推向内侧）穿刺方向对准椎间盘下方，腋下型椎间盘突出是 L_5/S_1 椎间盘突出的常见类型）。

于穿刺点采用 18 号穿刺针行 1% 的利多卡因逐层局部麻醉（皮肤、深筋膜）至黄韧带的表面，改用 0.5% 利多卡因行黄韧带表面及周围组织局部浸润麻醉。局麻药注射过程中要注意回抽，避免局麻药入血及误入蛛网膜下腔。后根据情况直接将穿刺针穿破黄韧带进入硬膜外腔（如患者硬膜囊较小或已推向对侧，也可直接将穿刺针直入穿刺入突出物内）。于穿刺针内置入导丝，拔出穿刺针，以导线为中线切开一长约 7～8mm 的皮肤切口，沿导丝逐级放入扩张管扩张软组织通道，置入工作通道后并拔出导丝。调整并影像学证实工作通道尖端置于棘突和椎板骨质交界处，同时工作通道面对内侧。

置入椎间孔镜。在生理盐水灌注下，镜下可见淡黄色的纵行垂直排列的黄韧带，使用钝头的神经剥离子纵行分开黄韧带的两层结构，进行硬膜外腔。分开黄韧带后，继续推进工作通道，可见光泽且中间散布小血管硬膜到的黄色小球，使用双极射频凝固血管和部分分硬膜外脂肪，并工作通道逐渐背向硬膜囊并缓慢推进工作通道，可见神经组织，突出椎间盘（行过椎间盘染色的髓核可呈蓝色）或后纵韧带。大多数情况下首先见到的是亚甲蓝染成蓝色的椎间盘组织和后纵韧带。如果先见到神经组织，意味着工作空间很小。可行神经剥离子推开神经根，建立更大的工作空间。也可以在内镜下再次放入导丝，将导丝头端置到 S1 椎体后缘，上终板的下板。退出内镜沿导丝逐级置入扩张管，形成硬膜外工作空间。

直视下通过抓钳等去除椎间盘突出物，并神经剥离子神经根周围，以明确 S1 神经根是否充分减压。后给予双极射频椎纤维环成形术。旋出工作通道后，可见硬膜囊、S1 神经根。镜下可见神经根周围无压迫、硬膜囊自

17

主搏动、神经根表面血运明显改善、血管充盈、神经根复位。观察无出血后，可拔除工作套管。切口缝合并外贴敷料。

三、并发症

1. 术中出血　经外科止血方法多数可控制，但不建议加入灌注压。

2. 术中疼痛　工作通道及术中操作过程，可多次刺激神经根，可造成明显的疼痛，一般术前可行芬太尼等镇痛药物预先镇痛，或术中在内镜下直视下于硬膜外腔给予 0.5% 利多卡因 5ml（硬膜外阻滞麻醉），也可以采用全麻行该项手术。

3. 神经或硬膜囊损伤　由于工作通道完全位于椎管内，损伤周围的神经根及硬膜囊风险较椎间孔镜高。处理同椎间孔镜。

4. 椎间隙感染　预防为主，术中严格遵守无菌操作原则，并给予抗生素预防感染。治疗上以卧床休息，抗生素消炎治疗，必要时行手术治疗。

5. 突出物残留。

第四节　硬膜外腔镜

一、简要概述

腰腿痛是临床常见症状。尽管经过系统全面的病史回顾、规范的体检及必要的辅助检查，只有约 15% 的患者可得到准确的解剖学诊断。研究表明硬膜外或神经根粘连是腰腿痛重要原因之一，通过硬膜外导管松解术可有效改善绝大部分腰腿疼痛症状。CT 及 MRI 等常规影像检查常常难以明确诊断。联合硬膜外造影可增加对神经根粘连的间接诊断能力。1937 年 Pool 首先采用了椎管内镜检查，可确认辨别椎管内正常组织结构及肿瘤、粘连等病变。但椎管内应用硬管式内镜难以改变方向且术中易于出血，难于广泛应用于临床。随着内镜技术及术中器械不断的改良，使硬膜外腔镜焕发青春，并已成为诊治顽固性腰腿痛的一种有效的方法。

二、作用机制

椎管内的组织损伤、异物、炎症等因素均能继发硬膜外腔粘连。硬膜外腔粘连可导致神经根静脉回流障碍、炎性渗出，可继发根性疼痛。硬膜外腔镜通过液体灌注、软性腔镜尖端等行机械硬膜外松解。同时镜下靶向给予局麻药、类固醇激素及透明质酸酶消炎镇痛、降低再次粘连的风险。同时硬膜外腔镜是重要的诊断工具，镜下可辨别椎管内腰腿痛的可能因素，并能取出标本进行病理诊断。

适应证：目前主要适应证包括腰背部手术失败综合征及椎间盘疾病检查与治疗。随着硬膜外腔镜临床应用广泛开展及逐步成熟，适应证正在不断拓宽，目前已有应用于椎管良性肿瘤摘除、活检或异物取出的少量文献报道。

禁忌证：局麻药过敏、未控制的代谢性疾病及感染、未控制的高血压病及颅内高压病、凝血功能障碍、青光眼、膀胱功能障碍、骶裂孔闭合、有心理或精神障碍者等。

三、操作技术

入室开放静脉，建立静脉通道并建立常规监护。早期的腰椎后正中入路及旁正中入路，已极少应用，目前主要采用经骶裂孔入路（图17-5）。患者取俯卧位，腹下垫枕，先从尾骨尖向上摸到两侧骶角，从骶角连线至骶中嵴向上探索，遇软组织向下凹陷处，即是骶裂孔，做好标记。皮肤常规消毒、敷无菌巾，于穿刺点行局部麻醉，切口皮肤，并在影像引导下采用Tuohy经骶裂孔穿刺入骶管腔。置入导丝，并对骶尾韧带行扩张管扩张后，置入工作导管后行造影剂造影。置入硬膜外腔镜，

17

在造影剂注射及影像协助下判定病变部位及腔镜位置，通过调整腔镜操作手柄达到病变区域，在生理盐水灌注下直视观察病理改变，通过机械方法松解粘连并靶向注射局麻药、类固醇等药物。术中应与患者充分交流，出现头颈部疼痛等症状需考虑停止手术。术中应控制椎管内液体灌注压及剂量，椎管内液体总入量一般控制150ml左右。手术结合后可直接外贴敷料。

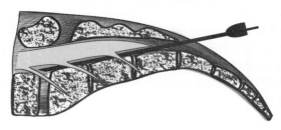

图 17-5　骶管穿刺置入内镜示意图

四、并发症

神经或硬膜囊损伤、硬膜外血肿、椎管内感染、一过性感觉障碍、轻瘫、视觉障碍等。严重并发症发生率较低，相对安全。

第十八章

脊髓电刺激疗法

一、简要概述

Shealy1967 年首先通过开放性手术方法将电极置于脊髓背柱表面治疗癌痛取得成功。随着植入电极及刺激器的不断改进，适应证的不断筛选，治疗机制认识不断深入，计算机交互程序的广泛应用，脊髓电刺激疗法已成为疼痛临床可靠手段。椎管内刺激电极植入部位包括硬膜外腔、硬膜下腔及蛛网膜下腔，其操作方法基本一致。本节简述该技术的适应证及操作方法。

（一）作用机制

脊髓电刺激的治疗机制尚未完全阐明，目前主要认为与下列机制有关：

1. 对 Aβ 纤维进行电刺激，可逆行抑制同节段脊髓对细纤维传递的痛觉信息的接受。

2. 抑制脊髓丘脑束传导并兴奋下行抑制通路（如脊髓延髓束、脊髓皮质束、脊髓丘脑束）的传导。

3. 抑制交感神经系统的异常兴奋性。

4. 抑制脊髓背角兴奋性氨基酸的产生并促进内源性镇痛物质的释放。

（二）适应证

目前主要应用于规范药物治疗无效或不能耐受药物副作用的背部手术失败综合征、复杂性局灶性疼痛综合

18

征、粘连性蛛网膜炎、周围神经病理性疼痛、幻肢/残肢痛、癌痛及不能即刻手术的心绞痛等。

（三）禁忌证

1. 有不能耐受手术或手术风险较大的疾病；

2. 椎管内存在手术后瘢痕或肿瘤占位；

3. 电极植入部位感染；

4. 脊柱裂。

（四）相对禁忌证

1. 认知或心理障碍；

2. 未治愈的严重精神障碍；

3. 药物滥用或认知障碍；

4. 妊娠妇女；

5. 已安装心脏起搏器者。

二、操作方法

1. 电极植入部位与电极选择　电极的形状细长，外面涂以环氧树脂绝缘的多股铂-铱合金丝绕制成电极导线，导线直径在 80～250μm 之间，尖端裸露 2.5～5.0mm 即为电极。导线亦可用不锈钢钢丝绕制，长度22.5cm 左右（图 18-1）。早期的电极体积较大，需要行椎板切开术才能植入。经过不断改进，目前的电极已有多种型号，如导管电极（catheter electrode）、双极电极（biopolar electrode）、三极电极（tripolar electrode）等。电极植入的位置、电极排列方式对疗效影响很大。电极一般植入与疼痛范围相对应的脊髓节段或上升数个节段。如下肢疼痛，电极应植入在 T_{12}～L_3；对心绞痛，电极应置于 $T_{1～2}$ 脊髓中线或左侧；对上肢疼痛，电极置于$C_{4～5}$；头面部疼痛和颅内疼痛，电极置于 $C_{1～2}$，也可考虑刺激延髓或丘脑。单侧疼痛，电极放在同侧。双侧疼痛，如植入 2 个以上的电极，可将电极两侧并列放置，如只植入一个电极，则放在脊髓正中（图 18-2）。疼痛范围广，应选择刺激背角神经纤维；若疼痛很局限，可选择单纯刺激相应的脊神经背根。

18

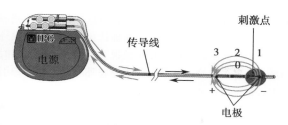

图 18-1 脊髓电刺激系统示意图

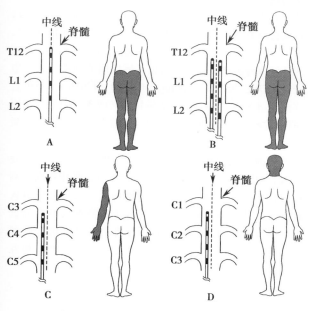

图 18-2 电极植入部位与电极排列
方式示意图（黑色区域表示疼痛部位）

2. 植入电极与测试 宜在局部麻醉条件下完成，患者取俯卧位或侧卧位，根据电极预期放置位置，从标记的椎间隙，一般采用正中旁入路使用 Tuohy 针穿刺，向头部进针，倾斜角度小于 45°。在透视下确认进针位置。如果患者疼痛范围较大，可选择使用两个电极，这时需

18

要穿刺 2 根 Tuohy 针，两根穿刺针可以平行或者相差一个阶段。应用阻力消失法及影像确认穿刺针进入硬膜外腔。导入临时测试电极，并在透视下确认位置。若临时刺激电极置入困难，可小心使用硬膜外导丝，在影像引导下按预定方向探路，然后撤出导丝，再行电极植入。电极置入成功后，将电极末端与体外临时延伸导线、体外刺激器连接。寻找患者主诉整个疼痛区都出现异常感觉的电极位置，即刺激所产生的麻刺感能完全或基本覆盖患者主诉疼痛范围。测试成功后，缓慢取出穿刺针，重新检查刺激电极，确认没有发生电极移位的情况后，将电极固定在棘上韧带或脊旁深筋膜处。进行约 7~10 天连续体外测试试验，根据患者反应调整刺激参数（电压 5~10V，脉宽 0~400μs，频率 20~120Hz）。当患者疼痛缓解 50%~70%、生活质量显著改善、镇痛药物用量明显减少，则表明测试成功，可植入永久性神经刺激系统。

3. 永久电极植入　取出测试电极后，在影像引导下放置永久电极，根据不同的电极系统，采用经皮穿刺或椎板切开方式植入永久性刺激系统。永久电极植入操作方法基本同测试电极放置方法。将永久电极放置至硬膜外腔所要求的位置后，再将刺激系统植入腹壁下腰部边缘或在臀部外区，并在皮下与插入电极相互联接。

三、并发症

1. 神经损伤、脊髓损伤　主要是穿刺过程中造成，因此强烈操作时应轻柔，必要时可行影像明确针尖位置。

2. 出血、血肿　主要时穿刺过程中损伤血管及刺激系统囊袋渗血造成，多数可通外科一般止血措施（如填塞、加压包扎等）可控制，如为硬膜外血肿时必要时行开放性手术处理。

3. 感染　局部感染发生率不到 4%，可给予足量足疗程的抗生素，绝多数可控制；如感染向深部蔓延，应

18

及早取出内置物，给予足量足疗程的抗生素，并必要时行外科引流处理。

4. 电极或刺激器移位　电极随患者体位改变时可有轻度移动，必要根据体位不同调节刺激参数，如经多数调节参数，刺激所产生的麻刺感仍不能完全或基本覆盖患者主诉疼痛范围，可考虑重新调整电极的位置或更换为外科植入电极。

5. 顽固性脑脊液漏　脑脊液漏的发生率约为 0.3%，多数可通过卧床、补液处理可控制；如为顽固性脑脊液漏，可考虑行硬膜囊修补术。

6. 电极植入部位不适感或疼痛。

第十九章

鞘内药物输注疗法

一、简要概述

鞘内药物输注治疗是通过埋藏在患者体内的药物输注泵将泵内的药物输注到患者的蛛网膜下腔，作用于脊髓或中枢相应的位点，阻断疼痛信号向中枢传递，使疼痛信号无法到达大脑皮层，从而达到控制疼痛的目的（图19-1）。国内外关于鞘内泵配制的药物种类（如阿片类药物、局麻药、钙通道阻滞剂、α2 受体激动剂及 NMDA 受体拮抗剂等），其中吗啡的临床应用最广，亦被视为一线药物。

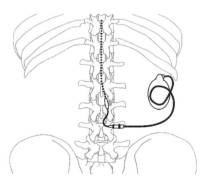

图 19-1　鞘内药物输注示意图

适应证：鞘内药物输注疗法主要用于以下两类患者的疼痛：

1. 癌痛　口服阿片类药物有效，但剂量极大或不能耐受其副作用，预期寿命大于 6 个月并排外椎管内转移的患者。当预期寿命小于 6 个月，应认真权衡其利弊。

2. 非恶性疼痛的选择标准　不适合进一步保守治疗或其他手术介入治疗，不存在药物依赖或成瘾，心理状态稳定，无植入禁忌证如脓毒症、凝血障碍等。

二、操作方法

1. 预试验　硬膜外腔或蛛网膜下腔留置导管，可根据患者试验前口服或静脉注射的阿片类药物的剂量，选择合适的剂量于留置的导管注入，鞘内吗啡用量约为胃肠外吗啡用量 1/100，一般推荐初始剂量为 0.5mg，长期输注最大可达 30mg/d，如果 30mg/d 以上患者疼痛仍未缓解用其他方法治疗应考虑换用其他镇痛方式。患者疼痛程度至少缓解 50%，生活质量显著改善，则表明预试验成功。一般试验期间 2～3 天。亦可行单次蛛网膜下腔穿刺注射阿片类药物，所用剂量原则同上，观察指标同上，一般测试 2～3 次。

2. 鞘内药物输注系统植入　患者取侧卧位，采用 16G Touhy 穿刺针，在影像引导下于 $L_{2/3}$ 或 $L_{3/4}$ 间隙穿刺至蛛网膜下腔，将导管沿头侧方向放置到理想位置，如果导管难以顺利置入，可适当调整患者的姿势，轻轻旋转穿刺针和调整针的深度和角度。置入导管后，以穿刺针为基准纵行切一小口，暴露出棘上韧带，然后退出穿刺针，拔出导管内引导钢丝，用固定锚将导管缝合固定在棘上韧带上。接着造泵植入荷包，多选下腹部，深度不超过 2.5cm 为宜。用皮下隧道器将导管沿皮下走行与泵连接。泵植入后开始治疗，必须计算泵腔和导管内的容量，从而确定需要从储存器输出到导管端头的药物的填充数量。

三、并发症

1. 操作相关并发症　椎管内血肿、神经损伤、感染、脑脊液漏等，处理方式同脊髓电刺激疗法。

2. 置入的导管相关并发症　折断、泄漏、移位、打结等导致药物输注失败等，必要时需经外科手术取出导管和（或）重新置入导管。

3. 药物相关并发症　药物本身或不适当的联合用引起的不良反应，药物耐受等。

4. 其他并发症　如导管尖端炎性包块形成或慢性神经损伤等。

第二十章

等离子治疗技术

一、简要概述

等离子椎间盘成形术是在低温下形成等离子层，大量 Na^+ 吸引于汽化棒头周围，这些等离子体颗粒在汽化棒头提供的能量作用下产生运动，当其获得足够多的能量时将髓核组织细胞间的分子链（肽链）撞击并断裂而形成元素分子和低分子气体（O_2，H_2，CO_2 等），一般在 50℃ 左右即可形成高效精确的融切效果，避免了对深部组织的热损伤，且不产生固体颗粒残留。另外还可以利用加温技术（约 70℃），使髓核内的纤维化收缩和固化，使椎间盘总体积缩小，椎间盘内压力降低。减低髓核持续存在的张力后，借助于被张力推压而向椎管内突出的纤维环和后纵韧带自身的回缩或反弹力来解除对脊髓和神经的压迫。

适应证：颈腰椎间盘膨出或包容性突：①根性症状；②下肢疼痛程度较腰痛重；③直腿抬高试验和（或）弓弦试验阳性；④影像学（CT、MRI 或椎间盘造影）证实为韧带下包容性椎间盘突出；⑤根性症状的神经分布区与 MRI 表现一致；⑥椎间盘高度保留至少 50%；⑦经 3 个月以上保守治疗无效。或椎间盘源性腰（颈）痛。

禁忌证：①装入心脏起搏器或其他电子植入装置的

患者；②有椎间盘手术及内固定植入术患者；③椎间盘高度小于椎间盘厚度 50% 以下；④有代谢性疾病未控制者、心理或精神障碍、重要脏器功能不全者、凝血功能障碍者等穿刺禁忌证；⑤哺乳或妊娠女性。

20

二、操作方法

术前 30 分钟至 2 小时内预防使用抗生素。患者取仰卧位（颈椎间盘）或俯卧位（腰椎间盘）。常规消毒铺巾。影像引导下分别采用颈椎前入路或椎间孔安全三角区入路进行穿刺，穿刺到位并置入等离子刀头（影像证实：正位显示针尖在棘突附近，侧位显示针尖在椎间隙中后 1/3 处，穿刺针平行于上下椎体终板中间，避免损伤椎体软骨终板），将等离子治疗仪的能量设为 "2 挡"，踩压热凝脚踏 0.5s 进行测试，如肢体出现疼痛或麻木等刺激症状，重新调整刀头位置并影像证实刀头位置，再行测定，直至不能诱发患者肢体疼痛或麻木。再将等离子治疗仪的能量设为设定为 "2-4 挡"，行等离子治疗。治疗过程注意匀速逐渐旋转刀头 360° 行椎间盘切割，再行反向匀速旋转刀头 360° 行椎间盘热凝。切割、热凝持续时间 30 ~ 120s。操作完成后旋出电极，拔除穿刺针，以小敷贴覆盖穿刺点。

三、并发症

等离子热凝髓核成形术见诸报道的并发症有神经根损伤、腰椎血肿、血管损伤、椎间盘炎等。

第四篇

疼痛病诊治

第二十一章

头面部疼痛病

头面部疼痛是临床上较为常见的疼痛病。头面部血管、神经、脑膜、静脉窦、头面部皮肤、皮下组织、黏膜等构成头部痛敏结构，当其受到机械牵拉、化学、生物刺激或体内内环境发生改变时均会引发头部疼痛。因此，头痛症状复杂多变，分类也非常复杂，因此给临床诊断和治疗带来一定困难。国际头痛学会（HIS）于2013年正式颁布了第3版的头痛分类标准ICHD-3。该标准将头痛分为原发性头痛、继发性头痛和痛性脑神经病等。较为常见的原发性头痛包括偏头痛、紧张性头痛和三叉自主神经性头痛，而将丛集性头痛归类于三叉自主神经性头痛。

第一节 慢性原发性头痛

偏 头 痛

一、简要概述

偏头痛是临床常见的慢性神经血管性疼痛。其患病率，女性为3.3%～32.6%，男性为0.7%～16.1%。偏头危害较多，不仅发作时出现严重头痛、恶心、呕吐、不能活动、注意力下降，导致学习或工作能力下降，还容易伴随有脑部结构改变，增加慢性头痛、药物滥用及脑卒中的风险，容易合并抑郁焦虑障碍及其他疾病。世界卫生组织将偏头痛列为最重要的人类健康问题的第19位。

二、临床表现与疾病诊断

（一）临床表现

偏头痛缓解期一般无症状，仅在发作期有症状。

典型的偏头痛发作可分为前驱期、先兆期、头痛期和恢复期。但不是所有的偏头痛均有典型的表现。

1. 前驱期　头痛发作前，患者可有激惹、疲乏、食欲改变、颈部发硬等不适症状。

2. 先兆期　先兆症状，可为视觉性、感觉性或语言性。其中视觉先兆最常见，典型的先兆症状可为闪光性暗点，如注视点附近出现"之"字形闪光，并逐渐向周边扩展，随后出现"锯齿形"暗点。有些患者可能仅有暗点，而无闪光。其次是感觉先兆，表现为以面部和上肢为主的针刺感、麻木感及蚁行感。先兆也可表现为言语障碍，但不常发生。先兆通常持续 5～30 分钟，不超过 60 分钟。

3. 头痛期　约60%的头痛发作以单侧为主，可左右交替发生，约40%为双侧头痛。头痛多位于颞部，也可位于前额、枕部或枕下部。疼痛程度多为中至重度，性质以搏动性居多。头痛可在行走、登楼、咳嗽或打喷嚏等活动加重，平卧休息头痛可减轻。偏头痛发作时，常伴有食欲下降，约2/3的患者伴有恶心，重者呕吐。头痛发作时尚可伴有感知觉增强，表现为对光线、声音和气味敏感，喜欢黑暗、安静的环境。其他较为少见的表现有头晕、体位性低血压、易怒、言语表达困难、记忆力下降、注意力不集中等。部分患者在发作期会出现由正常的非致痛性刺激所产生的疼痛。

4. 恢复期　头痛在持续 4～72 小时的发作后可自行缓解，但患者还可有疲乏、筋疲力尽、易怒、不安、注意力不集中、头皮触痛、欣快、抑郁或其他不适。

偏头痛的诱发因素包括：①内分泌因素：月经来潮、排卵、口服避孕药、激素替代治疗；②饮食因素：酒精、富含亚硝酸盐的肉类、味精、天冬酰苯丙氨酸甲酯、巧克力、干酪、饮食不规律；③心理因素：紧张、应激释放（周末或假期）、焦虑、烦恼、抑郁；④自然/环境因素：强光、闪烁等视觉刺激、气味、天气变化、高海拔；⑤睡眠相关因素：睡眠不足、睡眠过多；⑥药物作用：硝酸甘油、西洛他唑、利血平、肼屈嗪、雷尼替丁等；⑦其他因素：头部创伤、强体力活动、疲劳等。

偏头痛分类：①无先兆偏头痛；②有先兆偏头痛；③慢性偏头痛；④偏头痛并发症；⑤很可能的偏头痛；⑥可能与偏头痛有关的发作性综合征。

辅助检查：偏头痛的辅助检查，主要包括血液学检查、脑电图、腰椎穿刺、经颅多普勒超声，头颅CT或MRI等。偏头痛患者发作间期脑电图可有轻度异常。15%的患者可有局灶性慢波，0.2%～9%的患者可见棘波活动，但明确的异常脑电活动发生率不高，与正常人相当。除此之外，偏头痛辅助检查无器质性改变。

（二）诊断要点

无先兆偏头痛诊断标准：

A. 有符合 B-D 项特征的至少 5 次发作。

B. 头痛发作持续 4～72 小时。

C. 有下列中的至少两项头痛特征

1. 单侧性。

2. 搏动性。

3. 中或重度疼痛。

4. 日常体力活动会加重头痛。

D. 头痛过程中至少伴随下列一项

1. 恶心或呕吐。

2. 畏光和畏声。

E. 其他 ICHD-3 诊断不能更好解释

典型先兆偏头痛诊断标准：

A. 有符合 B-C 项的至少 2 次发作。

B. 先兆由视觉、感觉或言语症状组成，每种先兆完全可逆，没有运动、脑干及视网膜症状。

C. 至少符合下列 4 项中的 2 项

1. 至少一种先兆症状逐渐发展的过程 ≥5 分钟，或两种或多种先兆症状接连发生。

2. 每种先兆症状持续 5~60 分钟。

3. 至少一种先兆症状是单侧的。

4. 先兆时伴有头痛或在先兆发生后 60 分钟内出现头痛。

D. 其他 ICHD-3 诊断不能更好解释，且已排除短暂性脑缺血发作。

脑干先兆偏头痛诊断标准：

A. 有符合 B-D 项的至少 2 次发作。

B. 先兆由视觉、感觉或言语症状组成，每种先兆完全可逆，没有运动及视网膜症状。

C. 至少符合下列脑干症状中的 2 项

1. 构音障碍。

2. 眩晕。

3. 耳鸣。

4. 听觉迟钝。

5. 复视。

6. 共济失调。

7. 意识水平下降。

D. 至少符合下列 4 项中的 2 项

1. 至少一种先兆症状逐渐发展的过程 ≥5 分钟，或两种或多种先兆症状接连发生。

2. 每种先兆症状持续 5~60 分钟。

3. 至少一种先兆症状是单侧的。

4. 先兆时伴有头痛或在先兆发生后 60 分钟内出现头痛。

E. 其他 ICHD-3 诊断不能更好解释，且已排除短暂性脑缺血发作。

偏瘫性偏头痛诊断标准：

A. 有符合 B-C 项的至少 2 次发作。

B. 先兆包括下列全部两种症状

1. 完全可逆的运动无力。

2. 完全可逆的视觉、感觉或言语症状。

C. 至少符合下列 4 项中的 2 项

1. 至少一种先兆症状逐渐发展的过程 ≥5 分钟，或两种或多种先兆症状接连发生。

2. 每种非运动先兆症状持续 5-60 分钟，运动症状持续 <72 小时。

3. 至少一种先兆症状是单侧的。

4. 先兆时伴有头痛或在先兆发生后 60 分钟内出现头痛。

D. 其他 ICHD-3 诊断不能更好解释，且已排除短暂性脑缺血发作和卒中可能。

慢性偏头痛诊断标准：

A. 至少有 3 个月头痛发作每月 ≥15 天，并且符合 B，C 标准。

B. 至少有 5 次发作符合 1.1 无先兆偏头痛标准的 B-D 项或 1.2 有先兆偏头痛标准的 B-C 项。

C. 至少有 3 个月每月 ≥8 天头痛符合下列的任何一项

1. 1.1 无先兆偏头痛标准的 C 和 D 项。

2. 1.2 有先兆偏头痛标准的 B 和 C 项。

3. 头痛开始时患者本人认为是偏头痛，且头痛在使用曲普坦类或麦角胺类药物后缓解。

D. 其他 ICHD-3 诊断不能更好解释。

三、治疗原则

偏头痛的治疗原则包括：发作期，减轻或终止头痛发作，缓解伴发症状；缓解期，侧重于预防头痛复发。治疗包括药物治疗和非药物治疗两个方面。非药物治疗主要是加强健康教育，帮助患者确立科学、正确的防治观念和目标，保持健康的生活方式，寻找并避免各种偏头痛诱因。药物性治疗分为发作期治疗和预防性治疗。

1. 发作期的治疗临床治疗偏头痛通常应在症状起始时立即服药。治疗药物包括非特异性止痛药如非甾体抗炎药和阿片类药物，特异性药物如麦角类制剂和曲普坦类药物。药物选择应根据头痛程度、伴随症状、既往用药情况等综合考虑，可采用阶梯法、分层选药，进行个体化治疗。

（1）轻、中度头痛：单用 NSAIDs 药物，如阿司匹林 300 ~ 100mg，萘普生 250 ~ 100mg，布洛芬 200 ~ 800mg，双氯芬酸 50 ~ 100mg，单次给药，必要时可重复，均可有效缓解头痛。如无效再用偏头痛特异性治疗药物。阿片类药物对偏头痛急性发作亦有效，但因其具有成瘾性，不推荐常规使用。

（2）中重度头痛：严重发作可直接选用偏头痛特异性治疗药物以尽快改善症状，部分患者虽有严重头痛但以往发作对 NSAIDs 反应良好者，仍可选 NSAIDs 类药物。

麦角类制剂为 5-HT 受体非选择性激动剂，半衰期长、头痛的复发率低，适用于发作持续时间长的患者，此外因极小量的药物即易导致药物过度应用性头痛，因此不推荐常规使用。

曲普坦类为 5-HT1B/1D 受体选择性激动剂，能特异性的控制偏头痛。药物在头痛期的任何时间应用均有效，但越早应用效果越好。出于安全考虑，不主张在先兆期使用。与麦角类药物相比，曲坦类治疗 24 小时内头痛复发率高（15% ~ 40%），但如果首次应用有效，复发后再用仍有效，如首次无效，则改变剂型或剂量可能有效。患者对一种曲坦类无效，仍可能对另一种有效。常用的曲普坦类药物有：舒马曲坦、佐米曲坦、利扎曲坦等。

复方制剂如麦角胺咖啡因合剂可治疗某些中—重度

的偏头痛发作。麦角类和曲普坦类药物不良反应包括恶心、呕吐、心悸、烦躁、焦虑、周围血管收缩，大量长期应用可引起高血压和肢体缺血性坏死。因具有强力的血管收缩作用，严重高血压、心脏病和妊娠妇女患者均为禁忌。另外，如麦角类和曲普坦类药物应用过频，则会引起药物过量使用性头痛，建议每周用药不超过 2 ~ 3 天。近年来发展起来的 CGRP 受体拮抗剂有望成为终止偏头痛急性发作安全有效的特异性药物。

21

（3）伴随症状的治疗：恶心、呕吐者合用止吐剂（如甲氧氯普胺 10mg 肌内注射）是必要的，严重呕吐者可给予小剂量奋乃静、氯丙嗪。有烦躁者可给予苯二氮䓬类药物以促使患者镇静和入睡。

2. 预防性治疗适用于

（1）频繁发作，尤其是每周发作 1 次以上严重影响日常生活和工作的患者。

（2）急性期治疗无效，或因副作用和禁忌证无法进行急性期治疗者。

（3）可能导致永久性神经功能缺损的特殊变异型偏头痛，如偏瘫性偏头痛、基底型偏头痛或偏头痛性梗死等。药物治疗应从小剂量单药开始，缓慢加量至合适剂量，同时注意副作用。偏头痛发作频率降低 50% 以上可认为预防性治疗有效。有效的预防性治疗需要持续约 6 个月，之后可缓慢减量或停药。

四、疼痛专科治疗

神经阻滞对偏头痛有较好的效果，可用于治疗偏头痛的神经阻滞方法包括枕大神经阻滞、眶上神经阻滞、星状神经阻滞。

星状神经节阻滞对治疗偏头痛疗效较好。可能的机制为对偏头痛患者行星状神经节阻滞治疗，可阻断脊髓反射通路，降低交感神经兴奋性，使肌肉的反射性挛缩及血管收缩消失，改善局部组织缺血缺氧和代谢异常。

五、康复和预后

应注意避免诱发因素，注意心态平和。偏头痛预后良好。偏头痛患者一般随着年龄增长，疼痛症状逐步缓解。部分患者 60～70 岁后，偏头痛可消失。

紧张性头痛

一、简要概述

紧张性头痛，又称紧张型头痛或肌收缩性头痛，是慢性头痛中最常见的一种，约占头痛患者的 40%，由于慢性头痛直接影响患者的工作、学习和休息，从而给患者及其家庭带来了极大的心理负担和经济损失。本病多在 20 岁左右起病，女性多见。疼痛位于双侧枕颈部、额颞部或全头，表现为胀痛、头部压迫感或紧箍感，呈发作性或持续性，病程数日至数年不等。疼痛往往呈轻、中度，疼痛部位肌肉可有触痛或压痛，有时出现头发牵拉性痛、头颈背肌僵硬感。大多数患者伴有焦虑、抑郁、失眠等症状。

二、临床表现与疾病诊断

（一）临床表现

根据患者的临床表现，排除头颈部疾病如颈椎病、占位性病变和炎症性疾病等，通常可以诊断为紧张性头痛。

紧张性头痛的分类：

根据 ICHD-3 的分类标准，紧张性头痛可分为：①偶发性紧张性头痛；②频发性紧张性头痛；③慢性紧张性头痛；④很可能的紧张性头痛。

ICHD-3 最新紧张型头痛诊断标准如下：

（二）诊断要点

偶发性紧张型头痛诊断标准

A. 有符合标准 B-D 的至少 10 次发作，平均每月头痛发作不到 1 天（每年头痛 < 12 天）。

B. 持续 30 ~ 7 天。

C. 至少符合下列四项中的两项

1. 双侧性。

2. 压迫或紧缩性。

3. 轻、中度。

4. 不会因为日常体力活动加重。

D. 符合下列两项

1. 无恶心和呕吐。

2. 无畏光和畏声，或仅有其中之一。

E. 其他 ICHD-3 诊断不能更好解释。

频发性紧张型头痛诊断标准：

A. 有符合标准 B-D 的至少 10 次发作，至少 3 个月每月头痛发作 1-14 天。（每年头痛 ≥12 天，< 180 天）。

B. 持续 30 ~ 7 天。

C. 至少符合下列四项中的两项

1. 双侧性。

2. 压迫或紧缩性。

3. 轻、中度。

4. 不会因为日常体力活动加重。

D. 符合下列两项

1. 无恶心和呕吐。

2. 无畏光和畏声，或仅有其中之一。

E. 其他 ICHD-3 诊断不能更好解释。

慢性紧张型头痛诊断标准：

A. 有符合标准 B-D 的至少 10 次发作，至少 3 个月每月头痛发作 ≥15 天（每年头痛 ≥180 天）。

B. 持续数小时或数天或持续不断。

C. 至少符合下列四项中的两项

1. 双侧性。

2. 压迫或紧缩性。

3. 轻、中度。

4. 不会因为日常体力活动加重。

D. 符合下列两项

1. 无畏光、畏声及轻度恶心症状，或仅有其中之一。

2. 无中重度恶心和呕吐。

E. 其他 ICHD-3 诊断不能更好解释。

三、治疗原则

1. 药物治疗 发作性紧张性头痛，多给予非甾体类药物，如，对乙酰氨基酚，650 ~ 1000mg，阿司匹林，900 ~ 1000mg，布洛芬 200 ~ 800mg。慢性紧张性头痛，可采用预防性治疗，一些抗抑郁药，如阿米替林 10 ~ 100mg，多塞平25 ~ 75mg。伴有失眠者，可给予地西泮 10 ~ 20mg 每晚口服。

2. 非药物治疗 包括物理治疗，生物反馈和针灸治疗等，均可改善部分患者的疼痛症状。

四、康复和预后

紧张性头痛与偏头痛预后类似，可反复发作多年，但一般预后良好，部分患者能自愈。

丛集性头痛

一、简要概述

丛集性头痛，是一种原发性神经血管性头痛。其疼痛较为严重，头痛特点是反复的一连串密集地发作，随之有数月甚至数年的缓解期，故名丛集性头痛。丛集性头痛有不同的命名，如阵发性夜间头痛、偏头痛性神经痛、Horton 综合征、组胺性头痛、面部血管性疼痛、红斑性头痛、红色偏头痛等。1952 年由 Kunkle 提出其头痛呈丛集性发作之特点，直至 1962 年丛集性头痛这一名词才正式确立，并逐渐被采纳，丛集性头痛发病率较低。欧美资料记载约 4 ~ 5/1 万，估计男性发病率为 0.4% ~ 1%，日本报道丛集性头痛占血管性头痛的 10%，我国少数民族地区流行病调查资料表明，丛集性头痛占偏头痛的 0.90%，上海谈氏报道丛集性头痛占头痛的 5%。总之，丛集性头痛远较偏头痛少见，两者比率约 1∶10。最新的国际头痛学会分类（ICHD-3）将丛集性头痛归为三叉自主神经性头痛。

二、临床表现与疾病诊断

（一）临床表现

丛集性头痛，往往为单侧，发作时，迅速加重，几分钟发展为难以忍受的剧烈疼痛。表现为刀割样、压榨样、烧灼样疼痛。往往伴有同侧的自主神经症状，例如流泪、结膜充血、鼻黏膜充血、流鼻涕、眼睑下垂、瞳孔缩小、面部红肿等。疼痛往往位于眼眶周围和颞部、其他部位包括前额、面颊、牙齿等。疼痛为发作性剧烈疼痛，持续时间为 15 分钟至 2 小时，一般不超过 3 小时。在同一丛集期内，头痛发作的频率、疼痛强度和持续时间常不相同。多数在丛集期开始时发作频率较低，疼痛强度也较轻，以后发作频率增加、疼痛强度加大，丛集期的持续时间每个患者也不相同，一般持续数周至数月。在丛集期内患者似乎对啤酒或其他含酒精的饮料异常敏感，有的患者只要喝一点酒就会诱发头痛发作。丛集性头痛在发作间歇期无任何不适感，对酒精也不像在丛集期内那么敏感。间歇期在 2 周以上，一般半年至一年。丛集性头痛的发作常固定于某一季节，或者某一月份。

（二）诊断要点

丛集性头痛诊断标准：

A. 符合 B-D 项特征的至少 5 次发作。

B. 重度或极重度偏侧眶部、眶上或颞部疼痛，疼痛持续 15-180 分钟。

C. 符合下列一项或两项

1. 在头痛侧至少有下列一项

a. 结膜充血或流泪。

b. 鼻塞或流涕。

  c. 眼睑水肿。

  d. 前额和面部出汗。

  e. 前额和面部发红。

  f. 感觉耳部胀满。

  g. 瞳孔缩小或眼睑下垂。

  2. 感觉不安或躁动。

  D. 疾病活动期过半数时间头痛发作频率在隔日一次到每日 8 次之间。

  E. 其他 ICHD-3 诊断不能更好解释。

三、治疗原则

  丛集性头痛的治疗原则为，在急性发作期，治疗发作期，应尽快消除头痛、终止发作。而在缓解期，侧重于预防性治疗，预防丛集性头痛的发作。

  丛集性头痛发作时，面罩给予纯氧 7 ~ 10L/min 治疗，可使 60% ~ 70% 的患者在 10 ~ 15 分钟内头痛缓解。丛集性头痛的药物治疗与偏头痛类似。麦角胺咖啡因由于起效慢，较少使用。鼻内应用双氢麦角胺对部分患者有效。目前最为有效的药物治疗方法为皮下注射 5-HT1B/1D 受体激动剂，如舒马普坦等，但它们并不能预防发作。此外，也可试用鼻内滴利多卡因治疗。

  预防性治疗目前关于丛集性头痛的预防性治疗尚无统一方案。维拉帕米可能是预防丛集性头痛发作的最有效的药物，推荐剂量为 200mg，2 ~ 3 次/天。有些患者可能需要量更大。常见不良反应为便秘、乏力和低血压。碳酸锂也可以减少丛集性头痛的发作，治疗时如有条件应进行血锂浓度监测，其有效血浆浓度为 0.7 ~ 1mmol/L。睡前服用麦角胺可预防夜间丛集性头痛的发作。丙戊酸钠可能对部分患者有效。大剂量肾上腺皮质激素也可中断丛集性头痛的丛集发作，但应限于丛集期使用。穴位或颈上交感神经节附近注射糖皮质激素和局麻药，可能预防丛集性头痛的发作，但其作用机制有待进一步研究。

极少数顽固病例可以考虑三叉神经根切除、翼腭神经节切除疗法或三叉神经节伽马刀疗法以及脑深部刺激疗法。

四、疼痛专科治疗

神经阻滞，包括三叉神经阻滞、星形神经节阻滞、翼腭神经节阻滞，可用于丛集性头痛的治疗。但此类治疗尚无充分的循证医学依据。

五、康复和预后

丛集性头痛，避免诱因，注意饮食，禁酒，保持心境平和。丛集性头痛预后较好，多数患者经治疗后可缓解或自行缓解。

第二节 三叉神经痛

一、简要概述

三叉神经痛是指三叉神经分布区域内反复发作的阵发性、短暂性剧痛为特征的一种疾病。可分为原发性和继发性两种，后者常因桥小脑角肿瘤、三叉神经根或半月神经节部肿瘤、颅底肿瘤（包括转移瘤）、血管畸形、动脉瘤、颅底蛛网膜炎、多发性硬化、带状疱疹、神经根脱髓鞘病等症引起。本节主要指前者，即经典三叉神经痛，其患病率为 182/10 万人。Pratt 报告三叉神经痛年发病率在 1/10 万 ~ 6/10 万之间。我国城市和乡村年发病率在世界范围内属高值，为 5.5 ~ 7.6/10 万人，原因不明。据此推测我国每年三叉神经痛新发患者约 5 万 ~ 8 万。发病率随年龄增加而增加，中老年人多见，40 岁以上者约占 70 ~ 80%。女性居多，女男之比约为 3：2 ~ 2：1。我国城市右侧三叉神经痛占 67%，国外报道右侧占 55%，左侧占 38.8%，双侧占 5.5%。为何右侧多见其故不明。

二、临床表现与疾病诊断

1. 临床表现　三叉神经分布区突发电击样、刀割样、撕裂样剧痛。突发突止，每次疼痛持续数秒至 1～2min，间歇期可完全不痛。病初间歇时间较长，发作随病程而变频，疼痛逐渐加重。任何一位患者，每次疼痛发作均具有相似的特点。临床以三叉神经第二支和第三支受累者居多，罕见第一支或双侧同时受累者。

2. 体格检查　有"扳机点"或"触发点"。疼痛常因洗面、刷牙、说话、咀嚼、吞咽等触及上唇、鼻翼、面颊部、口舌等处诱发，称为"扳机点"或"触发点"，以致患者不敢梳洗、进食，而致消瘦、憔悴和蓬头垢面。

三叉神经痛的体格检查：无神经系统局限体征。发作时可伴有面部潮红、流泪和流涎，也可伴同侧面肌抽搐，故又称痛性抽搐。疼痛发作时患者常用手揉搓患侧面部，久后面部皮肤变得粗糙、增厚、眉毛脱落。

辅助检查：部分患者，MRI 三叉神经节薄层扫描，可见微血管压迫三叉神经节或与三叉神经节关系密切，除此之外，影像学检查无阳性发现。

脑脊液检查和鼻咽部软组织活检，以排除颅底蛛网膜炎、鼻咽癌颅内转移等颅内占位性病变等。

神经电生理监测技术可协助病因鉴别诊断，若神经电生理检查正常，常提示为血管压迫因素，适合做微血管减压术；如神经传导速或诱发电位有异常改变，常提示神经组织内部有病变，如小脑脑桥脚肿瘤时，脑干听觉诱发电位检查可见Ⅰ～Ⅲ、Ⅲ～Ⅴ波间期延长，Ⅰ波波幅变低或消失，应进一步做影像学检查。

卡马西平诊断性治疗有效。

3. 鉴别诊断　三叉神经痛主要是原发性三叉神经痛与继发性三叉神经痛的鉴别诊断，继发性（症状性）三叉神经痛系指因各种病变侵及三叉神经根、半月神经节和（或）神经干所致之三叉神经分布区域的疼痛而言。与原发性三叉神经痛不同处为：疼痛发作持续时间较长，常可达数分至数十分钟，或为持续性疼痛伴阵发性加重，间歇期仍然有疼痛；多伴有三叉神经受损的体征，如患侧三叉神经分布区域感觉障碍，角膜反射减弱或消失，咬肌无力、萎缩等。有时尚可有邻近神经结构损害的症状和体征，如面瘫、听力减退、眩晕、眼球震颤、共济失调、肌张力增高（锥体束损害体征）等。

4. 三叉神经痛应与以下疾病相鉴别

（1）舌咽神经痛：舌咽神经痛是一种出现于舌咽神经分布区域的阵发性剧痛，疼痛部位易与三叉神经痛第三支疼痛相混淆。偶有舌咽神经痛和三叉神经痛合并存在者（表21-1）。

表21-1 舌咽神经痛与原发性三叉
神经痛的鉴别诊断

	舌咽神经痛	原发性三叉神经痛
发病率疼痛部位	少见、舌咽神经分布区域	多见、三叉神经分布区域
侧别	左侧多于右侧	右侧多于左侧
疼痛深度	深在	表浅
扳机点	多在咽后壁、舌根	多在唇、鼻翼
诱发因素	吞咽	咀嚼、说话、洗脸、剃须
进食情况	惧怕吞咽动作	惧怕口唇动作和咀嚼，吞咽无痛
发作频率	较少	频繁
试验治疗	咽部用4%可卡因喷雾止痛有效	咽部可卡因喷雾试验无效

（2）牙源性头面部痛：其原因多为炎症所致，如下颌骨慢性骨髓炎、急性牙髓炎、牙周炎、根尖周围炎、龋齿病等，下颌骨、牙齿及牙周病变常可刺激、压迫三叉神经末梢，引起三叉神经第二、三支痛，称之为牙源性三叉神经痛（表21-2）。

表21-2　牙痛与原发性三叉神经痛的鉴别诊断

	牙痛	原发性三叉神经痛
年龄和性别	任何年龄均可发生，且无性别差异	40岁以上，女性多于男性
病史	近期有牙周炎、龋齿病史	无
疼痛性质夜间表现	持续性跳痛或胀痛夜间加重	阵发性刺痛、烧灼痛夜间较轻
诱发因素	牙齿对冷热敏感可诱发疼痛	说话、洗脸、剃须时易诱发
扳机点	无	无
叩击痛	常有	
检查	牙龈有红肿，下颌骨及X线片可有异常表现	

仔细询问病史，详细的口腔检查及牙齿X线片，不难查出致痛的病齿。但有的牙病患者，由于疼痛发作时常常沿三叉神经分布区放射至同侧上、下牙龈及头面部，因此易与三叉神经痛引起的颜面部疼痛混淆在一起，致使后者多次拔牙，甚至将患侧牙齿全部拔除后仍有疼痛发作。

（3）偏头痛性神经痛：偏头痛性神经痛一词是Harris等（1926年）首先提出的，这种疼痛的性质有的病例很像三叉神经痛（表21-3）。

表 21-3　偏头痛性神经痛与原发性
三叉神经痛的鉴别诊断

	偏头痛性神经痛	原发性三叉神经痛
发病年龄	30 ~ 50 岁	多在 40 岁以上
性别	男性多于女性	女性多于男性
发作时间	多在夜间和午睡后	多在白天
持续时间	半小时至两小时	数秒至 2min 多
疼痛部位	多在眼周	在下颌及颜面部
发作频数	发作周期中，1 ~ 2/d	随时可诱发
疼痛性质	灼痛、钻痛、钝痛	闪电样刺痛、刀割痛
伴随症状	流涕、鼻塞、流泪、面部潮红	面部抽搐、流泪
发作时习惯	情绪激动，踱步不止	停止任何面部运动，以手掩面
诱发因素	组胺试验（＋）	说话、洗脸
扳机点	无	有
家族史	可有	极少见
试验治疗	麦角胺或曲普坦类药物有效	卡马西平有效

　　（4）三叉神经支炎：属继发性三叉神经痛，此病多发生于眶上神经，为持续性剧痛。发作后数日，部分患者额部出现带状疱疹，此时提示病变已累及半月神经节。少数患者可发生角膜炎与溃疡；病原是一种水痘病毒；此病有自限性，大多在 1 ~ 3 周内痊愈。镇痛药物、维生素或局部麻醉药、糖皮质激素皆有效。

　　（5）鼻窦炎或肿瘤：上颌窦、额窦、筛窦或蝶窦内炎症及肿瘤患者均可引起头面部剧痛。鉴别时应特别注意：鼻腔检查，两侧是否一样通畅，细查各鼻窦的压痛点，鼻腔有无黏液或脓液史。患侧面部肿胀、疼痛的发作性不明显在上颌窦癌更为显著，上颌窦及额窦的透光检查、X 线检查可帮助确诊。鞍窦肿瘤可用头颅 CT 水平负相分层扫描或头颅 MRI 检查协助确诊。

（6）半月神经节附近的肿瘤：半月神经节和小脑脑桥角处的肿瘤并不少见，如：听神经纤维瘤、胆脂瘤、血管瘤、脑膜瘤或皮样囊肿等，这些肿瘤引起的疼痛一般并不十分严重，不像三叉神经痛那样剧痛发作。另外，还可同时有展神经麻痹、面神经麻痹、耳鸣、眩晕、听力减退或丧失、三叉神经支感觉减退或丧失，以及其他颅内肿瘤的症状：如头痛、呕吐和视神经乳头水肿等。颅底 X 线检查，岩骨尖区有时有骨质破坏，内耳道区有骨质破坏或内耳孔扩大。头颅 CT、MRI 检查可帮助诊断。

（7）膝状神经节神经痛：膝状神经节在发出鼓索神经之前，发出岩大浅神经，供给泪腺以副交感神经纤维，司理泪腺的分泌。中间神经主要司理舌前 2/3 的味觉和耳鼓膜及外耳道后壁的感觉，也有些纤维司理颌下腺、舌下腺及口鼻腔黏液腺的分泌。膝状神经节神经痛为阵发性，但发作时痛在耳内深处，向其附近的眼、颊、鼻、唇等处放射，并多在外耳道后壁有个"扳机点"。这些患者多合并面神经麻痹或面肌抽搐，有时在软腭上、扁桃体窝内及外耳道耳前庭处发生疱疹，并有舌前 2/3 味觉丧失（Hunt 综合征）。

三、治疗原则

治疗三叉神经痛的目的是缓解疼痛，尽量减少不良反应，使患者得到宁静的休息。方法很多，每种方法均能减轻一定程度的疼痛，但常有一定的复发率。无论对哪一种治疗方法的优缺点进行评价，观点会有所不同的，应争取在循证医学的基础上正确评价。在实施治疗过程中需权衡利弊，不仅要顾及疗效，还应考虑并发症、安全性及患者经济承受力等诸多方面的因素。这些对确定患者治疗程序和筛选治疗方法很重要；如病因明确且能去除者，应先去除病因。现列出三叉神经痛临床治疗程序线图如下：确诊为三叉神经痛的患者→口服药物（无效或不可耐受者）→暂时性神经阻滞（无效或效果不佳者）→永久性神经阻滞、射频热凝毁损术等（无效者）→伽马刀（无效）→手术

1. 药物治疗

（1）卡马西平：首选治疗药物，有效率可达70%～80%。首次剂量0.1g，2次日，每日增加0.1g，至疼痛控制为止，最大剂量不超过1.0g/d。以有效剂量维持治疗2～3周后，逐渐减量至最小有效剂量，再服用数月。不良反应可见头晕、嗜睡、口干、恶心、消化不良等，多可消失。出现皮疹、共济失调、再生障碍性贫血、昏迷、肝功能受损、心绞痛、精神症状时需立即停药。妊娠妇女忌用。

（2）苯妥英钠：初始剂量0.1g，口服，3次/日。如无效可加大剂量，最大剂量不超过0.4g/d。如产生头晕、步态不稳、眼球震颤等中毒症状即应减量至中毒反应消失为止。

（3）加巴喷丁：第二日0.3g，一次口服，此后可根据临床疗效酌情逐渐加量，一般最大剂量为1.8g/d。常见副作用有嗜睡、眩晕、步态不稳，随着药物的继续使用，症状可减轻或消失。

（4）普瑞巴林：起始剂量可为75mg，每日2次，或每次75mg，每日3次。可在1周内根据疗效及耐受性增加至每次150mg，每日2次。74%的患者疼痛好转。最常见的不良反应有头晕、嗜睡、共济失调，且呈剂量依赖性。如需停用，建议至少用1周时间逐渐减停。部分患者可缓解疼痛，偶有二过性头晕、全身瘙痒、复视等不良反应。

2. 手术治疗　三叉神经痛的外科治疗，主要为颅后窝三叉神经根微血管减压术可以最大限度地保留三叉神经的功能，较少遗留永久性神经功能障碍，属于功能性神经外科手术。总有效率94%左右。有两篇文章报道：

70%～80%患者术后5年无疼痛，未查到系统的文献综述。如磁共振检查发现在神经附近有血管和神经密切接触，即有做减压术的指针。三叉神经微血管减压术的适应证：经正规药物治疗一段时间后，效果不明显；药物过敏或严重副作用不能耐受；严重疼痛影响工作、生活和休息者。

此外，伽马刀治疗也可用于药物治疗无效的患者。其有效率可达80%～90%。其优点是无创伤、术后不良反应少，并能保留患侧面部的痛触觉。

21

四、疼痛专科治疗

三叉神经痛的疼痛专科治疗包括外周神经阻滞、外周神经射频，三叉神经节射频热凝术。对于药物治疗无效的病例，可以给予三叉神经节外周阻滞或射频。可以施行的三叉神经外周阻滞或射频有，眶上神经、眶下神经、髁神经以及下颌神经阻滞或射频。对于外周阻滞射频无效的病例，可以给予三叉神经节射频热凝术。

五、康复和预后

三叉神经痛是否复发或何时复发是难以预料的。在疼痛发作间期，应尽可能避免做诱发疼痛的机械动作，用温水洗脸和刷牙、避免冷水刺激。原发性三叉神经痛一般预后良好，患者10年生存率没有下降。药物治疗不能预防将来的发作或改变自然病程。继发性（症状性）三叉神经痛预后因病因不同而异。

第三节　舌咽神经痛

一、简要概述

舌咽神经痛是发生在舌咽神经感觉支配区的一种发作性剧烈疼痛，因本病常有迷走神经参与，也称其为迷走舌咽神经痛。其发作、缓解方式与三叉神经痛十分相似，但其发病率仅为三叉神经痛的 1/100、两者偶尔可并发。发病率男女无差别，以中老年为高，左侧高于右侧，偶尔可双侧同时发病。舌咽神经为混合神经，其根丝从延髓发出后，与迷走神经和副神经一起经颈静脉孔出颅腔，沿颈内动、静脉之间下行，之后呈弓形向前经舌骨舌肌深面至舌根。在颈静脉孔处，舌咽神经干有较小的上神经节和较大的下神经节又名岩神经节。舌咽神经包含有 5 种纤维成分：①一般内脏感觉纤维；②特殊内脏感觉纤维（味觉）；③一般内脏运动纤维；④特殊内脏运动纤维；⑤一般躯体感觉纤维。舌咽神经主要分支有：①舌支；②咽支；③扁桃体支；④颈动脉窦支。

　　舌咽神经痛分为原发性和继发性两大类。原发性舌咽神经痛最为多见，其病因不明，有人认为可能与局部缺血有关，亦有人认为可能与某些原因造成舌咽神经及迷走神经脱髓鞘病变，从而导致舌咽神经的传入冲动与迷走神经之间发生"短路"有关。近年来，由于显微外科的开展，证实了部分患者与椎动脉或小脑后下动脉压迫舌咽神经有关、解除压迫后疼痛缓解。

　　继发性舌咽神经痛，在临床上也不少见。主要由舌咽神经及其周围的肿瘤、血管病变、炎症等压迫舌咽神经所致。此外，茎突过长，茎骨舌骨韧带钙化，也是导致继发性舌咽神经痛的常见原因。

二、临床表现与疾病诊断

（一）临床表现

1. 疼痛特点　原发性舌咽神经痛为阵发性疼痛，绝大多数患者无发病先兆（个别有某种异常或不适），疼痛常突然发作或突然停止、疼痛性质与三叉神经痛相似，为剧烈疼痛，呈电击样、针刺样、刀割样、烧灼样。每次发作短暂，仅持续数秒至数十秒钟（但极少数有时持续数分钟），轻者每年发作数次，重者一天可发作数次、间歇期长短不一，期间可完全无痛。

2. 疼痛部位　疼痛部位主要位于舌根部、咽部、扁桃体窝，可放射到耳、下颌角和上颚部。发作时疼痛多始于一侧的舌根和扁桃体，迅速扩及咽部和软腭，并常向同侧耳道深部、下颌角底部放射，偶尔亦可波及耳颈部和颈枕部。少数疼痛仅局限于外耳道及其周围。

3. 触发因素　扳机点（触发点或触发带）大多在同侧的舌根、腭、扁桃体窝或咽后壁、耳部或外耳道，偶尔不慎触及该部位即可引起疼痛发作，而触摸颜面部皮肤诱因多见于吞咽食物时，其次是在打哈欠、说话、咳嗽、掏耳等动作时诱发。

4. 伴随症状　疼痛发作可伴随有其他系统的症状，对心率和血压具有一定的影响，某些患者可出现晕厥、心律失常、心动过缓、心脏停搏及癫痫发作。此外还可出现自主神经功能改变、如低血压、唾液分泌增加、出汗、流泪、局部充血、阵发性咳嗽以及喉部痉挛感等。

辅助检查：主要通过头颅或颈部磁共振或 CT 排查是否存在肿瘤，出血等继发性神经痛的可能。

（二）诊断要点

1. 诊断标准　诊断根据典型的疼痛性质、疼痛部位及触发因素，典型病例不难诊断。对于不典型病例可行可卡因或丁卡因试验，即用 1% 丁卡因溶液喷涂在患侧扁桃体及咽部，疼痛停止并维持 1～2 小时，做正常咀嚼和吞咽不再触发疼痛发作为阳性。舌咽神经痛的患者此试验阳性率高达 90%。原发性舌咽神经痛一般无阳性体征，疼痛的部位主要位于一侧的舌根、扁桃体、咽后壁、耳道深部，呈短暂发作性剧烈疼痛，有明显的缓解期。

2. 鉴别诊断　虽然继发性舌咽神经痛的部位与原发性相同，但疼痛的持续时间长，无明显缓解期，无扳机点，常伴有神经系统体征，X 线、CT 及 MRI 等检查可发现原发病的异常或病理改变。

舌咽神经痛应与三叉神经痛（第三支）及中间神经痛相鉴别。三叉神经痛的诱发痛是在嚼动作时，其下颌支引起的疼痛大多位于舌前部、舌侧缘及舌尖；扳机点大多位于体表；发作时伴有行为反应丁卡因试验阴性。

中间神经痛为罕见疾痛，其特征为听道深部的短暂的阵发性疼痛扳机点大多位于耳道的后壁；常伴有带状疱疹，有时可有流泪、流涎及味觉障碍可卡因或丁卡因试验阴性。

三、治疗原则

药物治疗舌咽神经痛的药物治疗和三叉神经痛相同。主要是苯妥英钠和卡马西平（苯妥英钠 100mg/次口服，每日 3 次；卡马西平 100mg/次口服，每日 3 次），一般镇痛药物无效。药物治疗的总有效率为 50%。少数患者疼痛完全缓解，但复发率较高。

外科手术治疗：微血管减压术枕骨下开颅探查舌咽神经，有血管压迫者，使其松解可使疼痛停止，无神经功能的丧失。颅内切断舌咽神经及迷走神经分支为外科治疗应用最多、效果最好的方法，但手术后存在有程度不等的吞咽困难，甚至有因手术后并发症而死亡的报道。

四、疼痛专科治疗

疼痛科专科治疗，主要为神经阻滞治疗，神经阻滞包括局部神经阻滞和舌咽神经阻滞疗法以及舌咽神经射频热凝术。

（1）局部神经阻滞：是用丁卡因或利多卡因等局部麻醉药行咽喉部喷洒而使疼痛停止。

（2）舌咽神经阻滞：主要为舌咽神经干的阻滞。舌咽神经干因其与迷走神经、副神经、交感神经及面神经的解剖位置较为接近，易被一并阻滞或刺激出现相应症状，损伤颈部血管可形成局部血肿，因此必须异常谨慎施行。可以反复进行舌咽神经或周围支的阻滞。

（3）射频热凝术：经皮射频热凝术是在 CT 或 X 线透视下，对舌咽神经干或经颈静脉孔对岩下神经节进行电凝。可能会发生声带麻痹，由于舌咽神经周围有许多重要的血管和神经组织，操作的难度较大，要谨慎进行，但安全性大于舌咽神经药物毁损性阻滞和开颅微血管减压术。

第四节 枕神经痛

一、简要概述

枕神经痛是指枕部枕大神经和枕小神经分布区的疼痛。后枕部和颈部的感觉是由第1、2、3对颈神经支配，第2颈神经后支构成枕大神经，自乳突和第1颈椎后面中点连线的正中处由深组织向浅部走行、分布于后枕部相当于两侧外耳道经头颈连线以后的部分。第3颈神经前支构成枕小神经、耳大神经。枕小神经主要分布于耳廓上部和枕外侧的皮肤，耳大神经主要分布于耳廓下部前、后面、腮腺表面及下颌角。当三条神经受累时，可引起后枕部和颈部疼痛，并常以神经痛形式出现。因第1颈神经后根一般都发育很小，故上颈段脊神经疾病引起的后枕部及颈部疼痛统称为枕神经痛。本病大多发生于成年人，一部分患者有较明确的病因：某些疾病如上呼吸道感染或鼻咽部存在感染病灶，或受凉受潮后，可引起枕神经发生炎症病变而引起疼痛。大多是由于局部或全身疾病引起的枕神经水肿、变性或脱髓鞘病变而导致枕神经痛：①颈椎疾病：是较常见的原因、可能与增生的骨质床压迫颈段神经有关，上颈椎结核、类风湿脊椎炎或转移癌偶尔也可引起。②椎管疾病：上颈段脊髓肿瘤、粘连性蛛网膜炎、脊髓空洞症等可引起颈枕部疼痛。③寰枕部畸形：颅底陷入症、寰枕关节融合、上颈椎椎体分隔不全、枕大孔狭窄等，主要是对上颈段脊神经等压迫牵扯所致。④颅后窝病变：如颅后窝肿瘤、颅后窝蛛网膜炎等亦可引起枕部及颈部疼痛。⑤损伤：枕下关节韧带损伤、寰椎前后弓骨折、寰枢椎半脱位、颈椎及颈部软组织损伤等。⑥全身性疾病：糖尿病、风湿病、疟疾、尿毒症、动脉硬化、有机磷中毒、长期饮酒等可引起枕神经退行病变。

二、临床表现与疾病诊断

（一）临床表现

枕神经痛是枕骨下和头后部的疼痛，可呈自发性也可因头颈部的动作、喷嚏、咳嗽等诱发，发作时患者常保持头部不动，呈轻度前倾和侧倾。疼痛常为持续性，也可阵发性加剧，但在发作间歇期枕部可有钝痛。疼痛始自枕骨下区，向后头皮放射，压迫枕神经时可加剧。疼痛严重时可伴有眼球后痛。可有偏头痛样症状或出现丛集性头痛的自律症状。相当一部分肌紧张头痛患者的头痛也位于相似的区域。

体格检查：检查时可找到枕神经的压痛点。枕大神经的压痛点位于乳突与第 1 颈椎后面连线中点（风池穴），枕小神经的压痛点位于胸锁乳突肌附着点的后上缘（翳明穴）。同侧第 2、3 颈椎横突处有压痛及放射痛。枕部的皮肤常有感觉减退或痛觉过敏。

辅助检查：枕神经痛无特异性的辅助检查，部分患者颈椎平片或颈椎 MRI 可见颈椎退变、颈椎曲度变直等征象。头颅 CT 或 MRI 一般无异常表现。

（二）诊断要点

枕神经痛的诊断要点如下：

1. 患者具有上述的疼痛特征。

2. 神经支配区痛觉减退。

3. 检查时，在所累及神经和同侧第 2、3 颈椎横突处有压痛及放射痛。

4. 头颈部动作可为疼痛诱因。

5. 枕神经阻滞后疼痛消失。

枕神经必须与源于寰枢椎关节或上椎突关节，或从颈肌附着点的扳机点所致的枕部疼痛相鉴别。

三、治疗原则

1. **病因治疗**　对于有结构损害基础的患者，应尽可能进行病因治疗，如手术切除肿瘤和解除压迫，针对流感各种感染进行治疗等。

2. 药物治疗

（1）镇痛药物：如卡马西平、布洛芬、苯妥英钠等。卡马西平主要是由于阻滞突触传递而起作用，用量为 100mg/次，每日 3 次，宜从小量开始，苯妥英钠 0.1g/次，每日 3 次，此药在未应用卡马西平之前，曾被认为是枕神经痛的首选药，其药理作用与卡马西平相似。

（2）神经营养剂：大量 B 族维生素，特别是维生素 B_{12} 具有镇痛作用，可促进神经的修复，可应用维生素 B_1 100mg + 维生素 B_{12} 500～1000ug 肌内注射，每日 1 次。

（3）肾上腺皮质激素：有减轻神经水肿及止痛的作用。地塞米松 1.5mg/d，泼尼松 15～30mg/d，可应用 5～7 天。

（4）局部理疗：急性期可采用间动电流、超短波、紫外线或普鲁卡因离子透入；慢性期宜采用超短波、短波透热或碘离子透入等。

（5）针刺治疗：常用穴位有风池、翳明、后溪、合谷、外关、太冲、昆仑等。

四、疼痛专科治疗

神经阻滞治疗对枕神经痛有较好的效果。可行局部神经阻滞疗法。

（1）枕大、枕小神经阻滞：枕大神经阻滞穿刺点在患侧乳突与第 2 颈椎棘突之间连线中点处或枕骨后隆起的外下方 2.5cm 处，该处常有压痛。穿刺针针尖避开枕动脉，在穿刺点刺入皮下，然后使穿刺针针尖向上大约 45°角缓慢推进，患者出现放射痛时，可注入 1% 利多卡因 2～3ml。待麻木后注入神经破坏药 1～2ml。枕小神经阻滞的穿刺点在枕大神经阻滞穿刺点外 2.5cm 处。对于有炎症因素的疼痛可在局麻药中加入糖皮质激素，也可加入 B 族维生素。对于反复阻滞无效者，可考虑应用神经破坏药，如无水乙醇或 10%：15% 苯酚甘油进行阻滞。

（2）$C_2 \sim C_4$ 椎间孔阻滞术可逆性阻滞，用药同上，每个部位不超过 4ml，多部位阻滞时药量酌减，避免双侧同时阻滞。治疗最好在影像学设备的引导下进行，阻滞更加安全，效果更加确切。

五、康复和预后

枕神经痛与枕后肌群长时间劳损，张力过高有一定关系，故日常生活中应注意避免长时间低头工作，避免不良姿势。生活和工作习惯的改变与治疗的长期效果密切相关。给予颈部体操对枕神经痛的预后，有一定效果。一般认为，枕神经痛的预后较好。

第五节　面肌痉挛

一、简要概述

面肌痉挛亦称为面肌抽搐，是指一侧面部肌肉间断性不自主阵挛性抽动或无痛性强直。本病病因未明。磁共振断层血管造影显示面神经受压达 2/3，常由异常动脉或静脉、罕见基底动脉瘤、听神经瘤、脑干梗死或多发性硬化所致。近年来国内外报道大多数面肌痉挛有错行血管压迫面神经根，行纤维外科手术减压后可获治愈，提示与三叉神经痛有类似发病基础，少数患者也可为 Bell 麻痹后遗症表现。面肌痉挛的发病机制推测为面神经异位兴奋或伪突触传导所致。

二、临床表现与疾病诊断

（一）临床表现

多中年以后起病，女性较多。发病早期多为眼轮匝肌间歇性抽搐，后逐渐缓慢扩散至一侧面部其他面肌，以口角肌肉抽搐最为明显，严重时可累及同侧颈阔肌。紧张、疲倦、自主运动时抽搐加剧，入睡后停止，两侧面肌均有抽搐者少见。少数患者病程晚期可伴患侧面肌轻度瘫痪。

体格检查：除面肌阵发性抽动，神经系统无其他阳性体征。

辅助检查：肌电图可见肌纤维震颤及肌束震颤波。

（二）鉴别诊断

（1）功能性睑痉挛：常见于中年以上女性患者，常为双侧性，仅局限于眼睑肌的痉挛，无下部面肌抽搐。

（2）习惯性抽动症：常见于儿童和青壮年，有较为明显的肌肉收缩，多与精神因素有关。

（3）Meige 综合征：又称睑痉挛一口下颌肌张力障碍综合征，多见于老年女性，主要为双侧睑痉挛，伴口、舌、面肌、下颌、喉及颈肌肌张力障碍。

三、治疗原则

肉毒素 A（BTX-A）局部注射，是治疗面肌痉挛的首选方法，安全有效，简便易行。在痉挛明显部位注射BTX-A，2.5~5U，每次注射约 50U，起效时间为 3~5天。注射一周后有残存痉挛者可追加注射，疗效可持续3~6个月。复发者可做原量或加倍量注射，但每次注射总剂量不应高于 200U。肉毒素注射的不良反应包括，短期眼睑下垂、视觉模糊、流涎等，数日可消失。此药可用于多种局限性肌张力障碍的治疗，是近年来神经疾病治疗领域的重大进展之一。

此外，镇静药、抗癫痫药，对某些患者可减轻症状。卡马西平 0.6~1.0g/d，约 60% 患者有效。还可试用氯硝西泮、加巴喷丁等。

手术治疗适用于 BTX-A 注射疗效不佳患者，如血管压迫所致面肌痉挛，可采用面神经微血管减压术，周围神经切断术也可能有效。

第二十二章

颈肩上肢疼痛病

第一节 颈 椎 病

一、简要概述

颈椎病是由于颈椎椎体及颈椎间盘退变性改变及因此继发病理改变并累及其周围组织结构，如肌肉、神经根、脊髓、椎动脉、交感神经等，出现相应的临床表现者称之为颈椎病。它是一种常见病和多发病，严重地影响了患者的身体健康和生活质量。流行病学调查显示，40-50岁的成年人颈椎病发病率为50%，60岁以上人群中发病率为25%，近年来，由于人们生活习惯的改变颈椎病年轻化趋势严重。

（一）解剖特点

颈椎由七节椎体组成，第一节称之为寰椎，经小关节与枕骨相连，第二节为枢椎，由齿突和小关节与寰椎相连，其他椎体由椎间盘和小关节相连，组成椎管、椎间孔供脊髓和神经根通过，七节颈椎横突均有横突孔（椎动脉孔），供椎动脉通过。

1. 颈椎间盘　第一颈椎与第二颈椎之间为关节，无椎间盘。从第二颈椎到第一胸椎，共有六个椎间盘，纤维环前部厚，后部较薄。其上下纤维均由软骨细胞与软骨板相连接，组成一个封闭的球样体，不论外力从上下来，还是从左右来，它的体积均不变，压力平均地分配到各个方面，它的营养来自渗透过软骨板及纤维环的淋巴液，它无神经及血管，故一经损害就无修复能力。

2. 颈椎关节突关节　与胸腰椎不一样，其上关节面朝上而偏向后方，枢椎上关节面近于水平，而下部颈椎上关节面逐渐加大其倾斜度，到第七颈椎则与水平面成45°。因此，下部颈椎关节突承担压力较上部的小，发生骨关节炎改变也较少。关节突关节构成椎间孔的后壁，其前方与椎动脉相毗邻。

3. 颈椎钩椎关节　又称 luschka 关节。从第二颈椎起在椎体两侧稍后有峭状突起，称钩突，与相邻椎体下面侧方的斜坡构成关节，称钩椎关节。钩突并非来自椎体，而是由椎弓的骨化中心所形成，再与椎体融合。钩突互相对着的两面有软骨，劳损后钩突关节周围可发生骨刺，此关节构成椎间孔的前壁，而其侧方与椎动脉相毗邻，故椎间盘突出加上钩椎关节增生可挤压神经根或椎动脉而产生相应的临床症状。

4. 颈椎椎管　颈椎椎管的长度是可变的，颈椎前屈时，椎管拉长，前缘可达 1.5cm，后缘可拉长达 5cm，其内的脊髓也随之拉长变细而紧张。颈椎后伸时，椎管变短，脊髓如手风琴样折叠而变粗，当颈椎椎管呈先天性狭窄或椎管内有后纵韧带骨化时，尤其在 $C_{5,6}$ 颈膨大处，脊髓更容易受到挤压。

5. 颈脊髓　因锥体束排列的特殊性，下肢先受损害而出现感觉及运动障碍，病程长了，逐渐发展到上肢功能障碍。

6. 颈脊神经根　颈脊神经根共 8 对，第一对由寰椎上方发出，第二对由寰枢之间发出，依次向下。颈脊神经根的感觉根较运动根为大，位于椎间孔的上半占据较大空间，而运动根在感觉根的前下方，位于椎间孔的下半，不同部位的唇样骨质增生引起的症状常不同，如上一椎体后下缘增生，感觉根最先受累，如下一椎体的上缘增生，则运动根受累，但相邻椎体的后缘常同时增生。因此，感觉根及运动根可同时累及。运动根对缺血更为敏感，遭受压迫时，更易引起症状，C_{5-6} 及 C_{6-7} 最易累及。神经根可有充血水肿，也可以出现萎缩。在硬膜囊内尚可出现扭曲，引起神经根型颈椎病的致病解剖因素有：①椎间孔狭窄；②椎间盘向后外方突出；③钩突增生；④上关节突增生，向前倾斜。

7. 颈部动脉 为锁骨下动脉的最大分支于前斜角肌和颈长肌之间上行，一般经上位六个颈椎横突孔，至寰椎侧块上关节面后方转向后内，通过椎动脉沟，穿过寰枕后膜和硬脊膜，经枕骨大孔入颅腔，于脑桥下端左右两侧的椎动脉汇合成一条基底动脉而形成 Willis 环。根据椎动脉解剖位置及走行，可把它分为四段：①颈部椎动脉；②椎骨部椎动脉；③枕部椎动脉；④颅内部椎动脉。其中，枕部椎动脉在临床发病最多，椎骨部次之，而颈部椎动脉及颅内椎动脉最少。

（二）病因与病理

颈椎病的发生与多种因素有关，目前发现与颈椎病发病有关的因素有：退变、创伤、劳损、炎症、受寒以及先天性畸形等，现将以上因素分别加以讨论。

1. 颈椎的退行性改变 是颈椎病发病的主要原因，从椎间盘退变开始演变出一系列病理解剖和病理生理改变。椎间盘发生退变之后，椎间隙逐渐变窄，椎周软组织相对松弛。在一定诱因作用下，发生椎体滑移、椎间关节错位、骨赘形成、椎间盘突出，从而对神经根、椎间血管、交感神经或脊髓造成压迫和刺激而致病。

2. 慢性劳损 是指超过正常生理活动范围最大限度或局部所能耐受时值的各种超限活动，使颈部软组织出现慢性劳损。能引起颈部软组织慢性劳损的常见原因有：长期不当的工作姿势，不良的睡眠体位，不适当的体育锻炼、不良的生活习惯等。

3. 头颈部外伤 全身各种外伤对颈椎均有影响，但头颈部的直接外伤对颈椎影响最大。严重的损伤甚至引起四肢瘫痪，可分急性椎间盘脱出、突出、前后纵韧带损伤、椎节不稳等。

4. 颈椎先天性畸形　与颈椎病发病相关性较大的畸形有：①先天性椎体融合、寰椎枕骨化；②颅底凹陷症；③棘突畸形；④颈肋与第七颈椎横突肥大；⑤第二颈椎齿状突发育畸形。

5. 咽喉部炎症　过去没有重视咽喉部炎症与颈椎病的关系，近年发现当咽喉部及颈部有急、慢性感染时，可诱发颈椎病症状出现，或使病情加重，尤其对上位颈椎影响较大，儿童自发性 C_2 椎脱位，都与咽喉炎症有关。炎症通过淋巴系统的扩散，造成颈椎局部特别是咽喉后方的 C_2 椎处肌张力降低，并引起韧带松弛和椎节内外平衡失调，从而破坏了局部的完整性和稳定性。

6. 局部受寒　当脊柱退变及失稳后，由于局部受寒，肌肉收缩不协调，易诱发致病。

综上所述，颈椎病主要源于颈椎椎体及椎间盘的退变，而其后的发病过程主要取决于各种致病因素的演变。如头颈部长期不良姿势、局部受寒和慢性劳损及反复发作的咽喉炎，则可以诱发一系列症状的出现。

颈椎病的发病机制很复杂，是一个连续的过程，根据临床表现和病理过程，可将其分为三期：

1. 椎间盘变性期　早期病理改变的实质是髓核及其周边组织的失水、变性、移位、突出或脱出，其主要病理特点是椎间盘变性与椎节的松动和失稳。纤维环变性所造成的椎节不稳是引起与加速髓核退变的主要因素。与此同时相应颈椎节段的各主要韧带，如前纵韧带和后纵韧带等也随之发生退行性改变，以致整个椎体间关节处于松动状态。在此种不稳定状态下，出现椎间盘应力分布不均，而促进了椎间盘的变性和损伤，髓核的变性可产生大量的炎性介质，纤维环发生撕裂和裂隙形成，进而产生炎症肉芽带。在前纵韧带强大而后纵韧带薄弱的前提下，椎间盘的退变达到一定的阈值，髓核最易突向后方形成髓核突出，一旦突出的髓核穿过破裂的后纵韧带，使髓核组织进入椎管内，则形成髓核脱出。无论是髓核突出或脱出，首先是刺激分布于纤维环后缘的窦椎神经，进而引起脊神经根的刺激或压迫，严重时也可出现脊髓压迫。受累的程度和临床表现，取决于髓核突出的方位和大小及有无椎管狭窄。椎节的松动和失稳，髓核突出或脱出均可使韧带和骨膜撕裂而形成韧带—椎间盘间隙及局部的创伤性反应（包括血肿形成）。从而构成向下一期病理变化发展的基础。此期病变的促发因素是进一步造成椎间盘变性与椎体不稳的各种原因，如慢性劳损、外伤及炎症反复发作等。先天发育性椎管狭窄程度与是否发病及发病程度呈正相关性。

2. 骨赘形成期　此期是椎间盘变性期的延续，实质上可以将其视为突（脱）出的髓核及骨膜下血肿骨化、形成骨赘（骨刺），并将其持续化的阶段。骨赘来源于韧带—椎间盘间隙血肿的机化、骨化或钙化。

骨赘形成期的病理变化是椎间盘退变到一定程度的必然结果，表明颈椎的退变已到了难以逆转的阶段。出现此期临床表现的患者必须尽早采取措施，干预病变的继续发展，并给予积极治疗以改善症状，恢复颈椎局部力学功能并建立新的平衡关系。但是通过治疗仍不能彻底改变患节退变所造成的所有病理改变，有时临床效果并不乐观，有待于今后深入研究予以解决。

3. 周围重要组织的继发性改变　在前两种病理改变基础上对周围组织所引起的继发性改变，常是产生临床表现的重要因素，临床诊疗中必须高度重视这些病理改变及其临床特点。

（1）脊神经根：由于椎体后缘骨刺或椎节不稳或突（脱）出之髓核，髓核退变释放的炎性介质等直接对神经根的刺激或压迫，早期表现神经根炎的症状，晚期可继发粘连性蛛网膜炎。

（2）脊髓：除了突出的髓核和骨赘直接对其形成压

22

迫外，加之椎体不稳，尤其伴有椎管狭窄和黄韧带肥厚时，所造成的嵌压更易引起脊髓的病理改变。脊髓病理改变的程度取决于压力的强度和持续时间，更取决于脊髓的供血。

（3）椎动脉：椎动脉受累所表现的脑部症状多于四肢的症状，多表现为颅内供血减少引发的一系列症状，严重者可发生猝倒，这是由于椎体交叉处骤然缺血所致。症状的出现与颈椎活动有密切关系，而且临床症状变化多样，所以此型也是颈椎病中病理变化最复杂的一个类型，临床鉴别诊断常需除外脑血管病变。

22

（4）交感神经：交感神经受累所表现的症状多种多样，包括：头晕、恶心、心慌、胸闷、听力下降、视力下降等，主要原因是由于退变的的髓核所释放的炎性介质刺激交感神经所致，也包括骨赘和间盘对交感神经的直接刺激。

二、临床表现与疾病诊断

由于颈椎复杂的生理结构及其在病变过程中存在复杂的病理、生理变化，所以颈椎病的临床表现千差万别。我们人为的根据其临床主要表现及相应的检查引导将颈椎病分为：颈型、神经根型、脊髓型、椎动脉型、交感神经型和混合型几种，但在临床工作中很少有单一类型存在，多数为2-3种类型混合，只是某一种类型表现突出，所以我们在治疗时要重点突出、多方兼顾。

（一）颈型

临床上反复发作的落枕，绝大多数属颈型颈椎病，或为其他型颈椎病的前驱表现。

1. 临床特点

（1）患者以青壮年居多。

（2）常见于长时间低头工作或学习后出现症状，或次日起床颈部不能转动，颈椎活动明显受限。

（3）以颈部的酸胀疼痛不适感为主，伴有颈部弹响。

（4）体征：颈部活动受限，棘突间及棘突旁可有压痛。

（5）影像学检查：颈椎曲度变直和颈椎曲度反弓，颈椎侧弯及 C_2 旋转错位为主，动力性侧位片上，患病椎体松动，表现为轻度梯形变或屈伸活动度较大。

2. 诊断依据

（1）颈肩部及枕部疼痛并伴有相应节段的压痛点。

（2）X 线片上显示颈椎曲度变直或反弓，颈椎侧弯与棘突移位，椎体不稳与松动。

（3）除外颈部扭伤、肩周炎、风湿性颈椎病、肌筋膜炎等。

3. 治疗原则

（1）非手术治疗：如口服抗炎止痛药、牵引、理疗、按摩、中药外敷。如果颈部肌肉僵硬劳损严重，可考虑针刀松解治疗。C_2 颈椎旋转移位，要手法复位。但要注意安全，避免并发症的发生。

（2）避免诱发因素：避免长时间屈颈及各种不良姿势、头部外伤，劳损及寒冷刺激。经保守治疗一疗程，症状很快缓解，但要避免各种诱发因素，防止病情反复发作，发展到下一个阶段。

（二）神经根型

在临床较多见，主要表现与神经根分布区相一致的感觉运动障碍，及反射异常。

1. 临床特点

（1）颈部症状：颈部疼痛主要是髓核突出，或由于局部窦椎神经直接遭受刺激而引起，椎旁肌肉压痛，棘突或棘间隙压痛，在急性期叩击痛明显。

（2）根性痛：疼痛范围与受累椎节的脊神经分布区相一致，不仅有颈肩背疼痛，还有明显的沿颈神经根走行的上肢烧灼样、刀割样的疼痛或麻木，其中以手指麻木、指尖过敏及皮肤感觉减退等多见。

（3）根性肌力和感觉障碍：由于脊神经前后根在硬膜囊内呈前后排列，所以以前根先受压者为明显，早期肌张力增高，但很快减弱出现肌萎缩，表现手部大小鱼际肌及骨间肌萎缩。当后根也受累时，则可出现该神经根分布区的感觉障碍，当颈神经根受到刺激时，痛觉常过敏，当压迫较重或时间较长时，则表现为痛觉减退。

（4）反射异常：即该脊神经根所参与的反射弧出现异常，早期呈现活跃，而中后期则减退或消失，检查时应与对侧相比较。单纯根性受累不应有病理反射，如伴有病理反射则表明脊髓同时受累。

（5）特殊检查：臂丛牵拉试验和椎间孔压缩试验阳性者多见髓核突出、髓核脱出及椎节不稳为主的病例，而因钩椎增生所致者大多较轻。

（6）影像学检查：病因不同 X 线所见也各异，一般表现椎节不稳，生理曲度消失或反弓，椎间隙变窄，前后缘骨刺形成，椎间孔狭窄及钩椎增生等现象中的一种或数种。CT 可见椎间盘突出或脱出压迫神经根，或突出物钙化导致椎间孔狭窄。MRI 可显示椎间盘变性，髓核后突，压迫神经根及硬膜囊。

2. 诊断依据

（1）与病变节段相一致的根性症状和体征。

（2）压颈试验与上肢牵拉试验多为阳性。

（3）影像学与临床表现一致。

（4）除外颈椎骨骼实质性病变（结核、肿瘤等）及颈椎外病变（胸廓出口综合征，网球肘，腕管综合征，肩周炎）。

3. 定位诊断

（1）C_{2-3} 节段病变：表现头部以上的症状。

（2）C_{3-4} 节段病变：皮节分布在颈肩部。

（3）C_{4-5} 节段病变：皮节分布在三角肌。

（4）C_{5-6} 节段病变：皮节分布在上肢外侧和前臂桡侧，以肱二头肌受累明显，肱二头肌反射障碍。

（5）C_{6-7} 节段病变：皮节分布在上臂内侧、示指和中指，肱二头肌受累明显。

（6）$C_7 - T_1$ 节段病变：受累的肌肉分布特点是集中

22

在手和前臂内侧,即尺侧和前胸,肱二、三头肌反射都不明显。

4. 治疗原则

(1)保守治疗:在医生指导下可用抗炎镇痛药,肌松类药物,神经营养药及脱水药等,颈椎牵引加制动有明显的疗效,手法按摩在急性期过后有一定的疗效,但应轻柔,切忌操作粗暴而引起意外。

(2)微创介入治疗:根据突出物的形态、突出物的大小可选择臭氧溶核术、激光消融术、射频热凝术、等离子髓核成形术及胶原酶盘外溶解术等。

(3)手术治疗:经过以上治疗无效,临床表现、影像学所见及神经学定位体征改善不明显者,可以考虑外科手术。

(三)椎动脉型颈椎病

1. 发病机制 研究表明,本型颈椎病是多种因素引起的,其发病机制分述如下:

(1)动力因素(颈椎不稳):寰枢椎半脱位与寰枢关节紊乱是上颈椎不稳的主要因素。由于退变,椎体不稳,轻微外力,即会引起 $C_{1~2}$ 旋转错位,导致两侧上下横突孔错位,刺激压迫椎动脉,并引起痉挛,出现椎动脉供血不足。临床常见的颈性眩晕,多见于 $C_{1~2}$ 旋转错位引起。颈椎中下段不稳,导致椎动脉第二段受到不稳定椎节的刺激,激惹了交感神经引起了椎—基底动脉缺血。

(2)机械压迫因素:①钩椎关节增生:椎动脉的第二段在横突孔内走行,其内侧是钩椎关节,该关节发生增生退变时,向外侧可直接压迫椎动脉,C_5 横突孔距离椎体较近,故此处有增生极易压迫椎动脉,这与 $C_{5~6}$ 活动多有关。②$C_{3~4}$ 突出或髓核脱出:当椎间盘突出物突破后纵韧带进入椎管时,则可达到椎间孔处,压迫神经根的同时也压迫了椎动脉。③上关节突的增生:该关节单纯向前移位,使椎间孔缩小,椎动脉受压,其特点为头后仰症状加重,多伴有神经根受压的表现。

（3）退变因素：椎间盘发生退变，颈椎的高度下降，椎间隙狭窄，椎动脉相对延长，随着年龄的增加，动脉弹性发生变性，因此形成椎动脉的长度超过颈椎的长度，使椎动脉扭曲狭窄，甚至出现血流中断。

（4）血管因素：①动脉硬化：全身动脉发生不同程度的血管硬化时，如果椎动脉血管壁上有斑块形成，导致椎动脉狭窄可引起椎—基底动脉供血不足。②血管的变异：发育性椎动脉两侧不对称，加上动脉硬化，对侧失代偿，可引起椎—基底动脉流速下降。

（5）发育因素：寰椎枕骨化、椎动脉沟环、短颈畸形、齿状突缺如等先天发育畸形，使寰枢椎代偿活动加大，积累性劳损使寰枢椎之间的韧带和关节囊松弛，从而发生局部不稳，在轻微的外力作用下，即可引起椎—基底动脉流速下降。

（6）软组织因素：临床多见，颈肩背的急慢性损伤，局部组织肌筋膜发生瘢痕粘连，气候的改变及精神紧张的刺激，使局部组织痉挛收缩，反射性激惹了交感神经引起血管痉挛。临床观察寰枕筋膜挛缩的患者，并没有直接压迫椎动脉，而是由于软组织的痉挛收缩刺激了交感神经，引起了椎—基底动脉流速下降。

（7）咽喉部及中耳炎症：咽喉部及中耳的炎症通过淋巴系统的扩散，出现上颈段小关节周围的炎症。关节囊肿胀充血渗出等炎症反应，使该处肌力下降，继之出现关节囊松动不稳，刺激椎动脉引起痉挛。

2. 临床特点

（1）椎—基底动脉供血不足引起的症状：①偏侧头痛：占70%，以颞、枕部为重，呈跳痛。②眩晕：头颅旋转引发眩晕是颈椎病的特点，正常情况下，当头转向一侧时，另一侧血流可以代偿，当颈椎骨质增生或其他致压物使椎动脉受压，使一侧椎动脉已处于低血流量状态时，头再转向健侧使健侧椎动脉瞬间血流量减少，而对侧又无代偿能力时，即引起大脑缺血而出现眩晕。③耳鸣、耳聋：此症状十分常见，约占80%，是由于内耳动脉供血不足引起。④视力障碍：眼睛酸胀干涩，视物模糊，复视等，主要由于椎—基底动脉血流量减低，使大脑皮质视觉投影中枢血流量减少所致。⑤神经症状：失眠、健忘、注意力不集中等现象。⑥发声障碍：嘶哑，口唇麻木，主要是延髓缺血及脑神经受累所致。⑦猝倒：系椎动脉痉挛引起锥体交叉处突然缺血所致，多表现为头颅突然回头或在某一体位头颈转动时出现。

（2）神经症状：椎动脉上有交感神经节后纤维围绕形成椎动脉丛，其上有交感神经干，当椎动脉受累时，必然波及此处的交感神经而引起自主神经系统的平衡失调，临床上就出现胃肠、呼吸、心血管紊乱症状，个别患者出现 Horner 征。

3. 影像检查

（1）X 线改变：斜位片观察上关节突、钩椎关节增生情况及椎间孔的狭窄程度。正位张口位片很重要，观察寰枢有否移位，寰齿间隙左右是否对称，C_2 棘突有无偏斜，临床发现许多椎动脉型颈椎患者有 C_2 棘突偏移，齿状突左右移位，寰齿间隙左右不对称。功能位片可以观察到寰枕间隙狭窄与椎体的不稳。

（2）MR 成像技术（MRA）：对椎动脉判断既安全又有诊断价值。

（3）DSA 技术：通过股动脉穿刺注入少量造影剂，以数字减影成像技术获得清晰的椎动脉图像，不仅对诊断，而且对手术部位的确定也至关重要。

4. 诊断依据

（1）有椎—基底动脉缺血的症状，经颅多普勒显示椎—基底动脉供血不足。

（2）旋颈试验阳性。

（3）X 线显示寰枕间隙狭窄、C_2 棘突旋转、上关节突或钩椎关节增生、椎体不稳及 CT 或 MRI 显示椎间盘突出。本病确诊应依据 MRA，DSA 或椎动脉造影结果。

（4）除外眼源性、耳源性眩晕及颅内肿瘤等。

5. 治疗原则

（1）保守治疗：是本型的基本治疗方法，大多数病例均可获得满意的疗效，尤其是 C_{1-2} 旋转错位，通过手法复位，症状很快得到改善。对于退变椎间隙狭窄导致的颈椎不稳者，可以采取颈椎牵引。

（2）微创介入治疗：经保守治疗无效，椎间盘突出无钙化不伴有椎管狭窄者，可考虑微创介入治疗。

（3）手术治疗：经保守治疗和微创介入治疗效果不佳，且病情反复发作，影响正常生活及工作者。

（四）交感神经型颈椎病

交感神经型颈椎病是颈椎病患者中症状最为复杂一组患者，而多数颈椎病患者除本型颈椎症状外，都同时或多或少存在交感神经症状。原有自主神经功能不稳者，以及更年期妇女，易患本病。不同患者症状差别很大，有的以交感神经受刺激为主，有的以交感神经麻痹为主，也有的先由刺激症状后转为麻痹症状。

1. 临床特点

（1）五官症状：视物模糊、眼球酸胀、流泪、眼干涩、眼睑下垂、咽喉不适或有异物感、鼻炎或咽炎、耳鸣、听力减退、牙痛也多见。

（2）头部症状：头痛或偏头痛，头晕头胀，头部麻木感，局部按摩可以改善症状。

（3）心脏症状：胸前不适、胸闷、心前区疼痛，心跳过速或心动过缓，心电图正常者称假性心绞痛。

（4）交感神经性血管症状：肢体发凉，发麻，遇冷时有刺痒感或麻木疼痛感，有神经血管性水肿表现。

（5）出汗障碍：多汗或少汗，此种现象可只限于头、颈、双手、双足或一个肢体，也可半身，常伴有半身酸痛、胀麻，以手胀为主，且多在夜间或晨起时较重。

（6）血压异常：根据临床观察发现，此症状在临床并不少见，表现为高血压、降压药无效，经颈椎手法复位后可使血压恢复正常，有的为低血压，血压不稳较常见，忽高忽低；24小时内自然变化甚大，同时多伴有睡眠障碍，情绪不稳定。

（7）对气候适应能力差：表现为怕冷或怕热。尤其在季节交替时，感到周身不适，有人认为这是脑干内的网状结构受累所引起。

（8）雷诺综合征：其原因很多，如颈肋、前斜角痉挛、脊髓空洞症、周围血管疾病，本综合征主要表现阵发性手指发凉发白、发绀、局部疼痛或麻木，遇冷发作，遇热可缓解或反应性充血。

2. 诊断依据

（1）自主神经功能紊乱的症状。

（2）一般不伴有颈神经根或脊髓受累的表现。

（3）颈椎 X 线表现为椎体不稳。

（4）星状神经节阻滞症状立即得到改善。

3. 治疗原则同椎动脉型颈椎病。

（五）脊髓型

脊髓型颈椎病较前几种少，但因其症状严重，在临床上表现为损害平面以下的感觉减退及上运动神经元损伤症状，出现感觉、运动、反射与排便功能障碍，故在各型颈椎病中占重要地位。

1. 临床特点

（1）锥体束征：是脊髓型颈椎病的主要特点，由于致压物对锥体束的直接压迫或局部血供减少与中断之故。临床上表现为开始下肢无力，双腿发软无力感，逐渐出现踩棉花感与跌倒，步态拙笨及束带感等症状。临床检查时，四肢多为不完全性瘫，下肢表现为上运动神经元瘫痪，即膝反射亢进，病理反射阳性。上肢或为上运动神经元瘫痪，或为下运动神经元瘫痪。感觉障碍平面低于病变部位，且不整齐。屈颈、伸颈试验阳性，患者直立，若屈颈或伸颈片刻即出现上肢过电样麻木并沿躯干向下肢放射到小腿及足部，即称为 Lhermi 征，为颈脊髓受压的重要指征。

根据锥体束在髓内的排列顺序，从内向外依次为颈、上肢、胸、腰、下肢及骶部的神经纤维、视该束纤维受累的部位以及临床最先出现的症状不同可分为以下三种类型：①上肢型：是锥体束深部先被累及，因症状先从上肢开始，以后延及下肢，主要是由于沟动脉受压或遭受刺激所致，如一侧受压，表现为一侧症状，双侧受压，则出现双侧症状。②下肢型：指压力先作用于锥体束表面而下肢先出现症状，当压力持续增加波及深部纤维时，则症状延及上肢，但其程度仍以下肢为主。③四肢型：主要由于脊髓前中央动脉受累所致，通过该血管支配区造成脊髓前部缺血而产生症状，该型特点是患病快，经治疗痊愈亦快，保守治疗有效。

（2）反射障碍：①生理反射异常：四肢深反射亢进或活跃，腹壁反射，提睾反射和肛门反射减弱或消失。②病理反射：Hoffmann 征及掌颏反射，出现阳性率高，病程后期踝阵挛，髌阵挛及 Babinski 征均为阳性。

（3）排尿功能障碍：多在后期出现尿急及便秘，逐渐引起尿潴留或大小便失禁。

2. 影像学检查

（1）X 线片及动力性侧位片：①椎管矢状径小：椎体与椎管矢状径比值大多小于 1∶0.75，绝对值也多小于 14mm；②骨刺形成：80% 以上病例于病变节段椎体后缘有明显的骨刺；③椎体后缘台阶形成：由于椎间不稳所致，使椎体后缘的弧形连线中断出现台阶变；④其他改变：某些病例可伴有后纵韧带骨化，先天性椎体融合等。

（2）CT 和 MRI 检查：对本型颈椎病十分重要，尤其是 MRI 问世之后，几乎可替代了所有创伤性检查。CT主要阳性所见有椎体后缘骨赘、椎管狭窄、椎间盘突出或后纵韧带钙化、骨化或椎间盘突出合并黄韧带肥厚等。MRI 检查阳性所见有椎管矢状径狭小、硬膜囊、脊髓受压及脊髓异常信号等。

3. 诊断依据

（1）具有脊髓受压的表现。

（2）影像学检查阳性所见。

（3）排除其他疾病。

4. 治疗原则

（1）保守治疗：早期通过口服药物和理疗等保守治疗可缓解症状，切忌粗暴手法复位，造成病情加重或意外情况发生。一旦病情加重应尽快采取微创介入治疗或手术治疗，以防脊髓变性，发生肢体瘫痪。

（2）微创介入治疗：经正规保守治疗 1-2 个疗程无效，无突出物钙化和脊髓变性者可以考虑微创介入治疗。

（3）手术治疗：病程长，症状持续加重而经以上两种方法治疗无效者，应尽早手术治疗。

（六）混合型

指前面所述五型中有两型以上合并存在时，称之混合型颈椎病，临床上此型最多见。

1. 临床特点

（1）神经根、椎动脉、交感神经等组织在解剖上密切相关，椎间盘向后侧突出，可同时压迫两种或两种以上组织，如同时压迫颈神经根和交感神经，即为神经根交感型颈椎病；同时压迫颈脊髓和神经根，即为脊髓神经根型颈椎病。有时颈椎椎体后缘骨赘横贯于椎管的前方，中间可压迫脊髓，两端可压迫神经根或椎动脉，临床上即出现截瘫和四肢瘫，以及病变水平的神经根受累症状，合并有椎动脉缺血表现。

（2）小的骨赘只压迫一种组织，临床出现症状也少，大的骨赘可以压迫两种或两种以上的组织，所以临床表现复杂，如初期为颈肩臂疼痛等神经根症状，数年后出现头晕，耳鸣等椎动脉或交感神经受累症状。虽然神经根疼痛症状后期缓解，但因受损的组织增多且较固定，故其他症状随之增多，可由神经根型又并发为脊髓型颈椎病。有时由于脊髓压迫时间较长，可发生脊髓变性反应，此时即使脊髓压迫解除，其症状也不能完全消失。

2. 治疗原则及预后，参照前述五型。

特殊检查

1. 颈椎活动度　正常左右旋转达 90°，侧屈 45°，前屈时下颏可触及胸部，后伸约 45°。如颈椎有病，则活动度减小，并出现其他体征。但应注意，颈脊柱活动度与脊椎骨质病变不成正比。

2. 椎间孔挤压试验　患者头部稍向患侧倾斜，术者左手放在患者头顶，右手握拳轻叩左手背，或术者双手重叠放在患者头顶部加压，压力向下传递致椎间孔缩小，使神经根受压，出现颈肩臂放射疼痛或麻木，即为阳性。神经根型颈椎病、椎间盘脱出等急性发作期多为阳性，椎动脉型颈椎病出现头昏或头晕，也为阳性。

3. 颈前屈旋转头试验　先嘱患者颈前屈，继而左右旋转，出现颈部疼痛为阳性，提示神经根型颈椎病、椎间盘病变、后关节紊乱。

4. 椎动脉扭曲试验　患者颈后伸，继而分别向左右旋颈，如出现头晕、耳鸣即为阳性，提示椎动脉综合征、椎动脉型颈椎病，但阴性不能排除椎动脉病变。此试验应注意根据患者年龄和病情施行，对年龄大、头晕较重者，不要用力过猛，以防昏厥。

5. 颈神经根牵拉试验　颈神经根分颈丛（C_1－C_4）及臂丛（C_5－T_1），我们观察下列两个试验方法不同，临床意义也不同，二者相互对照，对定位诊断有价值。

（1）臂丛神经牵拉试验：经典颈神经根牵拉试验：患者稍低头，术者一手扶患侧头部，一手握患侧腕部（或握手），然后两手向相反方向拉，若出现放射性疼痛及麻木，即为阳性。该试验对诊断上中下三段神经根型颈椎病均有肯定意义，即颈丛与臂丛病变均可表现阳性，其中以臂丛神经受累的中下段颈椎病最易出现阳性，故称臂丛神经牵拉试验。

（2）推头压肩试验：术者一手扶患侧肩部，两手向相反方向用力，作推头压肩，出现疼痛及麻木即为阳性。该试验主要用以诊断中上段神经根型颈椎病或颈型颈椎病，C_5以下的颈椎病此试验多不明显。

6. 压痛点检查对定位诊断、手法治疗、神经阻滞及针刀松解治疗等，均有重要指导意义，医师应细心检查。较常见的部位有：

（1）颈椎棘突：自上而下逐个检查，棘突的触压、叩痛多不明显，一旦出现即有定位意义。颈椎病时以 C_5、C_6、C_7 棘突压痛常见，椎管内肿瘤尤其硬膜外肿瘤，有时可出现棘突叩、压痛，并沿脊椎向下传递，乃至下肢出现传导性麻木与蚁行感。

（2）颈椎棘突旁：与腰椎不同，此处受压者是肌肉而不是神经根，故定位意义远不如腰椎，但有时可发现阳性反应物及软组织痉挛。

（3）颈椎横突及横突尖：二者均有重要意义，患者取坐位或卧位，头转向健侧，由锁骨上窝沿胸锁乳突肌外缘触压横突尖前侧及后侧，同时触压横突尖，二者结合定位意义更大。如为后关节突移位（棘突必伴随移位），则压痛点多在横突尖及横突尖后侧，临床表现为脊神经后支分配区—颈项疼痛；如为椎体后外缘增生，椎间盘后突出，则以前侧压痛明显，多发生 C_6、C_7 并多向肩臂腋部乃至手部放射。

（4）枕大神经压痛点：枕大神经位于乳突与枢椎棘突之连线中点凹陷处，枕小神经则在乳突后下方的胸锁乳突肌后缘处。高位颈椎病特别是寰枢病变最易出现枕神经压痛。临床观察 C_2 旋转移位者，均有枕大、小神经的压痛点。

7. 感觉平面的检查感觉障碍检查时，常用针头，或锐器轻刺皮肤来判断，仔细检查皮肤受损区的分布，可判断出病变的部位。各节段在上肢分布区情况：肩部为 C4；臂外侧为 C5；拇指、示指为 C6；中指为 C7；环小指为 C8；前臂尺侧为 T1,；腋部为 T2；乳头处为 T4-5。脊髓型颈椎病感觉障碍有如下特点：感觉平面往往低于实际病变的脊髓节段，故应特别注意过敏带的位置，它常是实际病变的部位，对定位诊断价值很大。脊髓型颈椎病易出现脊髓半切综合征，但多不典型。

8. 反射功能检查颈椎病出现反射异常极为普遍，常见的有：①神经根型颈椎病，上肢的肱二、三肌反射多减弱或消失；②脊髓型颈椎病，下肢腱反射多亢进，并出现 Babinski 征等阳性。上肢腱反射因部位而异，C4 以上病变表现为腱反射亢进，并出现 Hoffmann 征阳性。C6，C7 部位病变表现为腿反射减弱，C5，C6 病变，从理论上对上肢应为周围型表现，但实际上可出现中枢型表现，即腱反射亢进，病理反射阳性，可能与硬膜外弥漫性压迫有关。脊髓型颈椎病反射改变有一个特殊表现：先出现下肢瘫，但下肢的病理反射出现迟，上肢的病理反射可在早期即出现。在脊髓型颈椎病，多有浅反射改变，早期即有，表现为腹壁反射减弱，但下肢瘫表现不明显。椎动脉型颈椎病早期反射改变多不明显，轻者异常改变多在后期出现，较脊髓型复杂，病理反射常为阴性，而 BabinskiSNageotte 综合征腱反射亢进，并多有病理征阳性。少数合并小脑缺血者，腱反射及病理反射往往都不典型。

22

影像学检查

（一）临床意义

1. 常规检查，为确诊颈椎病及排除其他疾病。

2. 为选择治疗手段提供依据，例如在颈椎手法复位前要证明无骨质疏松及破坏性改变时方可施行。

3. 为治疗前后对比的依据，包括各种治疗的对比观察。

4. 有助于判断其预后。

（二）平片的观察

常规拍颈椎正侧位，双斜位，及功能位片。

1. 正位片（包括张口位，主要观察寰枢关节）显示寰枢关节间隙两侧等宽，正常时齿突轴线应与寰椎轴线相重叠。如齿突有侧移位时两轴线分离，并注意观察齿状突有无骨折、缺口、移位。各椎体有无融合或半椎体畸形，椎间隙有无狭窄，双侧钩突有无增生及其他异常，棘突是否居中，排列有无异常或侧弯，小关节是否交锁，第七颈椎横突是否过长，有无颈肋形成。

2. 侧位片观察项目有：①颈椎曲度的改变；②颅底及寰枢椎区测量；③有无先天发育畸形；④椎间隙的改变及骨赘形成；⑤测量椎体与椎管矢状径。

3. 双斜位片分左右两个方向拍摄，一方面用以观察椎间孔的大小，当钩椎关节增生时此孔变窄，另一方面观察椎体不稳定时，上关节突移位也可使椎间孔变窄。

4. 功能位片

（1）对颈椎活动度的判定：由于局部肌肉痉挛，颈椎前屈后伸位活动度明显降低。

（2）对颈椎椎节不稳定的判定：当颈椎向前屈曲时，可使上一椎体的前下缘超过下一椎体的前上缘，而仰伸时则出现相反的结果，这种现象被称为"梯形变"或假性脱位。因此，椎体间关节的梯形变主要用于对颈椎病早中期退变的判定。

（3）对上颈椎不稳定的判定：传统的 X 线摄影可清楚的显示寰枕、寰枢之解剖关系，寰椎前结节与齿状突之间的距离在 3mm 以下，当寰枢椎不稳定时，功能位 X 线片可以显示寰椎前结节与齿状突之间隙呈"Ｖ"形或"Ｌ"形。

（三）CT 检查必须结合临床

CT 扫描是临床上一种辅助性检查，CT 对骨赘、韧带钙化和骨化，突出物钙化及真空现象分辨率要高于 MRI，CT 上的真空现象可提示椎间盘变性和异常活动。

（四）MRI 成像

常规 X 线、CT 检查不能确定是否有病变或难以确定病变性质时，特别在疑有脊髓病变、软组织病变（包括关节软骨、椎间盘或肌肉、韧带）时，应选用 MRI 检查。如疑有椎动脉、颈动脉、静脉病变时，可选择 MRI，必要时加强扫描。

MRI 对椎间盘内水分的减少及外形变薄，对椎间盘突出的程度和分型优于其他检查。尤其可以直接观察脊髓神经根受压情况。

鉴别诊断

颈椎病的症状弥漫分布于头颈、胸背、四肢，很容易与其他病症相混淆而造成误诊。这种情况现在虽已引起医学界的重视，但在临床上仍然相当多见，故应熟悉掌握与颈椎病症状相同疾病的鉴别诊断。

（一）颈型颈椎病

1. 落枕（颈部肌肉因扭伤所致）多发于晨起，疼痛伴活动受限，强迫体位，多因睡眠时颈部体位不良，以致局部肌肉扭伤之故。颈型颈椎病以牵引治疗为主，而落枕牵引不仅无效反而加剧，为此两者应加以鉴别。

2. 落枕与颈型颈椎病的鉴别要点

（1）压痛点：颈型颈椎病多见病变之间隙压痛及椎旁压痛阳性，而落枕多见于胸锁乳突肌和肩胛提肌压痛明显。

（2）肌肉痉挛：颈型颈椎病一般不伴有颈肌痉挛，而落枕者可触及明显压痛之条索状肌束。

3. 其他疾病凡是引起颈部疼痛不适感的疾病均应进行除外诊断，如纤维织炎、结核、先天畸形、肿瘤、强直性脊柱炎等。

（二）根型颈椎病

1. 臂丛神经炎　本病多发于青壮年，以男性多见，病因不太明确，部分患者可发生于受寒或上呼吸道感染、带状疱疹、免疫接种和手术之后，于一侧锁骨上窝和肩部出现疼痛，疼痛可为火烙样或针刺样，有的为持续性，可阵发性加剧，疼痛可传布整个上肢，臂丛干可有压痛，肌力减弱，腱反射减低，可伴有自主神经紊乱，故与根型颈椎病相误诊，可根据以下两点与颈椎病相鉴别：①臂丛神经炎虽有上肢疼痛，但与颈椎活动无关；②无颈神经后支受累表现，颈椎 X 线，CT，MRI 检查均正常。

2. 胸廓出口综合征　本综合征是锁骨与第一肋骨间隙狭窄，引起臂丛和锁骨下动脉受压迫，出现第 8 颈神经第 1 胸神经受损和血管功能障碍的两类表现，起病多以患侧颈部、腋下，前臂内侧及手放射。患侧手高举而不耸肩时，由于锁骨下动脉受压，可见手部皮肤变冷，苍白出现典型雷诺现象。

与颈椎病的鉴别要点如下：

（1）本综合征为下臂丛受压，即以上肢尺神经障碍为主，而颈椎病受累范围较广。

（2）本综合征锁骨下动脉受压表现显著，压肩试验可使症状加重，但压顶试验为阴性。

（3）本综合征主要表现为臂丛神经受压，无脊神经后支受累，根型颈椎病后支受累十分明显。

3. 脊髓空洞症　脊髓空洞症主要特点是在颈胸神经分布区出现痛、温觉障碍，而触觉正常。即感觉分离现象，由于颈椎病的神经根型、脊髓型也可出现不典型痛温觉障碍，故二者易于误诊。

（1）神经根型颈椎病出现痛温觉障碍多为不完全性，典型的脊髓空洞症的温度障碍则多为完全性缺失。

（2）根型颈椎病发生痛觉障碍，主要表现在皮肤浅层，深层痛觉受损轻微，用针刺皮肤痛觉明显障碍，脊髓空洞症则为深浅痛觉平行缺失。

（3）神经根型颈椎病虽也呈半"马褂式"感觉障碍，但胸背部障碍程度不一致。

（4）肌电图检查对鉴别颈椎病与脊髓空洞症有重要价值。

4. 腕管综合征　腕管综合征主要是正中神经通过腕管时受压所致，本征多发生于右手，与掌腕过度背屈有关，如洗衣服，揉面等，故常见于女性。

与颈椎病的鉴别要点：

（1）手腕中部加压试验阳性：即用手压迫或叩击手腕掌侧中部，即相当于腕横韧带的近侧端处，如出现1-3指麻木或刺痛时，即属阳性，具有诊断意义。

（2）腕背屈试验阳性：即让患者将患侧腕关节向背侧屈曲持续 0.5～1 分钟，如出现上述症状为阳性。

（3）诊断性治疗：用1%利多卡因 1～2ml 腕部痛点注射，如有效则为阳性。

5. 肩周炎

（1）肩周炎因疼痛活动明显受限。

（2）本病不具有脊神经根症状。

（3）肩关节局部注射有效。

6. 其他如椎管及根管处肿瘤，风湿症，网球肘，肱二头肌腱鞘炎，以及尺神经麻痹，桡神经麻痹，正中神经麻痹，腋神经麻痹都易与根型颈椎病相混淆，临床上也应加以鉴别。

（三）椎动脉型颈椎病的鉴别

1. 内耳疾患（梅尼尔综合征）　是由于内耳淋巴回流受阻引起局部水肿所致。本病在临床上具有以下三大特点：发作性眩晕；波动性、进行性和感音性听力减退；耳鸣。由于椎动脉型颈椎病亦可出现上述症状，因此，需要二者加以区别，事实上只要到专科检查，排除内耳前庭功能障碍，就能除外耳源性眩晕。此外 MRI，DSA 等均有助于两者鉴别。

2. 眼源性眩晕　大多因眼肌麻痹及屈光不正所致，青少年发病率高，应加以鉴别。

与颈椎病的鉴别要点如下：

（1）闭目难立征：阴性。

（2）眼源性眼震试验：多呈异常反应。

（3）眼科检查：有屈光不正，其中以散光为多见。

（4）闭目转颈试验：阴性。

3. 锁骨下动脉盗血综合征　又称臂基底动脉供血不足综合征，系锁骨下动脉或无名动脉的椎动脉起始处近心端，因动脉硬化、感染、先天性发育异常、外伤等，造成不完全或完全性闭塞性损害，借虹吸作用引起患侧椎动脉血液逆行，使正常情况下应流向脑干的血液倒流入锁骨下动脉的远心端，临床上表现为椎-基底动脉供血不足出现眩晕、头昏、复视、肢体轻瘫等，多呈间歇性出现。还可以导致患侧上肢缺血表现，如出现麻木、乏力等，易与椎动脉型颈椎病误诊。

与颈椎病的鉴别要点如下：

（1）本征患肢乏力，间歇性运动失灵等明显，甚至还有极少数引起手指发绀或坏死，患侧桡动脉搏动减弱或消失。

（2）患侧血压降低，两侧上肢收缩压相差常在2.67~9.33kPa之间。

（3）患侧肢体活动后使椎—基底动脉缺血症状加重，或诱发出现椎—基底动脉供血不足症状。

（4）锁骨上区可听到杂音，可行主动脉血管造影，观察颈部血管循环表现进行确诊。

4. 脑动脉硬化　脑动脉是人体易发生硬化的三大部位之一。脑动脉硬化是中老年人的常见病，颈椎病可合并有脑动脉硬化，二者均可出现头晕上肢麻木及病理症，易误诊。

与颈椎病的鉴别要点如下：

（1）本病多见40岁以上人群，逐步出现大脑皮层功能减退症状，如头晕、记忆力减退、睡眠障碍等，其症状与颈椎活动无明显关系。

（2）脑动脉硬化往往是全身性动脉硬化的组成部分，故可能伴有眼底动脉、主动脉、冠状动脉或肾动脉硬化的征象。

（3）血压偏高或偏低，其特点是舒张压高，脉压小。

（4）脑血流图检查，有较恒定的缺血性改变，对本病诊断有价值。

5. 神经症　颈椎病引起的头晕、头痛极易被误诊为神经症，但神经症无任何神经系统体征，精神因素可能为其病因，颈椎X线片显示正常。

（四）脊髓型颈椎病的鉴别

1. 肌萎缩侧索硬化症　本病属于运动神经元疾患中的一种类型，其病因至今不清，在临床上主要以上肢为主或四肢性瘫痪，因此易与脊髓型颈椎病相混淆。

与颈椎病的鉴别要点如下：

（1）年龄特点：脊髓型颈椎病多为45-50岁以上，而本病发病年龄较早，常在40岁前后发病。

（2）感觉障碍：本病一般均无感觉障碍，而脊髓型颈椎病则均伴有感觉障碍症状与体征。

（3）起病速度：颈椎病发病缓慢，且多有诱因，而本病多无任何诱因突然发病，且病情发展快。

（4）肌萎缩情况：本病虽可发生于身体任何部位，但以上肢先发者为多，尤以手部小肌肉明显，迅速向前臂肩部发展，故对此类病例应常规检查胸锁乳突肌、提肩胛肌及颈部肌群以判定有无萎缩症。

（5）发声障碍：当侧索硬化波及延髓时，则出现发声含糊，渐而影响咬肌及吞咽动作，而脊髓型颈椎病则无此症状。

2. 原发性侧索硬化症　本症与前者相似，较前者少见主要表现为进行性、强直性截瘫或四肢瘫、无感觉及膀胱症状，如病变波及皮质延髓束时则可出假性延髓性麻痹征象，鉴别与前者一致。

3. 进行性脊肌萎缩症　进行性脊肌萎缩症是指神经元变性限于脊髓前角细胞而不波及上运动神经元者，肌萎缩症先局限于一部分肌肉，渐而累及全身，表现为肌无力，肌萎缩及肌束颤动，强直征不明显，鉴别诊断与肌萎缩型者相似。

三、治疗原则

颈椎病的治疗原则是：去除炎性介质、退变的椎体和间盘对颈椎周围重要的组织（脊髓、神经根、交感神经、血管等）的刺激和压迫，达到解除和缓解症状的目的。

四、疼痛专科治疗

疼痛专科治疗颈椎病目前大致分为保守治疗、微创介入治疗两大类。

（一）保守治疗

用于颈椎的保守治疗方法有多种，常用的方法有：药物治疗、按摩牵引、物理治疗、神经阻滞等对症治疗。

1. 药物治疗应用抗炎镇痛药、肌松药、神经营养药联合使用，为保守治疗的基本方法。

2. 按摩通过对患者颈、肩、背肌肉作较大幅度的推拿按摩治疗，达到松弛肌肉，改善血运之目的。主要适用于以下类型的颈椎病：

（1）颈型颈椎病：除外急性期，疗效佳。

（2）根型颈椎病：突出物压迫神经根及椎节不稳，引起椎动脉供血不足者疗效较突出。

（3）脊髓型颈椎病：可以采取放松手法，禁止斜搬。

3. 牵引　其目的是恢复颈椎列线及椎间隙宽度。但如果适应证选择不当，或是操作失误，则有可能发生意外。主要适用于以下类型的颈椎病：

（1）根型颈椎病：因椎节不稳造成神经根刺激症状者或因椎间盘突出使神经根受压者均适合牵引。

（2）脊髓型颈椎病：由于椎节不稳或突出物造成脊髓前方沟动脉受压所致的中央型病例疗效较佳，但此类病例一定要有经验的医生操作。

（3）椎动脉型颈椎病：由于椎节不稳而造成椎动脉供血不足者疗效较佳。

（4）颈型颈椎病：由于颈椎变直或反张所引起颈部症状，采用成角度牵引疗效更佳。

4. 物理疗法　物理治疗如同颈椎牵引按摩治疗一样，都是临床上应用最多的一种治疗颈椎病的非损伤性治疗。治疗时无痛苦，患者易于接受，对颈椎病的治疗起到了很好的辅助作用。常用的有：

（1）电疗：如离子导入、低频脉冲、中频、高频等都有很好的效果。

（2）光疗：包括红外偏振光及半导体激光等，可有消炎、消肿、改善血运和降低神经末梢兴奋性的作用。

（3）超声治疗法与温热疗法、中药熏蒸疗法等都是目前较为广泛应用的方法。

通过物理治疗，能改善局部血液循环，放松痉挛的肌肉，消除炎症水肿和局部硬结，达到缓解症状的目的。

5. 神经阻滞　选用糖皮质激素加局麻药进行选择性神经根、硬膜外隙、星状神经节阻滞，起到消炎、镇痛、解痉、改善局部血运作用。神经阻滞不仅可以缓解无菌性炎症引起的疼痛，而且还可以用于诊断性治疗，帮助临床诊断。对颈源性眩晕进行星状神经节阻滞疗效颇佳。亦可椎间小关节、颈脊神经后支进行阻滞治疗。

6. 冲击波治疗　冲击波治疗是近年兴起的一种无创体外松解治疗方式，通过压力波的传播引起体内组织的振动，达到松解粘连、改善循环、消炎、镇痛的目的，同时可以增强并恢复韧带弹性，帮助松动不稳定椎体恢复正常解剖结构。其使用方法是：选择相应的治疗探头，采用患者可以接受的治疗剂量对颈椎周围组织寻痛点进行治疗（因其治疗时会产生生物反馈效应，所以病变部位会出现疼痛），同时对颈背部肌肉进行广泛松解治疗，每周治疗一次，4~5次为一个疗程。冲击波治疗适用于所有类型颈椎病。

（二）微创介入治疗

采用微创介入手段治疗颈椎病是疼痛科的核心技术之一，经过近十几年的发展，已经日渐趋于成熟，因其创伤小、见效快、恢复时间短等优点为广大医务工作者和患者所接受。现阶段广为流行的微创介入手段大致有以下几种：

1. 经皮椎间盘射频（水冷）热凝术。

2. 经皮椎间盘脉冲射频调理术。

3. 经皮椎间盘激光消融术。

4. 经皮椎间盘髓核旋切术。

5. 经皮椎间盘髓核化学溶解术。

6. 经皮椎间盘低温等离子消融术。

7. 经皮椎间孔镜髓核摘除术。

以上方法的具体内容见本书有关章节介绍。

颈椎病的治疗是一个复杂的过程，并不能完全孤立的依靠某一项技术，所以在治疗过程中上述治疗手段要适当交替应用，形成综合治疗，这样才能等到医患满意的治疗效果。

五、康复与预后

颈椎病通过正规的系统治疗后一般都会取得很好的疗效，但由于人体结构的原因，复发的几率较高。所以要想取得良好的而持久的疗效，在日常生活及工作中就要高度重视"用颈卫生"，去除不良生活习惯，保持正确身姿，加强颈部锻炼，避免受伤、受寒。

22

第二节 肩关节周围炎

一、简要概述

肩关节周围炎（periarabduationofshouder）简称肩周炎，也叫关节囊炎、漏肩风、凝肩、冻结肩，因多发生于50岁左右的中年人，又有"五十肩"之称。肩周炎不是独立的疾病，而是由肩关节周围肌肉、肌腱、滑囊和关节囊等软组织的慢性炎症、粘连，引起的以肩关节周围疼痛、活动障碍为主要症状的综合征。

病因与病理：本病的发生主要与肩关节退行性病变、肩部的慢性劳损、急性外伤、受凉、感染及活动减少等因素有关。颈椎病所造成的肩部神经营养障碍也可能是一种致病因素。

肩关节系人体活动最多的关节，但肱骨头较关节盂大3倍，又因关节的韧带相对薄弱，稳定性很小，所以稳定肩关节的周围软组织易受损害。肩关节的关节囊薄而松弛，虽然这能够增加关节的灵活性，但易受损伤而发炎。肩关节囊的外侧为肩峰，前方是喙突，喙肩韧带和喙肱韧带形如顶盖罩在关节之上，也易受磨损而发炎，加之退行性病变，导致顶盖变薄、钙化、断裂。在肩峰和三角肌下面的滑液囊（图22-1）有助于肱骨头在肩峰下滑动，使肩关节可以外展至水平面以上。

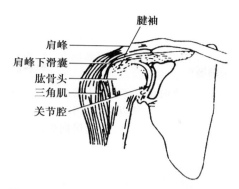

图 22-1　肩峰下滑囊与其周围组织的关系

当手臂经常作外展或上举活动时，肱骨大结节则与肩峰及喙肩韧带不断互相摩擦，因而此处很易发生劳损。肱二头肌长头从肱骨结节间沟中的骨—纤维隧道穿过，容易发生腱鞘炎，并继发粘连性关节囊炎。

实际上，由于年龄的增长和长期的慢性劳损，凡40岁以上者，其肩关节均有不同程度的退行性改变，如关节囊逐渐变薄并出现裂隙，肩峰下滑囊、喙肩韧带或冈上肌等肌腱的纤维断裂，以及肩峰、喙突或肱骨大结节骨质增生等。久之，在不断的外因影响下，某些人的肩关节及其各种周围组织即可发生局限性坏死、无菌性炎症、粘连乃至钙化等病理变化，并出现相应的临床症状。

二、临床表现与疾病诊断

肩周炎的特点是发病缓慢，逐渐出现肩关节疼痛及关节的活动受限，多无明显外伤史或有轻微外伤史、受凉史。表现为一种特殊的过程，即病情进展到一定程度后即不再发展，继而疼痛逐渐减轻乃至消失，关节活动也逐渐恢复。整个病程较长，常需数月至数年之久。但也有少数病例不经治疗则不能自愈。该病多发于50岁左右，40岁以下少见，女性多于男性（为3:1），左侧多于右侧，也有少数病例双侧同时发病，但在同一肩关节很少重复两次发病。主要症状和体征为：

1. **疼痛** 初为轻度肩痛，逐渐加重。疼痛的性质为钝痛，部位深邃，按压时反而减轻。严重者稍一触碰，即可疼痛难忍。平时患者多呈自卫姿态，将患侧上肢紧靠于体侧，并用健肢托扶以保护患肢。夜间疼痛尤重，或夜不能眠，或半夜疼醒，多不能卧向患侧，疼痛可牵涉颈部、肩胛部、三角肌、上臂或前臂背侧。

2. **活动受限** 肩关节活动逐渐受限，外展、上举、外旋和内旋受限，严重者不能完成提裤、扎腰带、梳头、摸背、穿衣和脱衣等动作，以致影响日常生活和劳动。

3. **压痛** 肩关节周围有多个压痛点，主要是肌腱与骨组织的附着点及滑囊、肌腱等处，如喙突、肩峰下、结节间沟、三角肌止点、冈下肌群及其联合腱等。于冈下窝、肩胛骨外缘、冈上窝处可触及硬性索条，并有明显压痛，冈下窝压痛可放射到上臂内侧及前臂背侧。

4. **肌肉萎缩** 病程长者可因神经营养障碍及失用导致肌肉萎缩，尤以三角肌最明显。

5. **肌肉抗阻试验** 主要发生病变的肌肉，不仅在其起止点、肌腹及腹腱衔接处有明显压痛，且抗阻试验阳性，即让患者完成该肌应该完成的动作，如检查三角肌时，让患者肩外展，并给予一定的阻力，则疼痛加重，压痛点更明显。

6. **影像学检查** 多数可无明显阳性发现，部分患者可显示肌腱钙化影像，骨质稀疏或肱骨头上移及增生等。超声检查可探出肩部肿块。对某些病例，为排除颈椎病变，需摄 X 线颈椎正、侧、斜位片，甚至有时需行颈椎 CT 或 MRI 检查。

应与关节结核、肿瘤、风湿性关节炎、痛风等鉴别，除 X 线摄片外，还可通过生化检查等加以鉴别。

三、治疗原则

消除炎症、松解粘连、改善肩关节活动度。

四、疼痛专科治疗

肩周炎虽可以自愈，但病程长，且痛苦大。早期治疗可减少痛苦，缩短病期。

1. 一般治疗　口服消炎镇痛药及活血化瘀中草药，外用涂擦剂、贴敷剂、热敷及理疗、按摩等。适用于轻型及病程早期病例，或作为其他疗法的辅助方法。急性发病期，肩关节制动休息。

2. 小针刀疗法　于压痛明显之滑囊、腱鞘、肌肉紧张及肌筋膜粘连等处，施以小针刀治疗，可在痛点阻滞后，退针时阻滞皮内形成皮丘，经皮丘刺入针刀，达病变组织，剥离松解粘连，切割瘢痕，切碎钙化块等，可收到立竿见影的效果，但只限于病灶局限者。

3. 阻滞疗法

（1）肩胛上神经阻滞：肩胛上神经来自肩颈 4-6 神经，由臂丛分出后，向下后外行，在斜方肌下面向后外方行至肩胛骨上缘，并于肩胛横韧带下方通过肩胛切迹而进入冈上窝，而后再由冈盂韧带下方经肩胛颈达冈下窝，支配冈上、下肌的运动和肩关节及肩锁关节的感觉。注射时要求针尖刺入肩胛切迹内。此切迹位于肩胛骨内侧缘与肩胛冈的肩峰尖端连线的中点，皮肤刺入点在上述中点外上方 2.5cm 处，进入皮肤后，寻找此切迹（图 22-2），找到切迹后使针尖向深刺入约 0.3 ~ 0.4cm，回吸无血即可注入 1% 利多卡因 5 ~ 10ml 或 0.25% ~ 0.375% 布比卡因 5 ~ 10ml，内含糖皮质激素和神经营养药物，以改善局部微循环。有效的病例于注药数分钟后，肩部、上肢出现温暖感，僵硬、疼痛消失，肩关节活动范围增大。每周治疗 2 ~ 3 次，5 次为 1 疗程，一般应连续治疗 4 ~ 5 个疗程。

（2）腋神经阻滞：腋神经由颈$_{5,6}$神经的纤维组成。该神经自臂丛后侧索分出后，伴同旋肱动脉绕过肱骨颈向后行走，并穿过由肱三头肌、大圆肌、小圆肌及肱骨外髁颈所构成的四边孔而至三角肌的深面。除分出肌支

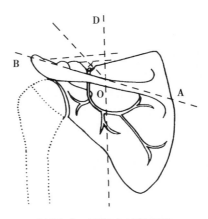

图 22-2 肩胛上神经阻滞

外，尚有感觉支分布于关节囊下部。腋神经阻滞一般在四边孔处进，尤其适用于肩关节后下部局限性压痛。患者取正坐位，患肩外展45°，肩峰的背侧下方约4cm处为穿刺点。当针尖触及肱骨外科颈后内侧而受阻，退针少许，回吸无血即可注射上述混合液5～10ml。每周2～3次，5次为1疗程，连续治疗。

（3）肩关节周围压痛点阻滞：肩周炎时，常于肩关节周围找到一些较局限的压痛点，多见于肱骨大结节、小结节、肱二头肌沟、喙突、三角肌附着点、肩锁关节、肩峰下或四边孔等处。每点注入混合药液2～3ml，注药时患者针感越明显则效果越好，1～3次为1疗程。

（4）星状神经节阻滞：对病情顽固者或因外伤性颈部综合征而引起的一侧肩关节周围炎病例，施行星状神经节阻滞术效果明显。早期施该阻滞术可以预防反射性交感神经萎缩症的发生，从而能避免或减少发展成肩周炎。

（5）麻醉下手法松解术：对于已发展为冻结肩，功能显著受限者，可采用肌间沟臂丛或肩胛上神经阻滞，待阻滞完善后，采用手法将肩关节周围之软组织粘连松解。

方法为操作者一手握住患肢前臂，一手握住肩部，先将患肢外展90°，再将患肢向头部方向屈起。并徐徐向床面按压，直至将上肢贴于床面，臂上举达180°。休息数分钟后，让患者坐起，将患肢内旋，使手指触及对侧肩胛骨，手在头后摸到对侧耳轮；再内收，使肘关节达胸骨中线，掌心达对侧肩。此疗法有即刻恢复功能之效果，但松解手法本身是对肩关节周围软组织的又一次新的创伤，故松解术后应适当使局部休息，但制动又会造成新的粘连，故应注意。

4. 冲击波治疗　使用患者可以耐受的剂量在患肢肩关节周围寻痛点进行治疗，尤以肩峰、肱二头肌长头肌腱、肱三头肌长头、外侧头、冈下肌腱为主，同时对肩关节周围肌群、上臂、前臂肌群进行松解治疗，每周一次，4～5次为一个疗程。治疗时让助手协助患者将患肢置于功能位，有助于增加疗效。

5. 自我锻炼疗法　坚持正确而有效的锻炼，可防止粘连，舒筋活血，改善局部血液循环，防止肌肉萎缩及痉挛。治疗一开始就应包括指导患者的患肢功能锻炼活动。已有肩关节功能受限者，应在神经阻滞后、疼痛消失时开始进行抗重力锻炼，以恢复盂肱关节的活动。下面介绍一套常用的肩周炎医疗体操，可根据病情选练一部分或全部（图22-3）。

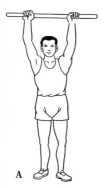
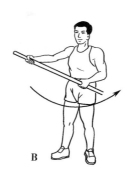

A　　　　　　　　　　B

22

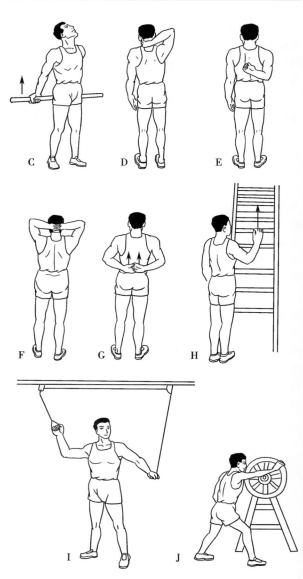

图 22-3 肩周炎自我锻炼

（1）立位，两手握体操棒（或一般木棒，以下同）。两臂用力经前上举（图22-3A）。

（2）立位，两手握体操棒，两臂用力向左右摆动，重点是用力向患侧摆动，越高越好（图22-3B）。

（3）立位，两手在身后握体操棒，两臂反复用力后举（图22-3C）。

（4）立位，患臂屈肘，用掌心摸颈，身体保持正直（图22-D）。

（5）立位，两臂交替体后屈，用手背摸背部，越高越好（图22-3E）。

（6）立位，两臂肩侧屈，两手手指交叉相握，置于颈后，尽量使肘向后引，反复进行（图22-3F）。

（7）立位，两手在身后相握，手背贴背部，尽量提起两臂，然后放下，反复进行，身体保持正直（图22-3G）。

（8）立位，面向墙，用患手扶墙、梯或树，逐渐向上扶摸（图22-3H）。

（9）立位，拉滑轮器活动肩关节（图22-3I）

（10）立位，用手转动车轮，活动肩关节（图22-3J）。

五、康复与预后

肩关节周围炎是自限性疾病，可治愈亦可自愈，预后效果良好。少有复发。因病程长、痛苦大，治疗的目的为促进恢复。预后注意避免受凉，保持肩关节活动度，避免过度牵拉而复发。

第三节　肱骨外上髁炎

一、简要概述

肱骨上髁炎又名腕指伸（屈）肌腱起点扭伤，即腕伸（屈）肌腱附着于肱骨上髁处的一些纤维不全撕裂及骨膜的炎性反应。在肱骨外上髁有下列肌肉附着：桡侧腕长伸肌、腕短伸肌，指总伸肌，小指固有伸肌和尺侧腕伸肌。内上髁有下列肌肉附着：旋前圆肌、桡侧腕屈肌、掌长肌、尺侧腕屈肌和指浅屈肌。发生在伸肌总腱附着处称为肱骨外上髁炎，又名"网球肘"。

此病多见于从事长期、反复、需用力作手和腕的活动的职业者，如家庭妇女、木工及网球、羽毛球及高尔夫球运动员。前臂肌肉群的主动收缩和被动收缩，都将在伸（屈）肌总腱附着处发生一定的应力，如应力超出适应能力，将会损伤伸（屈）肌总腱及其筋膜，发生总腱及其周围结构的急性或慢性损伤。

二、临床表现与疾病诊断

1. 症状　多数发病缓慢，以右侧肱骨外上髁者较多见；但左侧肱骨外上髁及内上髁亦可发病，早期肘关节外侧酸困不适，用力时出现；休息时消失，以后发展为持续性疼痛，多为钝痛，有时伴有烧灼感，也可有剧痛难忍。举臂、持物、用力伸屈肘：腕关节或旋转前臂，如端壶、扫地、拧毛巾等动作时，可诱发或加剧疼痛。病情严重者，疼痛可波及前臂、上臂，甚至肩背部。

2. 体征　肘关节活动正常，无红肿，于肱骨外上髁及内上髁有一局限而敏感的压痛点，有时此压痛点在伸（屈）肌总腱上。

3. 特殊试验　伸肌腱牵拉试验（Mill征）、伸肌紧张试验阳性有助于诊断。伸肌腱牵拉试验：肘伸直、握拳、屈腕，然后将前臂旋前，或患者前臂旋前位，作对抗外力的旋后运动，发生肘外侧疼痛为阳性。伸肌紧张试验：患者握拳屈腕，在检查者将手压于手指背侧作对抗的情况下，用力伸指、伸腕，发生肘外侧疼痛为阳性。

4. 影像学检查　多无阳性结果，有时可见肱骨外上髁处骨质密度增高，或在其附近可见浅淡的钙化斑。

三、治疗原则

减少活动、消除炎症、松解粘连。

四、疼痛专科治疗

1. 一般治疗　早期患者，建议及时休息，避免患臂的伸屈动作，必要时用小夹板固定前臂于屈肘伸腕位，治疗期间，患臂要适当休息，禁止剧烈活动和重体力劳动。

2. 药物治疗　可外用吲哚美辛擦剂、红花油等，一般 2~3 周可治愈。消炎止痛药、理疗等也有效。

3. 局部注射疗法　于痛点注射长效糖皮质激素（如醋酸泼尼松龙、利美达松等）加局麻药，每 1~2 周 1 次，注射后有人可产生局部一过性肿胀和疼痛，逐渐可自行消失。注射外上髁时，嘱患者前臂旋前，肘半屈；注射内上髁时，前臂旋后，肘半屈。注射后嘱患者患肢制动，因麻药作用患肢处于失保护状态，过度运动会导致病情加重。

4. 小针刀疗法　本病小针刀治疗效果很好，操作见小针刀疗法。

5. 冲击波治疗　使用患者可以耐受的剂量在患肢肱骨外上髁附近寻痛点进行治疗，尤以肱骨外上髁为主，同时对前臂桡侧肌群、上臂肌肉（肱二头肌、肱三头肌、肱桡肌等）进行松解治疗，每周一次，4~5 次为一个疗程。

五、康复与预后

经治疗后，预后较好。

起于肱骨外上髁部的有桡侧腕长伸肌、桡侧腕短伸肌、肱桡肌、旋后肌等，主要功能为伸腕、伸指，其次使前臂旋后。当腕背伸或前臂旋后过度都会使附着于肱骨外上髁部的腕伸肌腱、筋膜受到牵拉而致伤。对于这类原因引起的患者预防工作是有意义的，其意义不仅在于发病前预防，而且还在于症状缓解后预防复发。

1. 腕背伸或前臂旋后过度时应注意劳动间期休息，防止过劳，重体力劳动者在工作中更要注意这一点，另外，在劳动前和劳动后放松上肢肌肉，有助于防止肱骨外上髁炎的发生。

2. 注意避免生活中使用冷水，避免寒冷刺激和过度用力，注意局部保暖。

3. 对于已经患该病的患者经过治疗后如症状缓解，要注意防止复发，要避免长时间手腕部（腕背伸、前臂旋后）强度较大的活动。

第四节　桡骨茎突部狭窄性腱鞘炎

一、简要概述

本病又称"桡骨茎突伸肌腱包裹综合征"，是手腕部腱鞘炎中最常见的一种病，以桡骨茎突部疼痛为主要症状。本病主要病变发生在腕部拇长展肌及拇短伸肌腱，经过桡骨茎突部的骨沟，上有韧带覆盖，形成纤维性骨管。肌腱出此管后折成一定角度分别止于拇指及第一掌骨，当拇指及腕活动时，折角更加大，从而更增加管壁对肌腱的压迫和摩擦（因女性此折角大于男性，故发病率高于男性）。多见于从事拇指长期过度用力的手工劳动，如编织工、长时间织毛衣等。

二、临床表现与疾病诊断

1. 症状　发病初期，只表现腕后桡侧的不适，常因活动过多而加重；以后逐渐出现腕后桡侧和拇指背部的持续性钝痛，随拇指外展、背伸活动而加剧。急性发作者桡骨茎突处疼痛剧烈，并可向手及肩臂部放射。

2. 体征　桡骨茎突处常有轻度弥漫性肿胀，有时可触及硬如骨质的结节，明显压痛。

22

3. 特殊试验拇指伸展活动受限，伸展抗阻试验阳性。拇指屈收试验（Pinkelstein）阳性：即将拇指屈曲内收包在掌心中，其余 4 指呈握拳状压住拇指，使腕关节主动或被动向尺侧倾斜，桡骨茎突处感到剧痛，故又称握拇尺偏试验。

4. 影像学检查无特殊阳性体征；超声检查可见局部组织增厚。

三、治疗原则

减少活动，消除炎症，松解粘连。

四、疼痛专科治疗

1. 一般治疗　早期或症状较轻者，可减少局部活动，最好用石膏托或夹板固定拇指、腕关节于功能位 3～6 周，配合局部热敷、按摩、物理治疗等疗法。

2. 局部阻滞治疗　对早期及腱鞘稍增厚的患者，腱鞘内注射局麻药与激素混合液，效果较好，每次注入 1～2ml，每周 1～2 次，可根据病情连续治疗。阻滞后，用适宜方法将腕部固定于背伸 20°，拇指对掌位 1 周，使患处得到充分休息。

3. 小针刀疗法　阻滞后，经阻滞点顺肌腱走向进针刀，达骨面后，稍退针，纵行切开，横向推移松解二肌腱数次，若有硬结，则切碎之。注意勿损伤血管、神经。

4. 冲击波治疗　使用患者可以耐受的剂量在患肢腕桡骨茎突附近寻痛点进行治疗，同时对手部肌肉（拇收肌、拇对掌肌）、前臂肌肉（旋前圆肌）进行松解治疗，每周一次，4～5 次为一个疗程。

五、康复与预后

经治疗后，预后较好。

桡骨茎突狭窄性腱鞘炎多数患者是由于频繁活动引起拇长展肌腱和拇长伸肌腱与腱鞘间的过度摩擦，加之肌腱走行方向发生改变形成角度，就更加大了肌腱和腱鞘之间的机械摩擦力所致，对于这类原因引起的患者预防工作是有意义的，其意义不仅在于发病前预防，而且还在于症状缓解后预防复发。

1. 拇对掌强度大时应注意劳动间期休息，防止手及腕部过劳，中年女性、白领在劳动及工作中更要注意这一点，另外，在劳动前和劳动后放松腕关节，有助于防止桡骨茎突狭窄性腱鞘炎的发生。

2. 注意避免生活中使用冷水，避免寒冷刺激和过度用力，注意局部保暖。

3. 对于已经患该病的患者经过治疗后如症状缓解，要注意防止复发，要避免长时间手及腕部强度较大的活动。

第五节　腕管综合征

一、简要概述

腕管综合征（carpaltunnelsyndrome）的发病与慢性损伤有关，手及腕劳动强度大时容易发病。是正中神经在腕部受到卡压而引起的一系列症状和体征，中年人好发。腕管是由腕骨沟和桥架其上的腕横韧带共同构成的骨纤维性管道，在腕管中有 9 条屈肌腱和 1 条神经（即正中神经）通过，9 条肌腱分浅、深两层排列，浅层为指浅屈肌腱，由小指至示指依次重叠排列，深层为指深屈肌腱，从桡侧向尺侧重叠排列，它们又被两个腱滑液鞘所包绕，即桡侧滑液囊和尺侧滑液囊，拇长屈肌腱位于浅层桡侧，其位置较为恒定。正中神经在指浅屈肌腱的浅面，位置较为恒定，正中神经总是直接与腕横韧带相接触，这一特定的局部解剖关系加之腕横韧带又是较为坚韧的纤维组织，弹力纤维少，所以任何原因引起的腕横韧带变性必将引起对正中神经的摩擦及卡压，尤其在腕背伸时更为明显，正中神经绝大多数（约95%）在腕横韧带远侧缘分成内、外侧两支，外侧支发出返支支配拇短展肌，拇对掌肌及拇短屈肌（浅头），终末支为第 1 指掌侧总神经，其末端又分为 3 支指掌侧固有神经，分别分布于手拇指桡，尺侧及示指桡侧缘皮肤，且至示指桡侧缘的固有神经有分支至第 1 蚓状肌；内侧支分为第 2，3 指掌侧总神经，至掌指关节近侧又各分为 2 条指掌侧固有神经，分布于示指，中指与中指，环指相对缘的皮肤，第 2 指掌侧总神经还分支至第 2 蚓状肌，因而，正中神经卡压后出现相应的感觉运动障碍。

22

二、临床表现与疾病诊断

1. **体征**　主要为正中神经受压示指，中指和环指麻木，刺痛或呈烧灼样痛，白天劳动后夜间加剧，甚至睡眠中痛醒；局部性疼痛常放射到肘部及肩部。

2. **检查**　拇指外展肌力差，偶有端物，提物时突然失手。病程长者，可有鱼际肌萎缩，腕部，手掌面，拇指，示指，中指出现麻，痛，或者伴有手动作不灵活，无力等；上述部位的感觉减弱或消失，压迫或叩击腕横韧带，背伸腕关节时疼痛加重。

3. **诊断**　疑有腕管综合征时应进一步行如下检查以明确诊断：①Tinel 征，在腕韧带近侧缘处用手指叩击正中神经部位，拇，食，中三指有放射痛者为阳性。②屈腕试验，双肘搁于桌上，前臂与桌面垂直，两腕自然掌屈，此时正中神经被压在腕横韧带近侧缘，腕管综合征者很快出现疼痛。③可的松试验，在腕管内注射氢化可的松，如疼痛缓解则有助于确诊。④止血带试验，将血压计充气到收缩压以上 30～60 秒钟即能诱发手指疼痛者为阳性。⑤伸腕试验，维持腕于过伸位，很快出现疼痛者为阳性。⑥指压试验，在腕横韧带近侧缘正中神经卡压点用指压迫能诱发手指疼痛者为阳性。

4. **影像学检查**　多无阳性结果，少部分患者腕管内可见点、片状钙化灶。超声检查可见腕管内肌腱、腕横韧带增厚挤压正中神经。

三、治疗原则

减少活动，严禁手及腕部负重；消除炎症，松解粘连，解除对正中神经的压迫。

四、疼痛专科治疗

1. 保守治疗 对患病早期、症状较轻者：

（1）可用小夹板等固定腕关节于中立位 1~2 周，多数患者有效果。

（2）可用有活血化瘀功效的中药贴剂或膏剂覆于腕部。

（3）各种声、光、电、热、磁等理疗设备进行物理治疗。

2. 注射治疗

（1）可采用腕管内糖皮质激素 +2% 利多卡因局部注射治疗，每周 1 次，治疗 3~4 周。注射方法为：在患肢掌侧桡侧屈腕肌与掌长肌两肌腱之间相当尺骨茎突水平做标记，常规皮肤消毒，用 5 号针垂直皮肤进针，出现异感，回抽无血，注射消炎镇痛液 5~8ml。多数患者有缓解，如果第一次注射后无效，则不能再次注射，部分患者 2~4 个月后复发。

（2）亦可应用同样的方法注射 $25\mu g/ml$ 臭氧 3~5ml，每周一次，注射 2 次。

3. 冲击波治疗 使用患者可以耐受的剂量在患肢腕管掌侧及背侧寻痛点进行治疗，同时对手部肌肉（大小鱼际肌、拇收肌、指展肌及骨间肌）、前臂肌肉（桡侧腕屈肌和尺侧腕屈肌，浅屈肌和指深屈肌，拇长屈肌和旋前圆肌）进行相应松解治疗，每周一次，4~5 次为一个疗程。

五、康复与预后

经治疗后，预后较好。

腕管综合征可由多种病因引起，多数患者是因手，

22

腕部活动过度所致，对于这类原因引起的患者预防工作是有意义的，其意义不仅在于发病前预防，而且还在于症状缓解后预防复发。

1. 手及腕劳动强度大时应注意劳动间期休息，防止腕部正中神经持续性受压，中年女性在劳动中更要注意这一点，另外，在劳动前和劳动后放松腕部，充分活动腕关节，有助于防止腕管综合征的发生。

2. 注意避免生活中使用冷水，避免寒冷刺激和过度伸屈用力，注意局部保暖。

3. 对于已经患该病的患者经过治疗后如症状缓解，要注意防止复发，要避免长时间手，腕强度较大的活动。

第六节 屈指肌腱狭窄性腱鞘炎

一、简要概述

本病是发生于手指屈指肌腱纤维鞘管内的炎性病变，由于手指伸屈频繁，屈指肌腱和腱鞘因摩擦劳损而发病，尤以拇指、示指腱鞘炎最为常见。又称"扳机指"或"弹响指"。在掌指关节处的纤维鞘管较厚且硬，当手指屈伸活动时，该处的纤维鞘管反复压迫和摩擦管内的肌腱、使局部鞘管逐渐增厚，形成环状狭窄，在同一部位的肌腱也由于摩擦而变粗形成球状膨大部，因此，当上述肌腱经过狭窄的腱鞘时，即遇到暂时性的梗阻，一旦强行通过则产生弹响。该病多见于长时间从事写字、编织及手指单调频繁活动的工种。

二、临床表现与疾病诊断

1. 症状 起病缓慢，初期掌指关节掌面酸痛，活动不灵，局部有压痛、肿胀及手指放射痛，甚至手指出现麻木，以后疼痛逐渐加重，产生摩擦音，再发展则出现弹响，严重者指间关节不能伸直，即所谓的"交锁征"。

2. 体征　掌指关节掌骨水平位局部可触及皮下硬结节，压痛明显，当手指屈伸时可感到该结节随之活动，并有弹响。

3. 特殊试验　屈指抗阻试验阳性。

4. 影像学检查无明显阳性表现。

5. 分度　根据症状轻重，可分为四度：

Ⅰ度：局部有疼痛、压痛和肿块。

Ⅱ度：除Ⅰ度所述症状外，出现摩擦感，偶有弹响。

Ⅲ度：经常发生弹响，偶有交锁征。

Ⅳ度：经常发生交锁征。

22

三、治疗原则

消除炎症，松解粘连，解除屈指肌腱活动障碍。

四、疼痛专科治疗

1. 一般治疗　早期或症状较轻者，可采用局部固定、制动，使患指休息，局部热敷、理疗、敷用活血化瘀功效的中药贴膏均可使症状缓解，且大部分患者能够治愈。

2. 局部注射治疗　适用于Ⅰ、Ⅱ度患者。注射时，一定将药液准确无误地注入腱鞘内，使患者感到药液沿腱鞘向指端或掌心流动。

3. 小针刀疗法　适用于Ⅲ、Ⅳ度患者或局部注射治疗无效者，在硬结及压痛明显处，平行肌腱进针，达腱鞘后，纵向剥离，横向推移，再将小针刀绕到肌腱后，挑动肌腱数次，术毕，将患指被动屈曲和过度背伸 2~3 次。一般一次治愈，必要时 1 周后再重复 1 次。

4. 冲击波治疗　使用患者可以耐受的剂量在患肢掌侧及背侧掌指关节处寻痛点进行治疗，同时对手部肌肉（大小鱼际肌、拇收肌、指展肌及骨间肌）、前臂肌肉（桡侧腕屈肌和尺侧腕屈肌，浅屈肌和指深屈肌，拇长屈肌和旋前圆肌）进行相应松解治疗，每周一次，4~5 次为一个疗程。

五、康复与预后

经治疗后，预后较好。

屈指肌腱狭窄性腱鞘炎多数患者是因掌指关节活动过度所致，对于这类原因引起的患者预防工作是有意义的，其意义不仅在于发病前预防，而且还在于症状缓解后预防复发。

1. 掌指关节劳动强度大时应注意劳动间期休息，防止掌指关节过劳，中年女性、白领在生活及工作中更要注意这一点，另外，在劳动前和劳动后放松掌指关节，有助于防止屈指肌腱狭窄性腱鞘炎的发生。

2. 注意避免生活中使用冷水，避免寒冷刺激和过度伸屈用力，注意局部保暖。

3. 对于已经患该病的患者经过治疗后如症状缓解，要注意防止复发，要避免长时间掌指关节强度较大的活动。

22

第二十三章

胸腹背部疼痛病

第一节 肋间神经痛

一、临床表现及疾病诊断

该病表现为胸背部阵发性疼痛，多在咳嗽、打喷嚏或深吸气时加重，严重者疼痛向肩背部放射。查体可见相应肋骨边缘、肋间组织压痛，相应皮肤区域有或无感觉过敏。需行胸部正位片、心电图等辅助检查，排除继发性肋间神经痛。治疗以肋间神经阻滞为主，辅以非甾体类消炎止痛药物口服和（或）外用，理疗等。

二、治疗原则

肋间神经阻滞方法：患者取患侧向上侧卧位，患侧上臂抬高至头，确定阻滞间隙后，常规消毒。术者左手用拇指、示指固定进针点，用 5 号球后针于两指间沿肋骨下缘向头侧约 20°角方向先刺及肋骨，标记深度，再将软组织及针尖向肋缘下推，并保持针尖与肋骨接触。当术者感觉针尖刚离开肋骨下缘后，再向前进针 3 ~ 5mm，仔细回吸无血、无气，注入 3 ~ 4ml 消炎镇痛液（例如利多卡因 1ml + 醋酸泼尼松注射液 0.5ml + 生理盐水 2ml 共 3.5ml）。通常 1 ~ 2 次消炎镇痛液治疗即可长期缓解。

第二节　胸肋软骨炎

一、简要概述

该病好发于 20～50 岁人群，男女无差异。多为单个节段肋软骨受累，偶有多根或双侧肋软骨受累，有反复发作倾向。

二、临床表现与疾病诊断

临床表现为前胸部疼痛，突然起病或逐渐加重，疼痛在咳嗽、打喷嚏、躯干上部活动时加重，有时放射至肩部。查体可见肋软骨处压痛明显，局部可成纺锤样或球形肿胀，多发于第 2～4 肋软骨处。胸片无异常，可用于排除胸壁结核和骨髓炎等病变。

23

三、治疗原则

治疗上，可压痛部位软骨周围注射消炎镇痛液，辅以非甾体类消炎止痛药物口服和（或）外用，理疗等。通常 1～2 次消炎镇痛液治疗即可长期缓解。

第三节　棘突滑囊炎

一、临床表现与疾病诊断

该病患者以中年人多见，无性别差异，多有反复发作史，弯腰搬重物的损伤史等，主要症状为胸背痛，痛点明确，部分患者有其他部位的放射痛。查体可有胸腰某一处或几处棘突表明局限性压痛，多发于下胸段。血液检查及 X 线检查无异常。

二、治疗原则

治疗可局部消炎镇痛液注射，辅以非甾体类消炎止痛药物口服和（或）外用，理疗等。通常 1~2 次消炎镇痛液治疗即可长期缓解。但要避免再有搬重物损伤。

第四节　胸椎间关节紊乱综合征

一、简要概述

23

该病多见于女性或体力工作者，好发于 3~6 胸椎，可伴有不同程度的急慢性肋间神经痛和（或）胸腹腔脏器功能紊乱等症状。急性病因为外伤、持物扭转或撞击等，慢性病因有胸椎退变、长期不良姿势、外伤后未及时治疗等。

二、临床表现与疾病诊断

临床表现为有相应病史，急性起病时，患者呈痛苦面容，头颈仰俯、转侧困难，常保持固定体位（多为前倾位），不能随意转动；受损胸椎节段棘突有叩压痛及椎旁压痛，椎旁软组织可见有触痛、触及痛性结节或条索状物。深吸气及咳嗽时疼痛加重，棘突偏离脊柱中轴线，后凸隆起或凹陷等。典型患者在发病时常可闻及胸椎小关节在突然错位时的声响，轻者为表现错位节段局部明显疼痛和不适；重者除胸背部疼痛外，还伴有季肋部疼痛不适、胸闷、胸部压迫堵塞感，入夜翻身困难，以及相应脊神经支配区域组织的感觉和运动功能障碍。

三、治疗原则

治疗上可行推法复位、胸椎小关节突间关节阻滞，辅以非甾体类消炎止痛药物口服和（或）外用，理疗等。复位可以根据实际情况选用，但是用力要适度，不能造成胸廓的损伤；对于老人、妊娠妇女及体弱者要慎重应用。纠正不良姿势，肌肉的适当训练对该病的预防和治疗有重要意义。

胸椎小关节突间关节阻滞：患者取俯卧位，胸骨下垫薄枕，胸椎棘突旁开 2-3cm 做标记，常规消毒，取 5 号球后针或 7 号针垂直刺入皮肤，针尖触及骨质后，即在小关节附近，患者诉疼痛或酸胀，回吸无血、无气、无脑脊液，即可推注消炎镇痛液，如患者无不适感，可标记深度后将针退至皮下，针尖向外移动 0.5cm，缓慢进针，找到异感后回抽推药。有条件者可在超声下或 X 线定位下行该阻滞。通常 1~2 次胸椎小关节突间关节消炎镇痛液阻滞即可长期缓解。

23

第五节　胸腹背部肌筋膜疼痛综合征

一、临床表现与疾病诊断

该病是由于受凉、劳累等原因引起的胸腹背部疼痛，一般有明显的压痛点，常受天气变化、情绪等的影响。常见的胸腹背肌筋膜综合征有胸大肌综合征、胸骨肌综合征、背阔肌综合征、前锯肌综合征、菱形肌综合征、胸椎椎旁肌综合征、肋间肌筋膜综合征等。这些疼痛综合征的特点是，疼痛较局限、有扳机点、牵涉性疼痛、肌肉痉挛、压痛、僵硬、运动受限，偶尔有自主神经功能障碍。疼痛程度变异很大，从轻度酸痛到重度疼痛，钝痛或锐痛可牵涉邻近部位。查体可发现相应肌肉触痛痉挛，仔细触诊可发现扳机点，按压扳机点可引起剧烈的疼痛伴有肌肉抽搐反应。

二、治疗原则

治疗上，疼痛明显时可以应用非甾体类消炎镇痛药口服和（或）外用，如压痛点明显可局部消炎镇痛液注射，疼痛时间较长或局部有硬结、条索者可行小针刀松解。此外，受累肌肉适当休息，避免肌肉负荷过重的运动，纠正不良姿势，肌肉的适当训练对该病的预防和治疗有重要意义。同时可辅以物理治疗等。

三、康复与预后

胸腹背部肌筋膜疼痛综合征由于受凉、劳累和体位姿势不良等原因可能复发。复发可以再次治疗。

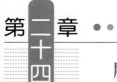

第二十四章 腰骶部疼痛病

第一节 腰椎间关节紊乱综合征

一、简要概述

腰椎间关节是指关节突关节,关节囊有丰富的神经末梢,其滑膜中也有丰富的有髓神经纤维和毛细血管,腰椎间关节参与腰椎前屈、后仰及侧弯等运动。当关节发生损伤、增生、炎症时,可产生明显的腰部疼痛,使患者无法忍受。患者往往腰椎活动受限,肌肉紧张,脊柱任何的活动、咳嗽、振动都可使疼痛加重。如果滑膜上端的肿胀明显可刺激位于椎间孔内的神经根,产生放射性疼痛,称腰椎间关节紊乱综合征。

本病的急性病因多为腰部旋转运动或伸腰直立时关节间隙一侧增宽,产生负压,关节滑膜被吸入关节内,腰部伸直时滑膜被夹于关节面之间。关节滑膜有神经后支的内侧分支分布,故可引起剧痛。慢性病因则主要由于腰椎间关节错位及退行性关节炎引起,腰椎间关节错位随着年龄增大,椎间盘的退变逐渐发生,关节突关节稳定性受到影响,可产生剪切应力,久之引起腰椎间关节错位,甚至半脱位;腰椎间关节退行性关节炎则是由于长期的伸屈和侧向运动使椎间松动,单位关节面积的负荷加大，关节软骨及软骨下骨应力增加等原因导致，腰椎间关节囊的损伤后钙化进而骨赘形成也可造成退行性关节炎。

二、临床表现与疾病诊断

1. 症状　患者多表现为正常活动时突然出现腰部剧烈疼痛，疼痛多为一种酸胀样疼痛，多位于腰骶部、臀部、大腿后侧，大多定位模糊，患者无法明确痛点（超过膝关节较少见）；腰部活动明显受限，夜间翻身困难。

2. 体征　腰部旋转、后仰时疼痛明显加重；疼痛区域上方 2~3 节段椎旁深压痛（＋），腰部及下肢无感觉缺失，下肢无神经体征，直腿抬高试验（－）。

3. 检查

（1）腰椎正侧位 X 线：可见双侧小关节不对称、关节间隙增大、重叠、退变增生等。可有脊柱侧弯、腰椎生理前凸消失等继发改变。

（2）CT：可见关节突增生、关节间隙增宽、对合不良、关节突关节退变、软骨下硬化、关节内碎骨、积液、积气等改变。

（3）其他：排除其他疼痛源：神经根痛、髋关节痛和骶髂关节痛，必要时给予试验性腰椎间关节阻滞。

三、治疗原则

1. 一般治疗　纠正不恰当姿势，加强腰背肌锻炼，增加骨骼强度等。

2. 药物治疗　可采用非甾体药物，如布洛芬、塞来昔布、美洛昔康等消炎消水肿治疗；也可使用肌肉松弛剂，如氯唑沙宗、科达德龙、巴氯芬等。

3. 物理治疗　可采用冲击波、按摩、超声波、电疗等方式缓解腰部疼痛。

四、疼痛专科治疗

1. 神经阻滞疗法　既有诊断作用，同时又可起到止痛、缓解局部肌肉痉挛等治疗性作用，无论是急性加重期还是慢性期，都是缓解疼痛的有效手段。

2. 小关节注射法　这既是有效的诊断手段，同时更是一种疗效颇佳的治疗方法，该法对神经阻滞试验阳性者均可使用，目前疼痛科在超声、DSA、CT 等引导下可以精准的完成目标小关节的注射。

3. 脊神经后内侧支射频热凝术　腰椎间关节主要由脊神经后内侧支支配，对于诊断明确，神经阻滞试验阳性，保守治疗，关节内注射疗法无效者建议给予脊神经后内侧支热凝术，射频热凝穿刺针在影像学引导（CT、DSA、超声等）下穿刺到达腰椎横突根部，经感觉运动确定后，给予 70 ~ 90℃ 热凝，这种治疗方法操作简单，治疗效果确切，创伤较少，对患者影响很小，射频热凝一次平均疼痛缓解时间为 10.5 个月。图 24-1 为 CT 引导的下 L_5 后枝射频热凝术。

24

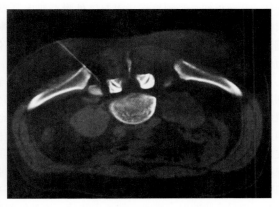

图 24-1　CT 引导的下 L_5 后枝射频热凝术

4. 内镜下脊神经后内侧支切断术　其适应证为诊断明确，神经阻滞试验阳性，保守治疗无效，疼痛顽固发作，影响患者工作和生活的患者。

五、康复与预后

　　腰椎间关节紊乱主要由于腰椎间关节损伤引起，长期的腰肌劳损是一个因素，所以加强腰背肌训练，增加脊柱的内在稳定性是十分必要的；长期使用腰围者，尤其需要注意腰背肌锻炼，以防止失用性肌肉萎缩带来不良后果。如需弯腰取物，最好采用屈髋、屈膝下蹲方式，减少对腰椎关节的压力。

第二节　第 3 腰椎横突综合征

一、概述

24

　　是常见的一种腰腿痛疾病，由于第 3 腰椎横突是最长的腰椎横突，且水平位伸出，是腰椎前屈后伸及左右旋转的活动枢纽。受到损伤后引起该处附着肌肉撕裂、出血、瘢痕粘连、筋膜增厚挛缩，使血管神经束受摩擦、刺激和压迫而产生严重的腰腿部疼痛，好发于青壮年体力劳动者。

　　病因主要由于第三腰椎位于腰前凸曲线之顶点，背阔肌的髂腰部分纤维止于第三腰椎横突，腰大肌的部分肌纤维也止于此处，骶棘肌的一部分肌纤维也止于此，因此，第三腰椎成了腰椎的活动中心，由于第三腰椎横突较长，以致附着于此处的肌肉、筋膜、韧带能有效地保持脊柱的稳定性及正常的活动。较长的横突又能增强肌肉的杠杆作用，肌肉收缩牵拉机会多，拉力最大，当这些组织异常收缩时，横突末端首当其冲，这种解剖特点构成末端易受损伤的基础。

二、临床表现与疾病诊断

1. 症状

　　（1）多见于从事体力劳动的青壮年，男性多发，常诉有轻重不等的腰部外伤史。

（2）本征主要症状为腰部疼痛，疼痛因人而异，有的疼痛非常剧烈，有的则持续性钝痛。疼痛的性质一般是牵扯样的，也有呈酸痛状的。疼痛往往在久坐、久站或早晨起床以后加重。症状重者还可沿大腿向下放射的疼痛，至膝以上，极少数病例疼痛可延及小腿的外侧，但并不因腹压增高（如咳嗽、喷嚏等）而加重。

（3）第三腰椎横突尖端有明显的局部压痛，定位固定，是本综合征的特点。有的病例可及第三腰椎横突较长，其尖端处可触及活动的肌肉痉挛结节，在臀大肌的前缘可触及紧张痉挛的臀中肌，局部压痛明显。

（4）腰椎横突末端附着不少与躯干活动有密切关系的肌肉及筋膜，主要有腹横肌、腰方肌、腰大肌、骶棘肌及腰背筋膜，因此患者往往表现为翻身、扭腰等动作受限。

24

2. 体征

（1）腰部旋转、侧弯时疼痛明显加重，第 3 腰椎横突尖部有明显压痛，有时可触及条索状硬结。

（2）检查：X 线、CT、MR 等影像学检查多为阴性。

三、治疗原则

1. 一般治疗　加强腰背部肌肉锻炼，增加骨骼强度；避免一个姿势久坐久站，避免腰部剧烈扭转。

2. 药物治疗　非甾体消炎镇痛药物疗效较好，如布洛芬、塞来昔布、美洛昔康等，也可采用复方水杨酸甲酯巴布膏、吡罗昔康等贴剂；肌肉松弛剂如氯唑沙宗、科达德龙、巴氯芬等也可获得较好的效果。

3. 物理治疗　可采用冲击波、按摩、超声波、电疗等方式缓解腰部疼痛。

4. 中医治疗　中医以手法、针灸、小针刀、外用膏药单用或者联合运用为主并配合腰背肌功能锻炼。中医手法治疗基本上以点按、掌揉、弹拨法等为主，针刀治疗也是中医经常采用的方法。

5. 外科治疗　经保守疗法无效时，对于反复再发或长期不能治愈者，可考虑手术切除过长的横突尖及周围的炎性组织，术中可同时松解受压的股外侧皮神经，该方法现今仍有争议。

四、疼痛专科治疗

局部注射疗法：是常用的方法，在压痛点注入地塞米松 5~10mg 加 1% 或 0.5% 利多卡因 5~10ml，每周一次，四次为一疗程。要求注入部位一定要准确，注射时医生先以左手拇指触到横突尖为指示目标，然后沿拇指尖刺入 2~3cm，如有骨性感觉，即证明刺中横突尖，再将药物注入。如果注射准确，注入药物后弯腰及压痛点可完全无痛。这种方法既有诊断作用，同时又可起到止痛、缓解局部肌肉痉挛等治疗性作用，无论是急性加重期还是慢性期，都是缓解疼痛的有效手段。目前疼痛科医生可以在超声或 X-线、CT 引导下，准确的将第 3 横突周围全部阻滞明确，避免损伤肾脏等腹腔内器官，使治疗效果更佳、风险更小。

五、康复与预后

1. 对于腰部急性损伤要及时医治。
2. 注意纠正不良姿势。
3. 腰部可束腰带以资护腰：宜睡硬板床。
4. 保暖，避免疲劳。

第三节　腰椎间盘突出症

一、简要概述

主要是因为腰椎间盘各部分（髓核、纤维环及软骨板），尤其是髓核，有不同程度的退行性改变后，在外力因素的作用下，椎间盘的纤维环破裂，髓核组织从破裂之处突出（或脱出）于后方或椎管内，导致相邻脊神经根遭受刺激或压迫，从而产生腰部疼痛，一侧下肢或双下肢麻木、疼痛等一系列临床症状。腰椎间盘突出是较为常见的疾患之一，以 $L_{4\sim5}$、$L_5\sim S_1$ 发病率最高，约占95%。

引起腰椎间盘突出的因素是多样化的：

1. 腰椎间盘的退行性改变是基本因素　髓核的退变主要表现为含水量的降低，并可因失水引起椎节失稳、松动等小范围的病理改变；纤维环的退变主要表现为坚韧程度的降低。

2. 损伤　长期反复的外力造成轻微损害，加重了退变的程度。

3. 椎间盘自身解剖因素的弱点　椎间盘在成年之后逐渐缺乏血液循环，修复能力差。在上述因素作用的基础上，某种可导致椎间盘所承受压力突然升高的诱发因素，即可能使弹性较差的髓核穿过已变得不太坚韧的纤维环，造成髓核突出。

4. 遗传因素　腰椎间盘突出症有家族性发病的报道。

5. 腰骶先天异常　包括腰椎骶化、骶椎腰化、半椎体畸形、小关节畸形和关节突不对称等。上述因素可使下腰椎承受的应力发生改变，从而构成椎间盘内压升高和易发生退变和损伤。

6. 诱发因素　在椎间盘退行性变的基础上，某种可诱发椎间隙压力突然升高的因素可致髓核突出。常见的诱发因素有增加腹压、腰姿不正、突然负重、妊娠、受寒和受潮等。

二、临床表现与疾病诊断

1. 症状

（1）腰痛：大多数患者最先出现的症状就是腰痛，发生率约91%。由于纤维环外层及后纵韧带受到髓核刺激，经窦椎神经而产生下腰部感应痛，有时可放射至臀部及大腿后侧。

（2）下肢放射痛：约95%的患者是 $L_{4\text{-}5}$、$L_5\text{-}S_1$ 间隙突出，表现为坐骨神经痛。典型坐骨神经痛是从下腰部向臀部、大腿后方、小腿外侧直到足部的放射痛，在喷嚏和咳嗽等腹压增高的情况下疼痛会加剧。放射痛的肢体多为一侧，仅极少数中央型或中央旁型髓核突出者表现为双下肢症状。坐骨神经痛的原因有三种：①破裂的椎间盘产生化学物质的刺激及自身免疫反应使神经根发生化学性炎症；②突出的髓核压迫或牵张已有炎症的神经根，使其静脉回流受阻，进一步加重水肿，使得对疼痛的敏感性增高；③受压的神经根缺血。上述三种因素相互关联，互为加重因素。高位腰椎间盘突出（L_{2-3}、L_{3-4}）可以引起股神经痛，表现为从腹股沟区向大腿前方、膝关节的放射痛，但临床少见，不足5%。

（3）马尾神经症状：向正后方突出的髓核或脱垂、游离椎间盘组织压迫马尾神经，其主要表现为大、小便障碍，会阴和肛周感觉异常。严重者可出现大小便失控及双下肢不完全性瘫痪等症状，临床上少见。

　2. 体征

（1）一般体征：①腰椎侧凸：是一种为减轻疼痛的姿势性代偿畸形。视髓核突出的部位与神经根之间的关系不同而表现为脊柱弯向健侧或弯向患侧。如髓核突出的部位位于脊神经根内侧，因脊柱向患侧弯曲可使脊神经根的张力减低，所以腰椎弯向患侧；反之，如突出物位于脊神经根外侧，则腰椎多向健侧弯曲。②腰部活动受限：大部分患者都有不同程度的腰部活动受限，急性期尤为明显，其中以前屈受限最明显，因为前屈位时可进一步促使髓核向后移位，并增加对受压神经根的牵拉。③压痛、叩痛及骶棘肌痉挛：压痛及叩痛的部位基本上与病变的椎间隙相一致，80%～90%的病例呈阳性。叩痛以棘突处为明显，系叩击振动病变部所致。压痛点主要位于椎旁1cm处，可出现沿坐骨神经放射痛。约1/3患者有腰部骶棘肌痉挛。

（2）特殊体征：①直腿抬高试验及加强试验　患者仰卧，伸膝，被动抬高患肢。正常人神经根有4mm滑动度，下肢抬高到60°～70°始感腘窝不适。腰椎间盘突出症患者神经根受压或粘连使滑动度减少或消失，抬高在

60°以内即可出现坐骨神经痛，称为直腿抬高试验阳性。在阳性患者中，缓慢降低患肢高度，待放射痛消失，这时再被动屈曲患侧踝关节，再次诱发放射痛称为加强试验阳性。有时因髓核较大，抬高健侧下肢也可牵拉硬脊膜诱发患侧坐骨神经产生放射痛。②股神经牵拉试验　患者取俯卧位，患肢膝关节完全伸直。检查者将伸直的下肢高抬，使髋关节处于过伸位，当过伸到一定程度出现大腿前方股神经分布区域疼痛时，则为阳性。此项试验主要用于检查 L_{2-3} 和 L_{3-4} 椎间盘突出的患者。

（3）神经系统表现：①感觉障碍　视受累脊神经根的部位不同而出现该神经支配区感觉异常。阳性率达80%以上。早期多表现为皮肤感觉过敏，渐而出现麻木、刺痛及感觉减退。因受累神经根以单节单侧为多，故感觉障碍范围较小；但如果马尾神经受累（中央型及中央旁型者），则感觉障碍范围较广泛。②肌力下降　70%~75%患者出现肌力下降，L_5 神经根受累时，踝及趾背伸力下降，S_1 神经根受累时，趾及足跖屈力下降。③反射改变　亦为本病易发生的典型体征之一。L_4 神经根受累时，可出现膝跳反射障碍，早期表现为活跃，之后迅速变为反射减退，L_5 神经根受损时对反射多无影响。S_1 神经根受累时则跟腱反射障碍。反射改变对受累神经的定位意义较大。

3. 检查

（1）腰椎X线片：单纯X线片不能直接反应是否存在椎间盘突出，但X线片上有时可见椎间隙变窄、椎体边缘增生等退行性改变，是一种间接的提示，部分患者可以有脊柱偏斜、脊柱侧弯。此外，X线片可以发现有无结核、肿瘤等骨病，有重要的鉴别诊断意义。

（2）CT检查：可较清楚地显示椎间盘突出的部位、大小、形态和神经根、硬脊膜囊受压移位的情况，同时可显示椎板及黄韧带肥厚、小关节增生肥大、椎管及侧隐窝狭窄等情况，对本病有较大的诊断价值，目前已普遍采用。

（3）磁共振（MRI）检查：MRI 无放射性损害，对腰椎间盘突出症的诊断具有重要意义。MRI 可以全面地观察腰椎间盘是否病变，并通过不同层面的矢状面影像及所累及椎间盘的横切位影像，清晰地显示椎间盘突出的形态及其与硬膜囊、神经根等周围组织的关系，另外可鉴别是否存在椎管内其他占位性病变。但对于突出的椎间盘是否钙化的显示不如 CT 检查。

（4）其他：电生理检查（肌电图、神经传导速度与诱发电位）可协助确定神经损害的范围及程度，观察治疗效果。实验室检查主要用于排除一些疾病，起到鉴别诊断作用。

三、治疗原则

1. 保守治疗　其治疗原理并非将退变突出的椎间盘组织回复原位，而是改变椎间盘组织与受压神经根的相对位置或部分回纳，减轻对神经根的压迫，松解神经根的粘连，消除神经根的炎症，从而缓解症状，大部分患者经保守治疗疼痛可缓解或治愈。保守治疗主要适用于：①年轻、初次发作或病程较短者；②症状较轻，休息后症状可自行缓解者；③影像学检查无明显椎管狭窄。

（1）绝对卧床休息：初次发作时，应严格卧床休息，强调大、小便均不应下床或坐起，这样才能有比较好的效果。卧床休息 3 周后可以佩戴腰围保护下起床活动，3 个月内不做弯腰持物动作。此方法简单有效，但较难坚持。缓解后，应加强腰背肌锻炼，以减少复发的几率。

（2）牵引治疗：采用骨盆牵引，可以增加椎间隙宽度，减少椎间盘内压，椎间盘突出部分回纳，减轻对神经根的刺激和压迫，需要专业医生指导下进行。

（3）理疗和推拿、按摩：可缓解肌肉痉挛，减轻椎间盘内压力，但注意暴力推拿按摩可以导致病情加重，应慎重。

（4）支持治疗：可尝试使用硫酸氨基葡萄糖和硫酸软骨素进行支持治疗。硫酸氨基葡萄糖与硫酸软骨素在临床上用于治疗全身各部位的骨关节炎，这些软骨保护剂具有一定程度的抗炎抗软骨分解作用。

2. 手术治疗

（1）手术适应证：①病史超过三个月，严格保守治疗无效或保守治疗有效，但经常复发且疼痛较重者；②首次发作，但疼痛剧烈，尤以下肢症状明显，患者难以行动和入眠，处于强迫体位者；③合并马尾神经受压表现；④出现单根神经根麻痹，伴有肌肉萎缩、肌力下降；⑤合并椎管狭窄者。

（2）手术方法：经后路腰背部切口，部分椎板和关节突切除，或经椎板间隙行椎间盘切除。中央型椎间盘突出，行椎板切除后，经硬脊膜外或硬脊膜内椎间盘切除。合并腰椎不稳、腰椎管狭窄者，需要同时行脊柱融合术。

四、疼痛专科治疗

（1）选择性腰椎间孔注射：患者取俯卧位或侧卧位，DSA/CT 扫描后确定目标椎间孔，设立穿刺路径，选择23G 穿刺针按照穿刺路径进针，当针尖到达椎间孔外口时给予造影剂 1~2ml，CT 重新扫描后确定造影剂沿椎间孔及锥管内分布良好后，给予含有糖皮质激素（地塞米松、倍他米松、甲泼尼龙等）的镇痛消炎液（图 24-2）。

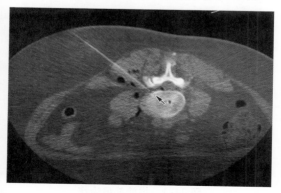

图 24-2　椎间孔注射治疗

（2）腰椎间盘射频热凝术/腰椎间盘髓核化学溶解法：采用物理加热或化学溶解（胶原酶或臭氧）的方法，将突出的髓核和纤维环消融，而不损害神经根，以降低椎间盘内压力或使突出的髓核变小从而缓解症状（图24-3）。

24

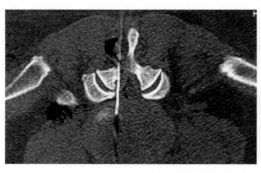

图24-3　椎间盘突出治疗

（3）经皮椎间孔镜下椎间盘摘除术：可在 DSA 引导下，采用微创介入技术将突出间盘摘除，解除神经根压迫症状，并且手术损伤小恢复快（图24-4）。近年发展迅速，取得了较好的治疗效果。

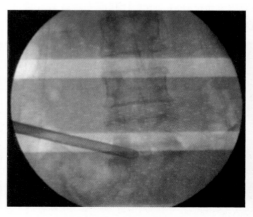

图24-4　椎间孔镜治疗

五、康复与预后

腰椎间盘突出症是在退行性变基础上积累伤所致，积累伤又会加重椎间盘的退变，因此预防的重点在于减少积累伤。平时要有良好的坐姿，睡眠时的床不宜太软。长期伏案工作者需要注意桌、椅高度，定期改变姿势。职业工作中需要常弯腰动作者，应定时伸腰、挺胸活动，并使用宽的腰带。应加强腰背肌训练，增加脊柱的内在稳定性，长期使用腰围者，尤其需要注意腰背肌锻炼，以防止失用性肌肉萎缩带来不良后果。如需弯腰取物，最好采用屈髋、屈膝下蹲方式，减少对腰椎间盘后方的压力。

第四节　腰椎管狭窄症

24

一、简要概述

腰椎管狭窄症是指各种原因引起的腰椎骨与软组织（椎体、小关节、椎板、黄韧带、椎间盘等）发生形态与组织结构的变化，导致中央椎管、侧隐窝、椎间孔狭窄，使神经根或马尾神经受到刺激或压迫，引起一系列临床症状的疾病。

（一）分型

1. 解剖学分型

（1）中央型（主椎管）狭窄：指腰椎中央椎管发生狭窄，通常位于椎间盘水平，一般因椎间盘突出、黄韧带变形肥厚、小关节增生肥大及腰椎滑脱所致，即椎管矢、横径减小所造成的神经性间歇性跛行以及腿部疼痛。

（2）侧方型狭窄：主要包括侧隐窝狭窄，根管狭窄及椎间孔狭窄等，是卡压腰椎神经根引起放射痛的常见原因。

2. CT分型

Ⅰ型：中心狭窄型，标准为前后径≤11.5mm，横径

≤11.5mm，并有椎管狭窄超过正常上、下层椎管30%。

Ⅱ型：侧隐窝狭窄型，标准为前后径≤3mm。

Ⅲ型：椎间孔狭窄型，标准为超过健侧或上、下正常椎间孔矢径线50%。

Ⅳ型：混合型，同时合并有Ⅰ、Ⅱ、Ⅲ型椎管狭窄表现。

3. 病因学分型 腰椎管狭窄症按照病因可以分为原发性和继发性。

原发性腰椎管狭窄症包括先天性畸形或发育异常。

继发性腰椎管狭窄症包括退变性、医源性、代谢性疾病和创伤等。

（二）病因与病理

引起腰椎管狭窄的主要因素包括：先天性椎管狭窄，椎间盘突出，关节突关节的退变，黄韧带肥厚，腰椎滑脱以及脊柱退变性疾病。

1. 先天性椎管狭窄 先天发育过程中，椎弓根短小导致椎管内矢径减小，小于正常值的50%即可定义为椎管内狭窄。一般在青少年并无明显症状，而在成年后随着退行性改变，则会逐渐出现腰椎管狭窄症。椎间盘突出：既是腰椎管狭窄症的诱发因素，又是临床症状的加重因素。椎间盘会随着年龄的增长发生脱水和变性，向周围膨出及突出压迫硬膜囊或神经根而产生临床症状。

2. 关节突关节的退变 关节表面的滑膜退变会导致骨质过度增生肥大，继而增生肥大的小关节会突向椎管内，导致椎间隙变窄，从而诱发或加重椎管狭窄程度。关节突关节增生引起的椎管狭窄是中老年腰腿痛的常见原因。

3. 黄韧带肥厚 黄韧带是椎管内维持脊柱稳定的一个韧带组织，正常厚度为2～4mm，其主要成分由弹力纤维构成。退行性变、外伤及炎症均可造成韧带弹力纤维减少出现变性、增生、肥厚及钙化。当脊柱后伸时肥厚的黄韧带会突向椎管内，造成椎管狭窄引起神经根受压。好发于老年人，以 L4～L5 椎板间多见。

4. **腰椎滑脱**　由于先天或后天原因造成腰椎相邻椎体骨性连接异常，即腰椎上一椎体与下一椎体发生部分或全部位置移动。腰椎滑脱会导致关节连接处紊乱，周围附着韧带松弛，脊柱不稳，椎间隙结构改变，造成腰椎管狭窄。

5. **椎体压缩性骨折**　创伤性或骨质疏松性椎体压缩性骨折也可能会引起腰椎管狭窄。被压缩的椎体变型，骨质向周围扩散，椎管结构改变前后、矢状经减小。突出的骨质向后移位致中央管狭窄，压迫硬膜囊或神经根时即产生临床症状。

6. **其他**　某些代谢性疾病或腰部退行性改变，如腰椎侧弯等，在凹侧关节处可发生狭窄。

24

二、临床表现与疾病诊断

1. **临床表现**　腰椎管狭窄症早期通常呈隐匿性、弥漫性发作，可累及多个椎体，且双侧发病。早期仅出现腰骶部疼痛和晨僵，活动后缓解。随着病情进展可逐渐出现腰部、臀部、下肢放散性疼痛伴有麻木感甚至无力。

患者一般具备以下经典的三大症状：①间歇性跛行：当患者站立过久或短距离行走后出现一侧或双侧腰骶部酸胀感、大腿及小腿部疼痛、感觉麻木和肌力减退，以致跛行，停止活动休息数分钟后又可继续行走，因其症状具有间歇期故名为间歇性跛行。当患者行走时马尾血管网充血扩张，挤压相应腰部椎体节段的神经根而产生症状。当长时间站立、活动或腰部过伸时症状加重，坐、卧、骑自行车或腰部屈曲时椎管内容积相对扩大，症状随之减轻。②临床表现与客观检查相矛盾：患者初期常因出现典型的坐骨神经痛的临床表现就医。但因临诊前短暂的休息及查体体位改变，可减轻椎管内压力从而使客观检查呈现阴性结果，出现临床表现与客观检查不一致。但在本病后期，常合并有椎间盘突出、黄韧带肥厚、小关节增生等因素而造成椎管内的持续性狭窄，则可出现明显的阳性体征。③腰部过伸疼痛，前屈位缓解：腰部过度后伸会将椎管内后方的小关节和黄韧带挤向椎管内，使其容积减小、压力增高产生疼痛。部分患者会因疼痛剧烈而出现后伸受限。但当腰椎恢复至中立位或前屈位时，压迫解除，椎管内空间恢复至原来水平，压力减小，疼痛症状可明显缓解。

2. 辅助检查

（1）X 线片：腰椎正侧位 X 线片可观察腰椎退行性改变，如椎间隙变窄，椎体及小关节增生及有无滑脱等。尚应拍摄腰椎前屈位和过伸位 X 线片，用于评估腰椎的不稳定程度。

（2）CT 扫描：可直接观察腰椎管横断面形态，了解椎间盘退变及突出程度、黄韧带肥厚、小关节增生及硬膜囊和神经根的受压节段和情况，并可测量中央椎管、椎间孔及侧隐窝的狭窄程度，明确 CT 分型。腰椎管正常 CT 矢径为 12~22mm。

（3）MRI：可显示腰段椎管内的横、纵断面情况，如硬膜后方受压节段、黄韧带肥厚、椎间盘突出、椎间孔狭窄及有无马尾神经异常等，明确狭窄程度和部位。

（4）脊髓造影：可明确椎管内占位性病变和椎管形态变化以及椎管与脊髓间的相互关系。

3. 诊断　诊断该疾病需结合临床症状及影像学检查。腰椎管狭窄常表现为慢性腰骶痛以及一侧或双侧下肢的放散性疼痛，严重者会出现运动及感觉障碍。特征性表现为间歇性跛行，通常为体位性：站立或行走时加重，休息、弯腰或下蹲时缓解，骑自行车时不痛。该类型跛行属于神经源性，足背、胫后动脉搏动良好。影像学检查可观察到椎管内结构的改变、硬膜囊及神经根的受压情况，明确狭窄部位及程度。

4. 鉴别诊断

（1）与血管源性跛行鉴别：该类患者临床表现不受体位影响，通常累及一侧下肢伴有疼痛及下肢发凉的症状，无法耐受行走或骑车。体格检查时可发现股动脉血管杂音或足背、胫后等外周血管搏动减弱。两类患者跛行症状相似，易导致误诊，临床中需加强鉴别。

（2）与腰部慢性软组织损伤鉴别：这类疾病大多与退变、超负荷运动及长时间姿势不良有关，常表现为腰痛可放散至臀部或下肢。查体时常有固定的明显压痛点，局部神经阻滞后疼痛可立即减轻或消失。

（3）与腰椎炎症性病变鉴别：强直性脊柱炎、类风湿关节炎、骶髂关节炎等疾病均可出现腰骶部疼痛并放散至下肢，但各有特点，可根据抽血化验结果及影像学检查鉴别。

（4）与腰椎肿瘤鉴别：当肿瘤突破椎体压迫椎管内组织时亦可出现腰背部及下肢疼痛。腰部疼痛往往异常剧烈，逐渐加重，夜间尤甚，休息及体位改变后无缓解。影像学检查可见椎体骨质破坏，脊髓造影及 MRI 可见椎管内占位，明确诊断。

24

三、治疗原则

1. 一般治疗

（1）症状较轻的患者应先采取保守治疗，包括卧床休息，减少负重及腰部后伸，配戴腰围下地行走，避免剧烈运动。

（2）骨盆牵引：牵引状态下可使脊柱肌肉达到最大松弛，韧带及椎间盘的纤维环得到拉长，椎管内容积增大，减轻对硬膜囊及神经根的刺激或压迫。

2. 药物治疗　非甾体抗炎药可有助减轻腰部及下肢疼痛症状，但长期应用需关注消化道、心血管和高龄患者肾功能的副作用。复合维生素 B 甲钴胺等神经营养药物有助于减轻麻木等症状。

3. 物理疗法　局部按摩、理疗可以放松腰部肌肉、解痉挛，促进血液循环达到消除神经根水肿的目的。

4. 手术治疗　经保守治疗无效者可行手术治疗。

四、疼痛专科治疗

1. **腰椎间孔注射术** 适用于腰椎根管狭窄或椎间孔狭窄且伴有一侧腰腿疼痛的患者。明确狭窄部位，在影像学引导下，将穿刺针穿刺到目标靶点位置（图24-5），注入浓度 $25\mu g/ml$ 的 O_3 气体 5ml 及消炎镇痛液（糖皮质激素＋神经营养药＋局麻药）10ml。若注药后患侧腰腿部疼痛明显缓解，可在一周后再次行该治疗方案。

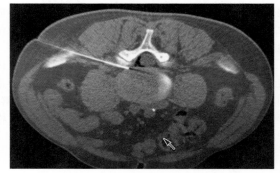

图24-5 椎间孔注射治疗

2. **侧隐窝硬膜外注射术** 根据狭窄部位分别选择 $L_{4\sim5}$ 或 $L_5\sim S_1$ 患侧-侧隐窝，在影像学引导下穿刺成功后注入浓度 $25\mu g/ml$ 的 O_3 气体 5ml 及消炎镇痛液 10ml。

3. **连续硬膜外注射术** 取病变相应节段做硬膜外穿刺，成功置管后体外连接电子输注泵，持续泵注消炎镇痛液，待症状缓解后可拔出导管，导管留置时间不宜超过2周。

4. **射频介入治疗** 该方法一方面利用热凝固作用阻断神经内部疼痛信号的传导，另一方面热凝固椎间盘突出物或纤维环，达到减压目的（图24-6）。适用于椎间盘突出所致椎管内狭窄症患者。在影像学引导下将射频针穿刺达到目标位置后，给予感觉和运动刺激，在确保不影响运动神经的前提下给予高温加热，随后可经射频

24

针给予 O_3 气体及消炎镇痛液。严重腰椎管狭窄合并突出物钙化是该治疗方法的禁忌证。

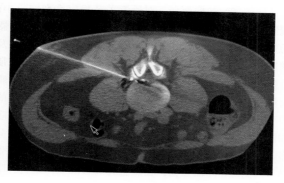

图 24-6 射频介入治疗

24

5. 经皮椎间孔镜技术 局麻下经皮穿刺将工作通道经椎间孔入路直接置入椎管内，在内镜直视下抓钳取出突出的间盘，清除邻近部位增生的黄韧带、骨赘等达到松解神经根及减压的目的。与传统的外科手术相比，该技术最大限度地保护了脊柱的稳定性。

第五节 骶髂关节炎

一、简要概述

骶髂关节是人体最大的轴性关节，由骶骨和髂骨的耳状关节面连接组成。流行病学显示，85%的人一生中会有腰背部或下肢疼痛，其中常见原因多来源于脊柱、髋关节及骶髂关节，骶髂关节源性的腰背痛所占比例为22%，在特殊人群如老年人或腰背融合术后患者中发病率更高。由于认识的不足，部分骶髂关节来源的疼痛往往会被误诊或忽略。

骶髂关节被软骨覆盖，表面凹凸不平，使关节之间连接十分紧密，活动范围极小，旋转角度不超过5°。骶髂关节的关节面粗糙，是诸多韧带的附着点（图），骶髂前韧带位于关节的前面，连接骶骨前侧缘和髂骨耳状关节面前缘，结构薄弱，对骶髂关节稳定性影响较小；骶髂后韧带位于骶髂关节的后方，分为深浅两层，骶髂后短韧带斜向下走行，起自髂粗隆和髂骨耳状面后部及髂后下棘，止于骶骨外侧嵴和骶关节嵴，骶髂后长韧带自髂后上棘达第 2 至第 4 骶椎的关节突，连接腰背筋膜与骶结节韧带；骶骨骨间韧带在骶髂关节后上部凹凸的关节间隙内，是纵横交错的坚韧短纤维，连接髂骨粗隆和骶骨粗隆；骶结节韧带位于骨盆的后下方，呈扇形分布，起自髂后下棘、骶骨下外缘及尾骨上部，止于坐骨结节内侧缘，厚而强韧，在骶髂关节后部纵向走行，限制骶骨的腹侧倾斜；骶棘韧带位于骶结节韧带的前方呈三角形，起自骶骨外缘，止于坐骨棘；髂腰韧带起自第 4、5 腰椎横突，呈放射状止于髂嵴内唇后半部分，主要作用为限制第五腰椎的旋转，防止骶骨过度下沉。紧张的关节囊和丰富的韧带可以产生较好的承重能力，并可以缓冲冲击和振荡。过度或不适当的活动使关节软骨更易受损，引发关节炎症，引起疼痛或功能障碍。

髂髂关节结构复杂，神经支配及其丰富（图）。骶髂关节后部的神经分布为骶 1 到骶 3 神经的背内侧支及部分腰 4 腰 5 的背内侧支；骶髂关节前部的神经分布主要有腰髂神经丛、闭孔神经、臀上神经。

由于骶髂关节强韧的韧带保护及稳定的关节囊，一般外力对其损伤较小，但人体的老化，不良的姿势和不适当的活动，则会引起或加速关节的损伤。所以骶髂关节损伤在老年患者中多见。

骶髂关节损伤的常见病因包括创伤性和非创伤性，其中较为常见的病因为腰部手术、分娩、脊柱侧弯、炎症性关节病变及感染等。

二、临床表现与疾病诊断

1. 临床表现　主要为疼痛和功能障碍。由于骶髂关节丰富的神经支配，骶髂关节炎产生的疼痛部位也十分复杂，主要为腰部、骶部、臀部、腹股沟区、大腿外侧，大腿前内侧，少数病例可出现小腿及足的疼痛，其中疼痛部位最多见于臀部，其次为腰部和大腿，膝关节以下的疼痛少见。患者在体位改变、单侧承重、上下楼梯或久坐及久站时疼痛加重，在健侧卧位时疼痛减轻。

2. **体格检查**　可发现患者采取被动体位，步态异常，行走时双侧骨盆不对称。患者存在骶髂关节区域的压痛。许多运动试验可协助诊断骶髂关节炎。其中较为常用的试验有"4"字试验，又称 Patrick 试验（帕特里克氏试验）：患者仰卧，一侧下肢伸直，另侧下肢以"4"字形状放在伸直下肢近膝关节处，一手按住膝关节，另一手按压对侧髂嵴，两手同时下压。骶髂关节出现痛者，和（或）者曲侧膝关节不能触及床面为阳性（图）。强指试验：患者用一根手指指出疼痛部位，若位于髂后上棘1cm 内为阳性。

3. **实验室检查**　一般无特殊，若为年轻患者，可检查血液 HLA-B27 明确强直性脊柱炎，或行相关检查明确是否存在风湿性疾病。影像学检查可存在骶髂关节的退行性改变，也可以无明显的病变。

4. **骶髂关节注射**　骶髂关节炎的诊断主要依靠病史，患者的临床表现，疼痛的部位及性质，阳性的体格检查，及影像学检查。确定骶髂关节炎诊断的金标准为骶髂关节注射。若根据上述患者的临床表现及体格检查怀疑患者存在骶髂关节炎时，可在影像学引导下实施骶髂关节注射治疗，注射的药物为局部麻醉药 1~2ml，注射的阳性结果为注射局麻药物后的20~30分钟患者可达到75%的疼痛缓解，若患者疼痛缓解程度小于50%结果为阴性。为了避免假阳性结果，可重复进行注射。

由于患者对骶髂关节炎产生的疼痛存在一定程度的认识不足，且针对下肢及腰背部疼痛，腰椎间盘、小关节、髋关节、骶髂关节及肌肉等多种结构病变产生的疼

24

痛可表现在同一部位，所以要求临床医生在疾病的诊治中要对能够产生腰背部及下肢疼痛的疾病进行鉴别诊断。

三、治疗原则

1. 药物治疗 非甾体抗炎药、软骨保护药物等。

2. 物理疗法 冲击波、超短波、电疗可消除局部炎症、改善局部循环起到治疗作用。

3. 手术治疗 骶髂关节融合术，目的是减少骶髂关节的相对运动从而减少炎症的发生，适用于保守或介入治疗无效及疼痛程度较重的患者。

四、疼痛专科治疗

24

1. 骶髂关节注射 可在超声引导或 X 线引导下完成。超声引导下骶髂关节注射治疗，患者取俯卧位，注射部位皮肤消毒，以 22G 针头严格无菌穿刺。超声探头置于骶骨峰的平面上，表现为高回声，形似蝙蝠头，周围伴随翼状声影。缓慢将超声探头向外侧移动，直至可见髂骨内侧缘，骶髂关节即位于骶骨内侧缘与髂骨外侧缘之间（图 24-7）。定位骶髂关节后，距皮肤 1cm 处，成 25°角向关节内穿刺，在超声引导下以平面外路径进行骶髂关节穿刺。当穿刺成功后向关节内注射少量局麻药和激素，并根据超声成像确保药物进入关节内，注射过程中会存在一定的阻力，移动针尖位置位置反复注射以确保药物到达整个骶髂关节。CT 引导下骶髂关节注射术可更加确切的将药物注入骶髂关节（图 24-8）。

2. 骶髂关节射频术 骶髂关节注射虽然可一定程度的缓解患者的疼痛，但疼痛易复发，射频技术可用于治疗严重或难治性的骶髂关节疼痛。临床上使用双极或多极热凝技术，在关节囊内形成一个条状的毁损区域，关节内使用 2 根平行的射频针，间距不超过 5~6mm，这样会在两根针之间形成一个毁损带。近年来发展的新型的

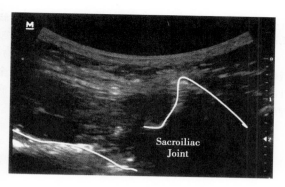

图 24-7　超声引导下注射治疗

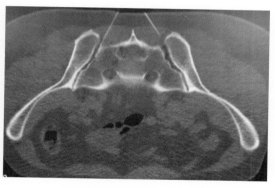

图 24-8　CT 引导下注射治疗

水冷射频装置，热凝面积是传统射频的数倍。骶髂关节射频治疗有术后疼痛加剧的可能性，主要原因是射频可造成关节内组织损伤，进针误入骶孔可能会导致神经损伤，或下腹部/盆腔脏器的损伤。

五、康复与预后

骶髂关节炎发病率高，但患者对其认识不足，需要医护人员对腰背痛的患者进行健康教育，以达到预防及治疗的目的。

若患者存在骶髂关节炎，在合理治疗的同时，可配合功能锻炼，运动疗法可增强腹部及臀部肌肉以增加腰骶部稳定性，减少骶髂关节骶活动度，避免疾病的进展。

　　骶髂关节炎多数是慢性劳损性疾病，单纯的药物、微创介入治疗可短期减轻疼痛症状，上述治疗虽然安全性高，但存在一定的复发率。若患者疼痛程度较重，病程较长，骶髂关节融合术可达到长期的止痛效果。

24

第二十五章

下肢疼痛病

第一节　髋关节周围滑囊炎

一、简要概述

髋关节周围滑囊位于髋关节肌腱和关节周围，内含有少量滑液，主要起减小摩擦以及对髋关节周围肌肉的运动起到缓冲的作用。髋关节周围滑囊有坐骨滑囊、臀肌囊、转子囊。①坐骨滑囊位于臀大肌和坐骨结节之间（图 25-1）。②臀肌囊位于臀大肌、臀中肌和臀小肌之间以及上述肌肉与覆盖的骨骼之间（图 25-2）。③转子囊位于大转子和臀中肌肌腱与髂胫束之间（图 25-3）。髋关节周围滑囊炎症则是指位于髋关节肌腱和关节周围的滑囊发生炎症。滑囊发炎时滑液明显增多，多数为非细菌性炎症。但不排除一些感染性滑囊炎由于感染病灶带来的致病细菌，可引起化脓性滑囊炎，并可引起周围组织蜂窝织炎，破溃后常残留窦道，引起患肢不适，行走不利。

病因

髋关节周围滑囊炎一般都是因长期、反复摩擦和压迫而引起，损伤性滑囊炎较多见，呈慢性，不易发现，但常在骨结构突出部位，由于长期、持续、反复、集中和力量稍大的摩擦和压迫是产生滑囊炎的主要原因。①臀大肌的运动姿势包括坐位骑马时躯干与大腿呈屈曲状。这一动作可刺激坐骨滑囊，这样就通过滑囊反复对坐骨结节施压。腿后群肌在坐骨结节有共同的起点，这一起点可因运动过度或运动不当受到刺激。腿后群肌的运动包括下肢在膝关节的屈曲。该组肌群可因弹性地面或不平整地面的奔跑而引起肌腱炎。坐骨滑囊炎发病与长期过久地坐位工作及臀部脂肪组织缺失有关，特别是体质较瘦弱者，由于坐骨结节滑囊长期被迫压迫和摩擦，囊壁渐渐增厚或纤维化而引起症状。②臀肌囊可单个存在或形成多节段的囊状结构，并被分隔成小腔。臀大肌的运动姿势包括坐位骑马时躯干与大腿呈屈曲状。这一动作可刺激臀肌囊，另外，反复的运动包括奔跑也可造成重复的创伤。③臀中肌起自髂骨的表面，肌纤维靠外侧下行到达大转子的外侧面。臀中肌在行走和奔跑时稳定骨盆的位置，这种运动激起转子囊反复受到撞击，例如来自弹性地面和不平整地面上的慢跑或者下肢强化锻炼造成的过度使用，过度奔跑时激起转子囊反复受到撞击发生转子囊炎。

1. 骨结构异常突出的部位，由于长期、持续、反复、集中和力量稍大的摩擦和压迫是产生滑囊炎的主要结构。

2. 大多是由于下肢长期过度外展、外旋所致（如跳跃、劈）长时间在硬地上站立或行走，持续长期坐在硬椅凳上。

3. 过度劳累（如跑步、登山、骑车等体育活动）或跌倒直接撞击髋关节，使关节囊收到牵拉或挤压所致。

4. 长时间局部受凉而引起。

5. 亦可局部细菌病毒感染所致。

6. 患有强直性脊柱炎、类风湿关节炎、痛风等疾病。

7. 儿童髋关节发育未成熟，中老年劳动强度过大或关节松弛均容易发生本病。

8. 双下肢不等长。

9. 髋关节手术如髋关节镜或髋关节置换术后。

10. 滑囊在慢性损伤的基础上，也可因一次较大伤力而使炎症加剧、滑膜小血管破裂滑液呈血性。

二、临床表现与疾病诊断

临床表现

急性滑囊炎的特征是疼痛，局限性压痛和活动受限。局部常红肿。化学性（如结晶所致）或细菌性滑囊炎均有剧烈疼痛，局部皮肤明显发红，温度升高。发作可持续数日到数周，而且多次复发。异常运动或用力过度之后能出现急性症状。

慢性滑囊炎是在急性滑囊炎多次发作或反复受创伤之后发展而成。由于滑膜增生，滑囊壁变厚。滑囊最终发生粘连，形成绒毛，赘生物及钙质沉着等。多无明确原因而在关节或骨突出部逐渐出现一圆形或椭圆形包块，缓慢长大伴压痛。表浅者可扪及清楚边缘，有波动感，皮肤无炎症；部位深者，边界不清，有时被误认为是实质性肿瘤。当受到较大外力后，包块可较快增大，伴剧烈疼痛。此时皮肤有红、热，但无水肿。包块穿刺，慢性期为清晰黏液，急性损伤后为血性黏液。偶尔因皮肤磨损而继发感染，则有化脓性炎症的表现。X 摄片看不出髋关节有任何异常，但 CT 或 IBM 成像可见滑液囊有积液。

诊断要点

根据临床症状及体征多可确诊，但本病有股骨头坏死趋向，诊治过程中应适时做 X 摄片、CT、IBM 成像检查。当我们的髋关节活动程度下降，屈髋时经常出现响声，有时可出现髋关节外侧肿胀，经 X 摄片看不出髋关节异常，但 CT 或 IBM 成像可见滑液囊有积液时即可确诊。超声检查对髋关节周围滑囊炎的定性及定位有重要的临床意义，可作为髋关节周围滑囊炎患者的重要检查方法，对形成滑囊囊肿的患者可作为首选检查方法。髋

25

关节周围滑囊炎的超声特性为：①在各滑囊部位探及大小不等的无回声肿块，其形态可呈扁平形、裂隙状以及不规则形，单房或多房，大多囊壁较厚、不光滑，呈绒毛状突起，囊内大多为透声好的无回声，有的无回声内可见细弱回声或絮状回声，少数可见线状分隔回声；②CDFI显示较厚囊壁内可探及彩色血流信号，PW显示呈低速高阻血流频谱；③部分坐骨结节滑囊炎病例囊壁增厚明显呈实质性肿块，囊腔细窄不显示。

（一）坐骨滑囊炎

1. 长期坐位工作史、蹲伤史。

2. 坐在硬板椅上，臀部接触椅面的部位疼痛。在坐骨结节处局麻后，再让患者坐于硬板椅上，无疼痛，即可帮助确诊。

3. 疼痛部位仔细确诊可扪及边缘较清晰的椭圆形肿块与坐骨结节粘连在一起，压之疼痛。

4. 做屈膝屈髋动作时，可因挤压、牵扯滑囊而引起疼痛。

5. 坐骨结节部X线检查无异常。

6. B超下部分坐骨结节滑囊炎病例囊壁增厚明显呈实质性肿块，囊腔细窄不显示。

（二）臀肌囊炎

1. 长期在柔软或不平整的路面上长距离的跑步。

2. 患者常抱怨臀肌的外上四分之一疼痛，下肢屈曲和伸展时受到抵抗，并有向坐骨切迹的牵涉痛。

3. 患者不能在受累侧臀部睡觉，在伸展及屈曲关节时会抱怨有尖锐的抓握感，尤其是晨起时。

4. 体格检查，臀肌的外上限有压痛点，被动弯曲和内收会产生疼痛，在此手法时突然放松阻力，会导致明显的疼痛增加。

5. 坐骨结节部X线检查无异常。

6. B超检查在各滑囊部位探及大小不等的无回声肿块，其形态可呈扁平形、裂隙状以及不规则形，单房或多房，大多囊壁较厚、不光滑，呈绒毛状突起，囊内大多为透声好的无回声，有的无回声内可见细弱回声或絮状回声，少数可见线状分隔回声。

（三）转子囊炎

1. 有高空跌落、髋关节手术、长期在柔软或不平整的路面上长距离的跑步。

2. 经常抱怨侧臀部的疼痛，同时向下放射到腿。患者不能在受累侧髋部睡觉，经常抱怨髋部活动的区域有尖锐的抓握感，尤其是在早上第一次起床时。

3. 体格检查，大腿侧面大转子正上方有压痛点，受累下肢的被动外展和内收，和主动抵抗性的内收都会产生疼痛，在此手法时突然放松抵抗导致明显的疼痛增加。

4. 髋部的 X 线检查无异常，MRI 会发现滑囊的积液、钙化以及相关联结构的慢性持续炎症。

鉴别诊断

本病应与化脓性髋关节炎、结核性髋关节炎、股骨头无菌性坏死和先天性髋关节半脱位等相区别。

25

三、治疗原则

1. 病因治疗探明原发病并积极治疗原发病，如消除各种炎症，如有积液可穿刺抽出，然后用绷带加压包扎。积极治疗强直性脊柱炎、类风湿关节炎、痛风等疾病。改变生活习惯，休息最为重要，如避免长时间坐在硬板椅上及过度跑步、登山、骑车等体育活动。座椅应选择较软的，或带有充气气垫的；睡觉时应避免朝患侧卧位，侧睡时可在双膝间垫一枕头；当疼痛减轻后，可逐渐开始恢复运动。

2. 药物治疗如果有细菌感染，需应用抗生素抗感染治疗，必要时局部切开引流；可对症给予非甾体类消炎镇痛药消除炎症；局部抽液，并同时应用激素；可外敷中草药止痛。

3. 物理治疗如超激光、氪光、HANS 疗法、红外偏振光照射、按摩治疗等。

4. 滑囊注射技术抽出滑囊内的囊液，并向滑囊内注射醋酸泼尼松、甲泼尼松或复方倍他米松，抑制囊液再分泌。同时配合局部理疗，促进炎症消退。

（1）坐骨滑囊炎注射技术：患者置于侧卧位，受累侧朝上，受累侧腿膝关节屈曲。对覆盖坐骨结节的皮肤进行无菌消毒的准备工作。将无菌注射器装满 0.2% 的耐乐品和 40mg 甲泼尼松共 4ml，用严格的无菌技术连接在 7 号针头上。用无菌手套的手指辨认坐骨结节的位置。进针之前，告诉患者当感觉到下肢麻木时告知医生，表示针已经触及坐骨神经。一旦发生麻木，应迅速退针，将针小心穿过之前麻醉过的皮肤、皮下组织、肌肉、肌腱直至遇到坐骨结节的骨质（图 25-1）。待针尖触及坐骨结节后稍上提，抽吸针筒，有时抽出淡黄色液体（如坐骨结节囊肿或坐骨结节滑囊炎），抽毕再向囊内注入药液；再将针在前后左右方向做全面结节周围注射；然后采用边拔针、边回抽、边注射的方法逐步进行。目前在 B 超引导下操作多见，则更为精确，有效。

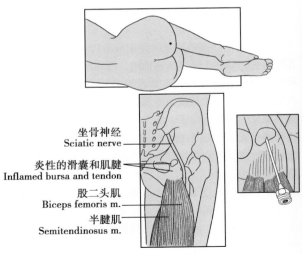

坐骨神经
Sciatic nerve

炎性的滑囊和肌腱
Inflamed bursa and tendon

股二头肌
Biceps femoris m.

半腱肌
Semitendinosus m.

图 25-1　坐骨滑囊炎疼痛的注射技术

（2）臀肌滑囊炎注射技术：患者置于侧卧位，受累侧膝关节屈曲。对臀肌的外上象限皮肤进行无菌消毒的准备工作。将无菌注射器装满 0.2% 的耐乐品和 40mg 甲泼尼松共 4ml，用严格的无菌技术连接在 7 号针头上。用无菌手套的手指辨认臀部的外上象限弯曲的一点。在穿刺之前，提醒患者如果感觉到下肢的感觉异常时告诉医生，意味着针可能碰到了坐骨神经。一旦发生麻木，应迅速退针，将针小心穿过之前麻醉过的皮肤、皮下组织、肌肉、肌腱直至遇到髂骨翼（图 25-2）。注意一定将针保持在中线位置，不要偏向外侧，否则容易碰到坐骨神经，小心抽吸针筒，有时抽出淡黄色液体，抽毕再向囊内注入药液；然后采用边拔针、边回抽。目前在 B 超引导下操作多见，则更为精确，有效。

25

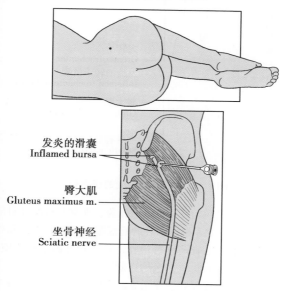

发炎的滑囊
Inflamed bursa

臀大肌
Gluteus maximus m.

坐骨神经
Sciatic nerve

图 25-2 臀肌滑囊炎疼痛的注射技术

（3）转子滑囊炎注射技术将患者置于侧卧位，受累侧朝上，辨认大转子的中点。对此点上方的皮肤进行无菌消毒的准备工作。将无菌注射器装满 0.2% 的耐乐品和 40mg 甲泼尼松共 4ml，用严格的无菌技术连接在 7 号针头上。进针之前，告诉患者当感觉到下肢麻木时告知医生，表示针已经触及坐骨神经。一旦发生感觉异常，应迅速退针，更向侧的位置调整位置。将针在之前确认的那点，成直角直接朝向大转子中间的方向小心地进入皮肤。进针要十分缓慢，以免损伤坐骨神经，直至针遇到骨质（图 25-3）。然后将针退出骨膜，抽吸针筒，有时抽出淡黄色液体抽毕再向囊内注入药液。注射可能会有轻微阻力。目前在 B 超引导下操作多见，则更为精确，有效。

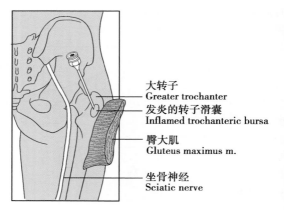

图 25-3 转子滑囊炎的注射技术

5. 中医特色治疗：可试用针灸、推拿和按摩等对部分病例可能有效。根据患者的病症配制内服的中药和外用的滑膜消肿贴膏药进行治疗，是比较好的治疗方案。一是可以彻底治愈，二是治疗风险无痛苦。

6. 如经上述保守治疗无效，或反复发作，则应行手术治疗，切除滑囊。术后恢复约两到三周，术后仍需注意避免局部摩擦。

四、康复与预后

急性滑囊炎积极治疗可治愈。但如变为慢性会时轻时重，常数月至多年不愈。

第二节 股外侧皮神经炎

一、简要概述

股外侧皮神经炎又称感觉异常性股痛、Bernhardt病、Roth病，是临床最常见的皮神经炎，为一种股外侧皮肤感觉异常的疾病。是由于股外侧皮神经穿过或走行于腹股沟韧带下方时受到韧带的压迫引起。股外侧皮神经发自 L2、L3 脊神经后支。该神经穿出腰肌后向外侧下方走行，于髂前上棘水平穿行于髂腹股沟神经的正下方。于腹股沟韧带下方穿出后走行于阔筋膜下方，在此分出前后两支。前支发出少部分感觉分支分布于股前外侧区域。后支发出皮神经感觉支走行于大转子到膝之间的外侧股部（图25-4）。部分正常人股外侧皮神经发自生殖股神经或股神经。在该神经行程中，如果由于受压、外伤等某种原因影响到股外侧皮神经时，即可能发生股外侧皮神经炎。

病因

1. 股外侧皮神经受压　股外侧皮神经经过腰大肌外侧缘下行至腹股沟时走行角度大，穿过腹股沟筋膜，易受伤，通常受压部位在髂前上棘处。常见原因有：脊椎畸形、肥大性脊椎炎、脊椎裂、腰椎骶化、妊娠、盆腔肿瘤、腹膜后肿瘤、腹股沟疝、椎间盘突出等，均可致本病。

2. 外伤或感染如腰肌炎、盆腔炎、神经梅毒、阑尾炎、带状疱疹后遗症等可诱发本病。

3. 其他如糖尿病单神经病易累及该神经，药物中毒，酒精中毒、受凉寒冷及潮湿是本病常见诱因，部分

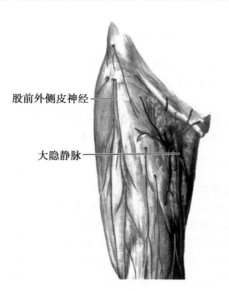

股前外侧皮神经

大隐静脉

图 25-4 股外侧皮神经的分布

25

患者损伤病因不明。

二、临床表现与疾病诊断

临床表现

多见于 20~50 岁较肥胖的男性，女性也可发病。男女比例为 2.8∶1。多为一侧受累，表现为股前外侧皮神经分布区的麻木、蚁行感、刺痛、烧灼感、发凉及沉重感等，以麻木最多见。首发症状表现为大腿外侧烧灼样疼痛，伴或者不伴异感。该病患者常常在坐位、下蹲或系宽腰带时因股外侧皮神经受压而引起症状加重，休息后症状可缓解。查体检查包括股外侧皮神经于腹股沟韧带区即髂前上棘内侧直下约 2cm 处的触痛。神经穿行于腹股沟韧带下方区域的 Tinel 征阳性。可有程度不等的浅感觉减退或缺失，主要是痛觉与温度觉减退而压觉存在。少数患者可有色素减退或沉着。有些患者皮肤可呈轻度菲薄，稍干燥，汗毛减少。并不存在运动障碍，本病通常为单侧性，少数双侧发病。

诊断要点

1. 根据该神经行程及其分布区的麻木、蚁行感、刺痛、烧灼感、发凉及沉重感、及皮肤出汗，甚至皮肤萎缩，可作出初步诊断。

2. 股外侧皮神经于腹股沟韧带区即髂前上棘内侧直下约2cm处的触痛。神经穿行于腹股沟韧带下方区域的Tinel征阳性（按压痛点疼痛有向肢体远端放射感）。

3. 可有程度不等的浅感觉减退或缺失，主要是痛觉与温度觉减退而压觉存在。

4. 肌腱反射存在，不出现股四头肌萎缩。

5. 皮节刺激体感诱发电位检查，尤其两侧对比有诊断意义。

6. 该神经是纯感觉神经，肌电图检查无意义，神经传导速度测定受到部位的限制。但肌电图检查有助于将腰部神经根病、糖尿病性股神经病变鉴别开。

7. 腰部和骨盆的平片可排除一些潜在的骨性病变，因此对该病的诊断有提示意义。

鉴别诊断

临床上需要与股神经病变和L2神经根病变鉴别。股神经病变可同时累及感觉支和运动支，相应支配区肌无力和肌萎缩，肌电图可见股四头肌神经源性损害、股神经传导速度减慢及波幅降低等。L2神经根病变临床较少见，感觉障碍分布在大腿前内侧，可伴髂腰肌和股二头肌无力等。另根据流行病史、病情经过、病理活检，包括神经纤维染色、抗酸杆菌等综合分析，与早期麻风加以区别。

三、治疗原则

1. 病因治疗探明原发病并积极治疗原发病，如消除各种炎症、治疗糖尿病、动脉硬化、中毒等，纠正脊柱畸形，改变生活习惯，如避免腰带紧束等各种理化因素的刺激、肥胖者减肥、嗜酒者戒酒。

25

2. 药物治疗可对症治疗给予维生素 B1、B2、B12 及其他神经营养药物或皮质激素、非甾体类消炎镇痛药以营养神经，消除炎症；合并给予钙离子通道调节剂如普瑞巴林、加巴喷丁。

3. 物理治疗如超激光、氦光、HANS 疗法、红外偏振光照射治疗等。

4. 疼痛剧烈的也可给予股外侧皮神经阻滞疗法：患者仰卧位，膝关节处垫高，避免因腿伸直后产生的神经牵拉痛。确认髂前上棘，在腹股沟韧带下方髂前上棘内侧 1 英寸（2.54cm）处消毒皮肤（图 25-5）。用 7 号针头在该点缓慢垂直进针，直到针尖突破筋膜产生"落空感"后停止进针，患者常会产生麻痛感觉。突破腹外侧斜肌筋膜后，仔细回抽无血，扇状注入 5ml 不含防腐剂的 0.4% 的利多卡因和复方倍他米松 5mg 的混合液。注意进针勿过深，否则刺入腹腔内，伤及腹腔内脏器。常常一次就可以见到明显的效果，必要时 2～3 周后再行一次神经阻滞术。

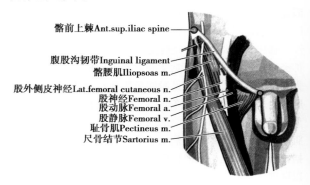

髂前上棘Ant.sup.iliac spine
腹股沟韧带Inguinal ligament
髂腰肌Iliopsoas m.
股外侧皮神经Lat.femoral cutaneous n.
股神经Femoral n.
股动脉Femoral a.
股静脉Femoral v.
耻骨肌Pectineus m.
尺骨结节Sartorius m.

图 25-5　股外侧皮神经疼痛阻滞技术

5. 可试用针灸、推拿和按摩等对部分病例可能有效。对病情严重难以缓解病因不明者可施行手术切断神经或实行神经松解术。

四、康复与预后

慢性病程，时轻时重，常数月至多年不愈。

第三节 股骨头缺血性坏死

一、简要概述

股骨是人体中最大的长管状骨，可分为一体两端。上端朝向内上方，其末端膨大呈球形，叫股骨头，与髋臼相关节。两个股骨头正好和髋臼配合，起到支撑上体的作用。如果从外面看就是在臀部的后下方。人的直立行走、活动、劳动都依靠股骨头的支撑作用。所以股骨头也是最容易受伤的部位。

营养股骨头最重要的血管为外颈升动脉，该动脉行走恒定，不易出现解剖变异，进入关节囊后分出 2~5 支髂外动脉，分布于股骨头上 2/3 的区域，由于该处的关节囊特别肥厚，间隙特别狭窄，因而该处的血管极易受压而栓塞，该处动脉一旦栓塞，则极易产生股骨头缺血性坏死。

股骨头缺血性坏死是又称股骨头无菌性坏死，是股骨头血供中断或受损，引起骨细胞及骨髓成分死亡及随后的修复，继而导致股骨头结构改变、股骨头塌陷、关节功能障碍的疾病，是临床上常见的难治性疾病。股骨头缺血性坏死可分为创伤性和非创伤性两大类，前者主要是由股骨颈骨折、髋关节脱位等髋部外伤引起，后者在我国的主要原因为皮质类固醇的应用及酗酒。

外伤导致股骨头坏死的原因在于供应股骨头的血管受损所致，如侧方骨骺血管受损。这些血管受损后，股骨头全部或部分失去血运，伤后血运阻断 8 小时后即可造成缺血坏死。由此可见，在有移位的股骨颈骨折中，骨坏死很早即可发生。

长期使用糖皮质激素可致股骨头内血压降低、血流

25

量减少、血流减缓，并使股骨头内压升高，从而引起股骨头缺血性坏死。但糖皮质激素引起股骨头缺血性坏死的机制很复杂，并且很多问题仍未完全搞清楚，例如同一患者使用大量糖皮质激素为何只发生一侧股骨头缺血性坏死，为什么小孩使用大量的糖皮质激素却很少发生股骨头缺血性坏死，这些问题迄今仍无明确的答案。

在粗隆间骨折内固定后也有股骨头缺血坏死发生，这是由于股骨头穿针所致，因为在穿针过程中可能伤及外侧骨骺血管（穿针由股骨头侧上方或后方进入股骨头）。这个血管的损伤可造成股骨头局部缺血坏死，最后在股骨头上部负重部位发生塌陷。另外，有时对髋部的直接打击也会造成股骨头缺血性坏死，急性髋关节脱位也可以造成股骨头缺血性坏死。

二、临床表现与疾病诊断

临床表现

股骨头缺血性坏死的症状主要有：①疼痛。疼痛可为间歇性或持续性，内旋髋关节引疼痛是最常见的症状，行走活动后加重，有时为休息痛。疼痛多为针刺样、钝痛或酸痛不适等，常向腹股沟区，大腿内侧，臀后侧和膝内侧放射，并有该区麻木感。②关节僵硬与活动受限。患髋关节屈伸不利、下蹲困难、不能久站、行走鸭子步。早期症状为外展、外旋活动受限明显。③跛行，为进行性短缩性跛行，由于髋痛及股骨头塌陷，或晚期出现髋关节半脱位所致。早期往往出现间歇性跛行，儿童患者则更为明显。

体格检查主要有以下一些体征出现：局部深压痛，内收肌止点压痛，4 字试验阳性，Allis 征阳性。外展、外旋或内旋活动受限，患肢可缩短，肌肉萎缩，甚至有半脱位体征。

股骨头坏死的分型根据坏死部位的范围大小和形状分为六类，具体如下：①股骨头全部坏死。较少见，是指股骨头从关节边缘起全部坏死。头下型股骨颈骨折常

25

常可以引起全头坏死。②股骨头锥（楔）形坏死最多见。正常股骨头分为中心持重区和内、外无压区。头中心锥形坏死即为持重区骨坏死。③股骨头顶半月状坏死。发生率很高，骨坏死发生于股骨头的前上方，死骨呈半月状，髋关节蛙式外展位 X 线片显示最为清楚。④股骨头灶性骨坏死，是最轻的。这一类型一般不发生股骨头塌陷。⑤股骨头核心性坏死。⑥非血管性骨坏死。

骨坏死的发生，演变和结局，有其规律性病理过程，即坏死发生—死骨被吸收—新骨形成。X 线表现不管坏死范围大小，单发或多发，都是这一过程的缩影。股骨头坏死的 X 线分期方法很多，但我们一般采用 5 期分法：

Ⅰ期（前放射线期）此期约有 50% 的患者可出现轻微髋痛，负重时加重。查体：髋关节活动受限，以内旋活动受限最早出现，强力内旋时髋关节疼痛加重。X 线显示：可为阴性，也可见散在性骨质疏松或骨小梁界限模糊。

Ⅱ期（坏死形成，头变扁前期）临床症状明显，且较Ⅰ期加重。X 线片显示：股骨头广泛骨质疏松，散在性硬化或囊性变，骨小梁紊乱、中断，部分坏死区，关节间隙正常。

Ⅲ期（移行期）临床症状继续加重。X 线片显示：股骨头轻度变扁，塌陷在 2mm 以内，关节间隙轻度变窄。

Ⅳ期（塌陷期）临床症状较重。下肢功能明显受限，疼痛多缓解或消失，患肢肌肉萎缩。X 线片显示：股骨头外轮廓和骨小梁紊乱、中断，有半月征，塌陷大于 2mm，有死骨形成，头变扁，关节间隙变窄。

Ⅴ期（骨关节炎期）临床症状类似骨性关节炎表现，疼痛明显，关节活动范围严重受限。X 线片显示：股骨头塌陷，边缘增生，关节间隙融合或消失，髋关节半脱位。正确的诊断和分期，对决定治疗方法和治疗效果有密切的关系。早期治疗可防止骨坏死的股骨头塌陷。

25

如果在 X 线上发现或怀疑有骨坏死，可继续做磁共振（MRI）或 CT 扫描。但以上两种检查费用较高，故一般建议患者拍骨盆正位 X 线片即可，或加拍双侧髋部 X 线片，屈髋至 90°外展位髋关节片。

疾病诊断

可依据病史、临床检查、X 线摄片、MRI 扫描、核素扫描、CT 检查等来诊断。

应仔细询问病史，包括髋部外伤、应用皮质类固醇、饮酒或贫血史等。对临床症状要明确疼痛部位、性质与负重的关系等。查体应包括髋关节旋转活动情况。X 线摄片对早期（0、I 期）诊断困难，对 II 期以上的病变则可显示阳性改变，如硬化带、透 X 线的囊性变、斑点状硬化、软骨下骨折及股骨头塌陷等。推荐取双髋后前位（正位）和蛙式侧位进行 X 线摄片，后者能更清楚显示股骨头坏死区的改变。MRI 扫描典型股骨头缺血性坏死的 T1 加权像改变为股骨头残存骨骺线，邻近或穿越骨骺线的蜿蜒带状低信号区，以及低信号带包绕高信号区或混合信号区。T2 加权像可出现双线征。建议的扫描序列为 T1 及 T2 加权像，对可疑病灶可另加 T2 抑脂或短 T1 反转恢复（STIR）序列。一般采用冠状位与横断面扫描，为了更精确估计坏死体积，以及更清楚显示病灶，可另加矢状位扫描。增强 MRI 对早期股骨头缺血性坏死检测特别有效。核素扫描对诊断早期股骨头缺血性坏死敏感性高而特异性低。采用 99 锝二磷酸盐扫描若出现热区中有冷区即可确诊。但单纯核素浓度（热区）则应与其他髋关节疾病鉴别。此检查可用于筛查病变及寻找多部位坏死灶。单光子发射体层成像（SPECT）可增强敏感性，但特异性仍不高。CT 对于 II、III 期病变，可清楚显示坏死灶的边界、面积、硬化带、病灶自行修复及软骨下骨等情况。CT 显示软骨下骨折的清晰度与阳性率优于 MRI 及 X 线片，加用二维重建可显示股骨头冠状位整体情况。CT 扫描有助于确定病灶及选择治疗方法。

诊断股骨头缺血性坏死的主要依据有：

1. 临床症状、体征和病史：以腹股沟和臀部、大腿部位为主关节痛，髋关节内旋活动受限，有髋部外伤史、皮质类固醇应用史、酗酒史。

2. X线片改变股骨头塌陷，不伴关节间隙变窄；股骨头内有分界的硬化带；软骨下骨有透X线带（新月征，软骨下骨折）。

3. 核素扫描示股骨头内热区中有冷区。

4. 股骨头MRI的T1加权像呈带状低信号（带状类型）或T2加权像有双线征。

5. 骨活检显示骨小梁的骨细胞空陷窝多于50%，且累及邻近多根骨小梁，有骨髓坏死。

诊断股骨头缺血性坏死的次要依据有：

1. X线片示股骨头塌陷伴关节间隙变窄，股骨头内有囊性变或斑点状硬化，股骨头外上部变扁。

2. 核素骨扫描示冷区或热区。

3. MRI示等质或异质低信号强度而无T1像的带状类型。

符合两条或两条以上主要标准可确诊。符合一条主要标准，或次要标准阳性数≥4（至少包括一种X线片阳性改变），则可能诊断。

对具有类似的X线改变或MRI改变的病变，应注意鉴别。

1. 具有类似X线改变疾病的鉴别诊断

（1）中、晚期骨关节炎当关节间隙变窄，出现软骨下囊性变时可能会混淆，但其CT表现为硬化并有囊形变，MRI改变以低信号为主，可据此鉴别。

（2）髋臼发育不良继发骨关节炎股骨头包裹不全，髋臼线在股骨头外上部，关节间隙变窄、消失，骨硬化、囊变，髋臼对应区出现类似改变，与本病容易鉴别。

（3）强直性脊柱炎累及髋关节常见于青少年男性，多为双侧骶髂关节受累，其特点为HLA-B27阳性，股骨头保持圆形，但关节间隙变窄、消失甚至融合，故不难

25

鉴别。部分患者长期应用皮质类固醇可合并股骨头缺血性坏死，股骨头可出现塌陷但往往不严重。

（4）类风湿关节炎多见于女性，股骨头保持圆形，但关节间隙变窄、消失。常见股骨头关节面及髋臼骨侵袭，鉴别不难。

2. 具有类似 MRI 改变疾病的鉴别诊断

（1）暂时性骨质疏松征可见于中年男女性患者，属暂时性疼痛性骨髓水肿。X 线片示股骨头、颈甚至转子部骨量减少。MRI 可见 T1 加权像均匀低信号，T2 加权像高信号，范围可至股骨颈及转子部，无带状低信号，可与本病鉴别。此病可在 3～6 个月内痊愈。

（2）软骨下不全骨折多见于 60 岁以上老年患者，无明显外伤史，表现突然发作的髋部疼痛，不能行走，关节活动受限。X 线片示股骨头外上部稍变扁，MRI 的 T1 及 T2 加权像显示软骨下低信号线，周围骨髓水肿，T2 抑脂像显示片状高信号。

（3）色素沉着绒毛结节性滑膜炎多发于膝关节，髋关节受累少见。累及髋关节的特点为：青少年发病，髋部轻、中度痛伴有跛行，早、中期关节活动轻度受限。CT 及 X 线摄片可显示股骨头、颈或髋臼皮质骨侵袭，关节间隙轻、中度变窄。MRI 示广泛滑膜肥厚，低或中度信号均匀分布。

（4）股骨头挫伤多见于中年有髋关节外伤史患者，表现为髋部痛及跛行。MRI 位于股骨头内的 T1 加权像中等强度信号、T2 加权像高信号，内侧较多。

（5）滑膜疝此为滑膜组织增生侵入股骨颈部皮质的良性病变，MRI 示 T1 加权像低信号、T2 加权像高信号的小型圆形病灶，多侵袭股骨颈上部皮质，通常无症状。

三、治疗原则

目前尚无一种方法能治愈不同类型、不同分期及不同坏死体积的股骨头缺血性坏死。制订合理的治疗方案应综合考虑分期、坏死体积、关节功能以及患者年龄、职业等。

1. 保护性负重　学术界对于该方法能否减少股骨头塌陷仍有争论。使用双拐可有效减少疼痛，但不提倡使用轮椅。

2. 手术治疗　多数患者会面临手术治疗，手术包括保留患者自身股骨头手术和人工髋关节置换术两大类。保留股骨头手术包括髓芯减压术、植骨术、截骨术等，适用于 ARCOI、Ⅱ期和Ⅲ期早期，坏死体积在 15% 以上的患者。如果方法适当，可避免或推迟行人工关节置换术。

（1）股骨头髓芯减压术建议采用直径约 3mm 左右细针，在透视引导下多处钻孔。可配合进行自体骨髓细胞移植、骨形态蛋白（BMP）植入等。此疗法不应在晚期（Ⅲ、Ⅳ期）使用。

（2）带血管自体骨移植应用较多的有带血管腓骨移植、带血管髂骨移植等，适用于Ⅱ、Ⅲ期股骨头缺血性坏死，如应用恰当，疗效较好。但此类手术可能导致供区并发症，并且手术创伤大、手术时间长、疗效差别大。

（3）不带血管骨移植应用较多的有经股骨转子减压植骨术、经股骨头颈减压植骨术等。植骨方法包括压紧植骨、支撑植骨等。应用的植骨材料包括自体松质骨、异体骨、骨替代材料。此类手术适用于Ⅱ期和Ⅲ期早期的股骨头缺血性坏死，如果应用恰当，中期疗效较好。

（4）截骨术将坏死区移出股骨头负重区，将未坏死区移出负重区。应用于临床的截骨术包括内翻或外翻截骨、经股骨转子旋转截骨术等。该方法适用于坏死体积中等的Ⅱ期或Ⅲ期早、中期的股骨头缺血性坏死。此术式会为以后进行人工关节置换术带来较大技术难度。

（5）人工关节置换术股骨头一旦塌陷较重（Ⅲ期晚、Ⅳ期、Ⅴ期），出现关节功能或疼痛较重，应选择

25

人工关节置换术。对 50 岁以下患者，可选用表面置换，此类手术能为日后翻修术保留更多的骨质，但各有其适应证、技术要求和并发症，应慎重选择。

股骨头坏死的人工关节置换有别于其他疾病的关节置换术，要注意一些相关问题：①患者长期应用皮质类固醇，或有基础病需继续治疗，故感染率升高；②长期不负重、骨质疏松等原因导致假体易穿入髋臼；③曾行保留股骨头手术，会带来各种技术困难。另外还有：死骨清除骨水泥填充股骨头重建术。

3. 不同分期股骨头坏死的治疗选择　对于 0 期非创伤性股骨头缺血性坏死，如果一侧确诊，对侧高度怀疑 0 期，宜严密观察，建议每 6 个月进行 MRI 随访。Ⅰ、Ⅱ期股骨头缺血性坏死如果属于无症状、非负重区、病灶面积 15% 者，应积极进行保留关节手术或药物等治疗。ⅢA、ⅢB 期股骨头缺血性坏死可采用各种植骨术、截骨术、有限表面置换术治疗，症状轻者也可保守治疗。ⅢC、Ⅳ期股骨头缺血性坏死患者中，如果症状轻、年龄小，可选择保留关节手术，其他患者可选择表面置换、全髋关节置换术。

四、疼痛专科治疗

1. 药物治疗　适用于早期（0、Ⅰ、Ⅱ期）股骨头缺血性坏死，可采用非甾体消炎止痛剂，针对高凝低纤溶状态可用低分子肝素及相应中药治疗，阿仑膦酸钠等可防止股骨头塌陷，扩血管药物也有一定疗效。另外，奇曼丁、阿片类药物等止痛亦可用以该病。

2. 物理治疗　包括氦光理疗、高频电场、高压氧、磁疗等，对缓解疼痛、促进骨修复有益。

3. 关节腔注射　针对髋关节腔进行激素、透明质酸或者臭氧等治疗，多属早期、单中心研究，缺少较高的临床循证医学证据，可根据患者的分期、具体病情和原发疾病等进行综合考虑后，针对性实施。

第四节 膝骨性关节炎

一、简要概述

膝关节为人体最大的关节，由股骨内、外侧髁和胫骨内、外侧髁以及髌骨所构成，由于其构造最复杂，因此其损伤机会亦较多。

膝骨关节炎又称退行性膝关节炎、变形性膝关节炎、退行性膝关节病、增生性膝关节病、肥大性膝关节炎、软骨软化性膝关节炎、膝关节骨关节炎等。是疼痛科最常见的膝痛症。属于合成代谢与分解代谢失调性活动性动力疾病。是全身性易感因素和局部机械性因素相互作用的结果。

引起膝骨关节炎的病因大致有以下几类：①膝关节透明软骨退行性变：膝关节软骨基质的软骨素减少，软骨逐渐软化，弹性减弱乃至消失，胶原纤维暴露，摩擦后骨暴露，外周软骨面增生肥厚，软骨骨化形成骨刺。②软骨下骨磨损：中央磨损最重，发生象牙样改变并增厚，外周萎缩，软骨下新骨沉着使关节变形。③滑膜及关节囊变性：剥脱的软骨碎片刺激骨膜分泌，或附着在骨膜上，关节囊纤维样变而增厚、骨化形成小结节。④肌痉挛：关节疼痛而肌痉挛，关节处于畸形位，最终形成纤维性强直。

膝骨关节炎的好发因素为：①老龄：这可能是因为老年人因为运动不协调而易致膝关节损伤；并且老年人骨韧性弹性减弱，另外老年人供应关节的血流量减少，关节软骨因营养减少而变薄、基质减少、纤维化，使关节内负重分布发生改变，关节面及关节软骨易受损伤临床发现；绝经前后的妇女，由于雌激素失衡而使骨质丢失增加，发生骨质疏松膝骨。②关节损伤和关节使用过度：这被公认为是膝骨关节炎的好发因素，尤其是不正确的过度使用膝关节，特别需要注意的是，爬山、爬楼

25

梯等活动对膝关节损害明显，爬山虽是一种很好的锻炼方式，但是不利于保护膝关节。因为，上山的时候膝关节负重等于自身体重，而下山的时候除了自身体重以外，膝关节还要负担下冲的力量，这样的冲击会加大对膝关节的损伤；而爬楼梯对膝关节的伤害更大，因为爬楼梯时，膝关节的负重是体重的 3～4 倍，使膝关节损伤加重。而且，爬楼梯时膝关节弯曲度增加，髌骨与股骨之间的压力也相应增加，会加重膝关节疼痛。③肥胖：有资料显示，肥胖患都其膝骨关节炎的患病率较正常人高，这可能是因为肥胖患者其膝关节负重增加，并且肥胖时引起的姿势、步态、运动习惯等与正常人相比不一样有关。有资料显示，体重每增加 1kg，膝关节的负重就增加 6kg，因此肥胖对膝关节的损害很大。另外，还发现一些疾病对膝关节的退行性变有一定的促进作用，像类风湿病，代谢性疾病痛风等。

二、临床表现与疾病诊断

临床表现

膝骨关节炎是一个有诸多病因及诱发复杂的疾病。该病的临床表现主要有：症状：膝骨关节炎患者一般有数天至数年不等的膝关节的疼痛史，这是该类患者最主要的症状，也是患者至疼痛门诊就诊时最多的主诉。膝关节的疼痛可以表现为一侧膝关节，也可以表现为双侧膝关节。疼痛随病情进展而有加重趋势。在早期可以仅表现为活动时隐痛，随着病情的发展，疼痛逐渐加重，性质改变为胀痛，在上下楼、下蹲、起立时明显，若软骨下骨受侵犯则休息时亦有膝关节疼痛（称为休息痛），活动时可出现摩擦痛，天气变化时疼痛可以加剧，疼痛的程度与 X 线片表现不一致，且个体差异较大。有的表现为在行走过程关节腔内有响声、关节交锁。有的表现为关节僵直。严重的膝关节炎患者还可伴有关节肿胀、周围水肿、肌肉萎缩等。膝骨关节炎的另一个症状是可出现其余关节受累，可同时侵犯 2～4 个其余的关节，像手的关节、髋关节等。病变关节僵硬不灵活，常常不能下蹲，活动时有声响，膝骨关节炎晚期膝关节不稳定，可出现不安全感、滑落感等。

体格检查：膝关节周围可有压痛点、水肿，有关节积液时浮髌征可阳性。膝关节的屈伸运动可出现障碍，活动不灵活；关节周围组织萎缩、肌挛缩等，膝骨关节炎晚期可出现膝关节变形。

辅助检查：①X线片：最主要也是最常用的辅助检查为膝关节X线片，X线片可显示膝关节间隙变窄、骨刺形成、软骨下骨硬化、骨端变形、关节面不平等。②磁共振：磁共振检查不仅能看到膝关节的骨性结构的变化，还能看到非骨性结构的变化，有的患者会出现前交叉韧带和（或）后交叉韧带的损伤，或者半月板的撕裂等。

疾病诊断

根据膝骨关节疼痛、运动受限、活动时有响声；膝关节周围有压痛、积液时浮髌试验阳性，关节变形，X线片显示膝关节间隙变窄、骨刺形成、软骨下骨硬化、骨端变形、关节面不平等；并排除其他疾病即可诊断。在膝骨关节炎的诊断及鉴别诊断中，要注意有无膝外翻、棱形肿大、膝关节内有无游离体等，膝关节检查除前述的浮髌试验外，下面几种检查亦常用到：

1. 髌骨摩擦试验　患者自主伸屈膝关节时出现摩擦音或疼痛，或者患者仰卧位，伸膝，检查者一手按压髌骨，使其在股骨髁关节面上下活动，出现摩擦音或疼痛者为阳性。

2. 抽屉试验　患者仰卧，屈膝，检查者双手握住膝部之胫骨上端、向后施压，胫骨后移，则提示后十字韧带断裂；向前施压，胫骨前移，则提示前十字韧带断裂。

3. 膝关节过伸试验　检查者一手握住患者小腿，另一手向下按压膝关节使之外展，出现疼痛为阳性，提示可能为半月板前角损伤、股骨髁软骨损伤、膝关节脂肪垫损伤等。

4. 膝关节分离试验：患者膝关节伸直，检查者一手抵住膝关节外侧，另一手握小腿踝部并使膝关节外展，出现疼痛为阳性，提示内侧副韧带损伤，同法将膝关节加压内翻，可检查内侧副韧带。

5. 膝关节半月板弹响试验：又称膝关节回旋研磨试验，患者仰卧，屈髋屈膝，一手顶住股骨下端膝关节上方，另一手握住足掌挤压膝关节，并使膝关节外翻外旋和内翻内旋研磨，内侧有响声或疼痛说明内侧半月板有损伤，外侧有疼痛或响声说明外侧半月板损伤。

另外，国际上有专门的膝骨关节炎的诊断标准，其标准为：

1. 临床诊断标准 ①前月大多数时间内有膝痛。②有骨摩擦音。③晨僵 < 30min。④年龄 ≥38 岁。⑤膝检查示骨性肥大。满足①②③④或①②⑤或①④⑤者可诊断为膝骨关节炎。

2. 临床、实验室和放射学诊断标准 ①前月大多数时间内有膝痛。②X 线片示关节边缘有骨赘。③关节液检查符合骨关节炎。④年龄 ≥40 岁。⑤晨僵 < 30min。⑥关节活动时有骨响声。满足①②或①③⑤⑥或①④⑤⑥者可诊断为膝骨关节炎。

另外，美国风湿病学会制定的膝骨关节炎的诊断标准：

1. 膝关节疼痛患者有下列 7 项中的 3 项 ①年龄 ≥50 岁。②晨僵 < 30min。③关节活动时有骨响声。④膝部检查示骨性肥大。⑤有骨压痛。⑥无明显滑膜升温。⑦放射学检查有骨赘形成。

2. 膝关节疼痛患者有下列 9 项中的 5 项 ①年龄 ≥50 岁。②晨僵 < 30min。③关节活动时有骨响声。④膝检查示骨性肥大。⑤有骨压痛。⑥无明显滑膜升温。⑦ESR < 40mm/h。⑧类风湿因子（RF） < 1:40。⑨滑膜液有骨关节炎征象。

三、治疗原则

膝骨关节炎的治疗目的主要在于疾病教育，缓解疼

25

痛，预防及延缓关节组织结构改变，恢复其正常功能。常用的疗法包括：局部休息，减少关节负重，腿部肌肉锻炼，关节适当止动，肥胖患者适当减肥等；另外可适当外用或内服一些镇痛药等；当然，对于特别严重的膝骨关节炎，应进行外科手术干预，进行外科手术，必要时实施膝关节转换术。疼痛科对膝骨关节炎有专门的治疗措施，将在下面专门介绍。

四、疼痛专科治疗

1. 药物　治疗膝骨关节炎的药物主要有：①非甾体类抗炎药镇痛药：该类药物有较好的消炎镇痛的药物，为治疗膝骨关节炎的基础用药，对于消除炎症、缓解疼痛有一定作用；②阿片类药物曲马多等，对不宜使用非甾体类抗炎药镇痛药的患者可选择。③盐酸羟考酮控释片：是强效阿片类药物，属纯阿片受体激动剂，镇痛作用无封顶效应。④硫酸/盐酸氨基葡萄糖：是软骨细胞生物代谢所必需的生理物质，软骨细胞利用硫酸氨基葡萄糖合成大分子黏多糖，构成软骨基质重要的组成部分，与Ⅱ型胶原纤维一起维持软骨的形态和功能。

2. 物理治疗　目前疼痛科常用的物理治疗方法有：氩光照射、低频治疗仪、冲击波治疗等，对于膝骨关节炎患者均有较好的疗效。

3. 膝关节阻滞（膝关节腔穿刺注射）　该方法为疼痛科目前较常用的治疗膝骨关节炎的方法，也是疼痛科的特色疗法和核心技术之一。

（1）体位：坐位，患者自然坐于座位上，双下肢自然半屈位；或仰卧位，双下肢半屈均可；

（2）穿刺部位用碘伏常规消毒，操作者戴无菌手套，铺巾，用1%利多卡因作局部麻醉；

（3）穿刺：根据不同的穿刺点及入径，穿刺方法可分为髌骨外上缘穿刺法和髌骨外下缘穿刺法。

髌骨外上缘穿刺法：

定位：髌骨外上缘处与股外侧肌交界处。按压股外

25

侧肌下凹陷处，贴指甲刺入 0.5-1cm，有落空感即可。

优点：神经分布少，感觉不敏感，组织薄，易穿刺。患者方便配合。关节内滑膜少，不容易引起疼痛。穿刺部位组织少，针头易达到关节腔。靠近髌上囊，可以将髌上囊的液体往下挤，从而抽液比较彻底，而且针头向上移动可以直接抽取髌上囊的液体。

髌骨外下缘穿刺法：

以髌骨中心点，作水平线和垂直线，其第一和第二象限，各做 45°的平分角，该平分线与髌骨外缘的交点，即是进针点。

常规膝关节穿刺部位：患者仰卧位，膝关节伸直，髌骨上缘与髌骨内外侧缘的交点为两点，斜向髌股关节中心，以 45°角穿刺。膝关节微屈 30°左右，从髌骨下方的髌韧带内侧或外侧关节间隙垂直进针。

对于关节内有大量积液的患者，采用髌骨外上缘进针抽液，因为关节内有大量积液的时候，积液大多在髌上囊，髌股关节间隙也比较大，髌骨外上缘进针很容易操作，也可抽出积液。而对于没有关节积液的患者，髌骨外上缘进针不太容易操作。

对于没有关节积液的患者，采用髌骨外下缘（外侧膝眼）穿刺法，一定要定好位置（屈膝 90°位，髌骨下缘、髌韧带外侧 1cm 处），采用 10ml 针头，与胫骨平台平行，向内呈 45°角，针头完全刺入，有一种落空感，有时回抽会抽出关节液，此时可放心注射；回抽如没抽出关节液，可以药液，如果注射时比较费力，患者感觉痛、胀，可以进一步向里面插下针头，左右移动下，注射时比较轻松，患者无不适即可再注射。只要熟练操作，定位正确，及时调整，患者很少出现注射后不适。

4. 药物，膝关节注射常用药物包括：局麻药、糖皮质激素、生理盐水、玻璃酸钠、臭氧等。

5. 膝关节阻滞注意事项：

（1）膝关节阻滞为有创（微创）治疗措施，疼痛科医生在对膝骨关节炎患者行膝关节阻滞前应向患者详细说明该项治疗方法的目的、意义、疗效、安全性及治疗可能出现的情况、治疗后注意事项，原则上应让患者签署知情同意书，取得患者同意后方可实施；

（2）有严重的出血倾向的患者、血小板数量异常偏低或出凝血时间异常的患者、或长期服用抗凝药物的患者、穿刺部位有感染的患者、穿刺部位有肿瘤的患者、不合作的患者、有精神疾患的患者、不愿签署知情同意书的患者一般不宜行膝关节阻滞术；

（3）有未经控制的严重的高血压和（或）糖尿病的患者，可以谨慎行膝关节阻滞，但不宜使用糖皮质激素类药物，可使用其他药物代替，若要使用糖皮质激素类药物，应使患者的血压和（或）血糖恢复至正常范围内或心血管内科医生认为合适的血压水平、内分泌医生认为合适的血糖水平并稳定一至二周方可使用糖皮质激素类药物；

（4）实施膝关节阻滞时应严格无菌挂操作；

（5）穿刺后应先常规进行负压抽吸，抽吸时可能出现的情况为：无抽吸物、抽吸出关节腔积液、抽吸出血性液体。对于前两种情况，抽吸后可以注射药物，但若抽吸时出现血性液体，说明膝关节操作严重，关节腔内有积血，则应暂时先不注射药物，而行进一步检查后根据检查结果再行决定治疗方法。

（6）穿刺成功后注射时应无阻力，若出现较大阻力，则应调整针尖方向及穿刺浓度，待注射时阻力减小再行注射；

（7）膝关节阻滞后应立即在穿刺点敷上无菌敷贴以保护穿刺点；

（8）膝关节阻滞后患者应在近诊室区域医护人员的视野范围内休息观察 10～20 分钟方可离开医院；

（9）膝关节阻滞后 1～2 天穿刺点不要碰水，不要进行像驾驶等需要下肢精确行动的操作，无菌敷贴应于1～2 天揭除；

（10）膝关节阻滞术需要行 3～5 次为一个疗程，每两次之间的时间间隔为 2～4 周。

第五节 跟腱炎和跟腱周围炎

一、简要概述

跟腱是由连接小腿后方肌群与跟骨的带状肌腱纤维组成,张力通过肌肉收缩传递到跟腱。跟腱由腓肠肌和比目鱼肌组成,是人体最粗、最强大的肌腱,长约17cm。起始于小腿中部,形成弓状,止于跟骨结节部,可使足跖屈。跟腱有两个鞘,外鞘由肌腱的深部筋膜组成,内鞘直接贴附于跟腱,其结构很似滑膜,内外鞘之间可互相滑动、摩擦,过度活动可产生炎症,出现一系列病理变化。由于跟腱的横断面较肌肉组织小得多,约1:60 左右,故而跟腱组织负担的单位张力远高于肌肉。跟腱炎(Achillestendonitis)一般指跟腱急慢性劳损后形成的无菌性炎症。在运动过程中,小腿腓肠肌和跟腱承受了反复过度牵张力导致的。另外,突然增加锻炼的强度或频率也常会引起跟腱炎。跟腱周围炎主要是指跟腱周围的脂肪组织、腱膜和跟腱下滑囊,因受到外伤和慢性劳损而引起的炎性改变,多见于青壮年人。

跟腱炎发病病因主要是因为跟腱在短时间内承受的压力过大,从而引发劳损、细微挫伤或撕裂,进而出现无菌性炎症。导致跟腱炎的常见原因包括:①身体没活动开或还没有调整好就开始运动,如打篮球、网球等需要频繁地停止、启动以及跳跃的运动,很容易发生跟腱炎。②锻炼过度。③扁平的足弓会增加发生跟腱炎的风险。因在行走时,扁平足会导致跟腱承受额外的压力。④跟腱附近受了外伤或有感染。

跟腱周围炎的病因主要由急性损伤引起,多见于从事跑跳项目的运动员,在准备活动不足时即猛力踏地,或急速起跑,往往因肌肉的急骤收缩而拉伤足跟周围组织;也可因挤压、撞击、弹跳、跑步用力过猛,跟腱突然受到挫伤或扭伤，使跟腱本身肌腱周围出现充血、水肿等变性改变，从而引发本病。另外，慢性劳损也是诱发本病的重要因素，如反复做超过本人运动能力的跑跳运动，或长距离跑步，走路，跟腱和周围的组织反复多次的摩擦，逐渐劳损，形成慢性炎症而发病，急慢性损伤都可以引起肌腱的变性，肌腱周围组织的充血、渗出、增生、粘连、变性等改变，甚至跟腱下滑囊也常常受累。可以说跟腱周围炎是跟腱断裂的先兆，防治跟腱周围炎的意义就显而易见。

二、临床表现与疾病诊断

临床表现

跟腱没有真正意义上的腱鞘，而是由腱周组织（脂肪性间隙组织以分膈肌腱和腱鞘）包绕，跟腱炎早期疼痛主要是由于腱周组织的损伤所致，当患者起床或连续步行时，肌腱在腱周组织内活动增大，故疼痛加重。典型症状为足跟部上方的、内部的疼痛、酸痛、压痛、僵硬，活动后加剧。它可能发生在跟腱的任一区域，痛感通常会在清晨或者剧烈运动后的休息期间发作。肌腱两段受到挤压时会有强烈疼痛或者压痛。当病变恶化，肌腱会肿大，在病变区域出现结节。

一般来说，跟腱炎的症状是逐渐发展的，具体征状表现为：①当行走或是踮脚时，有钝痛或疼痛感。跟腱有触痛和轻度的肿胀。当触碰或活动跟腱时，可能会有"劈啪"或"嘎吱嘎吱"的声音。可能还会注意到，在早晨起床时或休息一段时间后，受累的跟腱是疼痛的，而当开始活动时，疼痛会有轻微的好转。但是，随着活动程度的增加，疼痛又会加重。②如果脚踝附近突然出现疼痛和肿胀，并且不能正常行走，那么跟腱可能发生了断裂。如果是完全性的跟腱断裂，受伤的那只脚会无法踮起。③跟腱炎并发症：跟腱炎可以进展为一种退化性疾病，称为跟腱退化变性。它是指跟腱的结构出现异常，变得越来越脆弱和纤维化。

跟腱周围炎患者一般都有跟腱的外伤和劳损史并有明显跟腱疼痛：早期疼痛主要发生在活动开始时，稍活动后疼痛反而减轻，但用力跑、跳时疼痛又会加重。随着病情的加重，凡是牵扯跟腱的活动和运动，都可引起疼痛，如上下台阶、走路、跑跳等。

辅助检查：查体：主要是足根部上方和内部的压痛，严重时可触及结节。跟腱周围炎患者晚期常有跟腱变形，表面能触摸到硬块或硬结，跟腱及其周围变粗，呈梭形改变。病变晚期在踝关节伸屈时，肌腱周围可触及如同捻干头发丝发出的声响，即捻发音，跟腱失去韧性。此外，跖屈抗阻力试验阳性：让患者背伸踝关节，此时医者加阻力于足掌，再让患足跖屈，如有跟腱部位疼痛，即为阳性，提示本病存在。需要进行跟腱部位的 X 线片检查，以排除其他可能引起跟腱处疼痛的疾病。磁共振（MRI）扫描，使用磁场来显示身体软组织的图像，对跟腱断裂的诊断有重要意义。

三、治疗原则与疼痛专科治疗

1. 治疗原则 一般来说非手术治疗能够使跟腱炎在几周时间内得到痊愈和自我修复。如治疗没有效果，需要做手术来切除跟腱周围的炎症组织。如出现并发症或者跟腱断裂，则需要行手术方法来治疗。

2. 非手术治疗

（1）使用支撑垫：支撑垫可以抬高脚踝，以减少对跟腱的拉伸。还可在夜间睡眠时使用夹板，以保持跟腱固定。如果病情严重，建议穿步行靴或使用拐杖，以利跟腱修复。如果有扁平足，最好穿足弓处有支撑的鞋子，以避免跟腱的进一步恶化。

（2）避免会增加疼痛或是肿胀的活动。不要忍痛工作或活动。休息对于组织的愈合是必需的。但是这并不意味着需要完全的卧床休息。可以进行其他一些不会影响受伤肌腱的活动。为了减少疼痛、肌肉痉挛和肿胀，可以试试对受伤的部位进行冰敷，一天可以进行数次，每次不超过 20 分钟。因为肿胀可能会导致受伤关节丧失活动功能，因此可以使用包扎带或是弹性绷带来包扎肿胀部位，直到肿胀消失。晚上用热水疱脚，抬高受伤的脚踝，使它的高度在心脏以上，也可以减少水肿。

（3）用药原则外涂或外敷的还有消炎止痛成分的药物为主，如洛索洛芬贴剂或氟比洛芬贴剂。可适当辅助用口服非甾体类消炎消痛药，长期或者反复发作，口服非甾体药物效果不佳，可以酌情使用阿片类药物控制疼痛，需注意剂量调整、用药时间及撤药反应，杜绝成瘾现象。

（4）理疗：排除跟腱断裂的可能后，可采用冲击波或激光疗法。

（5）跟腱周围炎早期推拿效果满意，推拿对本病的治疗作用是促进局部血液循环，加速修复创伤组织，在后期可松解粘连。在推拿治疗的同时，应让患者适当休息，以利于提高疗效。①手法治疗法：令患者仰卧，患侧裤腿卷至膝关节以上，脱掉袜子，小腿下方垫一小枕头。先用轻摩、揉捏、掌揉法对小腿及跟腱进行治疗，反复 20 遍左右，这时患者感到皮肤温热，浅层肌肉松弛。然后以较重手法对小腿肌肉进行推压、掌压和拳压治疗，力度要稍大，由浅入深，充分放松小腿深层肌肉，以达到解除痉挛、舒筋活血的目的。对于深层发僵成条索状的肌肉硬块可用分筋手法，即双手大拇指并拢，将条索状的硬块往左右分拨，手法要重，3～5 次，接着顺肌纤维方向将深层肌理顺。②穴位指压法：按压穴位治疗跟腱腱围炎，能取得很好的疗效。首选穴位有承山、昆仑、仆参、申脉、太溪。首先以拇指指腹按压承山，力度由小到大，由浅入深，垂直按压，持续约 10 秒钟，然后逐渐放松，反复 3～5 遍，再依次对其余穴位作指压治疗，以达到舒筋络、活气血、止疼痛的目的。③跟腱牵拉法：此法目的在于松解与跟腱粘连的腱围组织，解除粘连组织对分布于其中的神经、血管的压迫，跟腱的疼痛自然就会减轻。方法是让患者仰卧，小腿垂直于大

25

腿，用力使患侧足背伸，使跟腱被动牵拉，同时用手指按压跟腱两侧的昆仑穴和太溪穴，有助于腱围粘连组织的松解。如此反复十数遍，最后，一手握住踝关节，另一手抖动小腿，结束治疗。每次治疗时间约 30 分钟。经手法治疗后，患者感到小腿轻松、舒适，跟腱疼痛减轻。

（6）跟腱周围炎确认后，可行跟腱周围神经阻滞，加用少量甾体类激素，临床效果较好。杜绝跟腱内注射。

3. 出现并发症或者跟腱断裂，则需要行手术方法来进行修补。

四、预防和预后

在一般情况下，跟腱炎在经过一段时间的自我护理（例如休息、冰敷、服用非处方类镇痛药等）后会得到改善。如果得到及时的处理和治疗，跟腱炎的恢复时间一般很短。但如果放任不治疗，跟腱炎可能会引起持续的疼痛或引发跟腱断裂。

预防措施在控制发病上尤其重要：

（1）运动前要热身，运动要逐渐停止下来，运动后做适当的放松活动。

（2）注意休息，避免负重，合理运动。如果刚开始一项新的锻炼计划，在锻炼前后一定要进行伸展运动；开始活动的时候要缓慢进行，逐渐增加运动量，而不要太追求进度。如果进行跑步锻炼，过多的上坡跑比较容易导致跟腱炎。

（3）运动时穿合适的鞋子。选择适合运动的频率、运动的地面和运动条件的鞋子。

（4）经常牵拉和加强小腿肌肉训练，在日常运动中逐渐增加登山、爬楼梯项目。如果需要，可逐渐增加速度和距离。

（5）扁平的足弓会增加发生跟腱炎的风险，这是因为在行走时，扁平足会导致跟腱承受额外的压力。如果有扁平足，最好穿足弓处有支撑的鞋子，以避免跟腱的进一步恶化。

（6）若发生跟腱附近外伤或感染情况，应及时治疗，尽量避免跟腱炎症的发生。

（7）每天晚上睡觉前用热水浸泡脚和小腿约 15～20 分钟左右，这样可以促进下肢肌肉、韧带和关节血液循环，可以预防跟腱周围炎的发生。

（8）运动员之间要养成每天训练结束之后，互相踩对方大腿后群肌及小腿肌肉作为放松的习惯，可以避免跟腱周围炎的发生。

第六节　跟　痛　症

一、简要概述

跟痛症是指一系列疾病导致的足跟部承重时疼痛，它不是单独一个疾病，它是指足跟部疾病所引起的一种症状，由跟骨本身及其周围软组织疾病所产生。是老年常见病之一，给老年人生活和工作带来极大的不便。据医学统计，50 岁以上老年人患足跟痛疾病占 25%，特别是肥胖者更易发生本病。近年来，由于高跟鞋的流行，长期穿过高的鞋跟也容易导致足跟的损伤。跟痛症是由多种慢性疾患所致跟部蹠面（即脚后跟）疼痛，其与劳损和退化有密切关系。按部位可把跟部疼痛分为跟跖侧疼痛和跟后部疼痛。前者常由于跖跟腱炎，跖腱膜断裂，跟脂肪垫炎，足外侧神经第 1 支卡压症，跟骨骨刺，跟骨骨膜炎，跟骨骨折等引起。后者由跟腱炎、跟腱滑膜炎等引起。类风湿关节炎，痛风性关节炎，强直性脊柱炎也可引起。而跟腱炎又可分为非止点性跟腱炎和止点性跟腱炎两类。在儿童，跟后部疼痛多见于跟骨结节骨骺炎。

关于跟痛症的病因，目前大致有五十多种，但临床最常见的病因为：①足跟纤维脂肪垫炎；②筋膜炎或滑囊炎；跖腱膜是维持足弓的一个纤维结构。疼痛出现的原因是筋膜失去一部分弹性，因为日常活动而受到刺激。

25

跖腱膜是足底筋膜的浅层部分，由纵行的白纤维组成。可分为中间束、外侧束和内侧束。跖腱膜的作用包括保护足底组织；提供足底某些内在肌的附着点；协助维持足弓。③跟骨骨刺（图 25-6）。但也有资料表明，跟痛患者仅有约 37% 的患者有骨刺，也就是说跟痛的更主要原因是筋膜滑囊炎而非骨刺。临床表现主要为足跟蹠面疼痛、肿胀和压痛，走路时加重。本病多发生于中年以后的肥胖者，男性发生率高，一侧或两侧同时发病。

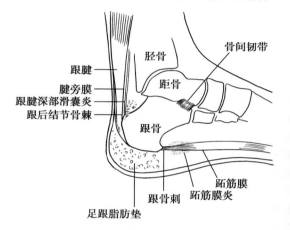

图 25-6　跟痛症的常见病因

1. 急性损伤或慢性劳损　发病由急性损伤引起者多由行走时足跟部突然踩着硬物，或下楼时用力过猛，足跟着地，致跟部组织损伤；慢性劳损者常因长途跋涉，跟下软组织遭到反复挤压性损伤，部分患者跟腱膜长期、持续性受到牵拉，可在其跟骨结节附着处发生慢性劳损。大多数为慢性起病，常同时有风湿或类风湿关节炎，骨性关节炎等。

2. 跟骨骨刺与跟骨结节滑囊炎　足跟部软组织慢性劳损日久，可在跟骨结节部的前缘产生骨质增生，即骨刺形成。单纯跟骨骨刺有时并无临床症状，当承重走路时，跟骨结节滑囊及足跟部脂肪垫因骨刺的反复挤

25

压与刺激，而发生滑囊炎及脂肪垫变性，由此引起疼痛。

二、临床表现与疾病诊断

临床表现

患者行走时常有足跟底部剧痛，行路困难，但局部常无红肿等明显症状，多数患者常见一侧足部发病，少数患者可出现两侧足跟疼痛。由急性损伤引起者，一般发病急，主要表现为足跟着力部位剧烈疼痛，不敢行走，尤其畏行凹凸不平的道路，检查时发现患部肿胀明显，压痛明显。因慢性劳损引起者，起病较缓慢，部分患者有数月或数年的病史。疼痛的发生一般在久卧久坐时突然起立行走时加重，严重者患者不敢用足跟部承重，稍加活动或行走片刻后疼痛减轻，但行走过久疼痛复又加重。查体：跟骨内侧结节及跖腱膜起点 2-3cm 处有明显压痛。注意患者有无足部力线异常，无胫骨内翻、足内翻以及平足、高弓足等，还应检查跟腱有无挛缩。

辅助检查：X 线摄片可帮助诊断，60% 患者可见跟骨结节跖侧明显骨质增生，呈尖状凸出，或明显骨刺。但部分跟痛症患者 X 线摄片未见明显骨刺，亦有部分患者有骨刺而无明显疼痛症状。B 超及 MRI 检查可见跖腱膜增厚、水肿。

血液检验：血检 ASO、HLA-B27、类风湿因子、抗环瓜氨酸抗体等排除风湿、类分湿和强直性脊柱炎等疾病。

三、治疗原则及疼痛专科治疗

治疗原则：非手术治疗为主。非手术治疗无效者，可考虑行手术治疗。

1. 非手术治疗　非手术治疗是目前治疗跟痛症的首选方法，具体包括减少局部压迫，穿软底鞋；控制体重；局部理疗、针灸、热敷和功能锻炼等方法。亦可用温水

25

每日泡脚减少活动等。

疼痛科常用治疗方法具体包括：①痛点阻滞治疗：具体方法可采用泼尼松龙或倍他米松加利多卡因局部痛点阻滞，每1~2周1次，连续3次为一疗程。②理疗：如冲击波及激光疗法，尤以冲击波治疗效果为好，一般5~7天一次，3次为一疗程。③用药原则：以非甾体消炎止痛药为主。经保守治疗无效的顽固性疼痛者可行手术治疗，术后需应用抗生素和支持，对症治疗，根据具体情况，选择不同的抗生素。

2. 手术治疗　对保守治疗无效者，可采用手术治疗，如骨刺切除、蹠腱膜附着处松解或胫后神经根下支切断术，但应注意防止感染发生。

四、康复与预后

25

生活中的自我护理能促进跟痛症的痊愈，应从几个方面着手：①进行适宜的体育锻炼和户外活动，以便增强体质，延缓骨骼退变，减少骨刺的发生，避免跟痛症。②穿用软底鞋，使之上下楼梯及行走保证平稳，避免足跟急性损伤的发生。或穿后跟不高的鞋子、抬高足跟可使承重力线前移，减轻足跟受压引起的慢性劳损产生跟痛症。③避免久立负重。老年患者不宜长途跋涉及做剧烈的运动，不宜久站负重，使蹠腱膜长期受牵拉，脂肪垫受压，由此导致跟痛症发生。每日行足跟部按摩；用温水疱脚，保持足部良好的血液循环，减轻局部炎症，另外，注意营养均衡。高钙饮食及辅助药物可以使跟骨骨质疏松的状况得到改善。可从食物中摄取含有钙质的食品，如：虾米皮、海带、紫菜等。

针灸治疗：针刺昆仑、太溪、足三里、三阴交、涌泉等穴，取补法，隔日一次；药艾外灸（或隔姜灸），取阿是穴，药艾距穴位的间距以患者能耐受为度，灸至患处皮色发红，每次灸20~30分钟，每日二次。本方法能宣通气血，逐瘀止痛。据临床报道，约80%患者经灸后疼痛明显减轻。一般2~3周为一疗程。

　　跟腱、跖腱膜牵拉锻炼（图25-7）：据报道有效率可达到83%。每天坚持锻炼4~5次，每次5~10次，1~2个月后可取得明显效果。跖筋膜锻炼方法：①患者坐位，屈膝，踝关节背伸，用手将5个足趾向背侧推压，维持30秒钟，反复5次。②足跟抬起，臀部坐于足跟上，维持30秒钟，反复5次。③将患侧足前部抵于墙面，并用力背伸踝关节，维持30秒钟，反复5次。跟腱牵拉锻炼方法：①比目鱼肌牵拉锻炼，患者面向墙面站立，患侧在后，缓慢弯屈膝关节到屈曲位置，维持30秒钟，反复5次。②腓肠肌牵拉锻炼，患者面向墙面站立，患侧在后，保持患侧下肢伸直，且患足不动，足跟不能抬起，上半身向前移动，使跟腱受到牵拉。维持30秒钟，反复5次。③跟腱牵拉锻炼，站于斜面板上，身体直立，使跟腱受到牵拉。

25

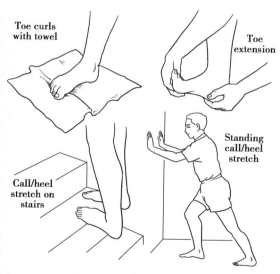

图25-7　跟痛症的足部锻炼

第二十六章 神经病理性疼痛

第一节 带状疱疹和带状疱疹后神经痛

一、简要概述

带状疱疹相关性疼痛（zoster-associatedpain，ZAP）是最常见的周围性神经病理性疼痛，它是指带状疱疹在发疹前、发疹时及皮损痊愈后伴有的神经痛，包括带状疱疹（HerpesZoster，HZ）及带状疱疹后神经痛（postherpeticneuralgia，PHN）。带状疱疹是由潜伏在人体内的水痘-带状疱疹病毒（Varicella-zostervirus，VZV）感染所引起的急性病毒性传染病，以沿单侧周围神经分布的带状排列的成簇疱疹为特征，在所有神经系统的疾病中发病率最高，常伴明显的神经痛，包括皮疹痊愈前的急性痛及皮疹痊愈后一个月内的亚急性痛，临床习惯称带状疱疹性疼痛；而带状疱疹后神经痛是指皮疹愈合后持续一个月及以上的疼痛，它是带状疱疹最常见、最严重的并发症。流行病学数据显示，PHN人群每年发病率为3.9～42.0/10万，约9%～34%的带状疱疹患者会发生PHN。带状疱疹和PHN的发病率及患病率均有随年龄增加而逐渐升高的趋势，60岁及以上的带状疱疹患者约65%会发生PHN，70岁及以上者中则可达75%。PHN疼痛相对剧烈，长期的疼痛可导致患者工作能力降低，生活质量下降以及心理异常。

值得关注的是，带状疱疹性疼痛较PHN发生率更高，且疼痛程度往往更剧烈，若处理不及时（尤其是老年及免疫低下患者），易转为PHN，一旦形成PHN，治疗难度极大。因此，如何有效控制带状疱疹性疼痛及PHN将是一项长期而艰巨的任务。

二、临床表现与疾病诊断

（一）带状疱疹急性期临床表现

1. 前驱症状　发病前可有发热、全身不适、头痛、恶心或全身淋巴结肿大等前驱症状。

2. 神经痛　神经痛为带状疱疹的特征性表现之一。疼痛的性质多数为烧灼痛、刺痛或跳痛，可伴有受累背根神经节分布皮区的皮肤痛觉过敏和（或）痛觉超敏。疼痛可与疱疹同时或晚于疱疹出现。最初疼痛轻微，以后可逐渐加剧。每个患者的疼痛性质和程度也不固定，随时间经过而变化。约有8%的患者急性期可没有疼痛。带状疱疹的疼痛一般可在3周内逐渐缓解或消失，少数疼痛持续存在者转化为带状疱疹后神经痛。

3. 皮疹特点　疱疹群之间的皮肤正常，整个病变呈带状分布倾向，一般不越过躯体中线，少数皮损可发生于主要皮区或相邻皮区以外（图26-1）。带状疱疹可发生于任何皮区，但最常见的是胸神经和脑神经支配的皮区。其中胸神经受累约占50%～56%，脑神经，如三叉神经及其他脑神经（第Ⅶ及Ⅷ脑神经）分布区受累占20%。腰段、骶段很少受累（分别为15%及2%）。皮疹最初表现为不对称的、单侧的红斑或斑丘疹，通常于12～24小时内出现成簇的小水疱，疱液清，内含高浓度VZV。2～4天后，水疱融合。在第3天，水疱可变混浊，经过7～12天干涸。免疫正常者，皮损持续至结痂消失的时间通常为2～3周。局部淋巴结常肿大，有压痛。偶

26

见免疫缺陷者呈慢性病程，皮肤改变可持续数月，可反复出现小水疱。

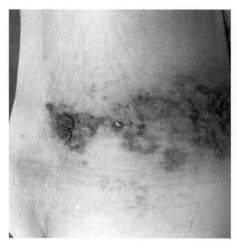

图 26-1　腰部带状疱疹急性期（皮疹已结痂）

（二）带状疱疹后神经痛临床表现

带状疱疹后神经痛临床表现复杂多样，可呈间断，也可为持续性疼痛，特点如下：

1. **疼痛部位**　常见于单侧胸部、三叉神经（主要是眼支）或颈部，其中胸部占 50%，头面部、颈部及腰部分别各占 10%～20%，骶尾部占 2%～8%，其他部位 < 1%。PHN 的疼痛部位通常比疱疹区域有所扩大，极少数患者会发生双侧疱疹（图 26-2）。

2. **疼痛性质**　疼痛性质多样，可为烧灼样、电击样、刀割样、针刺样或撕裂样。可以一种疼痛为主，也可多种疼痛并存。

3. **疼痛特征**　①自发痛：在没有任何刺激情况下，在皮疹分布区及附近区域出现的疼痛。②痛觉过敏：对伤害性刺激的反应增强或延长。③痛觉超敏：非伤害性刺激引起的疼痛，如接触衣服或床单等轻微触碰或温度

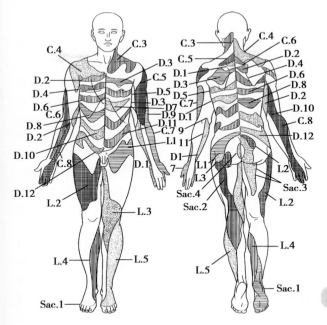

图 26-2　带状疱疹体表痛觉分布区域

的微小变化而诱发疼痛。④感觉异常：疼痛部位常伴有一些感觉异常，如紧束样感觉、麻木、蚁行感或瘙痒感，也可出现客观感觉异常，如温度觉和振动觉异常，感觉迟钝或减退。

4. 疼痛程度及持续时间　PHN 疼痛程度个体差异很大，严重者可因风吹、轻微振动而产生剧烈疼痛；其疼痛常为发作性，可有背景疼痛。

5. 缓解、加重因素及伴随症状　PHN 患者常因局部皮肤与衣物摩擦、振动或风吹等无害刺激而诱发疼痛，可伴情感、睡眠及生命质量的损害。45% 患者的情感受到中重度干扰，表现为焦虑、抑郁、注意力不集中，可有自杀倾向。

26

疾病诊断

（三）带状疱疹的诊断

准确诊断是首要的。带状疱疹的症状和体征非常有特点，足以作出准确的临床诊断。一旦看到不对称皮区的皮疹和簇集的水疱即可诊断为带状疱疹。其他临床诊断要点包括：发疹前有全身不适、乏力等前驱症状；患处有神经痛，皮肤感觉过敏等；皮疹按神经支配区域分布；呈单侧性、不过躯体中线；病程有自限性，约 2～3 周，愈后可有色素改变或瘢痕。对于尚未出现疱疹以及无疹型带状疱疹患者，可考虑选择适宜的辅助检查项目，如：①水疱液培养液；②电子显微镜及免疫荧光检验；③使用聚合酶链式反应（PCR）技术确定水疱液或血液中的病毒 DNA 等。

鉴别诊断：带状疱疹应与单纯疱疹、不同形式的丹毒（大疱性丹毒）、接触性皮炎、虫咬性皮炎、大疱性皮炎、大疱性类天疱疮、疱疹样皮炎等相鉴别。有局部疼痛或皮肤感觉异常而无皮疹者，可能先被误诊为肾结石、胆结石及心绞痛等，直到皮疹出现时才重新获得正确诊断。

（四）带状疱疹后神经痛的诊断

PHN 根据带状疱疹病史和临床表现即可作出诊断，一般不依赖于实验室检查或其他辅助检查：

1. 急性带状疱疹临床治愈后持续疼痛超过 1 个月或既往有急性带状疱疹病史。

2. 临床表现：局部皮肤的疼痛，常表现为按神经分布支配区域内瘙痒性、烧灼样、针刺样、刀割样疼痛，可伴睡眠障碍或情感改变。

3. 体格检查：①局部瘢痕或色素沉着；②局部可有痛觉过敏、痛觉超敏或感觉异常；③局部可有多汗等自主神经功能紊乱的表现。

4. 辅助检查：病毒抗体的存在有助于确诊带状疱疹亚临床感染，特别是在发生无疱型带状疱疹的情况下；免疫过氧化物酶染色、组织病理学和 Tzanck 细胞学检查

26

等其他检查有助于确定带状疱疹感染。

鉴别诊断：需要鉴别的疾病主要有原发性三叉神经痛、舌咽神经痛、颈神经痛和肋间神经痛等，此外，有带状疱疹再发、双侧或大面积疱疹病史的患者需警惕有无肿瘤或免疫缺陷疾病（如 HIV）。

三、治疗原则

带状疱疹的治疗目标是缓解急性期疼痛，限制皮损的扩散，缩短皮损持续时间，预防或减轻 PHN 及其他急性或慢性并发症。需强调的是：眼部并发症应尽快请眼科医生会诊，其他的脑神经并发症，如耳带状疱疹也需要专科医生会诊。

PHN 治疗需规范化，原则上应尽早、足量、足疗程及联合治疗。药物治疗是基础，应使用有效剂量的推荐药物，药物有效缓解疼痛后应避免立即停药，仍要维持治疗至少 2 周。药物联合微创介入治疗可有效缓解疼痛并减少药物用量及不良反应。治疗过程中，要监测疼痛强度的改善情况。治疗过程中应对疗效和不良反应进行评价以便维持或调整现有的治疗方案。使用 VAS 或 NRS 对疼痛进行评价，通常，治疗后疼痛评分较基线降低≥30% 即认为临床有效，降低≥50% 即为明显改善。

四、疼痛专科治疗

（一）带状疱疹的治疗

1. 抗病毒治疗

（1）抗病毒治疗的指征：带状疱疹是一种自限性疾病，即使不进行抗病毒治疗，不伴危险因素的躯干带状疱疹及年轻患者四肢的带状疱疹通常能自愈，且没有并发症。然而，对于上述范围以外的患者，抗病毒治疗能缩短病程，并能降低 PHN 的发生率、严重程度及持续时间。

早期进行系统性抗病毒治疗的指征有：大于 50 岁、

26

免疫功能低下或缺陷、有恶性原发性疾病、脑神经受累（特别是眼带状疱疹和耳带状疱疹）以及伴有严重的特应性皮炎或严重湿疹。此外，如果皮疹发生超过一个皮区、有出血性皮损和（或）黏膜受累，也应接受系统性抗病毒治疗。

（2）抗病毒治疗的时机：系统性抗病毒治疗应尽早进行，即尽可能在皮肤症状出现后的48至72小时内开始。须迅速达到并维持抗病毒药的有效浓度，才能获得最佳的治疗效果。下述情况下，即使在皮肤症状出现72小时后，也可以开始系统性抗病毒治疗：有内脏器官受累的播散性带状疱疹、持续性眼带状疱疹和耳带状疱疹以及免疫功能缺陷患者。即使在症状出现后的72小时后给药，抗病毒药仍然对预防PHN有益。

（3）抗病毒药：共有3种系统性抗病毒药可以应用于带状疱疹的治疗：阿昔洛韦、伐昔洛韦和泛昔洛韦。阿昔洛韦：阿昔洛韦既能口服又能静脉滴注给药。口服给药方法为：每天5次，每次200～400mg，服用7天。阿昔洛韦静脉内给药是治疗免疫受损患者带状疱疹的标准疗法，剂量为5-10mg/kg，静滴，3次/日。在给药期间应给予患者充足的水，防止阿昔洛韦在肾小管内沉淀，对肾功能造成损害。与阿昔洛韦相比，伐昔洛韦和泛昔洛韦能减少带状疱疹急性疼痛和PHN的发生率及持续时间，使用方法如下（只能口服），伐昔洛韦每次0.3g，每日2次，服用7天；泛昔洛韦每次250mg，每日3次，服用7天。

2. 糖皮质激素治疗　在带状疱疹急性发作早期的治疗中，系统应用大剂量糖皮质激素可以抑制炎症过程，缩短急性疼痛的持续时间和皮损愈合时间，但对慢性疼痛（PHN）基本无效。在没有系统性抗病毒治疗时不推荐单独使用皮质激素。一般应用泼尼松（30mg/d，疗程为7天）。

3. 带状疱疹性疼痛　由于带状疱疹病毒侵入神经节后可造成神经系统损伤，根据神经病理性疼痛定义，带状疱疹性疼痛亦属于神经病理性疼痛。因此，带状疱疹性疼痛的治疗可参考神经病理性疼痛的治疗方案。需要强调的是，带状疱疹急性疼痛治疗越早，发生带状疱疹后神经痛的几率越小。一个积极治疗疼痛，尤其在老年人或免疫缺陷患者，如不及时有效的处理急性带状疱疹痛容易发展为带状疱疹后神经痛。

（1）药物治疗：药物治疗是控制带状疱疹性疼痛最主要、最基本的治疗方法，一线药物包括钙离子通道调节剂（普瑞巴林和加巴喷丁）、三环类抗抑郁药（阿米替林）及 5-羟色胺和去甲肾上腺素再摄取抑制药（SNRIs）及 5% 利多卡因贴剂，二线药物包括阿片类药物和曲马多，药物使用方法及注意事项见带状疱疹后神经痛治疗。其他药物包括营养神经、免疫调节剂等。

（2）神经调控治疗：神经电刺激技术的作用路径及治疗目的不尽相同。临床常用的有韩氏穴位神经电刺激（HANS）、经皮神经电刺激（TENS）、脊髓电刺激（SCS）、经颅磁刺激术（rTMS）等方法。预防 PHN 的研究表明：TENS 是目前降低带状疱疹向亚急性疱疹神经痛最有效测试性治疗方法，但是不能完全预防带状疱疹后神经痛；而最近临床实践中发现短时程 SCS 也对带状疱疹性疼痛有效。当患者疼痛经药物治疗后效果不理想或者出现剧烈疼痛时，以上方法可考虑选用。

（3）微创介入治疗：微创治疗的主要目的为去除感觉神经损伤的原因、增加神经血流、促进神经恢复。主要包括交感神经阻滞、选择性神经根阻滞（图 26-3）及硬膜外腔阻滞等治疗，同样是经药物治疗效果不佳的情况下再考虑使用。

（二）带状疱疹后神经痛的治疗

1. 药物治疗　目前治疗 PHN 的一线药物包括钙离子通道调节剂（普瑞巴林和加巴喷丁）、三环类抗抑郁药（阿米替林）和 5% 利多卡因贴剂，二线药物包括阿

26

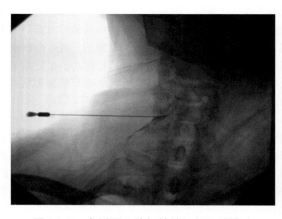

图 26-3　右侧颈 5 选择性神经根阻滞治疗
带状疱疹性疼痛

片类药物和曲马多。

治疗 PHN 药物的选择需要考虑多种因素，主要包括药物的疗效、可能不良反应及药物的相互作用等。由于相同药物对不同患者产生的疗效及不良反应差异较大，因此药物选择需要个体化，若单一药物治疗不能有效缓解疼痛，或者疼痛缓解却不能耐受药物不良反应时，考虑联合用药则可能达到满意的镇痛效果并且减少不良反应的发生，选择药物时要注意选择不同机制、疗效相加或协同而不良反应不相加的药物。

（1）钙离子通道调节剂（加巴喷丁和普瑞巴林）：加巴喷丁的起始剂量为每日 300mg，根据疗效及耐受程度缓慢（可达数周）滴定至有效剂量，常用有效剂量为每日 900～3600mg，当患者有肾功能损害时（肌酐清除率小于 80ml/min）应减量。主要的不良反应为嗜睡、头晕及恶心。急性胰腺炎患者、半乳糖血症患者禁用，妊娠期及哺乳期妇女慎用。

普瑞巴林是第二代钙离子通道调节剂，具有缓解 PHN、改善睡眠及情感障碍的作用。普瑞巴林起始剂量

26

常为 150mg，有效剂量为每日 15～600mg，滴定期为5～7天，肾功能不全者应减量。不良反应与加巴喷丁类似，当患者不能耐受普瑞巴林时，相同疗效下的加巴喷丁剂量可能可耐受，为减少头晕和嗜睡发生，两药应遵循：夜间起始、逐渐加量和缓慢（一周）减药的原则。

（2）三环类抗抑郁药：最常用的药物为阿米替林，由于其镇静作用较强，应在睡前服用，推荐剂量为每日 25mg，部分患者可根据反应逐渐增加剂量，一般不超过每日 150mg。主要不良反应为过度镇静、认知障碍及抗胆碱能反应（多汗、口干等），可能出现心脏毒性（窦性心动过速、体位性低血压及心肌缺血）。因此，严重心脏病、近期发生心肌梗死、癫痫、青光眼、尿潴留及自杀倾向的患者禁用，肝肾功能不全患者慎用，此外，老年患者发生的不良反应风险较高，服用过程去加强监测。

（3）利多卡因贴剂：在临床研究中，有约 1/4～1/3 的患者疼痛缓解 ≥50%，对利多卡因贴剂或普瑞巴林单药治疗无效的 PHN 患者，利用利多卡因贴剂和普瑞巴林治疗可有效缓解疼痛。利多卡因贴剂不良反应少，最常见的有局部皮肤反应，如短暂瘙痒、红斑和皮炎。

（4）曲马多：曲马多可显著缓解 PHN 的烧灼痛、针刺痛及痛觉超敏现象，但对闪电样、刀割样疼痛效果不明显，其疗效弱于强阿片类药物，而耐受性优于强阿片类药物。起始剂量每次 25～50mg，每日 1～2 次，每日最大量不应超过 400mg。主要不良反应为恶心、呕吐及头晕等，并与剂量相关，临床观察单次口服超过 100mg 更易发生恶心呕吐。正在接受或过去 14 天内曾服用 MAO 抑制剂的患者禁用，妊娠妇女、严重肝肾功能受损的患者禁用，单剂量应用通常不需要中断哺乳，此外，颅内压增高、癫痫患者慎用，当使用超过 400mg 曲马多时，可发生惊厥。

26

　　（5）其他药物：5-羟色胺和去甲肾上腺素再摄取抑制药（SNRIs）治疗 PHN 在临床上已有报道，代表药物为文拉法辛和度洛西汀，但缺乏大型随机对照研究证据。文拉法辛有效剂量为每日 150～225mg，每日 1 次。度洛西汀的剂量为每日 30～60mg，每日 1 次或 2 次。常见不良反应有恶心、口干、出汗、乏力、焦虑、震颤等。此外，A 型肉毒毒素、牛痘疫苗接种家兔皮肤炎症提取物、局部辣椒碱及神经营养药物也被用来治疗 PHN。NSAIDs 并不推荐用于 PHN 的治疗当中。

　　2. 微创介入治疗　在药物治疗的基础上，微创介入与药物联合应用治疗 PHN 可有效缓解疼痛，减少药物用量，进而有效降低不良反应的发生，提高生活质量。目前临床治疗 PHN 的微创介入治疗主要包括神经介入技术和神经调控技术。

　　（1）神经介入技术：主要包括神经阻滞、选择性神经毁损和鞘内药物输注治疗。①神经阻滞：在相应神经根、干、节及硬膜外注入局麻药或以局麻药为主的药物以短暂阻断神经传导功能，既能达到治疗作用，又对神经无损伤。目前得到广泛认可的神经阻滞用药主要包括局部麻醉药和糖皮质激素等。②选择性神经毁损：以手术切断或部分切断，或用化学方法（乙醇和多柔比星）或物理方法（射频热凝和冷冻等）阻断脑、脊神经、交感神经及各类神经节等的神经传导功能。神经毁损为不可逆的治疗，可能产生其所支配区域的感觉麻木甚至肌力下降等并发症，应严格掌握适应证，并取得患者的知情同意。③鞘内药物输注治疗：通过埋藏在患者体内的药物输注泵，将泵内的药物输注到患者的蛛网膜下腔，直接作用于脊髓或中枢，达到控制疼痛的目的。常见的药物包括阿片类药物、局麻药等，其中吗啡的临床应用最广。吗啡的起始剂量为口服剂量的 1/300，根据镇痛效果与副作用逐渐调整（滴定），以达到最好的镇痛效果和最小的不良反应。另外，硬膜外腔置管连续输注也是控制严重疼痛患者的一种治疗方法。

（2）神经调控技术：临床用于治疗 PHN 的主要包括脉冲射频治疗和神经电刺激技术。①脉冲射频治疗：脉冲射频是一种神经调节治疗，通常使用频率 2Hz、电压 45V，电流持续时间 20ms，间歇期 480ms 的脉冲式射频电流进行治疗。由于带状疱疹潜伏在大约 1%～7% 的感觉神经节的神经元内，临床上常造成单一神经根病变，邻近神经节同时受累罕见，因此，通常只需做单一神经节（根）治疗即可。脉冲射频对神经纤维结构无破坏作用，能改善疼痛，提高生活质量。治疗后也较少发生感觉减退、酸痛、灼痛及运动神经损伤，较多的应用于带状疱疹后遗神经痛的治疗。②神经电刺激：目前临床上使用的神经电刺激方法包括脊髓电刺激（Spinal Cord Stimulation，SCS），外周神经刺激（Peripheral Nerve Stimulation，PNS）和经皮神经电刺激（Transcutaneous Electrical NerveStimulation，TENS）等。SCS 是将电极置入硬膜外腔，影像证实位置确切后，由刺激电极产生的电流直接作用于脊髓后柱的传导束和背角感觉神经元以及脊髓侧角的交感神经中枢，从而有效缓解疼痛，减少镇痛药物用量，促进病情好转。有临床研究表明 SCS 是早期 PHN（出疹后 1～3 个月）的有效镇痛方法。PNS 是将电极置入支配疼痛区域的皮下外周神经附近，从而抑制疼痛区域的感觉神经向上传导。TENS 是经过皮肤施行电脉冲刺激，反馈性对传导疼痛信息有关的不同神经进行调整，减少疼痛信息的传导和增加镇痛物质的释放，从而缓解疼痛。

3. 其他治疗　针刺治疗、臭氧治疗等技术在临床上显示有一定的效果，国内有报道，5 年随访臭氧介入治疗顽固性 PHN 疗效稳定，但还需要更多的研究数据。在 PHN 患者中很大部分伴有抑郁症或焦虑症，治疗方案中需要重视及联合心理治疗及行为调节。此外，在预防 PHN 方面，目前唯一有明确证据的预防带状疱疹后遗神经痛的方法就是预防带状疱疹的发生。一种 VZV 减毒活疫苗已在 2006 年上市。该疫苗最初只批准应用于 60 岁

26

以上免疫力低下长者，但现在也允许应用于 50 岁以上人士。针对老年人群的一项随机临床试验发现，该疫苗能降低带状疱疹发病率程度达 51%，并且降低带状疱疹后遗神经痛发病率程度达 66%。

五、康复与预后

PHN 患者预后与发病年龄及病程长短有关，当为老年、免疫缺陷患者或病程超过数年者预后不佳，而在带状疱疹性疼痛急性期或亚急性期（带状疱疹性疼痛）进行积极干预，预后通常较好。此外，还需注重心理干预，有助于疾病的康复。

第二节 糖尿病周围神经病

一、简要概述

糖尿病周围神经病（diabetic peripheral neuropathy, DPN）是糖尿病的常见并发症，临床表现包括多种类型，其中以远端对称性多发性周围神经病（distal symmetric polyneuropathy, DSPN）和自主神经病最为常见，其中，约有 16% 的糖尿病患者会出现疼痛，当中有 39% 的患者疼痛未获得治疗。早期识别和治疗 DPN 及其并发症，对于改善患者预后具有重要意义。

二、临床表现与疾病诊断

1. 症状 DPN 患者常有肢体麻木、疼痛等感觉异常，需进一步了解这些感觉异常是否符合周围神经分布及其发生发展规律，疼痛是否符合神经病理性疼痛的表现。患者可有排汗异常、腹泻、便秘、性功能障碍等自主神经受累的表现，而肢体肌肉无力和萎缩通常较晚，慢性疼痛的患者可伴有焦虑、抑郁状态和睡眠障碍（图 26-4）。

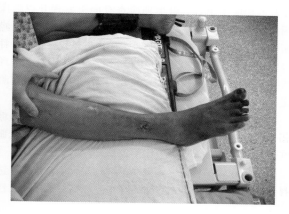

图 26-4　糖尿病周围神经病合并局部干性坏疽

2. 体征

（1）感觉检查：可有触觉、振动觉、痛觉及温度觉减退，可出现痛觉过敏、痛觉超敏等神经病理性疼痛体征，DPN 的感觉异常通常以下肢远端更明显，严重者可有共济失调。

（2）运动检查：患者可有足部或手部小肌肉的无力和萎缩，但通常出现较晚。

腱反射检查：通常可出现腱反射减低或消失，尤以跟腱反射为著，是诊断 DPN 的主要体征之一。

（3）自主神经功能检查：可有无足部皮肤发凉、干燥以及变薄、溃疡，注意患者卧位和立位的血压和心率变化等。

疾病诊断

（一）糖尿病周围神经病诊断的基本条件

1. 明确患有糖尿病。

2. 存在周围神经病变的临床表现。

3. 存在神经电生理异常的证据。

（1）神经电生理检查：神经电生理检查能够确认周围神经病变，并辅助判断其类型以及严重程度；对于无症状的糖尿病患者，电生理检查有助于发现其亚临床周围神经病变。当病史和体检已经能够明确周围神经病变及其类型时，神经电生理检查并非必需。其中，神经传导测定在诊断 DPN 中具有重要作用，其他电生理检查包括：肌电图检查、F 波和 H 反射和定量感觉测定等。

（2）生化检查：对怀疑有 DPN 患者应常规进行血糖相关检查，如空腹血糖、葡萄糖负荷后 2h 血糖和糖化血红蛋白测定，明确患者有无糖尿病。

（3）影像学检查：对于神经根或丛病变者，可选择影像学检查排除脊柱与椎管内病变和盆腔内占位性病变。

（4）神经或皮肤活体组织检查：皮肤活体组织检查有助于小纤维神经病的诊断，在糖尿病自主神经病的诊断中具有一定价值。神经活体组织检查主要用于鉴别其他疾病，并非诊断 DPN 的常规手段，仅在病因诊断困难的情况下根据病情选择。

4. 排除导致周围神经病变的其他原因。

鉴别诊断

在 DPN 诊断过程中，需要与多种其他病因导致的周围神经病进行鉴别，特别是当临床存在明显的肢体无力或神经电生理显示传导速度明显减慢时，诊断 DPN 应该慎重。临床常需要与其鉴别的疾病包括：慢性炎性脱髓鞘性多发性神经根周围神经病、营养缺乏、中毒、异常球蛋白血症、肝功能不全、肾功能不全、甲状腺功能减退、恶性肿瘤、结缔组织病、感染性疾病以及遗传病等。DPN 为排除性诊断，但临床表现典型时，通常不需要进行各种复杂的检查。

三、治疗原则

主要是针对病因及发病机制的治疗，同时控制或消除症状。病因治疗即而针对发病机制的治疗，目前尚无逆转 DPN 进展的药物。

四、疼痛专科治疗

1. 病因治疗 积极控制血糖及糖化血红蛋白水平，建议将糖化血红蛋白控制在 7% 以内，但具体控制程度应个体化。

2. 针对发病机制治疗 目前有多种药物在临床上用于 DPN 的治疗，包括具有抗氧化应激作用的药物（如仅一硫辛酸），改善代谢紊乱类药物（如醛糖还原酶抑制剂）、改善微循环药物及神经营养药物等。但是，临床研究显示当 DPN 发生后，目前尚无药物能够逆转周同神经病变的进展。

3. 对症治疗 疼痛是影响 DPN 患者生活质量的重要因素之一，临床上将合并疼痛的 DPN 称为痛性糖尿病神经病（painfuldiabeticneuropathy，PDN）临床治疗主要以药物治疗为主，多种治疗方式联合的综合治疗方案。

（1）药物治疗：临床上有多种药物可以改善患者神经痛的症状。其中一线药物为普瑞巴林；二线药物包括加巴喷丁、度洛西汀、丙戊酸钠、文拉法辛、三环类抗抑郁剂、缓释羟考酮、吗啡、曲马多、辣椒碱及硝酸异山梨酯喷雾；三线药物有利多卡因贴剂。在药物治疗过程中应遵循个体化原则，由于疗效因人而异，因此疼痛可能只有部分缓解。

（2）非药物治疗：临床上相对有效的治疗方法主要有：经皮神经电刺激、交感神经阻滞（图 26-5）、脊髓电刺激、dellon 三重减压术及针灸疗法等，但目前治疗指南中只有经皮神经电刺激被纳入二线治疗方案当中。在表现出肢体发凉、皮温测试降低的 DPN 患者中，交感神经阻滞可能获得较好的效果；值得关注的是，脊髓电刺激（SCS）作为一种主要的神经调控技术，在缓解 DPN 疼痛中也取得了较好的临床疗效，并且近几年较高质量的临床研究中也提示了 SCS 对 DPN 的镇痛有效性，需要特别提醒的是：SCS 治疗越早越好，溃疡或坏死

26

26

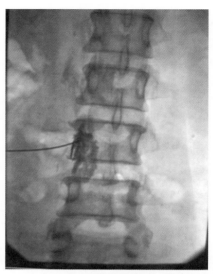

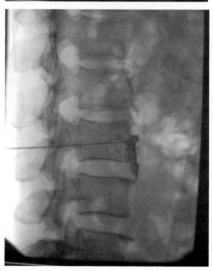

图 26-5　腰交感神经阻滞用于早期糖尿病
周围神经病的治疗（正、侧位片）

区 <3cm²，或经测试刺激后经皮氧分压升高 >15% 的患者预后非常良好。SCS 可缓解疼痛，延缓截肢，但由于疾病本身的进展，SCS 并不能改变最终预后。此外，在开放手术治疗方案中，约翰霍普金斯大学神经外科 dellonAL教授提出的 dellon 三重减压术（即膝部腓总神经、足背部腓深神经、跗管胫神经松解）治疗糖尿病足，在研究中证明88%的患者疼痛缓解，79% 的患者恢复感觉。当患者肢体疼痛是因严重溃疡、感染等并发症导致时，截肢可能是最后的选择。

此外，对于自主神经病变引起各系统受累的症状，可根据情况分别治疗，如胃肠道排空功能减退者，可适当选择胃肠动力药物，需注意降糖药的使用，防止低血糖的发生；对于存在明显体位性低血压者，可使用弹力袜，但需注意下肢的血液循环情况。应避免使用可能加重自主神经病症状的药物。

五、康复与预后

康复治疗主要强调加强健康教育，提高患者自我护理能力。积极控制血糖、高血压和高脂血症，改变生活方式，控制体重，避免吸烟和过度饮酒。早期发现空腹血糖受损以及糖耐量异常的患者，并进行积极干预。糖尿病周围神经病是糖尿病的严重并发症之一，当合并自主神经病时，患者致残率和死亡危险性升高，总体预后欠佳。

第三节 复杂性区域疼痛综合征

一、简要概述

复杂性区域疼痛综合征（complexregionalpainsyndrome，CRPS）是继发于局部损伤或全身性疾病之后出现的以顽固性、多变性疼痛为特征的临床综合征，常伴发自主神经功能障碍和营养不良，其严重程度与病程远

26

超过当初致病因素引起的损伤。以前诊断为反射性交感神经萎缩症（reflexsympatheticdystrophy，RSD）、灼性神经痛（causalgia）、痛性营养不良（algodystrophy）等。1994年，国际疼痛学会（IASP）提出了CRPS的概念，并将反射性交感神经萎缩症改名为CRPS-Ⅰ型，常无明显的神经病变；将灼性神经痛命名为CRPS-Ⅱ型，常在发病前有明确的神经病变。在CRPS中，某些对交感神经阻滞效果良好，称为"交感神经维持性疼痛（sympatheticallymaintainedpain，SMP）"；某些对交感神经阻滞无反应，称为"交感神经无关性疼痛（sympatheticallyindependentpain，SIP）"；另外还有交感神经阻滞后疼痛反而加重，称"ABC综合征（AngryBackfiringC-nociceptorsyndrome）"。

CRPS的发病平均年龄不一，从20岁到70岁不等，多见于50~70岁，女性多见。几乎所有患者发病前都有损伤史，Ⅰ型患者可能是轻微损伤，比如肌腱损伤，动脉穿刺，骨折或软组织扭伤等，神经损伤可有可无；而Ⅱ型患者则一定有神经损伤。

二、临床表现与疾病诊断

两型CRPS均以感觉神经、自主神经和运动神经功能异常为特征。根据其发病的不同时期，其临床表现各不相同。早期表现为局部肿胀和（或）疼痛，随着时间延长，局部区域变得苍白，发凉，毛发或指甲生长异常，到了后期出现皮肤、皮下组织及肌肉萎缩或骨质疏松等变化。表现如下：

1. 疼痛　疼痛是CRPS最主要的症状，大多数患者表现为自发痛和诱发痛并存，诱发痛包括痛觉过敏（对针刺等伤害性刺激的反应增强或延长）和痛觉超敏（轻触等非伤害性刺激引起的疼痛）。疼痛部位往往超越当初损伤的区域，严重程度及病程与最初损伤不相符；疼痛性质多样，一般患者描述为烧灼样或酸痛，持续固定或搏动性疼痛，Ⅱ型患者经常伴有发作性疼痛。一些患者仅存在疼痛而无其他症状，也有少数患者在病程的某些阶段不发生疼痛。

2. 运动功能改变 患者运动功能改变主要表现为受累区域运动功能障碍。急性阶段可能是因剧烈疼痛而表现出保护性无力，而水肿也可降低肢体活动能力，久之进入慢性阶段可出现肌肉无力、失用、挛缩及关节僵硬导致活动受限。少数患者可观察到肌肉震颤与肌张力障碍。

3. 自主神经功能改变 在 CRPS 早期许多患者可有受累肢体远端水肿，或水肿不明显但诉有肿胀感，常见皮肤颜色发红、发热、多汗等，进入慢性期，皮肤变青紫且变凉。

4. 营养障碍 CRPS 患者壮壮的另一特点是营养障碍，皮肤可变薄、外观发亮，也可出现变厚及脱屑；毛发生长缓慢甚至脱落，指甲变厚。常常发生失用性骨质疏松，严重的病例甚至会发生伴有挛缩的肌营养不良。

26

疾病诊断

2003 年 IASP 新修订的 CRPS 诊断标准（布达佩斯标准）如下：

1. 与诱发事件不相称的持续性疼痛；

2. 至少满足四类症状描述中的三类：

（1）感觉：痛觉过敏和（或）痛觉超敏；

（2）血管舒缩功能：皮温不对称和（或）皮肤颜色改变和（或）皮肤颜色不对称；

（3）出汗/水肿：水肿和（或）出汗改变和（或）出汗不对称；

（4）运动/营养：活动度减小和（或）运动功能障碍（减弱、震颤、张力障碍）和（或）营养改变（毛发、指甲、皮肤）。

3. 至少满足两类或以上的体征：

（1）感觉：表现为痛觉过敏（对针刺）和（或）痛觉超敏〔对轻触和（或）对躯体深压和（或）关节

运动]；

（2）血管舒缩功能：有皮温不对称和（或）皮肤颜色改变和（或）皮肤颜色不对称的客观证据；

（3）出汗/水肿：水肿和（或）出汗改变和（或）出汗不对称的客观证据；

（4）活动度减小和（或）运动功能障碍（减弱、震颤、张力障碍）和（或）营养改变（毛发、指甲、皮肤）的客观证据。

4. 没有其他诊断可以更好的解释这些症状和体征。

临床医师在参考上述标准时，除了症状和体征的证据外，还可根据患者是否有受伤史以及通过一些辅助检查，如红外热成像、神经电生理检查或诊断性交感神经阻滞（如皮温升高且疼痛减轻则提示为 SMP）等方法来获得诊断依据。

鉴别诊断

需与 CRPS 鉴别的疾病主要是发生在肢体的周围血管性疾病（PVD）。相同点：可有患肢疼痛、感觉异常及发凉感，查体可有痛觉超敏、皮温不对称、皮肤营养障碍及指甲增厚变性等改变，诊断性交感神经阻滞可是皮温升高且疼痛减轻。不同点：PVD 患者常无明显神经损伤病史，可有心脑血管疾病如脑梗死病史，可有动脉搏动减弱甚至消失、浅感觉减退、腱反射增强等体征，影像学检查可发现肢体血管粥样斑块形成甚至血管闭塞的证据以鉴别。

CRPS- Ⅱ 型需要与神经损伤相鉴别，疼痛与神经损伤的症状不相符，此外，还可出现水肿以及皮温、颜色改变和发汗异常，也与疼痛型神经损伤不相符。这些症状和体征中有一个或更多为主要表现，但他们都可能出现在疾病病程中的某些时间段。部分患者有疼痛且出现了痛觉过敏和痛觉超敏，但无血管运动功能改变，根据诊断标准并不能诊断为 CRPS。

此外，CRPS 还需要与肌肉骨骼疾病，如反复扭伤、网球肘及肩手综合征等疾病相鉴别。

26

三、治疗原则

两型 CRPS 的治疗原则基本相同，均强调早期干预，积极治疗。在治疗上往往需要心理治疗师、物理治疗师、神经科医生及疼痛科医生等多学科人员的共同参与，采用综合治疗手段以减轻疼痛、促进功能恢复和改善心理状况。

四、疼痛专科治疗

（一）疼痛控制

1. **药物治疗**　目前治疗 CRPS 的药物很多，但许多药物的有效性缺乏充足的证据支持。

（1）抗炎药物：CRPS 是一种神经病理性疼痛，但此疾病的急性阶段的某些特点如水肿、红斑和温度增高都表现出一个炎症的过程。

临床观察中，非甾体抗炎药（NSAIDs）对部分早期 CRPS 可能有效，因此除了早期 CRPS 外，目前不建议使用非甾体抗炎药治疗 CRPS。

糖皮质激素作为另一种具有抗炎效果的药物，对早期 CRPS 患者可能有益，因此，对于早期 CPRS 患者可考虑使用低剂量短时程糖皮质激素治疗。

（2）治疗神经病理性疼痛的药物：通常使用的药物包括：阳离子通道阻滞剂、三环类抗抑郁药、阿片类药物和肾上腺素能药物。

1）阳离子通道阻滞剂：加巴喷丁和普瑞巴林作为治疗神经病理性疼痛的一线药物，在临床实践中观察到加巴喷丁和普瑞巴林对 CRPS 有一定的疗效，可考虑使用。卡马西平和奥卡西平对 CRPS 的疗效有待进一步评估。

2）三环类抗抑郁药：常用的药物如阿米替林等被证明在治疗神经病理性疼痛中有效，包括 CRPS，同时，这些药物也在产生镇静作用、减少夜间综合征中发挥作用，因而需在睡前服用。

26

　　3）阿片类药物：阿片类药物在治疗神经病理性疼痛如带状疱疹后神经痛中发挥了重要作用，临床上使用阿片类治疗 CRPS 也逐渐增多。但由于阿片类药物的不良反应及成瘾性，仅在其他药物不能有效控制时才考虑使用，不推荐在初始治疗中使用。此外，阿片类药物也可用于爆发痛患者的挽救性治疗当中，使用时应注意观察患者有无意识障碍、呼吸抑制等严重不良反应的发生。

　　4）肾上腺素能药物：α_1-肾上腺素受体抑制剂（如特勒唑嗪、酚苄明）可能在治疗某些 CRPS 时有特效，但要注意心动过缓、胸痛等副作用。α_2 受体激动剂可乐定用于硬膜外或鞘内时最为有效，在某些情况下可用于局部痛觉过敏区域时有特效。

　　（3）其他药物：目前，临床随机对照研究发现静脉给予免疫球蛋白（IVIG：$0.5 \sim 2g/kg$）可缓解 CRPS 患者疼痛症状；降钙素被认为是治疗 CRPS 患者的一种有益补充，但一些随机对照研究结果对此仍有争议；近期的随机对照临床研究发现二磷酸盐可有效治疗 CRPS，CRPS 患者每日口服阿仑磷酸盐 40mg，持续 8 周，可减轻疼痛、提高压力耐受和关节活动能力。

　　2. 微创介入治疗技术　微创介入治疗技术的目标是进一步减轻患者的疼痛、减少药物用量及促进功能恢复。

　　（1）局部交感神经阻滞：局部交感神经阻滞如星状神经节阻滞（上肢 CRPS）和腰交感神经阻滞（下肢 CRPS），近十年来它们被认为是诊断和治疗 CRPS 患者的一个重要手段。研究表明，实施交感神经阻滞的患者有 29% 疼痛明显减轻（＞75% 的改善），41% 疼痛部分减轻（25% ～ 75% 的改善）。临床上，通过局部交感神经阻滞常可短期减轻疼痛和改善血管运动功能，可将其用于改善灵活性、增大活动范围和力量训练中，通过阻滞还可以帮助患者进行物理治疗。此外，通过阻滞识别出交感神经维持性疼痛的患者，此类患者对脊髓电刺激的治疗反应更好。

（2）交感神经毁损：过去对交感神经阻滞效果较好的患者，需要进行射频、化学性毁损或交感神经切断才可能达到长期疗效。然而交感神经毁损作为一种不可逆的毁损性治疗会出现长期交感阻滞的，不推荐早期使用，仅在其他治疗方法效果不佳时再予考虑。

（3）脊髓电刺激：脊髓电刺激（spinal cord stimulation, SCS）是治疗神经病理性疼痛，包括 CRPS 较常用的一种微创治疗方法，目前在临床上已逐渐被广泛地接受。大量研究表明，SCS 可显著改善 CRPS 患者的疼痛，同时改善患者的日常活动能力，镇痛药物的需求也减少。往往是对交感阻滞效果较好的 CRPS 患者对脊髓电刺激的反应也较好，并且在 CRPS 早期应用 SCS 可能获得更满意的治疗效果，因此建议在此疾病的早期即进行这种治疗。如以下病例：患者 33 岁，男性，因外伤手术后至右手背肿胀疼痛并活动受限 3 个月（图 26-6），经过脊髓电刺激治疗一年后痊愈（图 26-7，26-8）。

（4）其他介入手段：持续性硬膜外输注局麻药、可乐定或阿片类药物可用于治疗 CRPS，但这些治疗措施通常在 CRPS 病情非常复杂且其他治疗无效时才考虑使用；而静脉局部的交感阻滞也曾有临床报道。

3. 物理治疗　在 CRPS 治疗的早期，物理治疗有着较为重要的作用。充分的镇痛、鼓励和对患者进行疾病过程教育，对确保成功进行物理治疗是非常重要的。

为了恢复正常的运动范围、力量，并增强对站立、坐或行走等活动的功能性耐力，防止失用性萎缩，进行适量的锻炼很重要。可采用定量锻炼系统。对于上肢，可实施轻柔的手部抓握和松开训练；对于下肢，应经常实施踝泵训练。此外，物理治疗还需要求患者按时就诊，以保证定量活动的顺利完成。

4. 心理治疗　最近 IASP 建议，疼痛病程超过 2 个月后，CRPS 患者有必要接受心理评估，包括心理量表测量，以确定和治疗心理异常，如焦虑、抑郁等，研究显示认知行为治疗和行为治疗对承认的慢性疼痛有很好

26

的疗效。而疼痛与心理疾病常互为因果关系，临床医师应重视慢性疼痛患者的心理状况，这需要协同精神科医生协助评估和治疗。

五、康复与预后

由于 CRPS 病情较为复杂，病因仍不清，其一般治疗预后不佳。然而如果能在早期明确诊断后得到及时的干预治疗，并坚持长期的康复训练，是能完全康复的，如本文中的病例。

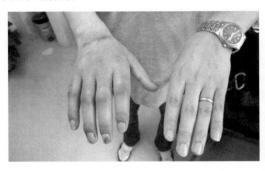

图 26-6　右手外伤后出现 CRPS

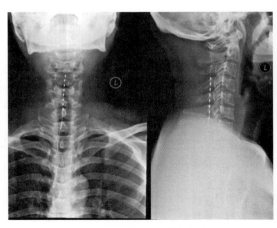

图 26-7　脊髓电刺治疗术

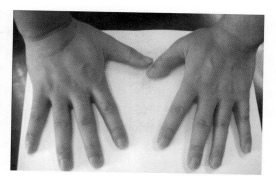

图 26-8 SCS 一年后右手完全恢复

第四节 幻肢痛

一、简要概述

幻肢痛是指患者在截肢后，主观感觉已经截除的肢体依然存在并兼有疼痛的现象。如果仅仅感到已被解除的肢体仍完整存在的，称为幻肢现象。大部分外伤性断肢或手术截肢后的患者均有幻肢现象，大多数患者的幻肢现象能逐渐自行消失。发生严重的幻肢痛占截肢患者的 0.5%～20%。

二、临床表现与疾病诊断

（一）发病时间

幻肢痛多于失去肢体后立即出现，有的可在截肢术后 1 周内发病，少数患者可在手术后数月或数年后才开始出现疼痛。

（二）疼痛部位

幻肢痛主要疼痛部位在已被截除肢体的远端，如手指和手掌或足趾和足底部，正中神经或胫神经支配区域的疼痛往往更严重。

26

（三）疼痛性质

幻肢痛的性质可以表现为所有类型的疼痛，但大部分幻肢痛的性质呈现为烧灼痛、紧缩样痛、刺痛或挤压痛等，尤以灼痛较多见和严重，类似于灼性神经痛。另外约1/3患者感觉疼痛的同时会有异样的位置感，如肢体痛性扭曲感、痛性痉挛等。

（四）疼痛程度和缓解加重因素

幻肢痛的疼痛程度差异比较大，部分患者可能仅有局部激惹或不适感，而部分患者却出现剧烈疼痛。天气变化、情绪激动、触摸肢体残端等可诱发或加剧疼痛。

（五）伴随症状

患者的剧烈疼痛常伴有感觉异常，疼痛可影响患者的日常生活、社会活动及睡眠等，导致注意力不集中、情绪低落、睡眠障碍甚至伴发心理异常。

（六）幻肢痛的体表触发区

截肢后刺激体表默写费疼痛区域可能诱发幻肢感，称为"触发区"。例如，一侧上肢高位截肢合并幻肢痛者在双侧面部、颈部、上胸部和背部可发现多组触发区。刺激触发区，可引发幻肢痛。幻肢痛越严重，其触发区的数目就越多。腰部、下腹部及双下肢未发现触发区存在。触发区的大小可随时间推移而改变，但始终与幻肢间有明确的对应关系。

疾病诊断

根据患者截肢病史及临床表现一般可作出诊断：

1. 截肢后感到已截除肢体依然存在并有疼痛；

2. 上述幻肢痛的临床表现特点；

3. 体格检查时发现肢体残端有明显压痛，瘢痕硬结，近侧的神经干压痛，残端的局部皮肤可有痛觉过敏或痛觉超敏现象。

4. 鉴别诊断　需与截肢后残端痛相鉴别。幻肢痛的疼痛部位常位于截肢的残端或非残端，而残肢痛仅位于截肢的残端，并且残肢痛很少出现"触发区"现象。当二者从临床表现难以鉴别时，可行诊断性阻滞，即局部压痛点注射或神经阻滞常可缓解残肢痛，却不能是幻肢痛缓解。

三、治疗原则

由于对幻肢痛的病理生理学机制尚不十分清楚，幻肢痛的临床治疗可能是顽固性疼痛疾病中比较棘手的问题之一。由于手术治疗可能导致疼痛加剧，原则上主张以神经调控为主的多学科、多模式的治疗方案。

四、疼痛专科治疗

（一）药物治疗

目前药物治疗仍是缓解幻肢痛临床症状的主要手段。现用的药物包括：抗惊厥药、NMDA 受体拮抗剂、阿片类药物，而钠通道阻滞剂（局麻药）及降钙素的镇痛有效性存在矛盾结果，而三环类抗抑郁药、NSAIDS 的有效性则缺乏证据支持。

1. 抗惊厥药　加巴喷丁是治疗神经病理性疼痛的一线药物，目前临床研究提示加巴喷丁可缓解幻肢痛，患者可从治疗中获益，可推荐使用。而与加巴喷丁作用机制相似的抗惊厥药普瑞巴林则缺乏相关研究，仅有少量病例报告提示其可缓解幻肢痛，故也可考虑使用。

2. NMDA 受体抑制剂　氯胺酮（0.5mg/kg 静滴）、右沙美芬（120mg/d）对在短期内显著缓解幻肢痛。但静滴氯胺酮可能产生镇静、意识丧失及幻视等较严重不良反应，使用时应慎重，此外皮下泵注氯胺酮 0.2mg/（kg·h）也可有较好的疗效，不良反应发生几率较小。

3. 阿片类药物　目前循证医学表明对幻肢痛有效的阿片类药物为吗啡，使用时需注意根据疗效及不良反应来调整用药剂量。

4. 钠通道阻滞剂和降钙素　钠通道阻滞剂（利多卡因和布比卡因）通过神经阻滞的方式可减轻幻肢痛。近几年的一些非镇痛药物如降钙素也被用于幻肢痛的治疗，并取得了一定的疗效，此外降钙素还可以与吗啡、氯胺

26

酮联用，减少用药剂量进而降低不良反应的发生几率。

5. NSAIDs 抗炎药 临床上对于病程半年以内的患者常常配合常规剂量的 NSAIDs 抗炎药，如无效果就必需撤换。

（二）神经调控技术

1. 经皮神经电刺激和经皮穴位神经刺激技术 经皮神经电刺激术（transcutaneous electrical nerve stimulation，TENS）实际上是刺激末梢神经，临床实践中发现 TENS 可缓解部分幻肢痛，其优点在于操作简单、起效迅速、可重复使用且几乎无副作用，但 TENS 的治疗效果缺乏高质量随机对照研究的证据支持。而经皮穴位神经刺激技术（HANS）是韩济生院士基于针刺镇痛原理研究的结晶，在我国许多医院使用 HANS 仪治疗某些类型的神经损伤引起的慢性疼痛，该法使用简便，可在医师指导下自行治疗，许多患者能够获得较好的缓解疼痛效果。

2. 非侵入性脑刺激技术 主要包括经颅磁刺激（rTMS）、经颅直流电刺激（tDCS）等，已有部分临床研究提示 rTMS 及 tDCS 对缓解幻肢痛症状有效，在一项关于 rTMS 及 tDCS 等技术对慢性疼痛的荟萃分析中表明对运动皮质进行高频 rTMS 可短期缓解慢性疼痛，而 tDCS 对慢性疼痛可能无效。

3. 脊髓电刺激术 目前已有通过脊髓电刺激（SCS）有效治疗幻肢痛的病例报道，对于常规疗法无效的患者可考虑进行 SCS 治疗。

4. 鞘内药物输注系统 如果幻肢痛患者采用脊髓电刺激疗效不佳而服用阿片类药物有效时，为了减少副作用，可考虑行鞘内药物输注系统的植入术。如以下病例71 岁男性患者，右下肢幻肢痛 41 年，服用吗啡有效，再用连续硬膜外给药测试有效，最后行鞘内药物输注系统的植入术，患者获得很好的改善（图 26-9）。

（三）神经阻滞疗法

比如臂丛神经阻滞、硬膜外神经阻滞、蛛网膜下神经阻滞等。一般首选交感神经阻滞，阻滞相应的交感神

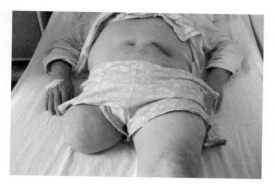

图 26-9　幻肢痛患者

经节可以改善其营养状况和功能失调。有研究表明术前3 天行硬膜外神经阻滞可降低截肢前已有幻肢痛者术后出现幻肢痛的发生率，有效预防幻肢痛的发生。

（四）行为心理疗法

虽然幻肢痛被大多数学者认为是神经病理性疼痛，但行为心理疗法仍然可以用于幻肢痛的辅助治疗。催眠疗法、行为刺激、镜像疗法等都有一定的效果。镜像疗法是通过镜子看到健肢的影像，并活动健肢，让患者产生一种视觉错觉，以为是患肢在运动并反馈到大脑皮质，这种积极的运动可能通过激活那些引发幻肢痛的脑部调节中心或者中断疼痛循环而起到减轻幻肢痛的作用。

（五）手术治疗

以前开展的一些手术如神经切除、神经根切断、脊柱前侧柱切断术等因创伤大、并发症多等逐渐被介入手术代替。介入性中枢神经系统刺激已被用于慢性难治性疼痛的治疗和研究，提示它们可以靶向作用于运动皮质产生疼痛缓解作用。运动皮质刺激（motor cortex stimulation，MCS）是通过手术将电极植入到硬膜外中央前回并给予阈下电刺激。幻肢痛是许多学者所认可的 MCS 适应证，有效率约为 53%。

（六）心理治疗

对某些具有精神因素的幻肢痛患者具有非常重要的

26

意义。早期给予适当的抗焦虑或抗抑郁药物，同时配合心理辅导治疗。

五、康复和预后

幻肢痛患者如果能在早期很好控制疼痛，同时进行心理辅导以及持续康复训练或放松治疗，其预后会比较理想；相反，其预后较差。

第五节　丘脑痛

一、简要概述

丘脑痛通常继发于丘脑出血或梗死。是丘脑卒中后常见的后遗症，是最典型和最常见的中枢性疼痛。发生率为 8%～17%（图 26-10）。

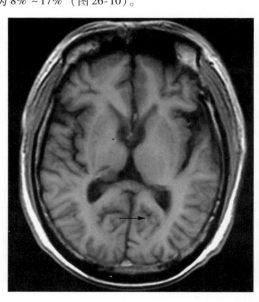

图 26-10　头颅 MRI：右侧丘脑区异常
信号（箭头指示处）

二、临床表现与疾病诊断

（一）发病时间：通常在卒中后即可出现，也可在数月至半年内出现，少数超过一年起病。

（二）疼痛部位：丘脑痛可发生病变部位对侧疼痛、麻木，对侧躯体疼痛多于头面部，定位模糊、弥散且个体差异大。

（三）疼痛性质：丘脑痛可以表现为所有性质的疼痛，但烧灼样痛是最常见的疼痛性质，其他疼痛性质可以为胀痛、针刺样或刀割样痛等。

（四）疼痛程度和持续时间：丘脑痛通常为持续性且较为剧烈的疼痛，与发病时病灶大小不相称，且始终存在背景疼痛，一般没有无痛间隔，在此基础上疼痛可阵发性加剧。随着病程延长，疼痛可进行性加重。

（五）缓解或加重因素：皮肤受刺激、身体运动、情绪改变均可加剧丘脑痛。

（六）伴随症状：丘脑痛可伴有丘脑病变的其他表现，如头痛、对侧偏瘫、偏身感觉障碍、深浅感觉均受累、丘脑性失语等，还可伴有焦虑等情绪症状及自主神经功能紊乱的症状。

疾病诊断

1. 病史　患者存在丘脑病变，疼痛继发于之后。

2. 症状　常表现为病变对侧持续性疼痛、麻木。

3. 体征　可存在感觉异常、痛觉过敏等现象，神经系统检查可有丘脑功能受损的表现，如对侧偏瘫、偏身感觉障碍、深浅感觉均受累、丘脑性失语等。

4. 辅助检查　行脑 CT、MRI、CT 血管造影、磁共振血管成像等神经影像学多有阳性发现，如丘脑出血、梗死等。

三、治疗原则

临床治疗原则上应防止丘脑原发病进展的同时减轻

疼痛，但这种疼痛往往难以彻底控制。通常需联合多种镇痛方法进行治疗。

四、疼痛专科治疗

（一）药物治疗

1. 抗抑郁药　抗抑郁药物不仅可以改善丘脑痛患者的抑郁症状，本身还具有一定的镇痛作用，是在中枢性疼痛的治疗中应用较多的一类药物。常用的抗抑郁药有阿米替林、多塞平等。

2. 抗癫痫药　常用的抗癫痫药有卡马西平，这类药物可以通过不同的途径抑制病变神经元的异常放电，从而减轻丘脑痛，可优先选择。钙离子拮抗剂如加巴喷丁或普瑞巴林也可偿试性治疗，部分患者能受益。

3. 阿片类药物　对丘脑痛（中枢性疼痛）的镇痛效果较差，应用大剂量的麻醉镇痛药往往也难以满意地控制疼痛，所以阿片类药物并不是中枢性疼痛的首选治疗药物。临床上发现曲马多对这种中枢性疼痛有一定的帮助。

4. 其他药物　可以用于治疗丘脑痛的药物还有改善微循环、神经营养药物、肾上腺素能药物和胆碱能药物等，一般只作为辅助药物应用。

（二）手术治疗

目前研究报道对丘脑痛的有效的手术治疗主要包括脑深部电刺激（deep brain stimulation，DBS）和运动皮层刺激（motor cortex stimulation，MCS）（图 26-11），通常用于严重的丘脑痛及其他中枢性疼痛。

（三）其他治疗

星状神经节阻滞、康复治疗、针灸治疗、心理治疗等对丘脑痛也有一定辅助治疗价值。

五、康复与预后

中枢性疼痛往往会持续很长一段时间甚至伴随终生。如果中枢性疼痛患者心理素质好并能很好地配合治疗及康复训练，能大大改善其预后，基本不太影响到生活质量。

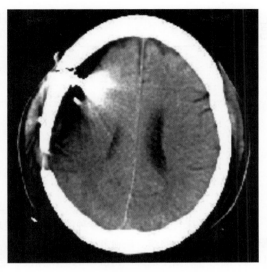

图 26-11　右侧大脑皮层运动区电刺激术后
一周电极位置，伴有内有积气

26

第二十七章

内 脏 痛

第一节 概　论

内脏痛是临床常见的症状，是多种疾病的临床表现。内脏对机械性牵拉、痉挛、缺血和炎症等刺激敏感，但对切割、烧灼等刺激不敏感。内脏痛的范围弥漫、定位不明确、缓慢、持续、常伴牵涉痛、运动和自主神经反射。内脏痛的发生率高，可严重影响患者的心身健康，并给予社会造成了沉重的负担。

一、内脏痛解剖学基础

人体各内脏器官除有交感和副交感神经支配外，也有感觉神经分布，这些感觉神经末梢构成所谓的内感受器，接受来自内脏的各种刺激（如空腔脏器的膨胀、内脏缺血、炎症、机械性牵拉肠系膜、挤压脏器等），内脏感觉神经将其变成神经冲动，通过内脏神经将内脏感觉性冲动传到中枢。

内脏神经与躯体神经一样也由中枢部和周围部构成。其中枢部位于脑和脊髓内；周围部包含有感觉和运动两种纤维成分。内脏运动神经支配心肌、平滑肌的运动和腺体分泌，通常不受人的意志控制，故又将内脏运动神经称为自主神经系统；又因它主要是控制和调节动、植物共有的新陈代谢活动，而不支配动物骨骼肌运动，因被称之为自主神经系统。大部分脊髓后角的细胞除了接受来自内脏的信息传入外，同时也接受来自皮肤和深部组织的信息传入，称为内脏躯体神经元。这也是内脏牵涉痛的解剖学基础。

根据内脏器官分布的内感受器能诱发的感觉类型不同，内脏器官可分为三类。第一类不能诱发出任何感觉的器官，包括肝脏、肺和肾脏等；第二类单纯诱发疼痛感觉的器官，包括心血管、呼吸道、胃、小肠、胆道系统、胰腺，输尿管和生殖器官等；第三类可诱发疼痛性或非疼痛性感觉的器官，包括食管、结肠、直肠、膀胱。

内脏神经包括内脏感觉神经及内脏运动神经（交感神经和副交感神经）。副交感神经中的传入神经纤维司理调节反射，而交感神经中传入神经纤维司理疼痛感觉；但盆腔脏器的感觉由副交感神经中的传入神经纤维司理。来自结肠、直肠和膀胱的疼痛由盆腔副交感神经中的传入神经纤维司理，而来自输尿管和内生殖器官的疼痛由交感神经中的传入神经纤维司理。交感神经、副交感神经和感觉神经行进并分布于脏器过程中，常互相交织，共同构成内脏神经丛。心丛、肺丛、腹腔神经丛、腹主动脉丛、腹下丛是内脏神经丛最重要的丛性结构。心丛位于心脏底部附近，由交感干的颈上、中、下神经节和胸1~4或5节发出的心支以及迷走神经的心支共同组成，并随冠状动脉的分支分布于心肌。肺丛位于肺根的前后方，由迷走神经的气管支和胸2~5交感神经节的分支组成，其分支随支气管和肺血管的分支入肺。腹腔神经丛是最大的内脏神经丛，位于腹主动脉上段的前方，围绕腹腔动脉和肠系膜上动脉的根部，纤维互相交织成致密的丛，主要由腹腔神经节、肠系膜上神经节、主动脉肾神经节以及来自胸交感干的内脏大、小神经、迷走神经后干的腹腔支共同组成的。腹腔丛伴随腹主动脉的分支形成许多副丛，如肝丛、胃丛、脾丛、胰丛、肾丛、

27

肠系膜上丛等。各副丛分别沿同名动脉分支到达各脏器。腹主动脉丛是腹腔丛在腹主动脉表面向下延续的部分，此丛分出肠系膜下丛，内藏肠系膜下神经节，接受腰内脏神经的节前纤维。发出节后纤维沿肠系膜下动脉分支至横结肠左曲以下至直肠上段的消化管，另一些节后纤维随腹主动脉丛下行加入腹下丛。腹下丛可分为上腹下丛与下腹下丛，上腹下丛不成对，位于第五腰椎体前面，两髂总动脉之间，是腹主动脉丛向下的延续部分。下腹下丛又称盆丛，成对，上腹下丛的向下延续，位于直肠两侧。接受骶交感干的节后纤维（骶内脏神经）和经第2～4骶神经来的副交感节前纤维（盆内脏神经）。此丛伴随髂内动脉的分支组成直肠丛、膀胱丛、前列腺丛、子宫阴道丛等分布至盆腔各脏器。

二、临床表现及疾病诊断

内脏痛是一种症状的描述，而非一独立的疾病。内脏痛作为症状表述需与体腔壁痛鉴别。内脏痛是内脏本身受到刺激时产生的疼痛，疼痛特点为深部疼痛、疼痛性质单一（缺乏双重痛感）、持续时间较长、定位不清。而体腔壁痛（类似内脏痛），是由体腔的壁层（胸膜、腹膜等）受刺激引起的疼痛，疼痛性质特点为浅部疼痛、疼痛位置相对明确，多伴有相应脊神经支配区的皮肤出现疼痛或痛觉过敏。

多种疾病可诱发内脏痛，涉及多学科病种，同时部分内脏痛不能明确病因，造成内脏痛病因诊断困难。系统全面的病史回顾、规范的体格检查、必要的辅助检查，在解剖学基础上，综合动态的评估分析临床资料，是准确诊断内脏痛的病因及合理给予治疗方案的基础。

三、疼痛专科治疗

疼痛科临床上要特别注意被相关专科漏误诊的由损伤、炎症、梗阻、缺血、压迫等原因引起的内脏疼痛，

27

特别注意威胁生命疾病（如急性心肌梗死、胃穿孔、肠坏死、动脉瘤等），因此需经多学科诊治，并及时转诊专科诊治。由于病因复杂，涉及多学科病种，其治疗方案是属多学科治疗方案。疼痛科在内脏痛的诊治过程，坚持明确诊断、对因治疗为首的原则，在慢性内脏疼痛的诊疗过程中以"药物治疗为基础、微创治疗为特色"的理念，实际综合管理的治疗方案。

疼痛科临床上常常通过交感神经节阻滞、腹腔神经丛、内脏大小神经经阻滞、上腹下丛阻滞来治疗胸、腹、盆腔慢性顽固性内脏疼痛。

第二节 胸腔内脏痛

胸腔内脏器主要有心脏及胸主动脉、肺脏、食管；心脏疾病中引起胸痛的最重要就是心绞痛、心肌梗死，其特点是胸骨后或左前胸部位的胸痛，可放射至左肩。胸膜炎、肺部炎症、肿瘤和肺梗死是呼吸系统疾病引起胸痛最常见的原因，自发性气胸由于胸膜粘连处撕裂产生突发性胸痛。和食管相关的疼痛主要是胃食管反流病引起的疼痛。另外主动脉夹层也可以引起胸痛。疼痛科主要参与治疗的胸腔内脏疼痛简述如下。

顽固性心绞痛

一、简要概述

心绞痛和心肌梗死是常见的冠状动脉粥样硬化性心脏病类型，是指冠状动脉粥样硬化引起管腔狭窄或闭塞，导致心肌缺血或坏死而引起的心脏病，是严重危害人类健康的常见病。随着介入血管内成形技术的发展，大部分心绞痛已经得到了明显的改善。顽固性心绞痛是指存在客观的心肌缺血的证据，心绞痛症状严重，内科治疗无效，不适合介入或手术治疗，或多次治疗无效的心绞痛。

27

二、临床表现及诊断

在经过最大限度地内科常规治疗后，仍因严重的心绞痛而使日常活动严重受限或不能从事体力活动称为顽固性心绞痛。顽固性心绞痛发作时，疼痛的严重程度往往超过典型心绞痛，发作时间超过 15-30min，常伴有血压下降或者升高，患者面色苍白、出冷汗，舌下含服硝酸甘油常难以缓解，或者暂时缓解后再次发作。

其诊断标准包括：（1）存在客观心肌缺血的依据，并产生严重的心绞痛症状；（2）最大限度内科治疗无效，不适合进行冠脉内介入治疗或冠状动脉搭桥术，或多次手术治疗后仍有心绞痛症状。

三、治疗原则

1. 顽固性心绞痛的非常规药物治疗　心绞痛的常规药物治疗包括硝酸甘油类、阿司匹林、β受体阻滞剂、钙离子通道拮抗剂、血管紧张肽转换酶抑制剂及降脂药物。顽固性心绞痛在使用上述药物治疗之后仍频繁发作，则可以使用抗凝及溶栓药物、改善心肌代谢药物、尼可地尔。

2. 治疗性血管再生　治疗性血管再生即通过血管生成促进因子的直接应用、特异性转基因治疗及细胞治疗促进缺血组织血管再生，改善心肌供血。

四、疼痛专科的治疗

针对顽固性心绞痛，疼痛科可以应用硬膜外阻滞、交感神经切除术及脊髓刺激。这 3 种治疗方法均为通过阻断心绞痛疼痛的传入神经，减轻疼痛及减弱疼痛引起的心肌缺血加重来缓解心绞痛症状。硬膜外阻滞能迅速解除患者痛苦，同时明显改善心肌供血状态。采用胸腔镜进行交感神经切除术也对顽固性心绞痛有效。但由于顽固性心绞痛患者多伴有心功能不全或者其他疾病，这两种治疗的应用范围明显受限，且副作用明显。

脊髓刺激是借助微电极向特定脊髓节段区发放持续、高频、低能量交流电刺激的物理方法。是将电极的一端与刺激器相连，一端插入脊髓硬膜外腔，使患者心绞痛症状得以缓解的治疗方法。目前认为脊髓电刺激是一种安全、有效、较经济的缓解顽固性心绞痛的方法，在临床中得到了较广泛的应用，但其不能从根本上治疗疾病，且有一定的副作用及并发症，故基本只在对于其他方法无效的顽固性心绞痛患者中使用。

第三节　腹腔内脏痛

腹腔内脏器主要有肝、胆、胰、脾、双肾、肠道和相关血管；这些脏器引起的疼痛与疼痛科相关性最大主要是慢性腹痛，其中慢性胰腺炎、胰腺癌及十二指肿瘤等引起的上腹、中腹部疼痛是疼痛科临床常见疾病。

慢性胰腺炎

一、简要概述

慢性胰腺炎包括由急性胰腺炎迁延所致的复发性胰腺炎，以及发病缓慢的慢性胰腺炎症。在我国，前者较多见。慢性胰腺炎的病因与急性胰腺炎有共同特点，但致病过程有所不同。临床上一部分慢性胰腺炎病例无明显病因。

二、临床表现于疾病诊断

（一）临床表现

本病的临床表现比较复杂，主要症状轻重不一。

1. 腹痛　多数病例有腹痛发作，常因劳累，情绪激动、饮食不节等诱发。原因可能是炎症刺激胰腺神经、胰管内压增高或邻近器官的平滑肌（包括括约肌）痉挛等。疼痛位于上腹中间或稍偏左，多伴有背脊痛（相当于胸椎下段），或以背脊痛为主而腹痛较轻。疼痛程度

27

不等，有隐痛，钝痛，刀割样痛或灼痛，严重时患者不敢伸腰和不能睡眠，可伴有恶心呕吐。上腹深部常有触痛，一般无腹肌紧张和反跳痛。

2. 消化不良　为胰腺外分泌不足所致，或与合并胆道、胃或十二指肠的疾病相关。

3. 腹部肿块或腹水。

4. 黄疸。

5. 糖尿病表现　如多饮，多尿，消瘦等，为 B 细胞分泌不足所致。

（二）诊断

临床表现不典型或类似其他疾病的病例，常需下列检查以辅助诊断。

1. 血清淀粉酶在急性发作中可增高。但多数病例因胰液分泌障碍，血清淀粉酶不增高。如有腹水，穿刺取液可发现其中淀粉酶高于血内。

2. 粪便在显微镜下有多量脂肪滴和未消化的肌纤维等，需要时可用苏丹红染色以便计算脂肪滴数量。

3. 一部分病例尿糖反应和糖耐量试验呈阳性。

4. 为了鉴别消化不良的原因，可做脂肪和蛋白质的平衡试验，有本病时口服胰浸膏可改善消化吸收。

5. X 线检查：腹部平片可能显示胰腺的钙化斑点或胰石；内镜胆胰管造影可能发现胆石，壶腹部狭窄，胰管狭窄和扩张，阻塞或胰石；钡餐检查可能发现胃或十二指肠有受压或其他形态改变。

6. 超声波检查：可能显示胆总管改变，胆石，胰腺囊肿，胰腺体积改变等。

7. 此外，为了与胰腺癌鉴别，还可施行胰腺穿刺活检和细胞学检查，选择性血管造影等。

三、治疗原则

复发性胰腺炎急性发作时，治疗方法与急性胰腺炎，好转后应尽量彻底消除其病因。一般症状不重的慢性胰腺炎可用非手术治疗。如有明显的胰管狭窄和扩张，胰

27

腺囊肿、胆管梗阻、胆石等，应施行手术治疗。

四、疼痛专科的治疗

针对慢性胰腺炎引起的慢性腹痛，除了专科对症药物处理以外，腹腔神经丛阻滞可以取得良好的效果。

第四节　盆腔内脏痛

盆腔内脏器主要包括膀胱、前列腺、子宫及附件、直肠等。除外明确妇科炎症等病因的疾病外，盆腔内脏痛在相关专科的治疗中症状缓解常常有限，也是疼痛科临床困惑的问题。

慢性盆腔疼痛综合征

一、临床表现

其临床表现多为腰骶部、会阴部、小腹疼痛或不适以及睾丸疼痛不适等的症状，患者往往反复多科就诊，男性患者常常以慢性前列腺，女性患者以盆腔炎、盆腔淤血综合征治疗均不得有效果缓解，患者多伴有焦虑抑郁状态。

二、诊断

慢性盆腔痛的病因尚未阐明，多以临床表现为依据，以辅助检查为排他诊断条件来明确诊断。一般认为本病是一种涉及躯体和精神因素的复杂疾病，即使存在明显的可导致盆腔疼痛的躯体病变，也要重视心理，社会因素对疾病的影响。

三、治疗

治疗上需要运用多学科的综合方法，包括手术，药物，理疗，心理治疗，饮食疗法等，治疗的目标是缓解疼痛，改善功能和消除心理障碍，但病程长者治疗效果

27

不佳。

在疼痛科临床可参照神经病理性疼痛的一般原则实施，必要时可实施神经阻滞或神经电刺激治疗。

会 阴 痛

会阴痛是躯体与交感系统的疼痛综合征，患者常有会阴部功能失常，并伴有不同程度的心理疾病，甚至抑郁表现。

一、病因

目前会阴痛的病因仍然不清楚，也没有明确的证据证明某些固定因素与会阴痛发病存在因果关系。可能的发病因素包括：会阴部的慢性病史、会阴部手术史、解剖相关的原因、心理疾病等。

二、临床表现与疾病诊断

会阴痛的临床表现复杂，其表现急性或慢性，同时影响各个年龄段患者生活质量和性功能。因为缺乏明确的临床证据证实患者的抱怨，其表现通常不能完全被医生了解，也造成会阴痛患者通常不被理解。慢性、难治性会阴痛表现为坐位时加重的会阴部疼痛，其他症状包括尿失禁、尿频、尿急、便秘、便痛和性功能障碍等，也有表现为自发性外阴、睾丸、前列腺痛，自发性肛门、直肠、肛提肌综合征及尿道综合征的会阴痛。会阴痛的表现虽然多样，但都有一个共同的特点，即疼痛在一个或两个阴部神经的分布区域。焦虑和抑郁是两个最为常见的伴随症状，且对该病及其并发症的预后有副作用。

会阴痛有多重病因，此综合征的诊断没有统一的标准可循。在 2008 年，一个多学科的工作团队出版了一个关于"会阴神经痛"的临床诊断标准，即所谓的"南斯标准"。这 5 条重要的诊断标准是：会阴神经分布区域的疼痛；疼痛坐位时显著的加重；夜间患者不会因为疼痛影响睡眠；疼痛不伴客观的感觉障碍；在诊断性阴部神

27

经阻滞下疼痛减轻。

会阴痛的鉴别诊断很广泛，因缺少阳性体征及实验室指标，因此需排除消化科、妇产科、泌尿外科以及身心障碍科等相关原发疾病的基础上，参照"南斯标准"进行确诊。

三、治疗

会阴痛的治疗与管理是多渠道的，但最终目标是最大限度的功能恢复与显著的减少疼痛的严重程度与强度。治疗包括药物治疗、神经阻滞剂微创治疗、外科神经解压、物理治疗及心理治疗等。

1. 药物治疗：通常采用联合用药的方法，如非甾体抗炎药、三环类抗抑郁药、抗惊厥药及麻醉镇痛药。

2. 神经阻滞及微创治疗：局部神经阻滞可以阻滞伤害感受器与交感神经纤维，从而有效缓解疼痛。奇神经节毁损术是对会阴区域的奇神经节提供的疼痛与交感觉的毁损，目前临床应用已经显示了对慢性会阴痛患者的有益作用。在 C 形臂机引导下，选用 22G 穿刺针与骶尾关节椎间盘穿刺，突破椎间盘前缘，注入造影剂，显示造影剂位于椎体前方，即可注入局麻药物或无水乙醇进行阻滞或毁损治疗。

3. 外科手术：部分文献描述阴部外科神经解压术，其成功率可达 50-60%。

4. 其他：包括物理疗法、心理治疗等。

肛门疼痛

一、临床表现

主要症状包括肛门疼痛和尾骨疼痛。慢性特发性肛门疼痛患者疼痛常位于肛门，并向肛管上段和直肠下段放射。绝大多数患者疼痛是持续性的。疼痛尽管有强度不同，通常在排便和坐位时加重，平卧位减轻，并且常常伴有排便梗阻感。

27

二、诊断与鉴别诊断

慢性特发性肛门疼痛是病因不明的慢性特发性会阴疼痛的一部分。最主要的特点时临床检查无客观的异常发现。与其他会阴疼痛的区别仅在于患者对疼痛的描述和初诊是触痛的部位。必要的辅助检查与专科会诊作排他诊断。

三、治疗

可参照神经病理性疼痛的一般原则实施，必要时可实施神经阻滞如骶2、3脊神经阻滞或奇神经节阻滞有时可取得良好效果。

27

第二十八章

癌性疼痛

第一节 概 述

一、简要概述

癌性疼痛（癌痛）是肿瘤患者最常见，也是最痛苦的症状之一，肿瘤患者在患病期间约90%会发生不同程度的疼痛，其中三分之一会发生中重度疼痛，尤其在肿瘤晚期更为明显。疼痛严重影响患者的精神、心理、躯体功能、社会活动和生活质量。疼痛可加重病情、加速疾病进展、恶化生理功能，甚至被迫中断抗肿瘤治疗，严重疼痛还可导致患者精神障碍和自杀行为。疼痛不仅折磨患者，同时也加重家属和亲友的痛苦，干扰他们的生活质量。因此，癌痛必须早期筛查，早期治疗，有效治疗和长期治疗，不应忽视或拖延。事实上癌痛治疗是抗癌治疗的组成部分，需要贯穿整个治疗过程，有效癌痛治疗为抗肿瘤提供了基础。癌痛与癌症同属慢性疾病，需要长期和有效的治疗，消除癌痛是肿瘤患者的合理要求和基本权益，控制和消除癌痛同样也是我们医护人员的职责。我国癌症发病率和死亡率呈上升趋势，2014年全国肿瘤登记中心发布的数据显示，我国每年新发肿瘤病例约为312万例，平均每天8550人患病，每分钟有6

人被诊断为癌症，有 5 人死于癌症。肺癌、胃癌、肝癌成为发病与死亡率最高的癌症。预计今后二十年新发病例数将增加约 70%，如果按照 90% 的癌症患者发生疼痛，则患病人数非常可观，癌痛治疗更是任重道远。

1986 年世界卫生组织（WHO）提出了癌痛的"三阶梯"治疗方案，为改变癌痛治疗的观念和有效的治疗癌痛奠定了基础。按照"三阶梯"治疗方案，合理地应用现有的药物和治疗方法，可使 80% 左右癌症患者的疼痛得到缓解或控制。问题是在临床上，仍然有相当数量的癌痛患者没有得到应有的诊疗，这里有医护人员的原因，有患者和家属的原因以及医疗体制的原因。缺乏疼痛的相关知识、忽视疼痛治疗、误解疼痛治疗、恐惧阿片类药物、缺乏专业的人员、缺乏必要的专科和设备等原因，严重阻碍着癌痛的诊疗，因此，癌痛诊疗的任务仍然很艰巨。

目前癌痛治疗面临着普及规范化治疗和提高治疗效果的问题。普及规范化癌痛治疗，提高癌痛的疗效是癌痛诊疗的重要内容。这不仅要求研究阿片类药物的滴定及维持方法，研究癌痛的原因、疼痛机制、联合用药的原则及介入治疗的方法；更需要普及和推广癌痛的规范化治疗，为癌痛治疗，尤其是顽固性癌痛治疗提供综合治疗方案和安全有效的方法。自开展癌痛规范化治疗示范病房活动以来，对癌痛诊疗起到了明显的促进作用，包括对癌痛的重视程度，癌痛的筛查与评估，规范化癌痛治疗，癌痛的管理，患者的教育，药品的供给等。但许多科室仍然未按照规范化治疗癌痛，突出的表现是知识陈旧，不知道阿片类药物需要滴定，不首选无创给药途径，而是首选肌内注射，不选择控缓释剂维持镇痛，不能按时、按需给药，更不是个体化给药，以及忽视药物副作用的防治等。不知道合理的临床用药原则，不知道联合辅助镇痛药物，不知道综合治疗和介入治疗的方法。仍然凭"经验或想象"给予"哌替啶"肌内注射，致使许多能够得到有效治疗的患者，没有得到应有的治疗。

癌痛治疗方法主要包括两大类，药物治疗和微创介入治疗。药物治疗是治疗癌痛的主要方法，其中阿片类药物是治疗癌性疼痛的基石。药物治疗又分为无创给药和微创给药两种方法，无创给药方法为首选，给药途径有口服、经皮肤、经黏膜等，目前有许多治疗指南，包括 NCCN 成人癌痛临床实践指南、欧洲肿瘤内科学会癌痛管理临床实践指南、欧洲姑息治疗学会阿片类药物癌痛治疗指南和中国抗癌协会的癌痛治疗指南等，临床实践也积累了相当多的经验。这些指南具有重要的临床意义，是癌痛诊疗的原则和规范。肌内注射一般只用于防治爆发痛，维持镇痛不应当使用肌内注射制剂。控制爆发痛后，应当根据爆发痛的病因进行治疗，及时调整维持剂量，不要等待再次发生爆发痛后，再次应急使用肌内注射剂来解救。根据疼痛机制和病因选择治疗方法和药物多可提高治疗效果，尤其是神经病理性疼痛和内脏疼痛。

微创给药系指经皮下、静脉或鞘内给药，包括持续输注和患者自控镇痛（PCA）两种方法，这些给药方法可以维持稳定的血药浓度，持续的镇痛，同时减少了副作用。PCA 不仅用于难治性癌痛的治疗，还可用于癌痛患者的阿片类药物滴定，快速调整剂量，以及及时和个体化的治疗爆发痛。肌内注射不属于微创给药途径，此外肿瘤晚期患者出现恶病质或老年人缺乏肌内注射的部位。

介入治疗的发展为癌痛治疗提供了新的方法和选择，例如神经毁损，包括物理和化学方法，粒子植入、骨成形等。内脏疼痛可阻滞内脏神经如腹腔神经丛，内脏肿瘤累及体壁导致疼痛时应同时阻滞脊神经。现有的药物和治疗手段，有些顽固性癌痛仍然不能够有效地缓解或控制。对于这些患者，可应用大剂量镇静药物和麻醉药物氯胺酮、右美托咪定等，综合采用前述的各种治疗方法，多模式镇痛，力求减缓或控制疼痛。

28

难治性或顽固性癌痛仍然是我们面临的棘手问题，难治性或顽固性癌痛系指按照规范化癌痛治疗镇痛效果欠佳或副作用明显不能耐受的癌痛。针对难治性癌痛的药物治疗，必须个体化选择安全有效的药物和适当的给药途径，一般来说，可更换不同的阿片类药物，或改变给药途径。微创给药是常用的替代途径，改变给药途径可提高镇痛效果，减少副作用，尽管机制不十分清楚，但至少临床药理学的改变，包括药物的生物利用度，首关效应，分布，代谢产物，排泄等，会影响镇痛效果与副作用的平衡。

癌痛治疗需要多模式镇痛，既要治疗患者躯体的"疼"，同时也要治疗患者心理的"痛"，当然临床上仍然以有效治疗躯体的"疼"为重点，从末梢神经、脊髓，到大脑，多部位、多作用机制镇痛，无创与有创方法结合，躯体与心理治疗结合。现今药物的发展和方法学的进步，使多模式镇痛成为可能，姑息性抗肿瘤治疗，镇痛药物与抗抑郁、抗焦虑药物联合，植物性药物，阻断疼痛通路，介入治疗，心理和认知行为治疗等。

总之，癌痛治疗是要治疗患有癌痛的患者，而不仅仅是治疗患者的癌痛，癌痛的规范化治疗（good pain management）需要医护人员、患者和家属共同参与。癌痛诊疗强调早期筛查，全面的癌痛综合评估，正确的诊断，规范化和多模式治疗，防治各种治疗带来的副作用和并发症，最终减轻患者的痛苦，提高患者的生活质量。

二、癌痛评估

癌痛综合评估是正确诊断和有效治疗的基础，也是评估治疗效果的重要指标。癌痛评估强调早期筛查，及时和全面的综合评估，持续的动态评估。

（一）癌痛评估的方法

疼痛是一个非常复杂的现象，只有患者自己才能够准确地描述，但临床上尚无一种简单的方法或工具可以全面的和客观的评估和测量疼痛。疼痛的评估应包括躯体感觉、心理感受、情绪变化、行为改变，疼痛对患者生活质量和社会活动的影响以及患者对疼痛治疗的满意度等，即疼痛评估应是多维性，而非单维性。常用的评估疼痛程度的单维方法有：视觉模拟评分（VAS），数字等级评分（NRS），语言等级评分（VRS），面部表情分级评分（FRS）。以及神经病理性疼痛筛查表。

1. 视觉模拟评分（VAS） 患者在一条 10cm 的直线上，根据疼痛程度标出代表其疼痛程度的位置。VAS 是一种简单，敏感性，有效和可靠的单维疼痛评估方法，患者容易理解，可用于疼痛的评估和疗效的评估。

2. 数字等级评分（NRS） 数字分级是 0 到 10 的 11 个点的数字级，0 表示没有疼痛，10 表示想象中最剧烈的疼痛；患者从这 11 个点选择代表其疼痛程度的数字。0 到 10 的数字分级很容易理解，并且能够准确说出具体的数值。可以通过询问或电话评估和应用镇痛药物滴定时快速评估。

3. 语言等级评分（VRS） 类似视觉模拟在一横线上标有描述不同疼痛程度的语言，患者选择最代表其疼痛程度的语言在横线上标出。一般疼痛程度分为 6 级，例如无痛，轻度痛，中度痛，严重痛，很严重痛，最严重痛。此法是最简单和容易完成的评估方法，缺点是仅限于给出的等级。

4. 面部表情分级评分（FRS） 使用从快乐到悲伤及哭泣的 6 个不同表现的面容，简单易懂，多用于婴幼儿。

5. 简明疼痛调查表（BPI） 简明疼痛调查表主要测量和评估疼痛的程度和疼痛对患者的影响。BPI 表将多维的疼痛评估分解成多项单维内容，以数字来分级评估；此表有人体示意图，用以标注疼痛部位。PBI 是常用的多维疼痛评估表，现已翻译成多种文字；我国也于 1996 年翻译此表。此表可用于疼痛的评估和疼痛治疗后疗效的评价。

6. 神经病理性疼痛筛查表（见神经病理性疼痛）。

无论何种方法，评估前都应当向患者解释清楚，什

28

么是无痛，什么是想象中的剧烈疼痛或难以忍受的疼痛，以免患者在不理解的情况下选择想象中的疼痛，或选择10。在评估时，应当选择安静的环境，患者有疑问可以随意提问。疼痛的评估不是一次性过程，应当定期或不定期的重复评估。与此同时，也告诉患者定期自我评估疼痛，并在疼痛加重或明显变化时及时与医生联系。

（二）全面疼痛评估

癌痛的评估需要全面评估或综合评估，全面了解患者的疼痛病因和疼痛机制，为准确诊断和有效治疗提供依据。

1. 疾病诊疗史　诊断和抗肿瘤治疗史，目前的状况和治疗情况，全面了解临床治疗史有助于癌痛的诊断和治疗。

2. 疼痛病史　主要包括疼痛部位、疼痛性质、疼痛程度。

（1）疼痛部位，一个部位或多个部位，原发部位，继发部位，牵涉或反射部位，疼痛的范围，最好在人体示意图上标明。

（2）疼痛性质，刺痛，锐痛、钝痛、酸痛、胀痛、痉挛性疼痛、绞痛、搏动样疼痛、压榨性疼痛、灼痛、电击样痛、麻木样痛、刺痛、撕裂样、束带样以及自发性疼痛。有无痛觉过敏和痛觉超敏。

（3）疼痛程度（见上述）

（4）疼痛特点　持续性，间歇性；暴发性，周期性

（5）疼痛加重与缓解的因素　体位、活动、发作时间，有无前兆；

（6）疼痛对患者的影响　日常活动、情绪、与他人的关系、睡眠、生活享受

（7）疼痛治疗史　药物治疗，非药物治疗。给药途径，药物剂量，给药时间、联合用药，治疗效果与相关不良反应。

（8）情绪评估　疼痛引起的精神上悲痛或造成痛苦用数字或语言进行评估。0 为没有疼痛和悲伤或痛苦，

28

10 为极度的疼痛和悲伤与痛苦；或在横线上用语言标出疼痛和悲伤痛苦的程度，进行评估。

（9）社会心理因素评估 家庭、社会的支持；精神压力。社会、文化背景，宗教信仰，对疼痛治疗的目标和期望。

（10）其他 全身不适、失眠、乏力、焦虑、孤独、隔离、恐惧、愤怒、悲观、抑郁、厌倦等。

（三）疼痛评估管理

对肿瘤患者应当主动筛查有无疼痛，如果没有疼痛，则下次就诊时继续筛查。如果出现疼痛，则进入疼痛诊疗流程。住院患者，医师下达疼痛综合评估医嘱，护士进行疼痛综合评估，疼痛评估应在患者入院 8h 内完成。疼痛评估的基本原则是相信患者的主诉，量化评估疼痛，全面评估疼痛和动态评估。每次评定都需要进行患者及患者家属的宣教，解除患者及家属的疑虑，帮助他们走出疼痛治疗的误区，取得他们的理解和支持。

疼痛评估 NRS≥4 或中度疼痛的住院患者，常规进行疼痛评估 2 次/日，≥7 者，疼痛评估 4 次/日；连续 3 天低于 7 分者改为 2 次/日；将评估结果记录在体温单上，绘制疼痛曲线。

对于有爆发痛的患者，需要在治疗前后进行疼痛评估，静脉给药 15 分钟，皮下注射 30 分钟，口服即释片 1h，进行疼痛评估，观察疗效和副作用。此后动态评估，直至疼痛缓解或减轻。

病情变化，改变治疗方法以及联合用药时，例如病理性骨折，肿瘤转移；介入治疗后；联合非甾体镇痛药物、辅助镇痛药物等，均需要增加疼痛评估频次，直至疼痛缓解或减轻。疼痛评估管理和诊疗需要医护相互配合，医护患配合，疼痛评估一定要常规、量化、全面和动态。

三、癌痛病因与疼痛机制

（一）癌痛病因

癌症患者出现疼痛首先考虑与肿瘤相关，因为大部

28

分疼痛系肿瘤直接导致，主要原因包括肿瘤的侵及、破坏、转移、压迫、梗阻、牵拉等直接导致。其次考虑与抗肿瘤治疗相关，手术、化疗、放疗均可导致神经损伤、组织损伤、瘢痕挛缩、炎症，由此导致疼痛。除外肿瘤相关因素外，再考虑非肿瘤因素所致，包括带状疱疹、骨质疏松、肌筋膜疼痛、骨关节疼痛等。

（二）癌痛机制

癌痛机制主要包括感受伤害性疼痛和神经病理性疼痛。感受伤害性疼痛系指感觉神经系统功能正常，末梢感受器受到有害刺激引起一系列传递到达大脑产生疼痛，而神经病理性疼痛系指感觉神经系统本身受到损伤或疾病导致的疼痛，表现为自发性疼痛，没有伤害性刺激；痛觉过敏，轻微刺激引起剧烈疼痛反应；痛觉超敏，非伤害性刺激引起疼痛。组织损伤后的炎性反应，生理功能失调或紊乱也是导致癌痛的机制。肿瘤患者的疼痛机制多为混合性机制，尤其是中晚期肿瘤患者的疼痛，会涉及多种机制，也表现为某种机制为主。也有些系源于心理和精神机制导致的疼痛。

伤害感受性疼痛表现有躯体疼痛，骨转移疼痛，内脏疼痛，例如胰腺癌疼痛，脊髓转移。神经病理性疼痛表现有急性神经系统损伤和慢性神经病理性疼痛，神经病理性疼痛的机制包括结构和功能的改变，外周机制包括异位放电和自发放电，外周敏化；中枢机制包括脊髓背角神经元的可塑性改变，突触的可塑性改变，胶质细胞的参与和炎症因子的释放，脊髓内源性抑制功能减弱，脊髓下行痛觉调制系统的功能改变，例如腰椎神经根病变，截肢后残端疼痛，幻肢痛，丘脑疼痛。

神经病理性疼痛可能是严重的和难治性癌痛综合征，许多是继发于治疗后，例如开胸术后综合征，乳腺切除术后疼痛综合征，幻肢痛，以及继发于颈清扫术后的疼痛。肿瘤患者的神经病理性疼痛呈动态变化，涉及多个病因和机制，有时很难区别单纯的感受伤害性或神经病理性疼痛，而且慢性和持续性的癌痛多少都有神经病理性疼痛的因素。随着对神经病理性疼痛的研究深入，认识到神经系统的兴奋性和可塑性非常重要，因而治疗方法主要集中在病理生理学，而非病因学。

第二节 癌痛的药物治疗

疼痛是最常见的肿瘤相关症状之一。癌痛或癌症相关性疼痛与非恶性肿瘤相关性疼痛对患者生理和心理的影响均有所不同。一项 meta 分析结果显示，59% 的患者在肿瘤治疗过程中会出现疼痛症状，而在晚期肿瘤患者中这一比例达 64%，在根治性治疗患者中约占 33%。而且，疼痛是患者最恐惧的症状之一。如果疼痛得不到缓解，将令患者感到不适，并极大地影响他们的活动能力、与家人和朋友的交往，以及整体生活质量。众多的证据显示肿瘤患者的生存时间与疼痛症状的控制相关。

令人遗憾的是癌痛控制明显不足，回顾性研究发现，大约有 1/3 的患者疼痛控制不足，在偏远地区，由于不能获得足够的药物，疼痛没能获得缓解的比例会更高些。不能足量用药的原因主要包括：①癌痛的评估不足；②医生管理癌痛的知识不足，没有获得足够的癌痛治疗相关教育；③患者不愿意主诉疼痛（担心抱怨疼痛影响抗肿瘤治疗、不愿意家属担忧、英雄主义）；④医护人员、患者或家属担心成瘾或副作用；⑤费用、阿片类药物管制过严、基层医院不能获得相关药物；⑥没有给予患者和家属相关癌痛管理的教育，患者不会报告疼痛和不能严格按照医生处方用药。改善这种局面的方法是给予系统全面的专业培训，尤其接触癌痛患者的临床医生必须接受专科基本培训。癌痛治疗需要一个团队，除专科医生外，还需要一支经过癌痛管理培训的护理团队，在癌痛患者入院时，责任护士应该给予入院患者疼痛筛查，如果有疼痛，进一步给予疼痛的评估。教育患者学会报告疼痛，理解疼痛评分的方法，正确面对癌痛。

在癌痛没能有效缓解的患者中，疼痛控制困难是与

28

机制相关。例如，癌性神经病理性疼痛、肿瘤导致的肌肉痉挛性疼痛、骨结构破坏导致的事件性暴发痛、伴有暴发痛的内脏痛、肠梗阻痉挛疼痛等均对阿片类镇痛药物不敏感，单用阿片类镇痛药物效果不佳。有些疼痛与人体的生理功能相关，镇痛药物不能改善人体的功能，这些均需要联合介入治疗。使用介入治疗的目的不是用来替代药物治疗，而为了改善镇痛效果，减少因药物增加剂量或种类所引起难以耐受副作用的风险。有效的介入治疗可以减少镇痛药物的剂量，减轻副作用，改善了人体的生理功能，提升了患者的生活质量。因此，在评估癌痛的过程中，明确疼痛机制非常重要，对选择疼痛治疗方案起着决定性的作用。

在临床上，难治性癌症疼痛是治疗的难点和重点，也是疼痛专科医生面临的挑战和责任，是患者和家属对我们的最基本的要求。导致难治性癌症疼痛的原因很多，其中主要的原因包括：①导致疼痛的病因难以去除，如晚期肿瘤已扩散，肿瘤难以消除或控制。②与疼痛的病理分型有关，如神经病性疼痛，一般肿瘤侵犯神经丛或神经干，或与交感神经相关的疼痛问题均较难以治疗。③患者的痛阈下降，感觉倒错等。④疼痛对阿片类药物不反应或部分反应。⑤疼痛与肿瘤危象有关，如病理性骨折、肠梗阻等。⑥肿瘤导致的部分疼痛综合征，如臂丛神经综合征、颅底转移癌症疼痛综合征、盆腔癌症疼痛综合征等。⑦严重的疲劳和衰弱。根据致痛原因的不同而治疗方法的选择也随之不同，基本的原则是最大限度地缓解疼痛，对患者的伤害最小，可以提高患者的生活质量，不会给患者带来新的痛苦或不便。

在治疗癌痛的方法中，最基本的方法是药物疗法，其特点包括：疗效好，作用肯定，显效快，安全，经济。而根据药物的特点，最为普遍接受的用药标准是由世界卫生组织建立的三阶梯止痛方案。其目的是使药物治疗疼痛能够达到如下目标：①有效控制癌痛；②无不可接受的副作用；③使用方便；④依从性高；⑤提高生活

28

质量。

WHO 最新的阿片类药品管理平衡原则强调，麻醉药品管理不仅要防止药物滥用，更重要的是要保障阿片类药物镇痛治疗的治疗用药。在癌症治疗时，不仅要求治疗癌症本身，而且还应适当处理由此伴随的任何疼痛。疼痛治疗新标准的主要项目如下：①承认患者对疼痛有适当评估和接受止痛治疗的权利。为保障此权利，医务人员应尽可能克服文化及其他偏见，充分尊重疼痛患者。②评估疼痛是控制疼痛的必要前提条件，应评估每一位患者的疼痛性质和程度。③用简单方法（例如疼痛程度数字量表）定期再评估和追踪疼痛，并记录评估结果。体格检查不能替代专门的疼痛评估和患者自我评估疼痛。④考核医护人员是否具备疼痛治疗方面的能力和资格。对新参加工作的医务人员进行疼痛评估和镇痛治疗方面的知识培训。⑤为方便止痛药医嘱及处方，医院必须建立相应的止痛药供应保障措施和手续。⑥向患者及其家属介绍有效镇痛治疗的知识。⑦为准备出院的患者，提供疼痛治疗相关的知识宣教。

本节主要阐述癌痛药物治疗的基本方法，包括癌性炎性痛、神经病理性疼痛、内脏痛、骨转移痛、爆发痛等相关的药物治疗。镇痛药物包括阿片类药物、非甾体抗炎药物、辅助镇痛药物、及骨转移治疗药物等。

28

一、WHO 三阶梯镇痛治疗原则

癌痛是影响肿瘤患者生活质量的主要原因。1982年，世界卫生组织（WHO）癌症疼痛治疗专家委员会经过科学论证达成共识，一致认为合理使用现有的药物和知识，可以控制大多数癌症患者的疼痛。1986 年 WHO发布《癌症三阶梯镇痛治疗原则》，建议在全球范围内推行癌症三阶梯止痛治疗方案。

WHO 三阶梯止痛指南发表 30 余年。循证医学的结果证明，大多数疼痛是可以通过"三阶梯"这种比较简单的方法达到止痛目的的。由于推广"三阶梯"止痛，受益的患者已逾数千万，全世界以吗啡为代表的止痛药物的年消耗量也大幅度增加。尤其令人鼓舞的是，人们原来担心的是医用阿片药物流向社会、给戒毒带来困难的局面基本没有出现。实践证明，"三阶梯"止痛原则确实是一个正确的、易于操作推广的止痛指南。但是在临床使用过程中，也发现癌痛三阶梯治疗原则也存在一些问题，需要给予调整，包括弱化二阶梯及难治性癌痛的多学科治疗等。

（一）首选口服给药

应尽量选择无创、简便、安全的给药途径；口服给药是首选给药途径，患者能口服药物时应首选口服镇痛药。除非急性疼痛，需要尽快采用其他起效更快的给药途径或患者出现口服给药不能耐受的副作用时才考虑其他给药途径；不能吞咽或存在口服吸收障碍的患者可采用透皮贴剂镇痛，也可持续静脉或皮下输注镇痛药；静脉途径给予阿片药物起效快、给药 15 分钟左右达血浆峰浓度（口服给药为 60 分钟），适于需要快速镇痛的患者，但存在呼吸抑制等严重并发症的风险，需要有经验的疼痛专科医生使用。

（二）按阶梯用药

28

选用镇痛药应根据控制疼痛的需要由逐渐弱到强。WHO 癌症疼痛治疗指导原则，人为地根据镇痛药物作用的强度和类型划分成三个阶梯，改变了镇痛治疗中对药物使用的混乱状况，使医生可以根据疼痛的强度合理选择镇痛药物，增强了镇痛效果，减轻了毒副作用，提高了患者对镇痛药物的依从性。但需要注意的是三阶梯的应用不能过于教条，因为患者的情况复杂多变，应根据病情灵活掌握和使用镇痛药物，更多的现象是需要不同药物的配伍，以求获得更好的镇痛效果和减少副作用。

1. 第一阶梯药物　使用对乙酰氨基酚或非甾体抗炎药物治疗轻、中度疼痛。长期使用非甾体抗炎药（NSAIDs），注意药物的副作用和调整药物种类。如果采用非甾体抗炎镇痛药物效果不佳，或出现中重度疼痛时，应及时改用或联合阿片类镇痛药物。从临床研究发现非甾体抗炎药镇痛药比安慰剂更有效用。

2. 第二阶梯药物 如果疼痛持续或加剧，可选用第二阶梯药物，其代表药物为可待因、曲马多。第一、第二阶梯药物在使用时，其镇痛作用有天花板效应，因此在这两个阶梯用药时建议使用剂量不要高于限制剂量，如果疼痛仍不能控制，则应及早择第三阶梯药物。临床上对于第一阶梯使用非甾体抗炎镇痛药物和第三阶梯使用强阿片药物没有任何异议，但对于第二步使用弱效阿片一直存在争议。Eisenberg 对 415 名癌痛患者的资料进行了汇总分析，发现非甾体抗炎镇痛药物与弱效阿片药物以及二者联合使用情况下的镇痛效果没有显著差异，并且联合用药比单独使用 NSAIDs 的副作用增多。作者据此提出质疑：WHO 阶梯镇痛的第二步是否合理？在治疗顽固性疼痛时，是否可以考虑从 NSAIDs 直接过渡为强效阿片？

在一篇回顾性研究的文章显示，对 NSAIDs 和弱阿片药物的疗效进行了对比研究，结果再一次证实，弱阿片的效果并不强于 NSAIDs。另外一篇报道是关于在 833 位患者身上检测 NSAIDs 与 NSAIDs 和弱效阿片联合用药的疗效比较，结果发现，二种治疗的效果相差不到 25%。因此作者认为，目前没有足够的证据支持或驳斥 WHO 提出的"在治疗中度癌痛时应联合使用 NSAID 和弱效阿片"。

另外一篇对 100 名伴有轻到中度疼痛的晚期肿瘤患者进行了临床研究，患者分为两组，一组遵循 WHO 的规定，采用第一和第二步的镇痛方案；另外一组直接给予强效阿片。评价标准选用了疼痛强度、是否要求更换治疗方案、生活质量、Karnofsky 评分、患者的一般状况以及不良反应等。两组患者在年龄、性别、病情诊断和初始疼痛强度方面没有差别。结果显示，凡是直接接受强效阿片治疗的患者其疼痛缓解程度都显著高于对照组，并且几乎没有人要求更换治疗方案，对所给予的治疗表

28

示很满意。两组患者在生活质量和行为状态上没有显著差异。因此作者提出，应当将强效阿片作为治疗中度癌痛的首选药物。建议采用小剂量的控缓释剂。

3. 第三阶梯　是疼痛程度为重度，一、二阶梯药物不能有效控制，需要采用强阿片类药物，代表药为吗啡、羟考酮、芬太尼贴剂等。此阶梯阿片类镇痛药物一般为完全 μ 受体激动剂，没有"天花板效应"。可以根据镇痛效果和患者对药物的反应，按镇痛需要增加用药剂量。

（三）按时给药

按时给药是三阶梯治疗方案的关键，是根据药代动力学的原理定时给药。镇痛药物需要达到有效血药浓度时才具有镇痛效能，随着药物在体内的代谢，血药浓度会发生降低，逐渐低于有效镇痛血药浓度。为保持持续有效的镇痛，需要在血药浓度下降时，及时给予足量药物维持有效血药浓度。减少了血药波动带来的疼痛反复出现的弊病，推迟了药物耐受的出现，是镇痛治疗观念上的提高和进步。而按需给药是当疼痛难以忍受时服药，具有疼痛反复出现、镇痛效果不确切、容易出现耐药等问题，严重影响了癌痛患者的生活质量。

（四）个体化给药

个体化原则指根据不同个体的对阿片类镇痛药物敏感性的差异及既往使用镇痛药的情况，药物药理特点，年龄、肝肾功能等来制订个体化的治疗方案。患者对阿片类镇痛药物的敏感性个体间差异很大，所以阿片类药物并没有标准剂量。应该说凡能使疼痛得到缓解的剂量就是正确的剂量。个体化给药的原则可以避免用药量的不足或过量。动态评估疼痛有助于合理滴定用药剂量。

联合用药是提高镇痛疗效的重要方法。NSAIDs 与阿片类止痛药联合用药，即外周性镇痛药与中枢镇痛药联合用药，可以协同镇痛疗效，同时减少药物的不良反应。例如骨转移疼痛阿片类药物联合 NSAIDs 类药物。内脏痛联合抗抑郁药物、神经病理性疼痛可以联合抗惊厥药

28

物，局部麻醉药物、NMDA 受体拮抗剂等。

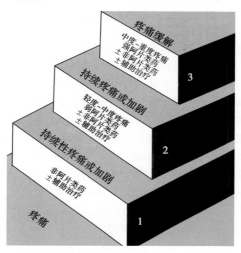

疼痛缓解
中度－重度疼痛
强阿片类药
±非阿片类药
±辅助治疗
3

持续疼痛或加剧
轻度－中度疼痛
弱阿片类药
±非阿片类药
±辅助治疗
2

持续性疼痛或加剧
非阿片类药
±辅助治疗

疼痛
1

图 28-1　世界卫生组织的三阶梯治疗方案

（五）意具体细节

对用止痛药的患者要注意监护，密切观察其反应，目的是要患者能获得最佳疗效，而发生的副作用却最小。对于出现的不良反应及时给予治疗，防止因副作用而中断镇痛方案的实施。理想的镇痛方案是镇痛效果和副作用达到平衡。

阿片药物有些副作用是可以随着用药时间的推延而耐受，例如恶心呕吐、头晕、食欲下降等，大多数文献认为便秘是很难耐受，所以在用药过程中，出现副作用应及时对症处理，如果初次使用阿片类药物镇痛效果好，副作用明显者，注意识别是否需要阿片药物转换。

二、阿片类药物

单词阿片字源于 opos，希腊语意为浆液、汁，药物来自于罂粟果实的浆汁，papaver somniferum。阿片制剂

28

是来自阿片植物的浆果，包括自然存在的吗啡、可待因、蒂巴因、及许多半合成的同源化合物。1973 年，三个独立的实验室同时证明在脑内的阿片受体结合点。刺激脑内特定区域产生镇痛作用、该作用可以完全被纳洛酮所逆转、发现脑内存在阿片受体等研究结果均强烈指出体内存在内源性阿片递质。1975 年，Hughes 他的助手识别出一种阿片类因子，他们称之为脑啡肽（从脑内）。不久又有两个内源性阿片肽被分离出来，分别是强啡肽和内啡肽。至 2000 年，国际药理学会受体命名和药物分类委员会推荐分别使用 MOP、DOP、KOP 分别代替 μ、δ、κ 阿片肽受体。阿片类药物可以与阿片受体结合，产生相应的生理作用。根据动物实验的研究结果发现，阿片受体在体内具有不同的生理效能，镇痛是作用之一。下表列出受体在体内的分类和作用。

表 28-1　阿片受体亚型分类和对动物模型的作用

	受体亚型	激动剂	拮抗剂
镇痛			
脊髓上	μκδ	镇痛	无作用
脊髓	μκδ	镇痛	无作用
呼吸功能	μ	减弱	无作用
胃肠道	μκ	抑制蠕动	无作用
精神症状	κ	增加（促进）	无作用
进食	μκδ	增强进食	减少进食
镇静	μκ	加重	无作用
利尿	κ	增强	
激素条件作用			
泌乳素	μ	增加分泌	减弱分泌
生长激素	μand/orδ	增加分泌	减少分泌

续表

	受体亚型	激动剂	拮抗剂
神经递质			
乙酰胆碱	μ	抑制	
多巴胺	μδ	抑制	
离体器官的试验			
几内亚猪回肠	μ	收缩减弱	无作用
小鼠输精管	δ	收缩减弱	无作用

表中列举的拮抗剂在动物的生理作用是指在采用单一制剂的条件下。所有对比研究是基于小鼠和大鼠动物实验的结果，其有时会表现出动物种类间的不同。因此，这些生理现象是动物实验扩展至人类的结果。

阿片类镇痛药物是癌痛治疗必不可少的基本药物，自 20 世纪 70 年代后，没有新的阿片类药物供临床应用，而是药物的剂型有新的改进。对于癌痛治疗而言，控缓释制剂的出现提升了镇痛效果。控缓释制剂是通过制剂技术使药物缓慢释放，维持相对平稳的血药浓度。如果定时给药可以满足维持在有效血药浓度以上，患者可以享受无痛的生活。控缓释剂可以有效镇痛持续 12 ~ 72 小时，具有满足患者足够的睡眠，减少或推迟患者药物耐受，规范给药可以避免药物成瘾。因此，控缓释剂应该是癌痛治疗的基础药物。近年来国内外学者建议在轻、中度癌痛患者中，可以应用强阿片类药物的控缓释制剂。并且可以采用小剂量的控缓释剂给予药物滴定。临床与基础研究发现，癌痛需要及早有效治疗。持续未能缓解的癌痛，随着持续时间的延长，外周和中枢神经系统发生一系列的变化，包括外周和中枢神经系统的敏化。临床表现为疼痛加重，阿片类药物效果下降，需要快速增加镇痛药物的剂量，药物不良反应难以耐受。早期使用强阿片类控缓释剂能有效控制癌痛，稳定的血药浓度有

28

效镇痛维持时间长，药物增加缓慢，不良反应容易耐受，推迟或减少了药物耐受以及外周和中枢敏化，增强了镇痛的效能。所以癌痛治疗应该强调早期使用控缓释制剂的强阿片类镇痛药物，在达到有效控制疼痛的同时，不良反应较低，达到镇痛和副作用的平衡。

任何痛觉都包括两方面，伤害性刺激的传入和机体对刺激做出的反应。阿片受体激动剂对这两方面都有影响。阿片药物与痛觉初级传入神经末梢的阿片受体结合，抑制末梢由于伤害性刺激传入引起的致痛物质的释放而产生强大的镇痛作用。同时缓解疼痛引起的紧张、焦虑情绪，减轻对疼痛的恐惧感，提高患者对疼痛的耐受能力。

WHO 专家委员会认为，包括吗啡在内的阿片类药物是必不可少的镇痛药物。阿片类药物发生药物依赖是非常少见的，长期使用阿片类药物也是安全的，不能错误的认为戒断症状和耐药现象就是药物依赖。耐药和身体依赖的产生可能与给药量和给药途径有关，采用肌内注射途径较口服给药途径更容易产生耐药和药物身体依赖。

（一）阿片类药物作用机制

阿片类药物主要是通过与体内各处的特异性阿片受体结合而产生多种药理效应。阿片受体是一种存在于细胞膜上的糖蛋白，属于 G 蛋白偶联受体。阿片药物与受体结合，活化了受体，由 G 蛋白介导，引起细胞内第二和第三信使系统功能的改变，出现药物在细胞水平的药理效应。

已经证实阿片的镇痛作用源自对来自脊髓后脚的伤害性信息向中枢传导的直接抑制，并且阿片激活中脑的下行控制疼痛的通路，经延髓头端腹内侧到达脊髓后脚。阿片肽和阿片受体被发现存在于下行镇痛通路中所有环节。

也有证据显示，阿片制剂可抑制外周伤害性传入末梢的放电，特别是在炎症条件下，因为此时感觉神经上的阿片受体表达增加。将吗啡注射到手术后的膝关节也可产生有效的镇痛效应，表明阿片在外周也有阻断伤害性传导的作用。

阿片类药物是癌痛治疗的基石。所有阿片类药物都通过与感觉神经元上的阿片受体（主要是 μ 受体）结合而发挥镇痛作用。阿片受体广泛分布于突触前膜和后膜，阿片与受体的结合降低了感觉神经元的去极化幅度，从而抑制痛觉兴奋传导。值得注意的是 μ 受体有几个亚型，近年还发现了新受体亚型，不同阿片类药物结合的主要受体亚型不同；此外，不同个体对阿片类药物的反应也不同，以上两点是阿片治疗的疗效存在个体化差异的主要原因。

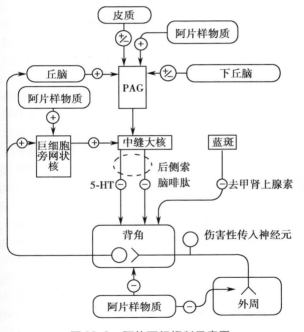

图 28-2　阿片下行抑制示意图

28

（二）阿片的临床应用

癌痛治疗时建议选择纯阿片受体激动剂，如可待因、吗啡、羟考酮，氢吗啡酮、芬太尼等；尽量不选混合激动剂，如布托啡诺、喷他佐辛；尽量选择半衰期较短的阿片药物，而避免使用半衰期较长的阿片药物，如美沙酮、羟甲左吗喃；肾衰竭的患者慎用吗啡、曲马多镇痛；丙氧芬、哌替啶不用于癌痛治疗；不建议使用安慰剂治疗癌痛。

一般短效阿片药物用于滴定和爆发痛的救援治疗。滴定的目的是尽快镇痛并明确有效剂量。应按时给予阿片药物控制基础性疼痛，按需给药治疗爆发痛。控制爆发痛应优选起效快、作用时间短的镇痛药，剂量为每日阿片剂量的10%～20%；每日治疗爆发痛的剂量应计入次日阿片总量，再折算成分次给药的剂量，按时给予。癌痛多呈慢性持续性，患者需长期服用镇痛药物，可在疼痛控制后将每日短效阿片剂量转换成控缓释剂型的剂量，以延长给药间隔、简化治疗，保持稳态血药浓度，并使患者不必因夜间服药而影响睡眠。

1. 阿片药物的滴定　根据对患者疼痛的整体评价，给出了初始应用阿片类药物的药量。首先使用短效的阿片类药物给予快速滴定，一般在1～3天内获得有效的药物剂量。在滴定过程中，首先需要根据患者情况选择给药途径，一般胃肠道功能正常的患者多采用口服吗啡的方式，按照NCCN或欧洲ESMO癌痛治疗指南的方法给予滴定。

近年，美国NCCN成人癌痛指南对快速稳定镇痛提出了更高要求，在滴定阶段增加了评估和剂量调整的频率：在最初24小时内，根据口服或静脉给药途径下达峰时间的不同，要求口服初始剂量60分钟、静脉给药15min即行评估。如疼痛程度无改善，则即刻增量（50%～100%）给药；如疼痛程度已降至4～6分，即刻给予原剂量；疼痛程度降至0～3分则暂缓给药，待疼痛出现时再给予该起始剂量；如此循环往复，力求24小时内满意镇痛。

调整阿片类止痛药量注意事项：

（1）24～72小时调整止痛药物剂量至理想止痛效果

28

（2）ATC 和 PRN 的给药剂量同时调整。

（3）NSAIDs 不能超过最高限量，只可以增加阿片类药量。

（4）使用速释吗啡滴定达到理想镇痛效果后，改用控缓释制剂。

2. 给药途径的选择 给药途径是影响药物利用度的因素之一，由于给药途径的不同，其生物效能不同，产生止痛作用的效果，维持时间，起效时间和使用的难易程度均不同。合理的选择给药途径，是提高和改善止痛效果的因素之一。

（1）口服给药：是首选的镇痛药给药途径，患者可以自己服用，方便安全，剂型有片剂，胶囊，控释片和液体制剂。由于剂型和药物种类特性不同，在肠道的吸收特性不同。一般弱酸性药物在胃液中呈非离子型，增加脂溶性，在胃内易被吸收。而小肠的吸收面积很大，绝大多数的药物均在小肠被大量吸收。此外，胃排空和肠蠕动对药物的吸收也有明显的影响，一般加快胃排空则加速药物的吸收。但溶出速度慢的药物如肠溶片和缓释片，加速的胃肠运动可以使药片在肠道内快速通过，结果使药物的吸收减少。肠道吸收存在首关代谢问题，药物吸收后在到达体循环前，先经过肠道和肝脏代谢破坏，然后仅有部分药物进入体循环产生相应的药理作用。首关代谢使药物的生物利用度降低，许多药物的药效表现出明显的个体差异，常常与肝内首关代谢的差异有关。患者在服用同一剂量药物后，稳态血药浓度相差可达 14 倍。稳态血药浓度的个体差异与药物的清除率的变异无关，而与肝内首关代谢相关。口服途径给药主要用于可以口服用药，不需要即刻止痛，及需要长期用药的慢性癌痛的患者。

（2）舌下含服给药：口腔黏膜有丰富的淋巴管和血管，药物吸收后直接进入体循环，因此避免了药物的首关代谢，对生物利用差的药物具有重要意义。水溶性的药物不容易被吸收，脂溶性的药物比较容易吸收，pH 值

28

对某些药物的吸收有明显的影响，不同的药物舌下含服的吸收是不同的，同时吸收率也是不稳定的。当口服改为舌下含服给药时，开始应以1:1的剂量给药，根据患者疼痛的控制情况再进一步调整剂量。舌下可用于胃肠道功能障碍的患者，可供使用的药物有限，目前有丁丙诺啡，叔丁啡等脂溶性较高的药物供临床使用。另外吗啡，美沙酮也可以舌下含服给药，一项研究表明舌下给药可以使3/4的患者获得令人满意的止痛效果，普通吗啡片应间隔q3h~q4h用药一次。使用吗啡舌下含服的主要不良反应是味苦。舌下给药方法适合不能口服用药的患者，一般患者的用药量适中，不宜用于需要大剂量止痛剂的患者。

（3）直肠给药：可以用于不能口服用药的患者，效能与口服基本相同或更好，是替代口服用药的途径之一。直肠的吸收面积小，吸收后的药物有部分直接进入体循环，吸收率取决于直肠内有无粪便，药剂在直肠的位置（越接近直肠壁则越利于吸收）。国内外已有多篇临床研究发现，缓释吗啡直肠用药的效果与口服用药相同，口服和直肠途径给药后的血浆吗啡浓度提示吗啡的口服/直肠强度比为1:1。结肠造瘘口给药的方法因效果变异大，效果不肯定，而不建议推广使用。国外也有阴道内使用吗啡缓释片取得良好止痛效果的报道。

（4）皮下注射给药：可不经过肠道，无药物的首关效应，摄入吸收的时间较口服用药方式明显缩短，止痛作用产生快，生物利用度高，是患者自控镇痛（PCA）常用的给药途径之一。有资料表明，皮下给药具有静脉给药方式80%的效能。主要用于患者胃肠道功能障碍，顽固性的恶心呕吐，严重衰竭需要迅速控制疼痛的临终患者。为了迅速控制患者的疼痛和精细调整患者的用药剂量，可以首先采用皮下连续注药方法，在获得稳定的止痛效果后，按一定的比例改口服用药。皮下连续注药的方式本身无特殊副作用，但应注意留置针所放置的部位如时间过长，有可能出现局部刺激，感染，药物吸收

28

延迟等问题，我们临床使用时一般 1～2 周更换留置针和穿刺部位一次，基本可以避免上述问题。皮下给药的方法可有持续皮下输注，患者自控给药（由医生预先设定单次给药量和间隔时间），以及持续注药联合患者自控给药等方式。

（5）肌内注射：水溶性药物在深部肌内注射后，吸收十分迅速。但具有刺激性的药物，或注入的药液容量过大，均可导致疼痛。此外，刺激性药物可以导致注射的局部组织发生无菌性炎症，形成硬结，明显影响药物的吸收。临床使用中既有疼痛问题，而且吸收也不可靠。因此，长期使用肌内注射治疗疼痛，存在血药波动大，加快阿片类药物的耐药性，止痛效果不确切，维持时间不稳定等问题。目前多用于急性疼痛时临时止痛治疗，临床不推荐用于长期癌症疼痛治疗。

（6）静脉途径给药：水溶性药物可以直接静脉注射，避开影响药物吸收的各种因素。静脉注射是最迅速、有效和精确的给药方式，血浆药物浓度迅速达到峰值，用药后即刻产生止痛作用，但过高的血药浓度可能会引起严重的并发症。目前国内外多采用中心静脉插管或预埋硅胶注药港，可采用 PCA 泵的方式以连续滴注或间断推注的方式控制疼痛，其优点是药物血浆浓度稳定，镇痛效果可靠，用于其他给药方式效果不佳或副作用过大的疼痛患者。有文献报道，患者对反复推注吗啡止痛作用有明显的耐药性，而连续静脉滴注止痛的方法可以在一段时间内保持血药浓度，并推迟耐药性的出现。以往由于技术的原因，为保证患者的安全，静脉注药方法多在住院患者中使用，随着 PCA 技术的推广和发展，家庭治疗的癌症疼痛患者，也可以使用 PCA 泵，经静脉途径给药，安全地进行止痛治疗。

（7）经皮吸收给药：是使止痛药物透过皮肤，通过扩散作用进入皮下的微血管发挥止痛效应。目前国内外有芬太尼透皮贴剂和丁丙诺啡透皮贴剂供临床使用。透皮贴剂采用先进的控释技术，持续 3-7 天释放药物，在

28

初次用药时，一般在 12 小时左右达到有效药物浓度，可用于疼痛相对稳定，不能口服用药的患者。芬太尼透皮贴剂主要用于癌痛，丁丙诺啡透皮贴剂主要用于非癌痛，其优点是使用简单有效，对人体无创伤，血药浓度稳定，透皮吸收后经血液循环到达神经中枢发挥药效，无首关代谢，副作用略低于口服吗啡片。

（8）鼻腔给药：是采用芬太尼定量鼻腔喷雾状用药，经鼻腔毛细血管吸收，达到控制疼痛地目的，但目前国外已经有成品供临床使用，主要用于癌性爆发痛的救援治疗。

（9）硬膜外间隙给药和蛛网膜下间隙注射：在脊髓后角存在高密度的阿片受体，这是阿片类药物脊髓应用的理论基础。与常规给药的途径相比，具有给药量小，作用时间长的特点。但存在使用时间过长时，仍可以有耐药出现，并存在瘙痒，尿潴留和呼吸抑制等问题。硬膜外腔给药途径，还存在保留的硬膜外导管容易脱落，污染、硬膜外腔脓肿和长期使用产生吗啡耐药等问题。蛛网膜下腔注射阿片类药物，可以产生较长的止痛作用，止痛效果更确切，需较为复杂的穿刺和包埋皮下贮药泵，费用较为昂贵。采用患者自控泵或持续注药泵技术，在硬膜外腔内埋管注药，提高了镇痛效果，减少感染机会，患者可以携带活动和自己安全的使用，并可以在家中使用，为顽固性癌症疼痛治疗提供了一种新的方法。

（10）脑室内注射：具有止痛效果可靠，止痛作用时间长，每次用药量少的特点。适用于全身多发癌症疼痛的患者，与内分泌相关的癌症治疗效果更好，但安装脑室内导管需较为复杂的穿刺，患者的管理需要更高的要求，目前较为成熟的技术是脑室内置管，与一种硅胶微量泵连接，微量泵包埋在皮下，使用注射器透皮刺入微量泵内腔注入吗啡类止痛药物。

（11）吸入给药：肺泡面积巨大（约 $60m^2$），肺毛细血管中血液循环迅速和肺泡上皮细胞的通透性大，使肺泡成为有效的吸收药物的器官。吗啡及海洛因易于经

28

肺吸入，但目前尚无镇痛药物经肺吸入气雾制剂供临床使用。

3. 阿片药物的副作用

（1）恶心、呕吐：恶心是一种紧迫欲呕的不舒服的主观症状，呕吐是指经口腔有力的吐出胃内容物，恶心进一步发展可以出现干呕和呕吐。吗啡引起的恶心呕吐多为自限性的，治疗也较化疗药物导致的恶心呕吐容易，一般止吐药物常可有效控制。对于阿片类药物所致的恶心呕吐是否需要预防一直没有定论，更多专家建议一旦出现恶心应积极治疗，不推荐预先药物干预。由于恶心呕吐与呕吐中枢，CTZ，胃肠道的神经受体和大脑皮层等有关，目前尚无一种药物能作用于所有的部位，故控制恶心呕吐需要联合用药。常规预防性服用多潘立酮 20mg + 甲氧氯普胺 20mg，其可以减轻恶心呕吐的发生率和程度，对部分患者仍存在 2 级以上的恶心呕吐时，加用维生素 B_6 200mg 静脉点滴，并辅助必要时甲氧氯普胺 10~20mg 肌内注射，如仍无效，可以改用 5- 羟色胺 3 的拮抗剂（如昂丹司琼）、皮质激素等。

（2）便秘：便秘是吗啡最为常见和顽固的副作用，发生率约为 90%~100%，患者对吗啡引起的便秘作用几乎不能耐受，随着疾病的进展，如肠梗阻（包括脊髓压迫引起的麻痹性肠梗阻），厌食造成的进食困难、进水减少，患者活动受限等均可加重便秘的程度。因此，在考虑药物导致便秘的同时，寻找引起便秘的其他因素。

消化道布满阿片受体，吗啡吸收后会与阿片受体结合，产生相应的生理效应。包括：增加括约肌的张力，幽门窦、小肠、结肠分段的运动增加而整体肠蠕动减弱，胃液分泌、胆汁、胰液产生减少，肠道对水分的吸收增强，使粪便干燥变硬，最终导致便秘。吗啡对胃肠道的影响延迟胃排空，使上腹胀满、胃肠胀气等，患者感到上腹不适，恶心呕吐，排便困难。

治疗便秘是镇痛治疗过程中的一个组成部分，需要给予预防性治疗。如果患者进食尚好，鼓励患者多进富

28

含纤维素的食品。此外鼓励患者每日有规律增加液体入量。轻度便秘可以通过调整饮食治疗，但有许多患者常常进食受限，口服通便药物显得非常必要。刺激性导泻药物如酚酞、蕃泻叶浓缩物、20%甘露醇等，润滑剂如液体石蜡、食用油等，中药制剂如通便灵、麻仁胶囊等。对于直肠内粪便可以使用开塞露、灌肠等。使用通便药物需要注意各类药物的特点，针对患者便秘的原因合理选择治疗方法和药物。我们体会刺激性通便药物容易产生耐药性。润滑剂口感差，需要服用足够的剂量才能有效。中药制剂可以有效改变便秘程度，对刺激性的药物注意有腹部疼痛的可能，润肠通便中药制剂可能更有利于晚期癌症疼痛患者的需要。

（3）镇静：在用药的开始几日患者有出现过度镇静的可能，增加用药量后也可能出现。患者使用吗啡出现过度镇静后，首先考虑引起的原因、患者疼痛缓解的程度、其他的不良反应及镇静的程度。轻度嗜睡患者疼痛缓解满意，无其他不能耐受的副作用，应鼓励患者继续坚持用药。如果患者嗜睡明显，疼痛消失，伴有其他严重副作用，此时服用的吗啡剂量超过了患者镇痛需要量，应适当调整给药剂量或次数，减少每次用药量。一般不建议使用中枢性兴奋剂，因为患者出现呼吸抑制所需的吗啡血药浓度高于过度镇静的浓度，减少用药量可以避免造成严重副作用。但严重的过度镇静，首先需要停药，并观察患者的呼吸和循环情况，作好拮抗呼吸抑制的准备。

轻度镇静对疼痛患者的恢复有帮助，不应过多干预患者的睡眠。需要注意的是判断患者镇静是否与长期疲劳有关，患者的病情是否已非常严重，是否有肾功能障碍或减退，是否有肝功能异常，是否有脑转移问题等。另外注意了解患者服药的方法是否正确，使用的给药装置是否出现故障等。总之，出现镇静并非是停药的指征，需要对患者有全面的评价后，采取相对合理的处理，可能有利于患者疼痛的缓解及防止严重副作用。

（4）呼吸抑制：呼吸抑制是妨碍患者足量用药的主要障碍之一，如果患者长期使用阿片类药物，一般对吗啡均有了耐受，不会导致呼吸抑制。疼痛的存在对呼吸抑制本身就是"生理拮抗剂"。在首次使用吗啡的患者注意对患者的观察，增加给药量时也应加强观察，一般对呼吸抑制的观察，确定镇静程度比观察呼吸次数更有效，产生呼吸抑制的血药浓度要高于镇静所需的浓度，因此，在给患者用药后注意患者的镇静程度，可以有效预防呼吸抑制的发生。应该注意的是在使用其他方法将疼痛缓解，但仍按原剂量用药，很可能导致呼吸抑制，及时减少药量是防止出现此类问题的主要方法。

服用吗啡镇痛的患者对拮抗剂非常敏感，纳洛酮的剂量应根据患者呼吸次数的改善来确定，并逐渐增加纳洛酮的剂量，尽量做到既逆转呼吸抑制但又不诱发出疼痛。

（5）瘙痒：瘙痒非常少见，与吗啡导致组胺释放有关，也可能与吗啡的中枢神经作用有关。一般是自限性的，如瘙痒严重可以使用抗组胺药物治疗（如苯海拉明、阿司咪唑）和纳洛酮拮抗。

（6）尿潴留：吗啡很少引起尿潴留。主要是吗啡引起膀胱括约肌痉挛和促使抗利尿激素释放所致。有前列腺增生的老年男性患者更为常见。一般治疗前列腺的药物可以缓解尿潴留，热敷下腹部和诱导可以对部分患者有效。针灸可以治疗尿潴留。必要时可以进行导尿，保留 2～3 天的尿管，往往在拔除导尿管后可以自己排尿。

（7）谵妄：表现为一过性认知功能障碍伴昼夜节律紊乱，据活动程度分为三种临床亚型。活动过度型谵妄以活动过度为特点，通常症状为激越或焦虑，患者易在傍晚和夜间发病。活动减退型谵妄的特点是活动减少，易被误诊为抑郁。抑郁与活动减退型谵妄的鉴别之处在于后者存在认知障碍与昼夜节律改变等特点。混合性谵妄是指活动过多与活动减少交替出现，是最常见的谵妄亚型。

阿片类药物是导致癌痛患者出现谵妄的常见原因，

28

但多数患者的谵妄并非单因素造成，10%的谵妄病因不明。导致谵妄的其他药物包括抗组胺药、抗胆碱能药、镇静剂、抗惊厥剂、抗帕金森病药、皮质激素、免疫抑制剂、心血管药物、胃肠药物、抗生素和肌松药等。贫血、脱水、电解质紊乱、高尿酸血症、高钙血症等也可导致谵妄。

一旦考虑为阿片所致谵妄，应减量或停药。要采取积极措施保证患者的行为安全。有效治疗谵妄药物是抗精神疾病药，最常应用的是氟哌啶醇，可改善各种类型谵妄发作，提高认知功能，减少运动行为、降低精神症状，使睡眠-觉醒周期正常化，氟哌啶醇可口服给药（1~2mg/次，每12小时一次），也可皮下或静脉给药（每日1~5mg，分两次给药）。氟哌利多比氟哌啶醇起效快，但镇静和血压降低的程度比氟哌啶醇明显。其他抗精神病药，如利培酮、奥氮平、喹硫平等也有效。

地西泮类药物在谵妄的发生及治疗方面有双重作用，该类药物治疗本身可引起停药后谵妄，在谵妄的治疗中又是抗精神疾病药物的辅助用药。抗精神性药物单药治疗后仍存在激越或耐药的谵妄，可考虑联合地西泮治疗。终末期患者、地西泮及巴比妥类药物撤药引发谵妄时也可使用地西泮类单药治疗。劳拉西泮最常用，可1~2mg口服或舌下给药，还可0.5~2mg皮下或静脉给药。咪达唑仑、甲氧异丙嗪也是有效药物。

（8）肌阵挛：多见于应用吗啡镇痛患者，尤其是老年、肾功能不全、初始剂量滴定时。吗啡的主要代谢产物为吗啡-6-葡糖苷酸（M6G）和吗啡-3-葡糖苷酸（M3G），前者具有强大的镇痛作用，后者虽无镇痛作用，但却是导致肌阵挛的主要物质，上述各种因素均可导致M3G在体内蓄积，产生毒性反应。一旦出现肌阵挛应首先降低阿片药物剂量，由此所致的疼痛加重可联合其他辅助镇痛药物，肌阵挛持续出现、难以逆转时可考虑阿片转换。

（9）过量每个人对吗啡毒性作用的敏感性差异很

28

大，长期使用吗啡药物的患者一般很少出现吗啡中毒，从未用过吗啡的患者，当服用吗啡 120mg 或注射吗啡 30mg 时，将出现急性中毒症状，患者神志不清或昏迷、呼吸次数减少、发绀、血压下降、瞳孔缩小。治疗主要使用纳洛酮拮抗呼吸抑制。

4. 哌替啶不能用于癌痛的有关问题　哌替啶在临床使用已经多年，许多公众仍认为哌替啶是镇痛作用最强和最有效的止痛药物，所以当疼痛剧烈时，常常有患者或家属请求使用该药物。另外，还有些医务人员在控制癌症患者剧烈疼痛时，也是首先使用哌替啶。因此，目前对于哌替啶的使用仍然存在许多误区。那么，我们应该对此有明确的认识，逐步改变对该药物的错误观念，尽量达到合理使用镇痛药物。下面我们将对哌替啶存在的问题进行阐述：

（1）哌替啶止痛作用欠佳，以镇痛效果评价哌替啶的镇痛作用仅为吗啡的 1/8 ~ 1/10，其作用时间短，仅可维持 2.5 ~ 3.5 小时，所以癌症疼痛不宜使用哌替啶。

（2）持续使用哌替啶治疗慢性疼痛会产生较严重的不良反应。因为，哌替啶代谢产物去甲哌替啶，止痛作用很弱但毒副作用却增加一倍。而且，在体内半衰期长，约 3 ~ 18 小时才从体内清除 1/2。其毒性反应为中枢神经系统的激惹毒性，可致精神异常，震颤，神志不清，惊厥等。

（3）哌替啶作用时间短，需频繁给药，而代谢产物清除时间长，易造成体内蓄积，加重神经毒性，尤其是肾脏功能不良的患者会减缓药物清除加重其毒性反应。

（4）哌替啶用药结果与归转

反复肌内注射哌替啶可以在注射的局部发生炎性反应，出现硬结并影响药物吸收，使血药浓度不稳定。反复注射哌替啶容易导致耐药，使镇痛作用下降。因此，哌替啶用于癌症疼痛治疗时，具有作用时间短、血药浓度不稳定、迅速耐药、注射局部疼痛及吸收不确切等缺点，所以不适合用于慢性癌痛治疗，应该避免在癌症疼

28

痛患者中使用。

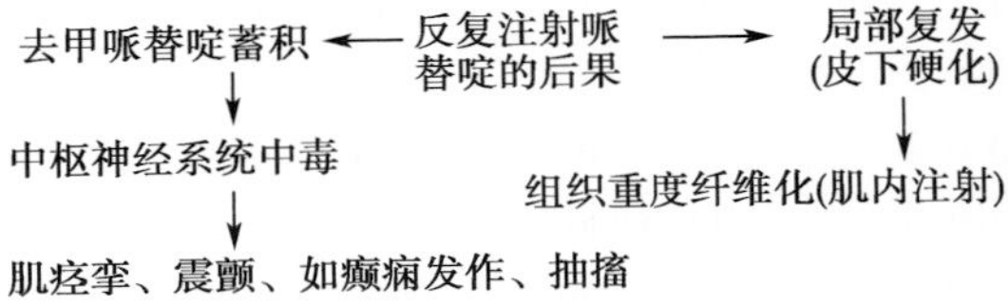

图 28-3　哌替啶用药的结果和归转

三、对乙酰氨基酚与非甾体抗炎镇痛药物

作为 WHO 癌痛三阶梯治疗中重要的组成部分，对乙酰氨基酚/NSAIDs 类药物在癌痛治疗中发挥重要作用。对于单用阿片类药物不能获得疼痛缓解以及不能耐受大剂量阿片类药物的癌痛患者，合用对乙酰氨基酚/NSAIDs 类药物往往能获得更好的临床疗效。使用阿片类药物的同时合用非阿片类镇痛药的基本原理为：采用不同作用机制的药物以达到最大限度缓解疼痛的同时，通过减少阿片类药物的用量从而减少其副作用的发生。

（一）概述

对乙酰氨基酚便宜且易获得，其发现虽已有上百年时间，但药理机制仍不清楚。与 NSAIDs 药物类似，其具有止痛及退热的作用，且能够抑制前列腺素的生成，但几乎不存在抗炎作用，故对乙酰氨基酚并不属于 NSAIDs 类药物。在治疗剂量下，其不会导致胃肠道不良反应出现。对乙酰氨基酚在疼痛传导的各个水平均发挥作用，其镇痛作用的机制复杂，包括抑制 COX 酶活性的外周作用及抑制中枢 COX 酶活性，激活下行血清素通路，抑制 L 精氨酸/NO 通路，激活内源性大麻素系统等中枢作用。但对乙酰氨基酚和 NSAIDs 这两类药物常在一起讨论，为了便于阐述，本书将其笼统称为非甾体抗炎药（NSAIDs）。

NSAIDs 是指一类不含皮质激素而具有抗炎、镇痛和解热作用的药物。从最早人工合成阿司匹林以来，历经

28

100年，现已发展到结构不同种类繁多的一大类药物。NSAIDs在癌症疼痛治疗药物中占有十分重要的位置。作为第一阶梯镇痛药物，常常是患者疼痛初起时首先服用的镇痛药，同时在使用第二三阶梯镇痛药物时，往往需要同时服用NSAIDs，以提高止痛效果。因此，合理的使用NSAIDs是十分重要的。NSAIDs与阿片类药物作用原理不同，主要药理作用是在外周的疼痛部位，部分药物也对神经中枢产生影响。NSAIDs的抗炎、镇痛和解热的主要作用机制是通过抑制环氧化酶，阻断花生四烯酸合成前列腺素而发挥作用。这类药物对中枢神经系统也有某种活性，但与阿片类药物不同的是不与阿片受体结合，即这些药物的镇痛途径与阿片类药物是不同的，因此与阿片类药物联合使用可以产生协同作用而增加镇痛效果。这一类药物以口服为主，长期使用很少出现耐药性和依赖性。NSAIDs镇痛作用是有限度的，当剂量增加到一定的程度后，虽然进一步增加药量，而镇痛效果不能得到相应的提高，但明显的增加药物的副作用。

NSAIDs根据化学结构不同分为水杨酸类、苯胺类、吡唑酮类、丙酸类、吲哚醋酸类、奥昔康类、苯醋酸类、吡咯醋酸类。虽然化学结构不同，镇痛机制和药理特点是基本相同的，不同药物之间的副作用有一定的差异，使用时在考虑镇痛效果的同时，应根据患者的身体状况合理用药。因为许多抗炎药物无选择性的抑制了环氧化酶，因此临床上常看到，伴随药物疗效出现的同时，常有一些不良反应发生。为此，对于需要长期服用NSAID的患者，应根据患者的年龄、病程长短、病情轻重、有无并发症，有无并用其他治疗及以往对其他NSAID的反应等具体情况选择最佳治疗药物。为了减少药物不良反应，众多剂型纷纷出台，如：肠衣片、缓释剂、栓剂、肠溶微粒胶囊及外用霜剂和乳胶剂等。

NSAIDs的副作用是影响患者服用的重要因素，胃肠道反应、肝肾功能影响和皮疹等。癌痛患者的身体一般情况差，多伴有乏力，饮食不佳，肝肾功能低下，同时

28

又需要较长期服用镇痛药，此时根据患者的具体情况，合理选择适合患者的镇痛药物，将副作用降到患者能长期耐受的程度，是确保疼痛治疗的重要前提条件。但患者的情况是多变的，有时镇痛药物必须使用，而副作用难以完全避免，如胃部不适等，针对副作用的治疗可以同时配合使用，为预防胃溃疡的发生，可以同时服用 H2 受体阻滞剂，改善胃功能的中药等。而适当的保肝治疗对患者是必要的治疗之一。为减少不良反应，不要同时使用 2 种或更多种的 NSAIDs，在药物相互作用方面，NSAIDs 不宜与抗凝药物并用，否则会增加出血倾向。某些 NSAIDs 如吲哚美辛有减弱抗高血压药物和 β 受体阻滞剂扩张肾血管作用，导致血压增高和肾损害。某些 NSAIDs 如阿司匹林、吲哚美辛、布洛芬有明显的抗利尿作用，使利尿

（二）非甾体抗炎药物的作用机制

100 年前德国科学家 Hoffmam 将阿司匹林用为第一个 NSAIDs 合成并推向市场，从而标志着一个崭新的抗感染治疗时代的开始，并逐渐发展成为一大类百余种药物群。但其作用机制不明。直到 1971 年，英国的 JoAn Vane 博士的研究表明：NSAIDs 的作用机制是通过抑制了炎症介质前列腺生物合成中的环氧化酶（cyclooxygenase，COX），从而阻断花生四烯酸（arachidonic acid，AA）转化为前列腺素（PG）合成产物如：PGE2 和 PGI2 具有较强烈的扩血管作用，降低血管张力；提高血管通透性，加强缓激肽与组胺引起的水肿；刺激白细胞的趋化性；抑制血小板聚集。PGEI 和 PGI2 本身不引起疼痛，但能使痛觉敏感化。PGF2a 提高血管张力和降低血管通透性，PGI2 抑制白细胞趋化性，TXA2 提高血管张力和血小板聚集能力。NSAIDs 即通过上述途径而实现其抗炎、止痛、解热作用。也正因为如此，消除了保护胃和肾脏的薛尹腺素，而导致相应的副作用。

在 Vane 提出 NSAIDs 通过抑制 COX 发挥抗炎作用理论近 20 年后，人们发现 COX 有 2 种异构酶，COX 可以

28

催化花生四烯酸转变成前列腺素，是炎症反应的重要介质。NSAIDs 的治疗作用是由于它们能抑制 COX-2，后者在某些炎症中负责催化介导致炎症及疼痛反应的前列腺素的产生。而 COX 另一种异构酶（基础型）COX-1 催化产生的前列腺素，则在很多器官组织中起到重要的内环境平衡作用，包括胃肠黏膜的细胞保护作用，肾功能调节作用以及内环境调节作用。COX-2 为诱导酶，存在于某些细胞膜上，炎症和疼痛时合成 PGs。科学家们试图使用选择性的 COX-2 抑制剂，在保持其抗炎作用的同时尽可能减少对胃肠道及肾脏的不利影响。合成几种特异性的 COX-2 抑制剂。并根据酶学或生物化学数据、生物学或药理学数据及临床数据等 3 项指标，将 NSAIDs 对 COX-2 和 COX-1 选择性抑制强度分成 4 大类，即 COX-1 特异性抑制剂，COX1 非特异性抑制剂，COX-2 倾向性（preferential）抑制剂及 COX-2 特异性抑制剂。新近以 COX2/COX1 比值表示，该比值越小说明药物对 COX2 的抑制作用越强和对 COX1 的抑制作用越弱，提高药物的疗效和安全性均较好。

图.前列腺素合成通路

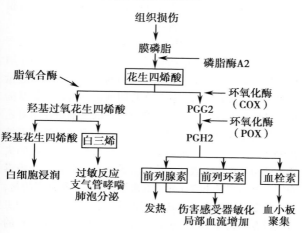

图 28-4　前列腺素合成通路

28

（三）NSAIDs 临床应用

20 世纪 90 年代 NSAIDs 在癌痛中的作用既已被证实。对于癌痛患者，仅使用 NSAIDs 可以缓解轻度及中度癌痛。对于重度癌痛患者，在阿片类药物的基础上，联合应用 NSAIDs 可使患者获益。对于 NSAIDs 疗效及副作用虽然存在个体差异，但目前无证据表明不同的 NSAIDs 药物在药效方面存在差异。大部分对乙酰氨基酚/NSAIDs 与癌痛的研究样本较小，随访时间短且并未包括选择性 COX-2 抑制剂，加上其所致毒性未能定量描述，故其长期疗效及安全性仍然未知。理论上，NSAIDs 对炎症相关的癌痛应该更加有效，对乙酰氨基酚/NSAIDs 是否对某种癌痛更加有效没有相关的研究

1. 对乙酰氨基酚 在治疗剂量下（不超过 4g/24h），此药安全性好，有时可见过敏性皮肤反应，未见严重不良反应报道。人体摄入对乙酰氨基酚后，约 90% 在肝内代谢，其中 50% ~ 60% 经葡糖醛酸化，25% ~ 35% 经硫酸化，3% 经胱氨酸化后形成无药理学作用的代谢物，后经肾脏排泄；约 5% 的药物以原型形式经肾脏排泄；约 5% 的对乙酰氨基酚在肝内经细胞色素 P450 的羟基化形成有毒代谢物 NAPQI（N-乙酰-对-苯醌亚胺），后者很快被谷胱甘肽灭活形成硫醇尿酸后经肾脏排泄。

英国 1966 年首次报道了对乙酰氨基酚过量导致的严重肝损伤。随后报道的药物过量所致严重肝损伤逐年增加。其可能原因是作为非处方药物的对乙酰氨基酚过量使用。亦有研究指出，甚至在常用剂量下对乙酰氨基酚也可导致肝毒性的出现。有意或无意的大剂量使用对乙酰氨基酚过度消耗了肝内谷胱甘肽，导致过量的高毒性 NAPQI 共价结合于肝细胞大分子，导致肝内酶系统的失活、结构及代谢的破坏，从而导致严重肝损伤。在中毒晚期，可出现肾小管坏死及低血糖昏迷。值得注意的是，对于长期营养不良、禁食、病毒性肝炎、酒精依赖的患者以及合用诱导 P450 药物（利福平、巴比妥类等）的患者，肝毒性发生率更高。2016 版 NCCN 成人癌痛指南

28

建议，对于需要长期使用对乙酰氨基酚的患者，使用剂量应不超过 3g/d，并且尽量不要联合使用对乙酰氨基酚和阿片-对乙酰氨基酚复合制剂以避免乙酰氨基酚的过量使用。

流行病学的研究证实长期使用对乙酰氨基酚可使血压升高。一项队列研究发现，对于长期使用对乙酰氨基酚的女性患者（超过 500mg/24h），较对照组发生高血压的相对风险（RR）更高，对于老年女性及年轻女性 RR 分别为 1.93 和 1.99，这与 NSAIDs 药物所致高血压风险相似（1.78，1.66）。另一项队列研究显示，长期使用对乙酰氨基酚的女性患者（22d/m），发生严重心血管事件的风险与使用传统 NSAIDs 患者相似。一项前瞻性随机对照试验证实，对于冠心病患者，持续 2 周使用对乙酰氨基酚（1g/次，每天 3 次）会使血压升高，且这一效果和双氯芬酸及布洛芬类似。

一般认为对乙酰氨基酚并不产生抗炎的作用，然而有临床研究证实在大剂量下，对乙酰氨基酚亦可产生抗炎作用。由于非酸性的化学结构及较弱的 COX-1 抑制作用，对乙酰氨基酚理论上可用于消化道出血的患者。然而有流行病学的研究证实对于应用其超过 2～2.6g/24h 的患者，上消化道发生出血及穿孔的几率显著增加。因此需要进一步临床研究判断其胃肠道安全性。和昔布类药物类似，对乙酰氨基酚不会引起支气管痉挛，一般可适用于哮喘患者，但应限制用量为 1g/次。

对于轻度癌痛，对乙酰氨基酚止痛效果确切，并无太多争议。一项 246 例患者入组的氨酚羟考酮（盐酸羟考酮 5mg/对乙酰氨基酚 325mg）随机双盲 RCTs 研究显示，对于已使用阿片类药物治疗骨转移所致癌痛的患者，合用氨酚羟考酮组较安慰剂组在疼痛缓解程度、爆发痛发生次数以及患者对治疗满意度上更具优势。

2. 非甾类抗炎药（NSAIDs）　非甾类抗炎药是化学结构不同但是具有相同药理学作用的一类药物；其在全世界广泛应用，每天有超过 3 千万人使用 NSAIDs。损

28

伤、炎症等多种刺激可使得膜磷脂释放出 AA，后者经过 COX 通路转化为血栓素、前列腺素及前列环素发挥生理作用。人体内的 COX 以 2 种主要形式存在，COX-1（包括其变异体 COX-3）存在于人体大部分组织中，参与胃肠黏膜的细胞保护、肾血流量的调控及血小板的聚合，另外 COX-1 还参与细胞分化的诱导及血管生成。而 COX-2 主要存在于炎性组织中，亦存在于脑、脊髓及肾脏。COX-2 的表达受内环境的影响，在炎症组织中受细胞因子、激素、生长因子及缺氧的刺激而高度表达。NSAIDs 主要通过抑制环氧化酶（Cyclooxygenase，COX）从而抑制前列腺素的生成来发挥抗炎、止痛、退热等药理作用。抗炎作用是因为可使血管舒张前列腺素的合成减少（PGE2，PGI2），后者可间接减轻水肿。有研究认为 PGE2，PGI2 介导外周及中枢的疼痛反应。PGE2 通过改变下丘脑温度调节功能导致体温升高。

　　NSAIDs 抑制前列腺素的生成会导致广泛的药物副作用，包括胃肠道并发症、心血管事件、肾毒性、血压升高及液体潴留。以往认为，NSAIDs 相关的胃肠道溃疡与胃肠道黏膜缺乏保护性的前列腺素有关，而后者几乎均来自于胃肠黏膜的 COX-1 途径。然而实验室研究证实，在人和动物的胃肠道组织内 COX-2 亦持续表达。有研究证实 COX-2 在胃肠道系统内起保护作用，在健康人体胃标本中，COX-2 选择性抑制剂阻碍前列腺素的合成；类似的研究也见于结肠组织。此外，动物实验证实胃溃疡的出现需要同时抑制 COX-1 及 COX-2 活性。系统回顾及 meta 分析证实在临床实践中，不同的口服 NSAIDs 药物在上消化道并发症中可能存在显著差异。使用吡罗昔康、酮咯酸及阿扎丙宗出现上消化道并发症风险最大，而醋氯芬酸、塞来昔布及布洛芬出现上消化道并发症风险最小。与低剂量使用 NSAIDs 药物相比，大剂量使用 NSAIDs 药物可使上消化道并发症相对风险升高 2-3 倍，而塞来昔布所致上消化道并发症并不存在剂量依赖效应。2016 版 NCCN 成人癌痛指南亦建议，对于出现上消化道

28

风险高危患者（年龄 >60 岁，消化性溃疡病史，过度酗酒，主要器官功能不全，大剂量或长期使用 NSAIDs 以及同时使用皮质激素），应谨慎使用 NSAIDs。如果患者出现持续进展的上消化道不适及恶心症状，建议停用 NSAIDs 或改为 COX-2 抑制剂；可合用米索前列醇及质子泵抑制剂用于预防 NSAIDs 所致消化性溃疡的发生；如果患者出现消化道溃疡或出血，停用 NSAIDs；如果肝功能检查超过正常值上限的 1.5 倍，停用 NSAIDs。

虽然 COX-2 选择性抑制剂所致的胃肠道不良反应发生率显著降低，但此类药物显著增加心血管不良事件发生率。在塞来昔布与罗非昔布上市后不久，FDA 就警告其可能会增加心血管事件的发生率。美国 FDA 咨询委员会更新了 NSAIDs 药物的警告标签：①心脏病发作和卒中的风险增加最早可发生在使用 NSAIDs 药物的第一周内，随着 NSAIDs 药物使用时间的增加，风险增加；②高剂量使用 NSAIDs 发生的风险更大；③之前认为所有的 NSAIDs 类药物的风险是相似的，但是越来越多的新信息提示这一观点并不清晰，FDA 提示，新信息没有提示哪一类 NSAIDs 的风险更严重或更弱。研究显示，与萘普生相比，罗非昔布显著增加心血管不良事件发生率；塞来昔布及罗美昔布与布洛芬相比，均未发现更高的心血管不良事件发生率。目前认为几乎所有 NSAIDs 都与心血管不良事件有关。欧洲药品管理局（European Medicines Agency，EMA）在 2012 年对 NSAIDs 药物的评估报告中指出，萘普生较 COX-2 抑制剂及其他 NSAIDs 药物在动脉血栓事件上风险更低。可能原因与萘普生可持续抑制血小板聚集有关。此外，EMA 警告双氯芬酸不可用于以下患者：缺血性心脏病、外周动脉病、脑血管病及已经确诊的充血性心衰患者。NCCN 成人癌痛指南也建议，对于不得不使用 NSAIDs 药物的心血管事件高危患者，萘普生与布洛芬应作为首选。

NSAIDs 可导致肾毒性的发生。一般认为，前列腺素参与调控肾素/血管紧张素及肾小管功能。NSAIDs 通过

28

抑制 COX 导致一过性的体液-电解质紊乱。在人体，COX-1 常表达于血管内皮细胞内、肾集合管、髓襻；而 COX-2 常表达于髓襻升支上皮细胞、致密斑及肾乳头的髓间质细胞内。两种 COX 在肾内分布的差别与对肾功能调控有关。COX-1 合成的前列腺素通过扩张肾血管床及降低血管阻力控制人体内环境稳态；而由 COX-2 合成的产物有利尿剂排钠的作用。有研究显示，NSAIDs 所致钠潴留是由于 COX-2 抑制所致，而肾小球降低是由于 COX-1 抑制所致。有研究发现使用 COX-2 选择性抑制剂的患者较使用 nsNASIDs 者血清钾浓度更高，但两者在心律不齐发生率上无差异。其可能机制为通过选择性抑制远曲小管 COX-2 从而抑制 PGI2 合成导致高钾血症的发生。对于肾毒性风险较高患者（如慢性肾疾病，肾小球滤过率 <30ml/h）应避免使用 NSAIDs 药物。

四、辅助药物

辅助镇痛药物是指原本用于治疗某种疾病，之后发现兼具镇痛作用的一组药物。辅助镇痛药物最初用于慢性神经病理性疼痛，如带状疱疹后遗神经痛和糖尿病性周围神经痛，并作为一线药物在临床应用。近年来在癌痛治疗领域，辅助药物与阿片类药物联合，能够协同镇痛、减少阿片类药物用量、减轻不良反应。尤其是近十年第二代抗惊厥药物加巴喷丁、普瑞巴林和新型的抗抑郁药即 5-羟色胺-去甲肾上腺素再摄取抑制剂文拉法辛、度洛西汀的临床应用，不但能减轻疼痛，还能改善情绪、改善睡眠，逐渐成为难治性疼痛药物治疗的新亮点。

辅助药物可用于癌痛三阶梯治疗的任何一个阶段。辅助用药可以增强阿片类药物的镇痛作用，减少阿片类药物的毒性反应，改善终末期癌症患者的其他症状。有学者将癌痛治疗中的辅助用药分为两大类，一是增强阿片药物的镇痛效果，缓解焦虑、抑郁和烦躁等精神症状的药物；二是用于减轻各种镇痛药物带来的副作用的药物。癌痛三阶梯治疗原则中的辅助用药通常是指前者，

28

主要包括抗抑郁剂、抗惊厥药物、皮质类固醇类激素、NMDA 受体通道阻滞剂、抗痉挛药物以及肌肉松弛剂等。

（一）抗抑郁药

由于癌痛患者经常伴有抑郁、焦虑等心理问题，而抑郁和焦虑又是影响疼痛治疗的重要因素，因此，抗抑郁药在癌性疼痛的治疗中已经被认为是不可或缺的辅助药物。研究显示抗抑郁药的镇痛效果显著优于安慰剂，其镇痛机制主要是通过抑制脊髓后角去甲肾上腺素和（或）5-羟色胺的再摄取，以及阻断钠离子通道和 N-甲基-D-天冬氨酸（N-methl-D-aspar-tate，NMDA）受体。其中，三环类抗抑郁药（tricyclicantidepressants，TCAs）是能够有效治疗神经病理性疼痛综合征的传统药物；而选择性 5-羟色胺再摄取抑制剂（selective serotonin reuptake inhibitor，SSRIs）的镇痛效果不确定，因此较少受疼痛专家的推崇；相反，新型的抗抑郁药 5-羟色胺-去甲肾上腺素再摄取抑制剂（serotonin-norepinephrine reuptake inhibittor，SNRIs），如文拉法辛、度洛西汀在神经病理性疼痛中的疗效优于选择性 5-羟色胺再摄取抑制剂。

1. 作用机制 抗抑郁有的镇痛效应包括：①抗抑郁作用的反应：慢性疼痛的患者抑郁缓解后疼痛即可缓解；②增强阿片类药物的镇痛作用：是通过抗抑郁药对中枢神经系统的直接作用，机制可能是介导 5-羟色胺、儿茶酚胺能和胆碱能作用。提高中枢神经系统内的 5-羟色胺水平可以增强阿片类药物镇痛效果；③直接镇痛作用：主要的假说是 5-羟色胺和去甲肾上腺素通过影响脊髓背角的下行系统发挥镇痛作用。有些学者认为抗抑郁药与阿片镇痛体系有相关性，但进一步的研究表明，抗抑郁药的镇痛作用与脑、脑脊液和血浆内啡肽水平的改变无关联。目前认为抗抑郁药的药理作用可能有助于解释和完善其镇痛机制，如对中枢神经系统和外周组胺受体的阻断、抑制前列腺素的合成和钙离子通道的抑制作用等。

抗抑郁药物主要用于各种难治性、顽固性的慢性疼

28

痛，其中癌症疼痛是主要的适应证，尤其对肿瘤导致的神经病性疼痛更为有效，往往是治疗此类疼痛必不可少的辅助药物。应该注意的是，在使用抗抑郁药物时，并非单独用药，而是与阿片类药物、非甾类抗炎药物联合应用。

在治疗癌症疼痛时，首次给药应注意给药的剂量和给药方案，注意减少副作用和增加服药的顺应性，给药从小剂量开始，镇痛需要的药量一般较低，如阿米替林常从12.5mg开始，每天睡前服用一次，服用三天，如果患者有镇痛效果而无明显的副作用，可以增至每日二次，一周后可增至25mg，可以将睡前用药量调整的高些。在维持治疗过程中注意剂量的调整，随着服用时间的延长，剂量应该逐渐减少。如果用药后无反应，可以联合用药如精神抑制药物（氟哌啶醇、异丙嗪）；或联合应用抗惊厥药物（加巴喷丁）等。在联合用药时注意药物的相互作用和副作用问题，对不确切的联合用药方案谨慎使用。

2. 副作用　大多数的抗抑郁药物具有镇静作用，但作用的程度不同。也可有抗胆碱能作用而产生一些不良反应，如口干、出汗、精神错乱、便秘、眼花及排尿不畅；最严重的不良反应为心血管系统反应和癫痫发作。如体位性低血压、奎尼丁样作用导致传导阻滞、心肌收缩力减弱，加重心衰等。老年人和心脏病患者有发生猝死的危险。急性心肌梗死的患者应避免使用该类药物。癫痫的发作不常见，既往有脑损伤伴癫痫发作者，饮酒者及滥用药物者使用抗抑郁药物要慎重。

抗抑郁药物常见神经系统不良反应，常出现疲劳、乏力、头晕、头痛、震颤、走路不稳等。锥体外系症状在三环类抗抑郁药物也有报道，表现为静坐不能、张力障碍、帕金森综合征及迟发性运动障碍等。该类药物可以引起膀胱括约肌张力增加，应用药物后常见有不同程度的尿潴留，肾功能不全的患者注意药物蓄积。使用此类药物的患者有可能出现粒细胞减少，可见散在的病例

28

报道。抗抑郁药物可以引起体重增加。

抗抑郁药物过量可能出现意识丧失、癫痫大发作、心脏停搏、室性心律失常等。40%的患者有呼吸抑制，需要呼吸机支持。

3. 药物的相互作用　抗抑郁药物与其他药物联合使用时，可能发生严重并发症，下面列出常见的一些药物联合应酬存在的风险。

（1）三环类抗抑郁药物与单胺氧化酶抑制剂合用可使体重增加的发生率增高，且可致高热、反射亢进、惊厥死亡（罕见）。

（2）与拟交感神经药物合用可导致严重的高血压，甚至死亡。

（3）与抗胆碱能药物联合使用可以使二者的作用相加。

（4）糖皮质激素干扰三环类药物的代谢及生物利用，干扰受体致有运动障碍，加重精神病。

（5）三环类药物使节后阻滞药如胍乙啶、利血平、可乐定及 α 甲基多巴的降压作用逆转，使血压失去控制。应用降压药使血压稳定的患者，突然停用三环类药物者可引起严重的低血压。

（6）与甲状腺制剂伍用可互相加强，易造成心律失常。

（二）抗惊厥药物

抗惊厥药物用于慢性神经病理性疼痛已有二十余年的历史，同时也用于表现为放射性、电击性或烧灼性的癌性神经痛。当因肿瘤浸润性生长使外周神经或脊髓受累，或因椎体转移造成脊髓压迫时，患者通常出现神经病理性疼痛综合征的表现，此外化疗或放疗后神经损伤也可致神经病理性疼痛。抗惊厥药物减轻神经痛的机制是通过调节电压门控钠离子或钙离子通道，从而稳定神经元细胞膜、减少神经元异位冲动的产生。常用的抗惊厥药物如苯妥英、拉莫三嗪、卡马西平、奥卡西平，通过抑制钠离子通道而减少异位神经冲动，新型的抗惊厥

28

药加巴喷丁、普瑞巴林则通过调节钙离子通道而发挥镇痛作用。

卡马西平作为治疗神经病理性疼痛的有效药物，FDA 已批准用于三叉神经痛的治疗，但是卡马西平用于癌症患者效果十分有限。常见的不良反应包括嗜睡、头晕、便秘、共济失调，其他严重的不良反应还包括皮疹、白细胞减少以及肝脏毒性。鉴于这些不良反应，临床医生更多选择其他辅助镇痛药物用于癌症患者。奥卡西平与卡马西平类似，已被证实治疗糖尿病性周围神经痛有效。尽管该药无血液学及肝毒性，但是因其可能会造成低钠血症，应引起重视，建议用药前检测血钠水平，并于用药期间每 6~8 周复测一次。

加巴喷丁是一种与 GABA 有关的氨基酸，1992 年开始有临床应用的报道，是目前在抗惊厥药物中比较常用的辅助治疗神经性疼痛的药物。其药物作用机制尚不清楚。与血浆蛋白不结合，未见有代谢产物。口服生物利用度为 60%，随着用药剂量的增加，其生物利用度可能下降至 30% 左右。本品容易穿过血-脑屏障。消除半衰期为 5~7 小时。与其他抗惊厥药物联合使用时相互不影响血药浓度。最近有临床研究发现，该药对癌症疼痛具有确切的镇痛效果，尤其是顽固性、难治性的神经病性疼痛具有良好的镇痛效果，与阿片类药物联合使用可以增强镇痛效果。加巴喷丁具有副作用少（嗜睡、头晕、共济失调、眼震等），患者耐受性好。成人 300~900mg/d，分 2~3 次口服，有效剂量 900~1800mg/d，最高剂量可达 3600mg/d。肾功能不全的患者应减量使用。

普瑞巴林是一种新型的突触前膜电压依赖性钙通道的阻断剂，与加巴喷丁有同样的结合位点，可通过抑制中枢神经系统电压依赖性钙通道的 $\alpha2\delta$ 亚基，减少 Ca^{2+} 内流，从而调节影响痛觉传导通路的神经递质的释放，并通过多种途径影响中枢敏化的过程达到止痛作用。但是与加巴喷丁相比，它的受体亲和力更高、起效更快、口服生物利用度更高。成人从 75mg q12h，最大剂量为 300mg q2h。

一篇关于抗抑郁药或抗惊厥药联合阿片类药物用于癌痛神经病理性疼痛的综述指出，辅助用药对于癌性神经病理性疼痛的作用，明显弱于非癌性神经病理性疼痛；辅助用药疗效在 3-7 天内显现，之后即使增加剂量，疗效不再增加，建议大部分患者在使用辅助用药时，低剂量起始，一周内观察其疗效，如果无效，可考虑增加剂量，或更换药物。NCCN 成人癌痛指南指出，抗抑郁药和抗惊厥药是治疗癌症相关神经病理性疼痛的一线辅助镇痛药物。

（三）糖皮质激素

糖皮质激素在癌症姑息治疗领域应用较为广泛，糖皮质激素最常见的适应证包括急性脊髓压迫、颅内压增高、上腔静脉压迫综合征、恶性肠梗阻。此外对肿瘤患者而言，小剂量糖皮质激素治疗还可增加食欲、减轻恶心呕吐、缓解疼痛等。抑制炎性反应和减少血管通透性从而减轻肿瘤周围组织水肿是糖皮质激素产生镇痛作用的机制，因此可以辅助用于炎性痛及神经痛的治疗，如骨转移、脊髓压迫或肿瘤侵犯外周神经所致的神经病理性疼痛综合征等。皮质激素用于癌症辅助镇痛治疗主要基于实践经验，尚缺乏科学的临床对照研究。最常用于镇痛的皮质激素是地塞米松，其治疗剂量差异较大，阿片药物不敏感的癌痛患者可以从小剂量开始，如地塞米松 $1 \sim 2mg$ 口服，每天 2 次，急性发作的剧烈疼痛或脊髓压迫综合征则需较大剂量，停药时应逐步减量。需要注意的不良反应主要包括消化道溃疡，尤其是合并应用非甾体抗炎药物时，要注意对胃肠道黏膜的保护；糖尿病患者有致血糖升高的不良反应，应监测血糖；免疫抑制，合并念珠菌感染；并发精神症状，尤其是老年患者，警惕精神异常和认知功能受损。不过，减量或停药很大程度上可以逆转这些不良反应的发生。

五、难治性癌痛的药物治疗

难治性癌痛（refractory cancer pain）是指标准阿片

28

类药物和（或）辅助镇痛药物治疗时疼痛无缓解的疼痛，见于 10% ~ 20% 的癌痛患者。难治性癌痛的危险因素包括年龄更小、神经病理性疼痛、诱发痛（incident pain）、心理压力（psychological distress）、既往应用阿片类药物、高度耐受（high tolerance）、既往有成瘾史、认知功能障碍。研究发现，多种疼痛类型并存、疼痛强度高、需要每天应用阿片类药物和精神状况差是与癌痛预后差相关的因素。

难治性癌痛的概念

难治性癌痛通常是指与癌症或癌症治疗相关的疼痛，至少持续 3 个月，对标准的阿片类药物治疗和辅助镇痛药物治疗无效。难治性癌痛目前还缺乏标准化的定义。对于难以控制的癌痛，学者们还采取了难以处理的（difficult）、持续的（persistent）、顽固的（intractable）或对阿片类药物无反应（opioid nonresponsive）的疼痛等多种提法。

David C. Currow 等认为标准化的难治性疼痛的定义应当包括：疼痛类型；疼痛诊断标准；经过同行评议达成共识、拥有循证证据的药物、剂量和用药时间。患者疼痛控制不良持续时间越长，所用的镇痛手段越多，那么患者应用了没有充分循证证据（Ⅰ级或Ⅱ级证据）治疗的可能性就越大，此类治疗譬如阿片类药物联合治疗、阿片类药物轮换、使用多种镇痛药物等。难治性疼痛的定义应当至少包括严格联合使用了基于循证的镇痛治疗手段，而不应当包括证据水平Ⅲ级甚至更低的治疗。

（一）癌性内脏痛

1. 概述 腹腔的内脏器官包括胃、小肠、结肠、肝脏、胆囊以及胰腺、肾脏等，这些脏器发生肿瘤时常会导致内脏痛（visceral pain），这是引起腹部疼痛的最常见原因。与肿瘤有关的内脏痛多系肿瘤压迫、牵拉、实质脏器被膜膨胀、空腔脏器缺血、痉挛以及炎症反应所致，此外，由此引起的内脏功能紊乱也可导致不同程度

28

的内脏疼痛。局限于实质脏器内部的肿瘤一般不会引起疼痛，随肿瘤增大，刺激或牵拉脏器被膜时出现持续性胀痛；空腔脏器的疼痛多数为肿瘤进展使得管腔梗阻、痉挛所致，如胆道梗阻、输尿管梗阻、肠梗阻，其中以肠梗阻最为常见。广义的肠梗阻包括恶性肿瘤占位直接引起的机械性肠梗阻和肿瘤相关功能性肠梗阻。前者以胃肠道原发的恶性肿瘤为主，其次腹部手术后或放疗后出现肠粘连、肠道狭窄以及粪便嵌顿等；后者则多由于肿瘤浸润肠系膜、腹腔及肠道神经丛，导致肠道运动功能障碍。肠梗阻患者由于平滑肌痉挛或蠕动增强表现为阵发性绞痛，随病情进展，肠腔内压力增高，出现胀痛伴阵发性绞痛，若转为持续性胀痛，则提示肠梗阻伴发炎症或血运障碍。

　　内脏痛的特点：①内脏器官对针刺、刀割或烧灼等刺激不敏感，但对空腔器官的突然扩张膨胀、平滑肌的痉挛性收缩、化学致痛物质的刺激，以及实质脏器被摸张力增高等非常敏感；②其次是定位不准确，这是内脏痛非常典型的特点，如腹痛患者常不能说出所发生疼痛的明确位置，因为痛觉感受器在内脏的分布要比在躯体稀疏得多，而且内脏感觉的传入途径比较分散；③内脏痛常牵涉其他部位，某些内脏器官病变时，在体表一定区域产生感觉过敏或疼痛感觉的现象，称为牵涉痛，这可以用内脏和躯体传入的中枢会聚来解释，即由于内脏和体表的痛觉传入纤维在脊髓同一水平的同一个神经元会聚后再上传至大脑皮质，由于平时疼痛刺激多来源于体表，因此大脑依旧习惯地将内脏痛误以为是体表痛，于是发生牵涉痛；④内脏痛常伴有出汗、恶心、呕吐、心血管及呼吸活动改变等自主神经反射和不愉快的情绪反应。

　　2. 镇痛药物治疗　　镇痛药物是癌痛治疗的基础，据WHO统计，药物治疗可以获得 70% ~ 90% 的疼痛缓解。在接诊患者之后，应对患者的疼痛强度、病理生理学分类、镇痛药物治疗史、脏器功能等进行全面评估，在此

28

基础上制订合理的治疗方案。

轻度疼痛可以考虑先使用非甾体类药物，若镇痛效果不佳，也可以使用小剂量强阿片类药，如硫酸吗啡缓释片、盐酸羟考酮控释片。对于中重度疼痛可以考虑直接由小剂量强阿片类药物起始，并同时处方短效药物缓解爆发痛。在获得有效镇痛之前需定期评估和调整药物剂量，直至达到镇痛和不良反应的平衡。内脏痛的患者常常会伴有肠道功能障碍，尤其阿片类药物的致便秘副作用不可耐受，因此在给药之前应充分评估肠道功能，并给予便秘的预防。已经合并肠道功能障碍的患者应采用非胃肠给药途径，如经口腔黏膜吸收的丁丙诺啡口含片、透皮吸收的芬太尼透皮贴剂，静脉途径或皮下途径由于作用时间短，用于药物滴定或缓解爆发痛，不作为常规给药。

伴有炎性成分的疼痛，可以考虑联合非甾体类药物，但是胃肠道肿瘤的患者有消化道出血风险，应慎用。

阿片类药物对内脏痛敏感，通常疗效确切，但是持续剧烈的内脏痛常伴有自主神经紊乱及情绪反应，单用阿片类药物很难缓解这类症状，需联合抗抑郁药物。抗抑郁药物的作用机制主要是抑制脊髓后脚的去甲肾上腺素和（或）5-羟色胺的再摄取，能够辅助增强阿片类药物的镇痛效果，同时提高患者的情绪、改善睡眠，从而改善患者的生活质量。常用药物包括传统的三环类抗抑郁药阿米替林，起始剂量建议为12.5mg睡前单次口服，然后每间隔3-7天可以增量12.5mg，每日最大剂量可至75mg。近年来文献报道，新一代5-羟色胺-去甲肾上腺素再摄取抑制剂更为安全，常用为文拉法辛（75-150）mg/d，以及度洛西汀（30-60）mg/d，在癌痛的应用还需大宗病例的研究。

（二）癌性神经病理性疼痛

在神经病理性疼痛中，癌性神经病理性疼痛在癌症患者中的发生率为19%～40%。一直是临床治疗的难点，病因及形成机制比较复杂，往往合并多种因素，如肿瘤本身或转移瘤转移侵犯、压迫神经、肿瘤浸润、放疗损伤、神经毒性药物、手术、血管疾病、自身免疫性疾病、化疗药物毒性、感染、创伤等。目前研究发现肿瘤治疗带来的 NP 高于肿瘤本身的 NP。美国纪念斯隆-凯特琳癌症中心研究结果显示，78% 的住院患者和 62% 的门诊患者的癌痛发生与肿瘤因素直接相关，19% 的住院患者和 25% 的门诊患者的癌痛发生与肿瘤治疗相关（包括化疗、放疗和手术）。

1. 概述　1994 年国际疼痛研究会（International Association for the Study of Pain，IASP）将神经病理性疼痛（neuropathic pain，NP）定义为：周围（或）中枢神经系统、原发和（或）继发性损害、功能障碍或短暂性紊乱引起的疼痛。2011 年 IASP 又重新将其定义为：由躯体感觉神经系统的损伤或疾病而直接造成的疼痛。NP 属于慢性疼痛，主要表现为（自发性疼痛：即在未受任何刺激的情况下，患者也会感觉疼痛。（痛觉超敏：即痛阈显著下降，在正常人不引起疼痛的刺激都可使患者产生疼痛。（痛觉过敏：在正常人引起轻微疼痛的刺激可使患者产生距离疼痛。

癌性神经病理性疼痛患者疼痛常常描述为阵发性、烧灼样、刀割样、搏动性、电击样、伴有感觉迟钝等，且单纯应用阿片药物的治疗反应差。癌性神经病理性疼痛诊断主要依靠病史和体格检查，目前尚还没有简单的、相对成熟的诊断工具。美国国家综合癌症网（National Comprehensive Cancer Network，NCCN）公布的 2014 版《成人癌痛临床指南》提供了较为确切的评估条件，包括：①需对疼痛的程度和性质进行量化；②需掌握患者的疼痛强度评分和视觉疼痛评分；③需获取患者对疼痛性质的描述（烧灼样、瘙痒状、酸痛）。该指南还强调癌痛的综合评估应该把癌性神经病理性疼痛的病因病理学以及癌痛综合征纳入考虑。常用量表有：LANSS 评估量表（Leeds Assessment of Neuropathic Pain Symptoms and Signs Scale）、ID Pain、DN4 疼痛问卷（Douleur Neurop-

28

athique 4 Questions)、NPSI 评估量表(Neuropathic Pain Symptom Inventory)以及神经病理性疼痛评定量表(Neuropathic Pain Scale)。卢帆等通过对以上不同量表进行比较,发现它们都包括了一系列相同的评估内容,即患者是否有针刺感、灼热感,是否损伤温度觉,是否有触诱发痛,疼痛是否出现在关节部位等。在确认患者存在癌性神经病理性疼痛后,应连续动态评估患者疼痛。临床医师需结合病史、查体以及肿瘤治疗的具体情况对患者的疼痛状况进行全面的评估。

2. 药物治疗 李小梅等认为阿片类药物对神经病理性疼痛有效,常用的三大阿片类药物,吗啡、羟考酮、芬太尼均显示出良好的镇痛效果,其中以羟考酮最为明显,主要原因可能为羟考酮不仅作用于 μ 受体,同时也作用于 κ 受体。另外曲马多近年也被广泛应用于神经病理性疼痛治疗。曲马多对痛觉的上行传导和下行抑制系统能发挥双重作用,既可通过阿片受体的激动作用抑制痛觉上行传导,产生止痛作用;还可通过对下行抑制系统中阿片受体的激活作用产生止痛效果。鉴于曲马多存在双重止痛机制,近年该药逐渐用于神经病理性疼痛的治疗,一般联合阿片类药物使用,并取得了一定效果。

联合用药是治疗癌性神经病理性疼痛的基本模式,在阿片基础上,需要联合 NSAIDs、抗惊厥药物(加巴喷丁、普瑞巴林)、抗抑郁药物(文拉法辛、度洛西汀)、糖皮质激素、脱水药物等。

(三)爆发痛

疼痛对许多癌症患者来说是一种痛苦生活,广义上讲,癌痛分为 2 类。第一类是一种持续性的基础痛(或称为:背景痛),长时间持续稳定的疼痛,通过定时的给予固定剂量的阿片类药物治疗,可以缓解疼痛在可耐受的水平。第二类疼痛,就是暴发性癌痛,以散在发生,瞬间疼痛加剧为特征,可以超出患者已控制的背景痛的水平。爆发痛是一种难治性癌痛,主要体现在疼痛大多不可预测,病理机制复杂,任何救援药物均是滞后的。

28

虽然病因治疗常常是最为重要的，但是由于患者病情常属终末期，耐受抗肿瘤治疗的能力下降，同时大多经历多种和反复抗肿瘤治疗，肿瘤不能有效控制，病因治疗多不能实现。从控制爆发痛角度考虑，还有局部靶点治疗的方法，例如骨转移导致的事件性（爆发痛）疼痛，表现为骨转移破坏了骨结构，骨骼的支撑功能缺失，骨折等骨不良事件的结果使患者在日常活动过程中发生疼痛加重的过程，严重影响了患者的生活质量。

爆发痛不仅有救援药物治疗的方法，还应该考虑局部靶点治疗方法。例如骨转移导致的事件性疼痛，可以采用骨成形术、局部神经松解术。以及药物的联合应用，例如联合抗惊厥药物可以减少爆发痛的次数。合理选择治疗方法涉及我们对爆发痛的全面评估，确定导致爆发痛的病理机制，接诊医生的技术能力，以及对治疗结局的预估能力等。可以预测的是疼痛治疗技术可以改变目前以药物治疗的现状，改善患者的功能，提高患者的生活质量。

1. 概述 爆发痛的发病率由于研究的方法不同差距较大，从 32%～94%。在全球肿瘤患者中，爆发痛的总体发生率估计约为 65%。北欧一项多中心 320 例肿瘤患者研究发现，有 83% 的癌痛患者存在爆发痛，其中 44% 的患者为事件性（或偶发性）爆发痛，39% 为自发性（或特发性）爆发痛，17% 患者二种类型的爆发痛同时存在。因此，在有关肿瘤的临床工作中，对爆发痛的认识、评估、治疗和管理就显得尤为重要。

虽然爆发痛（breakthrough pain）被广泛的应用在癌痛治疗专科医生中，其他术语也在医学文献中使用来描述相同的症状，包括：偶发疼痛（episodic pain）；疼痛恶化（exacerbation pain）；疼痛爆发（pain flare）；瞬态疼痛（transient pain）；及暂短疼痛（transitory pain）。然而，这些术语的应用是为了能够精确地描述临床症状，既促进临床科学研究，也为达到最佳的临床治疗。

在文献上初次出现爆发痛的名词是在 1980 年，由于

28

WHO 对癌痛的关注和推广而得到了关注。其含义是短暂的疼痛程度加重而有别于背景疼痛或基线疼痛。通过镇痛药物获得有效缓解的背景疼痛前提下，疼痛暂时突发加重。1990 年 Portenoy and Hagen 做出建设性工作，提出将这类疼痛命名为爆发痛（breakthrough）。2006 年 WHO 组织专家组对爆发痛给予了统一的定义。

目前国际上普遍推荐的定义是 2009 年英国和爱尔兰保守治疗协作委员会（简称 APM）的定义，是指基础疼痛相对稳定，镇痛药物充分应用的前提下，自发的或有相关的可知或不可预知的触发因素引发的短暂疼痛加重。认为只要同时达到以下三个条件就可确诊为爆发痛：存在慢性癌痛的基础；近周癌痛得到充分的控制（NRS 评分≤3 分）；疼痛短暂地急性加重。

暴发性癌痛不是单一的现象，而是由一系列不同性质的疼痛组成。因此，暴发性癌痛可以由不同诱发因素而发作（与肿瘤相关、与治疗相关、伴随的其他疾病），病理生理机制也可能不同（伤害性疼痛、神经源性疼痛、复合性疼痛）。然而，暴发性癌痛与基础疼痛的关系最为密切，如相同的诱发因素、相同的病理生理机制）。

2. 镇痛药物治疗　当患者反复在阿片药物效应周期结束前出现爆发痛时，应该高度怀疑患者存在血药浓度在药物作用末期不足（剂量终末性疼痛）。这种类型的疼痛是定时给药的剂量不足或间隔时间超过有效镇痛的持续时间，治疗的原则包括：①增加目前使用的长效镇痛药物；②如果存在大剂量用药引起的副作用，减少给药剂量而增加给药次数（减少定时给药的间隔时间）；③如果阿片药物药效末期爆发痛发生在接近下次给药（如上午给药出现的爆发痛），可能上午给予药物的剂量大于晚上给予的药物剂量。

理想的救援药物包括如下特点：有效；起效迅速；作用持续时间短；耐受性好、副作用小；使用方便；患者愿意使用；容易获得；费用低廉。目前临床上一般以强阿片类药物作为爆发痛的治疗药物，在国内仍然以即释吗啡为主导的爆发痛救援药物。近年来的临床研究发现快速起效的非甾体抗炎药物、抗惊厥药物及抗抑郁药物均对爆发痛有良好的协同镇痛作用。阿片类治疗爆发痛药物已经开始使用快速起效的剂型，如芬太尼鼻喷剂、芬太尼口腔黏膜泡腾片等，起效均在 5～10 分钟。口腔黏膜芬太尼棒（OTFC）起效需要 22 分钟。口服速释吗啡起效需要 60 分钟，而爆发痛的平均持续时间为 40 分钟。因此，速释吗啡不是治疗爆发痛的理想药物。

胃肠道外吗啡药物常常在医院或临终关怀病房用于爆发痛的治疗，有时也会在家中或护理中心使用。胃肠道外途径给药的吗啡属于快速起效的镇痛剂（5-10 分钟），反复给药可以延长作用时间。由于临床使用复杂和患者不愿意采用胃肠道外给药的方法，因此限制了在临床上的应用。

第三节　癌痛的微创介入治疗

一、简要概述

随着影像学的发展，微创技术的进步，微创介入治疗被越来越多的应用于癌痛治疗领域。微创介入治疗可以减少癌痛患者镇痛药物的使用剂量、减少药物的毒副作用；可以有效缓解经药物"三阶梯"治疗效果不佳的难治性癌痛；对维持癌痛患者的躯体功能，提高生活和生命质量均起到积极有效，有时甚至是无可替代的作用。

在癌痛患者，何时采取微创介入治疗一直有争议，不同的学科建设看法不一。大多数临床医生认为，微创介入治疗不应该是药物"三阶梯"治疗无效或效果不佳时才做出的选择，而应该将其贯穿于"三阶梯"治疗的全过程。微创介入治疗是对药物"三阶梯"治疗的有益补充。但对不同的癌痛患者应当进行全面的详细评估，包括患者的全身状态，肿瘤的位置、类型，抗肿瘤治疗的效果和肿瘤的进展情况；疼痛的部位、类型和"三阶

28

梯"药物镇痛治疗的效果、药物的不良反应以及患者对不良反应的耐受情况；患者预计生存期，家庭经济状况等。原则是微创介入治疗对癌痛患者整体来说应该是利大于弊，而且应该优先选择患者躯体上可以耐受，且经济上可以承受的治疗技术。

目前临床治疗癌痛常用的微创介入治疗技术主要有以下几种：患者自控镇痛（patient controlled analgesia, PCA）术、神经阻滞（毁损）术、鞘内药物输注、经皮椎体成形术和放射性粒子植入术等。县级医院疼痛科医生应熟练掌握 PCA 术、癌痛治疗常用的几种神经毁损术，有条件的地方可以开展鞘内药物输注，对经皮椎体成形术（pereutaneous vertebroplasty, PVP）和放射性粒子（^{125}I 和 ^{130}Pd）植入术应有所了解。

二、自控镇痛术

PCA 是由医护人员根据患者身体状况和疼痛程度，预先设置镇痛药物剂量，再交由患者"自我管理"而获得满意镇痛效果的一种疼痛控制技术。PCA 是现代疼痛治疗中体现给药个体化治疗的最好工具之一，早期主要用于围术期的镇痛，现今已成为缓解癌痛的一种重要治疗方法。

1. PCA 泵　PCA 泵是实施 PCA 镇痛技术的装置，PCA 泵分两种：一种是微电脑控制泵（亦称电子泵），自动化控制程度高，速度可任意调节。目前使用的电子泵，集成化程度高，便于携带，使用方便。另一种是一次性 PCA 泵，注药速度相对固定，精确度相对不高。癌痛患者个体差异大，固定注药速度的一次性 PCA 泵不适合用于癌痛的治疗。使用 PCA 术治疗癌痛，应使用电子泵，如鞘内（蛛网膜下腔）PCA 给药，PCA 泵应达到 0.1ml/h 的输注精度，误差在 ±10% 以内。

2. PCA 泵的参数　PCA 泵的调节参数包括：负荷量（ml）、持续量（ml/h）、患者自控量（ml/次）、极限量（ml/h）、锁定时间（min）。

（1）负荷量（Loading dose, LD）：是指 PCA 给药时的首次给药剂量，目的是让药物在患者体内迅速达到镇痛所需的最低有效血药浓度，快速消除患者疼痛。负荷剂量的设置，应根据患者的全身状况、疼痛程度、PCA 给药途径、选用药物种类和浓度以及对试验量的反应等因素确定。

（2）持续量：又称背景输注速度，是指单位时间内持续输注的药物容量，一般以 ml/h 表示，目的是维持稳定的镇痛所需的血药浓度。

（3）自控量：又称 PCA 量或 Bolus 量，是指患者感知疼痛未完全消除或爆发痛时，按压自控手柄单次追加的药物剂量。目的是持续量不足以维持有效的镇痛血药浓度或出现爆发痛时可以及时补充一定量的药物，在最短的时间内使疼痛得到缓解。

（4）极限量：即最大用药量，是 PCA 泵的一种安全保护装置。多数 PCA 电子泵可设定 1 小时和（或）4 小时药物的最大使用剂量，目的在于防止患者用药过量而导致的严重毒副作用。

（5）锁定时间（Lockout time, LT）：锁定时间是指两次有效给药的时间间隔，即在该时间内，患者按压自控手柄无效，不会触发 PCA 泵给药，因此又称为无效 PCA。目的是防止在前次所用药物达到最大效应之前，重复给药而造成药物过量和重度。锁定时间的设定根据所用药物的药效学、药代学以及 PCA 给药途径而定。

3. PCA 泵的给药模式

（1）单纯 PCA：患者完全自控镇痛，患者疼痛时按压，给予一次 PCA 量。

（2）持续量 + PCA 剂量：在连续输注的基础上，患者疼痛时给予一次 PCA 量。

（3）负荷量 + PCA 量：在首次给药时给予一定负荷量快速消除患者疼痛，然后可根据需要，疼痛时给 PCA 量。

（4）负荷量 + 持续量 + PCA 量：在首次给药时给予

28

一定负荷量快速消除患者的疼痛，再连续输注，患者疼痛时可按需给予 PCA 量。

4. PCA 术的类型　PCA 根据给药途径不同可分为皮下 PCA（patient controlled subcutaneousanalgesia，PCSA）、硬膜外 PCA（patient-controlled epidural analgesia，PCEA）、静脉 PCA（patient controlled intravenous analgesia，PCIA）、外周神经阻滞 PCA（patient controlled nerveanalgesia，PCNA）和鞘内 PCA 等。在癌痛治疗中，PCIA 和鞘内 PCA 最为常用。与鞘内 PCA 相比，由于阿片类药物在硬膜外腔的药代和药效学，以及与口服或静脉给药的效价比存在较大个体差异；硬膜外置管长期给药，硬膜外腔容易形成瘢膜，药物在硬膜外的扩散受限；硬膜外所需镇痛药的剂量或容量远高于鞘内给药，长期使用造成疼痛管理工作量增大；以及硬膜外感染的处理相对于鞘内感染更为困难等原因，在癌痛治疗中 PCEA 逐渐被鞘内 PCA 所替代。此外，与围术期患者相比，癌痛患者镇痛药物使用时间长和使用剂量大，皮下给药往往出现吸收困难，因此 PCSA 不适合用于癌痛的长期治疗。以下主要介绍 PCIA 在癌痛中的应用，鞘内 PCA 将在鞘内药物输注中介绍。

28

（二）静脉 PCA

PCIA 常用镇痛药物包括吗啡、氢吗啡酮、芬太尼、舒芬太尼以及曲马多等注射制剂，可同时复合中枢性止吐药，预防阿片类药物产生的恶心、呕吐等不良反应，如阿扎司琼、昂丹司琼、托烷司琼、氟哌啶等。在癌痛治疗中，PCIA 主要用于癌痛患者控、缓释阿片类药物剂量的快速滴定，如患者阿片类药物使用混乱，同时使用多种阿片类药物，可以通过 PCIA 来滴定所需剂量，转换为使用一种阿片类控、缓释制剂，从而有效避免阿片类药物出现的交叉耐药。此外，PCIA 还可以用于晚期癌痛患者的持续镇痛治疗。

1. PCIA 用于控、缓释阿片类药物的快速滴定
PCIA 用于控、缓释阿片类药物的快速滴定具有起效迅

速、无缝衔接和剂量滴定精准等优点。吗啡被称为阿片类药物的"黄金标准"，与其他阿片类药物有比较固定的等效剂量关系，如 20mg 静脉吗啡 = 60mg 缓释吗啡片 = 40mg 羟考酮控释片 = 25μg/h 的芬太尼贴剂（4.2mg/贴），因此，推荐使用吗啡 PCIA 行剂量滴定，具体滴定方法如下（图 28-5）：

（1）未使用过阿片类药物患者的剂量滴定：配制 1mg/ml 的吗啡溶液，PCA 泵参数设定为负荷量 2ml、持续量：0～0.2ml/h、PCA 量：1ml/bolus、极限量 15～20ml/h、锁定时间 5 分钟。计算 24 小时静脉吗啡的总剂量，转换为等效剂量的吗啡缓释片或羟考酮控释片，如转换为芬太尼贴剂，可以停止使用持续量，患者可根据需要给予 PCA 量，直至芬太尼贴剂起效（8～12 小时）。

（2）正在使用阿片类药物患者的剂量滴定：首先将正在使用的阿片类药物按照等效剂量折算为 24 小时口服吗啡的剂量，其三分之一相当于患者目前使用的 24 小时静脉吗啡的等效剂量（M1），再根据患者目前的疼痛评分估算患者 24 小时可能需要增加的静脉吗啡剂量（M2），如患者目前评估为轻度疼痛则增量 25%、中度疼痛则增量 50%、重度疼痛则增量 75%～100%。可以采用两种方式进行滴定：①停用目前使用的控、缓释阿片，适用于目前正在使用多种阿片类药物和（或）制剂的患者。M1＋M2 则为患者 24 小时可能所需的静脉吗啡的总剂量（M）。PCA 泵参数设定如下：

28

负荷量（mg）：持续量的 1～1.5 倍

持续量（mg/h）：M/24h

PCA 量（mg）：持续量的 1～1.2 倍、

极限量（mg/h）：持续量的 4～6 倍。

锁定时间：15 分钟

举例：癌痛患者，×××，男，65 岁。目前使用 8.4mg/贴芬太尼贴剂 2 贴，同时口服羟考酮控释片 20mg/12h，根据需要每日间断性肌注 10mg 吗啡 4-6 次，患者目前 VAS 评分 4-5 分。

28

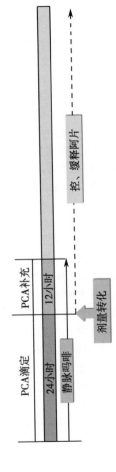

图 28-5 吗啡 PCIA 滴定缓释阿片类药物剂量示意图

A. 等效剂量换算

将正在使用的阿片类药物转换为 24 小时静脉吗啡的剂量

芬太尼贴剂（8.4mg/贴）相当于 120mg 口服吗啡/24h，2 贴的总量为 240mg；羟考酮 24 小时用量为 40mg（20mg×2），相当于 60mg（40×1.5）口服吗啡/24h；每日肌注 10mg 吗啡 4-6 次，取中位数 5，肌注总量为 50mg，约为 150mg（50mg×3）口服吗啡/24h。因此，该患者目前 24 小时正在使用的阿片类药物总剂量折算为口服吗啡的等效剂量为：240mg + 60mg + 150mg = 450mg，相当于 24 小时 150mg（450mg÷3）的静脉吗啡量（M1）。

其次该患者目前仍有中度疼痛，预计应增量 50%，推算该患者 24 小时静脉吗啡需要增加的剂量（M2）为 75mg（150mg×50%）

B. 吗啡溶液配制

如示意图所示，PCIA 滴定 24 小时，最大补充使用时间 12 小时，根据估算，M1 + M2 为 225mg/24h，考虑到补充使用需要的剂量（换为芬太尼贴剂起效时间在 8-12 小时），PCA 泵中可加入 300mg 吗啡注射剂，如使用 100ml 容量的药盒，可配成 3mg/ml 的吗啡溶液。

C. PCA 泵参数设置

负荷量（mg）：持续量的 1-1.5 倍，可设置为 9mg（3ml）

持续量（mg/h）：（M1 + M2）÷24，即（225mg÷24），约为 9mg（3ml/h）

PCA 量（mg）：持续量的 0.8-1.2 倍，可设置为 7.5mg（2.5ml/PCA）

极限量（mg/h）：持续量的 4-6 倍，可设置为 45mg/h

锁定时间：15 分钟

D. 转换为实际滴定剂量的控、缓释阿片类药物

首先计算出患者 24 小时静脉吗啡的实际需要量，即负荷量 + 持续量 + PCA 量（自控给药），如该患者 24 小

28

时有效自控 3 次、无效 1 次，则计为 4 次，该患者 24 小时的静脉吗啡实际需要剂量为 9mg（负荷量）+ 9mg × 24 小时（持续量）+ 7.5mg × 4（有效 PCA 量），合计 255mg，相当于 24 小时口服吗啡约为 765mg（255mg × 3），相当于 8.4mg/贴芬太尼贴剂 6 贴（765mg ÷ 120mg）。保留 PCIA 8 ~ 12 小时，直至芬太尼贴剂起效。

以上举例仅为吗啡 PCIA 滴定控、缓释阿片类药物的剂量计算和转换方法提供参考。临床应根据癌痛患者的个体状况不同、疼痛病因各异，实际操作需因人而异。

②不停用正在使用的阿片类控、缓释制剂。适用于使用一种阿片类控、缓释制剂时疼痛控制不佳、又需要快速控制疼痛并且精确滴定患者控、缓释阿片剂量的患者。

首先根据患者目前的疼痛强度估算需要增加的药物剂量，转换为静脉吗啡。如。目前使用 8.4mg/贴芬太尼贴剂 2 贴（相当于 240mg 口服吗啡/24h），而 VAS 评分 7 分，因此患者可能需要增加 100% 的用量，即 240mg 口服吗啡/24 小时，相当于静脉 80mg/24h。按照前述举例的方法配制吗啡溶液和设置 PCA 泵参数，将 24 小时使用的吗啡 PCIA 量转换为需要增加的芬太尼透皮贴剂的量。

2. PCIA 用于癌痛的持续治疗

（1）适应证：PCIA 用于癌痛持续治疗适用于经药物"三阶梯"治疗疼痛缓解不理想或其他途径给药困难的肿瘤晚期患者。

（2）常用药物：可用于 PCIA 的阿片类药物包括吗啡、氢吗啡酮、芬太尼和舒芬太尼等，目前，所有国内外癌痛治疗指南均不推荐使用阿片受体的部分激动剂或激动-拮抗剂，如喷他佐辛、地佐辛、布托啡诺等静脉给药来控制癌痛。

（3）静脉等效剂量：吗啡∶氢吗啡酮∶芬太尼∶舒芬太尼 = 10mg∶1.5mg∶100μg∶10μg。

（4）用法用量：静脉 PCIA 推荐使用与正在使用的控、缓释阿片类药物不同的阿片类静脉制剂。如目前使用缓释吗啡患者可换用芬太尼 PCIA 或舒芬太尼 PCIA，目前使用芬太尼贴剂的患者可以换用氢吗啡酮 PCIA 或舒芬太尼 PCIA。

首先将正在使用的阿片类药物根据等效关系转换为 24 小时静脉吗啡的剂量，再转换为 24 小时 PCIA 药物的剂量（M1），其次依据疼痛强度确定需要增加的剂量（M2），估算出患者实际可能使用的 24 小时总量 M（M = M1 + M2），根据 M 来设定 PCA 泵参数。轮换以后，原则上需减量 1/3 左右的剂量，因此 PCA 泵的持续量设定为 2/3M÷24h，PCA 量约为 1.5 ~ 2 倍的持续量，锁定时间因药而已，脂溶性越高，中枢达峰浓度的时间越短，通常吗啡锁定时间为 15 分钟，氢吗啡酮 10 分钟、芬太尼 7 ~ 8 分钟、舒芬太尼 5 ~ 6 分钟。但有些情况也需具体分析，如以下举例：

晚期癌痛患者，×××，不能进食、全身水肿。使用 8.4mg/贴芬太尼贴剂 2 贴，本来疼痛控制尚可，VAS3 分左右。近 10 天来全身水肿加重，疼痛控制不佳，目前 VAS7 分。

分析：结合 10 多天前，疼痛控制尚，近来由于全身水肿，疼痛控制不佳，推测可能是水肿导致芬太尼贴剂吸收不良而致的芬太尼剂量不足。尽管目前 VAS 达到 7 分，改变给药途径采用 PCIA 给药可以不考虑暂增加剂量。因此根据患者目前使用的阿片类药物总量来设定 PCIA 持续量：

2 贴 8.4mg/贴芬太尼

= 24 小时口服吗啡 240mg（120mg×2）

= 24 小时静脉吗啡 80mg（240mg÷3）≈3mg/h

= 24 小时静脉氢吗啡酮 12mg（80mg÷10mg×12）≈ 0.5mg/h

= 24 小时静脉芬太尼 800μg（80mg÷10mg×100μg）≈ 30μg/h

= 24 小时静脉舒芬太尼 80μg（80mg÷10mg×10μg）≈ 30μg/h

28

PCA 量为 1 ~ 1.5 倍持续量，锁定时间因药而异。次日可将前日 PCA 总次数（有效 PCA 次数 + 无效 PCA 次数）所需的药物总量（PCA 量 × PCA 总次数）增加到持续量中，单次给药量可以随着持续量的增加或减少适当调整。患者 24 小时 PCA 次数在 3 ~ 5 次最为理想。

PCIA 持续给药治疗癌痛可以最大化的满足个体化按需给药，易于快速控制爆发痛，安全有效且副作用小。与口服控、缓释阿片类制剂相比，其缺点是容易出现药物耐受，药物增量快。因此 PCIA 多用于不能耐受其他癌痛微创介入手术的终末期患者。PCIA 出现耐药时，可复合使用小剂量氯胺酮或右美托咪定，采取药物联合镇痛。氯胺酮 PCIA 剂量范围 25 ~ 100mg/24h；右美托咪定 50 ~ 200μg/24h。

3. PCIA 治疗的并发症及其防治　阿片类药物 PCIA 常见的不良反应同无创给药。由于这类患者长期使用阿片类药物，因此对阿片类药物的副作用较为耐受，常见的不良反应发生率较低。但 PCIA 一旦用药过量，过度镇静或呼吸抑制等严重不良反应需要及时处理。

（1）镇静过度：发生率约 5% ~ 10%。常规的处理流程为：药物减量或停止给予持续量，唤醒或强刺激，一般不需要给予阿片类药物拮抗，除非出现呼吸抑制。

（2）呼吸抑制（呼吸频率≤8 次/分）：发生率约为 1%。常规的处理流程为：停止药物使用，唤醒或强刺激，低流量或高流量吸氧，视情况可人工或机械辅助呼吸，如呼吸频率依然缓慢，吸氧状态下氧饱和度 <90%，可静脉给予纳洛酮 5 ~ 10μg/kg，缓慢推注，直到呼吸频率大于 8 次/分，氧饱和度≥90%。

（3）静脉炎：较少发生。处理：更换静脉通道。

（4）肺栓塞：罕见。使用中心静脉通道 PCIA 时避免给药时存在较多气泡，防止连接管路脱落。

28

三、神经毁损术

神经毁损术是癌痛微创介入治疗的主要技术之一，临床已使用数十年。随着对神经毁损理论认识的加深和临床技术的进步，躯体神经、脊髓或垂体毁损由于其副作用大，以及毁损本身可能导致更为剧烈的疼痛等危害，目前临床应用越来越少。而内脏神经传导的疼痛，对药物治疗敏感性差，内脏神经毁损后并发症较少，如癌性腹部内脏痛患者，因长期使用大剂量阿片类药物或肿瘤分泌毒素可导致胃肠动力不足甚至不全性肠梗阻。毁损腹腔神经丛，不仅可有效缓解疼痛，减少甚至停用阿片类药物，而且还可以增强胃肠道蠕动，改善便秘或肠梗阻等症状。因此，目前癌痛治疗中的神经毁损术主要局限于内脏神经的毁损，包括腹腔神经丛、上腹下神经丛、奇神经节等内脏神经丛或交感神经节。头面部疼痛癌痛患者特殊情况下行三叉神经及其分支的毁损。

（一）腹腔神经丛毁损术

1. 解剖学基础 腹腔神经丛（图 28-6）主要由腹腔神经节、肠系膜上神经节、主动脉肾神经节、内脏大小神经、腰交感干的上位椎旁神经节发出的纤维、膈神经分支和迷走神经腹腔支等共同组成。腹腔神经丛位于相对应于第 12 胸椎至第 1 腰椎椎体之间和腹主动脉上段的前方、两侧肾上腺之间，环绕在腹腔干和肠系膜上动脉根部的周围，呈长条形，部分为结节性、薄片型或半月形。腹腔神经丛前方为胰腺、下腔静脉、门静脉、肠系膜上静脉，外侧为肾上腺，后方为膈角。腹腔神经丛毗邻肺脏、肾脏、输尿管、腹主动脉等重要脏器，进行穿刺时应避免发生损伤。

2. 适应证 腹腔神经丛毁损术适用于胰腺、肝脏、胃和胆道等恶性肿瘤所致的上腹补疼痛。早期行腹腔神经丛毁损术可使患者减少的阿片类药物的使用剂量甚至停用。

3. 禁忌证

（1）存在穿刺部位感染；

28

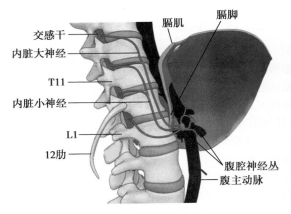

交感干

内脏大神经

T11

内脏小神经

L1

12肋

膈肌

膈脚

腹腔神经丛

腹主动脉

图 28-6 腹腔神经丛位置示意图

（2）存在无法纠正的凝血异常；

（3）解剖变异、穿刺损伤周围重要脏器可能性较大；

（4）局麻药、酒精或造影剂过敏。

4. 术前准备

（1）患者准备：术前 6 小时禁食；与患者充分沟通，详细讲解手术过程，消除紧张情绪；术前开放静脉通道；一般情况较差、糖尿病或长期应用皮质激素患者，可术前 30 分钟静脉给予抗生素预防感染；术前补液扩容、维持血压平稳。

（2）设备准备：包括心电监护，以及 CT 或 C 形臂机 X 线机（以下简称 C 形臂机）或超声等引导设备。

（3）药物准备：局麻药、医用无水乙醇以及多巴胺、去甲肾上腺素等升压药。

5. 手术操作 经皮腹腔神经丛毁损术可在 CT、C 形臂机或超声引导下进行，根据穿刺路径分为前入路和后入路。介绍主要疼痛科医生常用的 CT 或 C 形臂机引导下的后入路穿刺技术。

（1）CT 引导下腹腔神经丛毁损术：①患者取俯卧位，可及使用 10cm 长金属丝固定于胸 12-腰 2 椎体棘突对应的皮肤，作为 CT 扫描定位标志。②CT 水平扫描胸

12-腰1节段,扫描层面为3mm,选择腰1椎体位置,尽量避开肾门,在CT横断位确定最佳穿刺层面。③多数情况下采用双侧双针穿刺(图28-7)。在选定的CT横断面确定穿刺径路(aa′和bb′),测量两侧穿刺点(a、b点)至CT定位标志(o点)距离,进针深度(a-a′和b-b′连线的距离)以及穿刺角度(与垂直线之间的夹角:α角和β角的度数);也可单针从一侧穿刺(图28-8)。④将CT球管移至选定的横断位层面,在体表画出CT定位线,定位线与钢丝的焦点即o点,根据事先测得的距离(a-o和b-o)在CT体表定位线上用油性记号笔标记穿刺点。⑤常规消毒铺巾,1%利多卡因作局部麻醉,使用15cm/22G长穿刺针,穿刺时保持在CT定位线层面,按相应角度进针,(为避免损伤,可在进针3~5cm时CT扫描确认针尖位置,再根据实际情况调整进针角度)。⑥经CT确认两侧针尖到位,回抽无血,分别缓慢推注0.375%罗哌卡因+造影剂(碘海醇或泛影葡胺)8~10ml(0.75%罗哌卡因与造影剂1:1混合)。⑦CT扫描,造影剂显影良好,20~30分钟后两侧分别缓慢推注无水酒精8~10ml;退针时,边退边缓慢推注1%利多卡因0.5~1ml(防止酒精刺激穿刺入路的周围组织引起患者疼痛不适)。

28

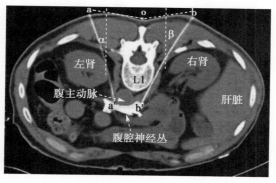

图28-7 CT引导下双侧腹腔神经丛穿刺定位图

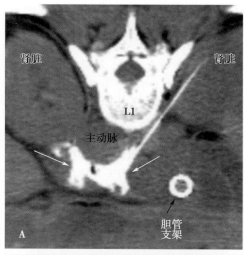

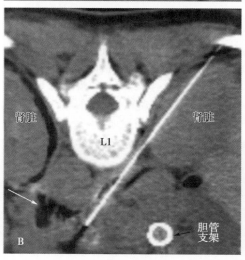

图 28-8　CT 引导下单侧腹腔神经丛穿刺图

图 A：穿刺到位后注入含造影剂的局麻药 20ml，药液分布在腹主动脉前缘（箭头中央的白色区域）；图 B：20分钟后药物吸收后腹主动脉前缘的暗区（气体）为腹腔神经丛所在位置（箭头所指）

（2）C形臂机引导下腹腔神经丛毁损术：①患者取俯卧位，C形臂机透视下确定腰 1 椎体位置，选定左右两侧穿刺点（一般为腰椎棘突旁开 7～10cm）。②消毒铺巾，1% 利多卡因作局部麻醉，使用 15cm/22G 穿刺针穿刺，C形臂机确认两侧针尖到位，回抽无血，分别缓慢推注 0.375% 罗哌卡因 + 造影剂（碘海醇或泛影葡胺）8～10ml（0.75% 罗哌卡因与造影剂 1∶1 混合）。③C形臂机透视下造影剂显影良好，20～30 分钟后两侧分别缓慢推注无水酒精 8～10ml（图 28-9）；④退针时，缓慢推注 1% 利多卡因 0.5～1ml。

6. 术后注意事项　术后俯卧位 ≥4 小时；常规监测血压、心率；适当补液。

7. 并发症及其防治

（1）低血压：因交感神经阻滞导致血管扩张，血容量相对不足。术前充分补液可减少发生。处理：术后适当补液，一般不需要使用血管活性药，出现严重低血压时可给予多巴胺或去甲肾上腺素。

（2）恶心、呕吐：一般因血压降低引起。处理：予以阿扎司琼 10mg 静推；

（3）腹泻：腹腔神经丛毁损后肠蠕动增强，自限性腹泻会持续 36～48 小时。处理：补充水电解质，蒙脱石散口服，严重时可给予洛哌丁胺 2～4mg/d；

（4）感染：预防：严格无菌操作。处理：给予抗生素静滴抗感染治疗；

（5）神经根损伤：选取穿刺部位时避开椎间孔及神经根走行方向；

（6）椎间盘炎：避免穿刺针进入椎间盘；

（7）输尿管、肾动静脉损伤：避免肾门部位穿刺；

（8）腹主动脉损伤：穿刺针严格进针深度及方向，针尖达到预定位置前可再次 CT 扫面或 C 形臂机透视确定针尖位置；

（9）气胸：穿刺时损伤胸膜可造成气胸。处理：予以吸氧，严重者需行胸腔闭式引流；

28

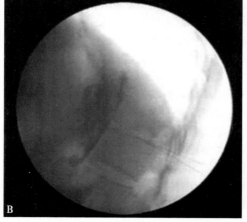

图 28-9　C 形臂机引导下双侧腹腔
神经丛穿刺图

（A）的腹腔神经阻滞：后前位视图，两针的针
尖在 T12 和 L1 盘内间隙水平。（B）腹腔神经
丛阻滞：侧位视图，针尖抵达椎体前缘，造影
剂分布在椎体前，纵向扩散在 T12 ～ L1 水平

（10）截瘫：穿刺不慎损伤脊髓可造成截瘫。

（二）内脏大、小神经毁损术

1. 解剖学基础

内脏大神经、小神经是腹腔神经丛的节前纤维（图28-10）。内脏大神经起源于胸5~胸10脊神经根，内脏小神经起源于胸9~胸11脊神经根。内脏大小神经位于胸11椎体两边的前外侧，含有胃、肝胆、胰腺、肾脏和结肠左曲以上消化道的痛觉传入纤维。

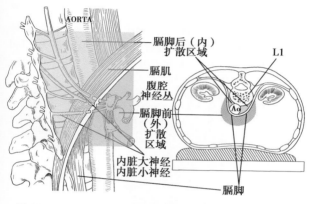

图28-10 内脏大、小神经与腹腔神经丛的位置关系
蓝色部分膈脚后药物作用于内脏大小神经，
红色部分膈脚前的药液作用于腹腔神经丛

2. 适应证、禁忌证、术前准备同腹腔神经丛毁损术。

3. 手术操作 经皮内脏大、小神经毁损术一般在CT、C形臂机或超声引导下进行。以下介绍CT和C形臂机（图28-11）引导下后入路穿刺。

（1）CT引导下内脏大小神经毁损术

①患者取俯卧位，上腹部垫枕以抬高腰背部，10cm长金属丝固定于胸11~胸12椎体棘突对应的皮肤作为CT扫描定位标志。②CT扫描胸11~胸12节段，间隔3mm扫描，在胸11椎体下1/2或T12椎体上1/2的位置，选定穿刺的CT横断面，确定最佳膈脚后穿刺路径，

28

穿刺点的确定与测量方法同 CT 引导下腹腔神经丛毁损术。③移动 CT 球管，将球管定位到选择穿刺的横断面的体表，根据 CT 定位线和测量数据，在体表标记出穿刺点。④常规消毒铺巾，1% 利多卡因局部麻醉，使用 10cm/22G 穿刺针，穿刺时保持在 CT 定位线层面，按相应角度进针，（为避免损伤，可在进针 3~4cm 时 CT 扫描确认针尖位置，再根据实际情况调整进针角度）⑤CT 确认两侧针尖到位，回抽无血，分别缓慢推注 0.375% 罗哌卡因 + 造影剂（碘海醇或泛影葡胺）2~3ml（0.75% 罗哌卡因与造影剂 1 : 1 混合）⑥CT 扫描，造影剂显影良好，20-30 分钟后两侧分别缓慢推注无水酒精 2~3ml ⑦退针时缓慢推注 1% 利多卡因 0.5~1ml。

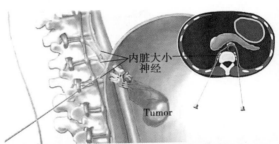

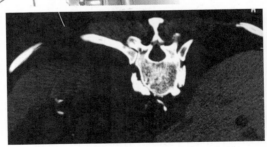

图 28-11 CT 引导下内脏大、小神穿刺图

A 图：示意图，穿刺针沿椎体外缘进针，针尖不应超过椎体前缘；B 图：CTT12 椎体横断面，注射造影剂后，造影剂分布于 T12 椎体两侧

（2）C形臂引导内脏大、小神经毁损术（图 28-12）：

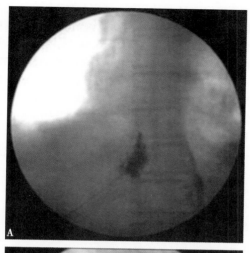

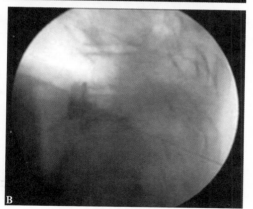

图 28-12　C形臂机引导下双侧内脏大、
小神经穿刺图（单侧）

A 图：后前位，穿刺针针尖紧靠 T12 椎体，
造影剂位于椎体一侧；B 图，侧位，穿刺
针针尖位于 T12 椎体前缘的后方，造影剂
位于椎体前 1/3

28

①患者取俯卧位，上腹部垫枕以抬高腰背部。②C 形臂机透视下确定胸 11 椎体位置，选定左右两侧穿刺点（一般为腰椎棘突旁开 3~5cm）。③常规消毒铺巾，1% 利多卡因作局部麻醉使用 10cm/22G 穿刺针穿刺，C 形臂机确认两侧针尖到位，回抽无血，分别缓慢推注 0.375% 罗哌卡因 + 造影剂（碘海醇或泛影葡胺）8~10ml（0.75% 罗哌卡因与造影剂 1:1 混合）。④C 形臂机透视下造影剂显影良好，20~30 分钟后两侧分别缓慢推注无水酒精 2~3ml。退针时，边退边缓慢推注 1% 利多卡因 0.5~1ml（防止酒精刺激穿刺入路的周围组织引起患者疼痛不适）。

4. 术后注意事项　俯卧位 4 小时，监测血压、心率；适当补液。

5. 并发症及其防治同腹腔神经丛毁损术。

（三）上腹下神经丛毁损术

1. 解剖学基础　上腹下神经丛（图 28-13）是腹主动脉丛向下的延续部分，接受两侧腰神经发出的第 3-4 内脏神经，在肠系膜下神经节换元，向下延续至直肠两侧的神经丛，随髂内动脉分成左右腹下神经丛，连接下腹下丛。上腹下神经丛位于腰 5 椎体下 1/3 至骶 1 椎体前上部以及腹主动脉末端和两髂总动脉之间，呈扁平状。

28

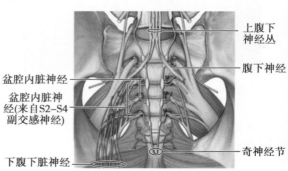

图 28-13　上腹下神经丛解剖示意图

盆腔内脏疼痛经上腹下神经丛、下腹下丛和交感干传入至中枢，产生痛觉，而上腹下丛和主动脉丛构成的交感神经是其主要通道。因此，毁损上腹下神经丛可阻断部分痛觉通路，达到止痛的目的。

2. 适应证　下腹部和盆腔恶性肿瘤，如子宫、卵巢、膀胱等恶性肿瘤所致的疼痛。

3. 禁忌证、术前准备同腹腔神经丛毁损术。

4. 手术操作　经皮上腹下神经丛毁损术可在 CT、C 形臂机（图 28-14）或超声引导下进行，分为前入路和后入路。因前路损伤盆腔脏器的风险较大，以下主要介绍 CT 或 C 形臂机引导下后入路穿刺术。

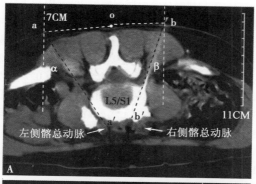

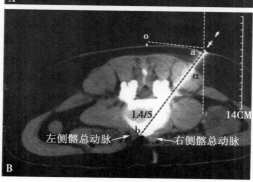

图28-14　CT 引导下上腹下神经丛阻滞（毁损）
A. 双针法；B. 单针法

（1）CT引导下经皮上腹下神经丛毁损术：①患者取俯卧位，10cm长金属丝固定于腰4～骶1椎体棘突对应的皮肤，作为CT扫描定位标志；②CT扫描腰4-骶1椎体节段（球管向尾侧倾斜30°），扫描层面为3mm，确认腹主动脉分叉为两髂总动脉的位置；③在L5/S1间隙水平选定的CT横断扫描面，标记点（o）双侧旁开确定合适的穿刺点（a和b），旁开距为（o-a和o-b）以及穿刺路径（aa′和bb′），测量进针深度（a-a′和b-b′距离）以及进针角度（α和β度数）。④移动CT球管至选定横断面，在体表标记穿刺点。常规消毒铺巾，1%利多卡因作局部麻醉；15cm/22G穿刺针，根据测得的角度进针，由于CT扫描时球管向尾侧倾斜30°，因此进针时应同时向尾侧倾斜30°。针尖抵达腰5-骶1交界前方（骶骨隆突），阻力感消失，可CT扫描确认位置。确认两侧针尖到位后回抽无血，分别缓慢推注0.375%罗哌卡因＋造影剂（碘海醇或泛影葡胺）8-10ml（0.75%罗哌卡因与造影剂1∶1混合）。⑤CT扫描，造影剂显影良好，20-30分钟后每侧缓慢推注无水酒精8-10ml。⑥退针时缓慢推注1%利多卡因0.5-1ml。

（2）C形臂机引导下经皮上腹下神经丛毁损术（图28-15）：①患者取俯卧位，C形臂机透视下确定腰5椎体后侧下缘及骶岬上缘位置，两者连线向后延长即为穿刺路径。在穿刺路径在腰背部正中旁开5-6cm选取穿刺点。②常规消毒铺巾，1%利多卡因作局部麻醉。使用10cm/22G穿刺针穿刺；穿刺针进入椎间盘后缓慢进针至阻力感消失。C形臂机确认针尖到位，回抽无血，缓慢推注0.375%罗哌卡因＋造影剂（碘海醇或泛影葡胺）8-10ml（0.75%罗哌卡因与造影剂1∶1混合）。③C形臂机透视下造影剂显影良好，20-30分钟后两侧分别缓慢推注无水酒精8-10ml。退针时，边退边缓慢推注1%利多卡因0.5-1ml（防止酒精刺激穿刺入路的周围组织引起患者疼痛不适）。

28

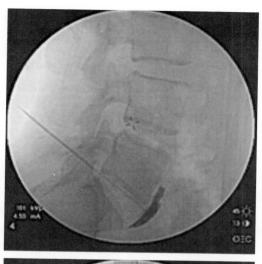

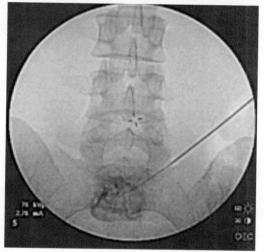

28

图 28-15　C 形臂机引导下上腹下
神经丛阻滞（毁损）
侧位像造影剂浓聚在腰 5 椎体与 L5/S1 椎间隙
前缘，后前位造影剂浓聚在腰 5 椎体中央

5. 术后注意事项　俯卧位 4 小时，监测血压、心率，适当补液。

6. 并发症及其防治

（1）血肿：仔细操作，避免损伤血管；

（2）周围重要脏器损伤：严格按解剖入路进针；

（3）药物误入腹腔：观察造影剂显影位置，避免酒精注入腹腔；

（4）感染：预防：严格无菌操作。处理：给予抗生素静滴抗感染治疗；

（5）神经根损伤：选取穿刺部位时避开椎间孔及神经根走行方向；

（6）椎间盘炎：避免穿刺针进入椎间盘，CT 或 C 形臂机指引；

（7）肠和膀胱习惯性改变以及性功能改变：少见；

（8）子宫损伤：穿刺针严格进针深度及方向，针尖达到预定位置前可再次 CT 扫面或 C 形臂机透视测量针尖位置。

（四）奇神经节毁损术

1. 解剖学基础　奇神经节（图 28-16）接受腰骶部交感神经系统和副交感神经系统的神经纤维，是交感神经链的终末融合，支配盆腔内脏和外生殖器。奇神经节主要位于骶尾关节的前面，其前方为直肠。奇神经节大小和位置存在变异，因此不同癌痛患者毁损后的效果可能不一致。

2. 适应证　奇神经节毁损主要适用于恶性肿瘤所致的直肠、会阴和外生殖器疼痛。

3. 禁忌证、术前准备同腹腔神经丛毁损术。

4. 手术操作　经皮奇神经节毁损术可在 CT、C 形臂机引导下进行。以下主要介绍 CT 或 C 形臂机引导下后入路穿刺术。

（1）CT 引导下经皮奇神经节毁损术：①患者取俯卧位，髋部垫枕，10cm 长金属丝固定于骶尾椎正中对应的皮肤，作为 CT 扫描定位标志；②CT 扫描骶尾椎体

28

节段，扫描层面为 2mm，确认骶尾关节位置；③骶尾关节水平正中位置标记（骶尾关节融合者可在同平面关节旁斜入路穿刺）；④常规消毒铺巾，1% 利多卡因作局部麻醉。5cm/25G 穿刺针沿骶尾韧带穿刺，阻力大可适当调节针尖方向。针尖突破骶尾关节，有落空感即穿刺到位。⑤CT 确认针尖到位，回抽无血，注入 0.375% 罗哌卡因 + 造影剂（碘海醇或泛影葡胺）5ml（0.75% 罗哌卡因与造影剂 1∶1 混合）。⑥CT 扫描，造影剂位于骶尾关节前方和直肠后方，20 ~ 30 分钟后缓慢推注无水酒精 5ml。退针时，边退边缓慢推注 1% 利多卡因 0.2 ~ 0.5ml（防止酒精刺激穿刺入路的周围组织引起患者疼痛不适）。

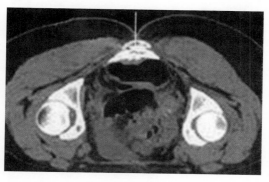

图 28-16　CT 引导下奇神经阻滞（毁损）
CT 骶尾关节横断面，造影剂浓聚在骶尾
关节前方、直肠后方

（2）C 形臂机引导下经皮奇神经节毁损术（图 28-17）：①患者俯卧位，髋部垫枕，C 形臂机透视下确定骶尾关节位置。②常规消毒铺巾，1% 利多卡因局部麻醉。使用 5cm/25G 穿刺针穿刺。透视下直接经骶尾关节进针，针尖突破骶尾关节，如存在骶尾关节融合者，可透视下斜入路穿刺，针尖至骶尾关节前方停止进针；针尖到位，回抽无血，注入 0.375% 罗哌卡因 + 造影剂（碘

28

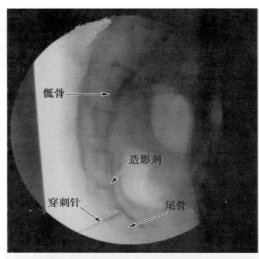

28

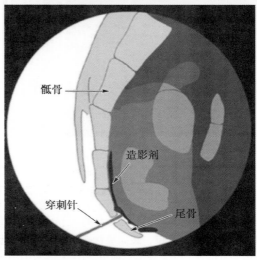

图 28-17　C 形臂机引导下奇神经阻滞（毁损）
右侧为 C 形臂机引导下奇神经节毁损进针示
意图；左侧为 X 线侧位片，穿刺针突破骶尾
关节到达前缘，造影剂浓聚在骶尾骨前缘

海醇或泛影葡胺) 5ml (0.75% 罗哌卡因与造影剂 1:1 混合)。③C 形臂机透视下造影剂显影位于骶尾椎前方，20～30 分钟后两侧分别缓慢推注无水酒精 5ml；缓慢推注 1% 利多卡因 0.2～0.5ml 后推针。⑤缓慢推注 0.375% 罗哌卡因 + 造影剂 5ml.

5. 术后注意事项　俯卧位 2 小时。

6. 并发症及其防治

(1) 血肿：反复穿刺可能出现；

(2) 直肠损伤：严格按解剖入路进针；

(3) 感染：预防：严格无菌操作，避免穿破直肠。处理：给予抗生素静滴抗感染治疗。

三、鞘内药物输注系统植入术

鞘内药物输注 (inthrathecal drug delivery, ITDD) 用于癌性疼痛的治疗有 30 余年的历史，与阿片类药物传统的给药途径相比，ITDD 给药具有效力高、副作用小的优势，并且随着鞘内注射新型药物的不断开发和鞘内给药装置的不断改进，ITDD 成为控制癌性疼痛、尤其是顽固性癌痛的重要治疗方法。

(一) 鞘内药物输注常用药物

1. 阿片类药物　鞘内阿片类药物通过脊髓和脊髓上阿片受体产生强效的镇痛作用。阿片类药物的辛醇/水分配系数决定了其鞘内作用的特点。系数越高，药物的脂溶性越强，如芬太尼族。此类阿片类药物注入鞘内起效迅速，但作用维持时间短，药物在鞘内的扩散范围小，主要作用于脊髓阿片受体，以局部镇痛作用为主。水溶性的阿片类药物则相反，起效相对慢，但作用维持时间长。由于其脑脊液溶解度高，可以随着脑脊液循环作用于脊髓上阿片受体，起到全身镇痛作用，这也是鞘内注射阿片类药物首选吗啡、氢吗啡酮的重要原因之一。

(1) 吗啡 (Morphine)：常用的为不含防腐剂的硫酸吗啡注射剂。长期以来，吗啡一直作为鞘内镇痛的首

28

选药物。胃肠外吗啡（静脉）与鞘内吗啡用量之比为100:1，使得后者副作用也少于全身给药。鞘内吗啡镇痛强度的决定因素是脑脊液中吗啡的浓度。推荐初始负荷剂量为 0.2~0.5mg，长期输注最大推荐剂量是 20mg/d，如果 20mg/d 以上患者疼痛仍未缓解，应考虑吗啡耐药或吗啡导致的痛敏，可采取鞘内联合用药。鞘内吗啡的主要并发症首先是导管顶端炎性团块的形成，如果镇痛作用突然消失或产生新的逐渐加重的神经症状，应该考虑导管尖部炎性团块的形成。炎性团块的发生率随药物剂量/浓度的增加而增加，因此对于长期使用植入式药物输注系统得患者，国外专家推荐了安全的药物灌注浓度和每日最大剂量（表28-1）。此外，耐药性的产生、恶心、呕吐、瘙痒等全身应用吗啡时的并发症并不少见，但便秘的发生率很低，与鞘内用药量小有关。

（2）氢吗啡酮（Hydromorphone）：鞘内氢吗啡酮与吗啡的作用强度之比是 5:1，即鞘内 1mg 氢吗啡酮相当于 5mg 吗啡。氢吗啡酮溶液有较强的稳定性，高效液相色谱检测 37℃ 下能保存 4 月，并且与输注系统的合成材料有良好的相容性，10mg/ml 的氢吗啡酮溶液仍能保持大于起始时的 95% 的效能。此外，大量临床研究报道了氢吗啡酮鞘内给药相对于吗啡的优越性，对吗啡鞘内给药镇痛效果不佳或不能耐受副作用的 37 名患者再改用氢吗啡酮（10 月）后，疼痛评分均得到不同程度的减轻，嗜睡恶心的副作用也较使用吗啡时有所改善。虽然鞘内输注氢吗啡酮导管顶端炎性团块的发生率低于吗啡，但也有少数患者（从数据库中搜索出 15 名）使用氢吗啡酮后出现导管尖端炎性团块的报道，他们或单独或联合用药，以前是否曾经有过鞘内吗啡治疗史也不清楚。

（3）芬太尼和舒芬太尼（Fentanyl/Sufentanil）：芬太尼和舒芬太尼较吗啡的镇痛效能分别强 100 倍和 1000 倍。它们均为高脂溶性的阿片类药物，注入鞘内起效迅速、分布快，从脑脊液中清除也快，因此，镇痛作用具有节段性。其脊髓副作用轻微，导管尖端炎性团块很罕见。尽管临床有关芬太尼和舒芬太尼用于鞘内输注治疗慢性疼痛和癌痛的临床资料有限，但仍被相关指南推荐为鞘内使用的二线阿片类药物。

2. 局麻药　局麻药是手术麻醉、术后疼痛治疗、癌性疼痛管理等常用的药物。鞘内局麻药的阻滞范围和阻滞程度与局麻药输注的容量和浓度相关，此外持续长时间鞘内输注局麻药亦会出现局麻药耐受。长期应用的不良反应主要表现为躯体和内脏器官运动功能减退。局麻药与阿片类药物鞘内联合使用有协同作用并可减少局麻药的副作用和阿片耐药。

（1）布比卡因（Bupivacaine）：是目前临床鞘内输注最为常用的局麻药，常与阿片类药物（吗啡或氢吗啡酮）联合使用。临床研究显示，$1 \sim 20mg/d$ 的布比卡因鞘内输注安全有效的，但也有报道 $10mg/d$ 的鞘内布比卡因出现运动阻滞。

（2）罗哌卡因（Ropivacaine）：曾有研究者对 12 名慢性疼痛患者比较使用罗哌卡因和布比卡因的效果，两组均能获得满意的镇痛的效果，且相互之间无明显差异，只是达到同样镇痛效果时罗哌卡因所需剂量比布比卡因要高 23%。

3. α2-肾上腺素能受体激动药　目前国内可供使用的 α2-肾上腺素能受体激动药为右美托咪定（Dexmedetomidine）。右美托咪定作用于脑和脊髓的 α_{2A} 受体，通过抑制神经元放电产生镇静、镇痛、抑制交感活动的效应。不少临床报道围术期右美托咪定与阿片类药物、局麻药等鞘内联合镇痛，可以有效减少药物的用量和不良反应。但用于癌痛治疗报道很少。有个例报道，鞘内吗啡耐受的癌痛患者，联合使用右美托咪定 $15\mu g/d$，可以获得优良的镇痛效果，持续使用 2 个月，未发现明显的不良反应。

4. NMDA 受体拮抗药　NMDA 受体拮抗药被认为对预防阿片类药物耐受和治疗癌性神经病理性疼痛有效。

28

在治疗烧灼痛（causalgia）和带状疱疹后神经痛等难治性疼痛上已获得良好的效果。临床使用的 NMDA 受体拮抗药中，氯胺酮（Ketamine）最受临床关注。鞘内联合应用吗啡和氯胺酮的镇痛效果要好于单独使用吗啡，而且可降低吗啡的需要量和耐药的产生。对于晚期癌症患者鞘内推注氯胺酮 1mg，每天 2 次，可降低吗啡需求量且无严重不良反应。有学者认为，小剂量氯胺酮对 NMDA 受体的作用不应该被认为是传统意义上的"镇痛"，而应该考虑为"抗疼痛过敏"和"对耐受的防护作用"。氯胺酮的已知不良反应包括感觉分离、幻觉、嗜睡、眩晕、眼球震颤等。

5. 药物使用推荐

2012 年，PACC（Polyanalgesic Consensus Conference）专家小组根据文献检索和经验丰富的临床用药经验临床专家的建议，对鞘内药物输注治疗伤害感受性疼痛和神经病理性疼痛分别提出鞘内镇痛的药物使用推荐意见。本文鉴于目前国内可用于鞘内注射的镇痛药物有限，结合相关文献和指南推荐，根据笔者临床经验，提出参考意见。

28

表 28-2　鞘内药物推荐的浓度和剂量（PACC，2007）

药物	最大浓度	每日最大剂量
吗啡	20mg/mL	15mg
氢吗啡酮	10mg/mL	4mg
芬太尼	2mg/mL	?
舒芬太尼	50μg/mL	?
布比卡因	40mg/mL	30mg
可乐定	2mg/mL	1.5mg
齐考诺肽	100μg/mL	19.2μg

表 28-3　鞘内药物输注治疗伤害感受性疼痛（PACC，2012）

一线	吗啡	氢吗啡酮	齐考诺肽	芬太尼
二线	吗啡+布比卡因	氢吗啡酮+阿片	氢吗啡酮+布比卡因	芬太尼+布比卡因
三线	阿片+可乐定	齐考诺肽+阿片	芬太尼	舒芬太尼
四线	阿片+可乐定+布比卡因		舒芬太尼+布比卡因或可乐定	
五线	舒芬太尼+布比卡因+可乐定			

表 28-4　鞘内药物输注治疗神经病理性疼痛（PACC，2012）

一线	吗啡	齐考诺肽		
二线	氢吗啡酮	氢吗啡酮+布比卡因或氢吗啡酮+可乐定	吗啡+布比卡因	吗啡+可乐定
三线	可乐定	齐考诺肽+阿片	芬太尼	芬太尼+布比卡因或芬太尼+可乐定
四线	阿片+可乐定+布比卡因	布比卡因+可乐定		

28

表 28-5　鞘内镇痛药治疗癌痛推荐

	药物使用	适用状况
一线	吗啡	全身痛患者
二线	吗啡 + (布比卡因/罗哌卡因) ▲	全身痛伴剧烈节段性疼痛患者
三线	芬太尼/舒芬太尼 + / (布比卡因/罗哌卡因) ▲	吗啡耐受患者
四线	阿片类药物 + 右美托咪定△	阿片类药物耐受患者
五线	阿片类药物 + (氯胺酮、新斯的明、咪达唑仑) △	癌性神经病理性、疼痛阿片类药物耐受患者

▲未被批准用于植入式鞘内药物输注系统；△超说明书用药，需经伦理委员会批准方可使用。

28

（二）鞘内药物输注装置

目前临床用于鞘内药物输注的装置主要有两种：①植入式的鞘内药物输注系统（inthrathecal drug delivery system，IDDS），输注通道与药物输注泵均植入体内；②植入式鞘内药物输注通道（inthrathecal drug delivery Port，IDDP），持续输注需另加外置的药物输注设备。前者价格昂贵，主要用于慢性非癌痛的长期治疗，后者价格适中，适合有条件的县一级医院开展。以下主要介绍IDDP的植入技术、鞘内 PCA 给药方法、患者维持治疗的管理，以及相关并发症的预防和处理等。

植入式的鞘内药物输注通道（IDDP）由植入式输注港（Port）、导管和附属工具组成（图 28-18）。最新型的 Port 采用生物兼容性较好的聚砜（TUP）材料，水滴型外形易于置入（外形扁平有缝针孔），6g 的重量令患者无任何不适感，并且采用了更细的（18G：外径1.2mm，内经 0.6mm）植入式聚氨酯鞘内导管。12mm直径的硅胶隔膜易于体表标定。专用无损伤针头，最大可耐受 2000 次左右穿刺。

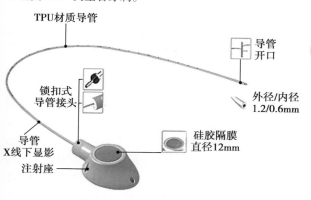

TPU材质导管

导管开口

锁扣式导管接头

外径/内径
1.2/0.6mm

导管
X线下显影

硅胶隔膜
直径12mm

注射座

图 28-18　IDDP 系统的组成

（三）患者选择与禁忌证

1. 患者选择

（1）晚期癌痛患者，生存期较长。

（2）经三阶梯治疗疼痛控制不佳的晚期恶性肿瘤患者，如脊柱转移、神经压迫、内脏痛、癌性疼痛综合征。

（3）口服等无创给药困难，或静脉给阿片类药物副作用大不能耐受者。

2. 禁忌证

（1）全身感染或脊柱感染或穿刺部位皮肤感染。

（2）凝血异常且不能被纠正。

（3）穿刺部位椎体、椎管内肿瘤侵犯，可能导致出血甚至截瘫。

（四）鞘内药物输注系统（Port）植入术

1. 术前准备

（1）患者准备：主要包括：①血常规、凝血机制无异常；②脊柱 MRI 检查：穿刺部位无肿瘤侵犯或椎体及附件破坏导致穿刺受限，椎管内无占位性病变，脑脊液回流通畅。③术前告知患者可能出现的并发症及副作用，签署手术知情同意书、特殊耗材使用知情同意书、PCA 镇痛装置使用知情同意书。

（2）手术准备：鞘内药物输注系统植入术应在万级以上非污染手术室进行。导管植入须有 C 形臂机引导。

（3）装置准备：原则上 IDDP 系统的植入，应有有备份装置，应装置故障导致手术中断或停止。

2. 手术操作 IDDP 的植入手术由两个步骤组成：①鞘内导管植入；②Port 植入。

（1）鞘内导管植入：①经皮蛛网膜下腔穿刺：穿刺常规选择 L2/3 或 L3/4 椎间隙。使用 15G Tuohy 脊柱穿刺针，在 C 形臂机引导下插入穿刺针。插入穿刺针时，建议采用一种较浅的旁正中位斜穿方法。皮肤进入点应与椎弓根平行，距正中线约 1~2cm，在目标椎板间隙之下约 1~1.5 脊突水平。例如，使用 L4 椎弓根作为进入点，瞄准穿刺针朝向 L2~3 椎板间隙的正中线，针与皮肤的夹角约 30°（图 28-19）。穿刺针进入蛛网膜下腔的标志是脑脊液通畅的流出穿刺针。②蛛网膜下腔置管：鞘内植入式导管 X 线可显影，带有金属导丝管芯显影更清晰。将导管通过穿刺针置入蛛网膜下腔时阻力很小，如遇阻力大，应在 C 形臂机引导下调整。导管顶端的位置决定于患者疼痛部位（表 28-6）。③导管固定：导管顶端到达位置后，将穿刺针退至黄韧带外，在穿点齐穿刺针与脊柱平行处作一个小切口，分离皮下组织，然后从筋膜中撤除穿刺针，同时抓住导管以防止导管移位。滑动穿刺针到导管末端，从导管中同时撤除穿刺针和导丝，为帮助导丝撤除以及避免导管损坏，在穿刺针和导丝撤除过程中应握住导管使其成直线。④皮下隧道与皮下囊袋：应在手术前识别和标记的 Port 埋置位点。由于 Port 体积较小对于肥胖或正常患者，尽量埋置于两侧肋弓腋前线内侧，瘦弱患者可以埋置于上腹部，皮下囊袋的大小与以能刚好容纳 Port 为好。使用导管导引器沿皮下隧道行进，从背部切口处行进到 Port 囊袋，将导管从背部穿刺点导入到植入 Port 的皮下囊袋内。

（2）Port 的植入

剪去过长的导管，将 Port 直接与导管连接，并固定在皮下囊袋中。彻底冲洗囊袋和脊柱切口。缝合皮下和皮肤，关闭切口，并涂敷敷料，完成手术。外接 PCA 泵可以实施鞘内 PCA 给药（图 28-20）。

28

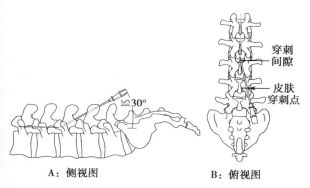

A：侧视图　　　　　B：俯视图

图 28-19　浅角度旁正中位斜穿刺示意图

表 28-6 患者疼痛部位与鞘内导管顶端合适位置

疼痛部位	导管顶端位置
腰、盆腔、下肢	T10 ~ T2
下腹部	T8 ~ T10
上腹部	T6 ~ T8
胸部	T4 ~ T6
颈肩部	C4 ~ C6

28

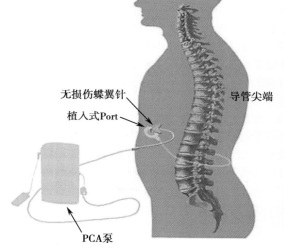

图 28-20 鞘内药物输注系统（Port）植入后示意图

（五）并发症

1. 手术操作相关并发症 鞘内输注系统植入术属微创外科范畴，有影像学引导，手术较安全。常见的与手术操作有关的可能并发症包括皮下淤血和血肿、脊神经损伤、脊髓损伤、硬膜外出血和血肿、蛛网膜下腔出血。选择合理患者，调节癌痛患者生理状态至较佳水平，熟练仔细的手术操作，可最大限度地避免上述并发症的发生。

2. 药物相关并发症　鞘内药物输注最常见的并发症是药物不良反应。源于药物的并发症通常在鞘内给药后即可发生，持续用药通常会耐受，反应减轻。严重的不良反应包括呼吸抑制/停止、过敏反应和导管被污染导致的脑（脊）膜炎。阿片类药物的不良反应较其他药物要常见，有些并发症与药物的选择有关，如吗啡和氢吗啡酮导致鞘内导管顶端炎性肉芽肿的发生率怨怨高于芬太尼。

3. 输注装置相关并发症　导管或 Port 故障导致的并发症是二次手术最常见的原因。弯曲打折、导管渗漏甚至导管脱落仍时有发生。其他有关的并发症还包括感染、（脑（脊）髓）、皮袋脓肿、出血血肿、疼痛不适及渗液等。IDDP 需要有外置的输入装置，加之肿瘤患者免疫力低等原因，有发生中枢感染的潜在可能，具体发生率无文献报道。笔者单位植入 IDDP 系统 400 余例，出现过 3 例脑脊液感染。另外，应严格使用专用无损伤针头，反复不恰当的隔膜穿刺，可以导致隔膜渗漏或损坏。

4. 与患者相关的并发症　与患者相关的并发症主要是植入部位的感染。导管顶端形成炎性肉芽肿约为 0.7% 的年发生率。可能增加这种发生率的潜在性因素包括精神心理异常、睡眠呼吸暂停综合征、免疫抑制、吸烟、糖尿病、血液病和正在进行的抗凝治疗。

（六）术后管理与维护

IDDP 系统由于不带药物输注装置，因此可以选择经 Port 单次注射给药或持续注射给药，前者需要反复穿刺，后者由于外置设备理论上均会增加感染机会。由于这方面缺乏大病例数临床研究，其安全性一直备受关注。笔者根据自己的临床经验，综合国内专家的意见和建议，建议对癌痛患者采用患者自控（Patient Controlled Analgesia，PCA）方式经 Port 持续注射；一方面，PCA 方式是目前临床最能满足患者个体化需求的给药方式，另一方面，常用 PCA 泵的储药盒容量为 100~250ml，可以满足患者联合用药的需求；此外，更为重要的是 PCA 泵经延

28

长管无损伤针穿入 Port 形成密闭给药通道，可以减少反复穿刺 Port 导致的感染机会。因此在临床，采用 IDDP + PCA（图 28-21）用于顽固性癌痛的治疗是比较常用的鞘内给药方式。

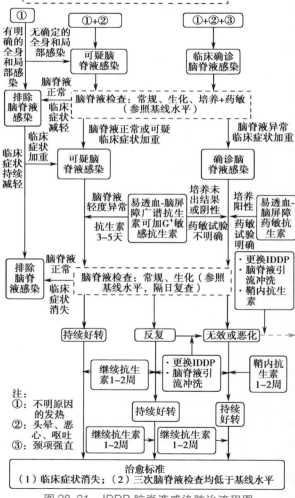

图 28-21　IDDP 脑脊液感染防治流程图

28

1. 治疗维持　经 IDDP 系统给药的 PCA 镇痛泵要求达到一定的精确度和稳定性，禁止使用一次性 PCA 镇痛泵，避免由于输注精确度低、流速不稳导致的鞘内镇痛药物过量带来的危险并发症，有时可能是致命性的。治疗维持应中需注意如下事项：

（1）PCA 泵的精确度单次给药应达到小于 0.1ml/bolus，持续给药精度可达到 <0.1ml/h，且流速稳定，误差不超过 ±10%。

（2）PCA 储药盒中镇痛液的配制应在无菌环境中进行，药液配制后应立即使用，持续使用时间不超过 20 天。

（3）PCA 储药盒为一次性使用，更换时，应同时更换延长管道和无损伤针头。Port 操作严格无菌操作，更换完毕以无菌敷料覆盖。

（4）PCA 泵经 IDDP 输注药物使用参照前述 "鞘内常用镇痛药物"。需要注意的是：①目前临床电子式 PCA 泵储药盒材料多为聚氯乙烯（PVC），对吗啡的吸附 <5% ~10%，对芬太尼族阿片类药物的吸附在 20% ~30%，相应药物效价会发改变；②鞘内联合使用局麻药布比卡因和罗哌卡因，起始浓度分别为 0.1% 和 0.125%，出现麻木、运动阻滞几率虽少，但还是需密切关注患者的感觉和运动阻滞情况，尤其一些对局麻药敏感的患者。

28

2. 不良事件处理

（1）IDDP 系统的 Port 体积较小，手术相关不良事件的发生率较少。

（2）最令人担忧的是 IDDP 系统长时间用药可能导致的脑脊液感染。其可能的原因包括：肿瘤患者免疫力低下；无菌操作不严格导致的污染（包括手术、器械、系统本身和 PCA 药盒配液、置换等）；IDDP + PCA 系统管道接头松动或脱落、针头自 Port 中脱出等。恶性肿瘤患者，尤其对中枢神经系统原发性肿瘤、中枢神经系统转移瘤、某些血液系统肿瘤、椎管内转移瘤等，患者脑脊液常常异常，因此所有植入 IDDP 系统的患者手术时均应留取脑脊液标本行脑脊液常规、脑脊液生化，必要时脑脊液细胞学检查，留作基线对照。IDDP 系统患者脑脊液感染早期临床症状往往不典型，所以及早预防、及时发现是使用 IDDP 系统减少和避免脑脊液感染的重要措施，如一旦确认脑脊液感染应积极治疗。

四、其他微创介入治疗

晚期肿瘤患者中有很大一部分存在骨转移，而脊柱转移发生率最高，其中胸椎常见（70%），其次为腰椎（20%）和颈椎（10%）。椎体转移瘤多为溶骨性破坏，易造成椎体病理性骨折或脊髓压迫，在相应节段产生疼痛，严重影响患者日常生活。对于存在脊柱不稳定、神经受压患者，可采用经皮穿刺椎体成形术治疗，将骨水泥注入破坏的椎体，使椎体重新塑形，从而减轻疼痛。适用于椎体转移性肿瘤引起局部难以忍受的疼痛、需以止痛剂维持者，或并有椎体病理性压缩骨折者。

此外近年来，采用放射性粒子，如 ^{125}I 粒子植入到引起疼痛的实体肿瘤中，^{125}I 粒子近距离持续照射肿瘤细胞，使肿瘤细胞体积缩小，从而减轻了肿瘤的张力或对周围神经和脏器的压迫；^{125}I 粒子还可以通过杀伤肿瘤细胞，减少肿瘤细胞局部释放缓激肽、5-羟色胺、前列腺素等致痛因子，照射后肿瘤内或肿瘤旁血管血栓形成或纤维化，使致痛因子的通透受阻，间接性地发挥止痛作用，主要适用于一些姑息性手术、化疗、放疗或药物治疗后疼痛控制依然欠佳者；孤立的、可数的直径小于 6cm 实体肿瘤，导致局部神经压迫或难以控制的疼痛者。

总之，随着微创介入技术的发展和进步，微创介入治疗在癌痛治疗领域的应用越来越广泛。合理的应用这方面的技术，除了需要疼痛科医生熟练掌握相关的技术和理论外，更重要的是对癌痛患者进行全面的科学的评估，在合适的时机、合适的患者，采用合适的微创介入技术，最大化的获得治疗效果，将不良反应减少到最小，使是癌痛患者的生命质量得到最大化的提高。

第四节　姑息治疗

姑息治疗已成为癌症治疗中一个不可或缺的组成部分，其目标在于控制疼痛和其他各种不适症状，缓解或去除患者的痛苦，提高患者及其家庭的生活质量。控制症状的姑息治疗应与原发疾病的治疗同时进行，可以不考虑疾病所处的阶段和治疗需要，在症状出现时，甚至在症状来源未完全确定前即应实施姑息治疗。

姑息治疗的内容包括症状管理、精神支持、人文关怀、临终关怀和姑息镇静等多方面。其中最重要的是预防和控制患者常见的各种症状，如疼痛（见本章第二节和第三节）、呼吸困难、厌食、恶病质、恶心、呕吐、便秘、恶性肠梗阻、疲乏衰弱、失眠和精神错乱等。

一、呼吸困难

许多患者，尤其是进展期肺癌患者，常出现呼吸困难。一旦出现呼吸困难症状，首先要评估其是否与原发病或其他并发症相关，然后根据呼吸困难的严重程度及预期寿命确定治疗方案。

对预期寿命较长者，应积极治疗引起呼吸困难的原发病或并存疾病。治疗方法包括放疗、化疗、胸膜腔穿刺术、胸膜固定术、胸腔导管引流术、支气管镜治疗，以及使用支气管扩张剂、利尿剂、激素、抗生素和输血等方法。通过多种治疗方法的联合应用来缓解呼吸困难症状。对有严重的可逆性的呼吸困难，可给予暂时性的吸氧和通气支持。同时为减轻患者紧张焦虑加重呼吸困难，可以使用苯二氮䓬类药，初次可使用劳拉西泮（初始量为 0.5～1mg，按需每 4 小时口服一次）；和（或）使用阿片类镇咳药（如可待因，口服或皮下注射，一次 15～30mg，一日 30～90mg；极量：口服一次 100mg，一

28

日 250mg)。非药物治疗包括抑郁管理、放松治疗等。

如果患者预期寿命只有数天至数周，则着重于呼吸困难症状的缓解，给予患者吸氧处理或根据临床表现限定时间使用机械通气。目前通常认为如果预期寿命很短，则可以忽略机械通气及氧疗，而更多的采用阿片类药物、苯二氮䓬类药物和东莨菪碱类药物减轻呼吸困难的症状。阿片类药物可以治疗咳嗽减轻呼吸困难症状（初次使用吗啡初始量为 5～10mg，按需每 4 小时口服一次；或吗啡 1～5mg 静推，按需每 4 小时一次）。为减轻焦虑/兴奋及过度通气，可同时使用苯二氮䓬类治疗（劳拉西泮初始剂量 0.5～1mg 口服或静推，按需每 4 小时一次）。为减少过多的气道分泌物可以使用抗胆碱药物（山莨菪碱 0.4mg 皮下注射，按需每 4 小时一次；或 1% 阿托品滴眼液 1～2 液滴眼，按需每 4 小时一次；或东莨菪碱贴，1.5mg/贴，1～6 贴/3 天）。若是液体过多引起的，则停止液体支持或使用低剂量利尿剂。

二、呼吸抑制

呼吸抑制临床表现为呼吸次数≤8 次/分、潮气量减少、潮式呼吸、嗜睡或昏迷、针样瞳孔、呼吸暂停，直至深昏迷死亡。长期服用阿片类药物的患者，对药物引起的呼吸抑制一般都产生耐受，但在疼痛迅速缓解和疼痛刺激不再能抵消阿片类药物镇静作用时，就会发生呼吸抑制。一旦出现呼吸抑制应首先确保呼吸道通畅，然后口鼻吸氧或辅助通气呼吸。根据呼吸抑制的程度与原因，可同时静脉注射阿片类药物拮抗剂（呼吸次数降至≤8 次/分时，纳洛酮 0.4mg + NS 10ml 缓慢静脉推注，严重呼吸抑制每 2～3 分钟重复给药，然后纳洛酮 2mg 加入 500ml 葡萄糖或生理盐水静脉点滴，不断调整剂量，直到好转）。疼痛是阿片类药物的天然拮抗剂，阿片类药物引发的呼吸抑制可以通过疼痛刺激来兴奋呼吸，这是简单方便的处理方法，但只能起到暂时作用，必须配合后续的其他治疗措施。

28

三、厌食/恶病质

晚期癌症患者普遍存在厌食/恶病质综合征。对寿命数年至数月的厌食/恶病质患者，治疗方法包括：①处理可逆的厌食原因（早期的腹胀用甲氧氯普胺 10～20mg/12 小时肌注或静点）；②使用刺激食欲药物（如醋酸甲地孕酮，400～800mg/d）；③同时去除影响进食的症状（抑郁不适、饮食不规律、便秘、疼痛、口腔干燥、黏膜炎、恶心/呕吐、乏力）；④治疗内分泌失调（甲状腺功能异常、高钙血症等代谢异常）。如果患者条件允许，适当运动会有助于改善患者食欲。若疾病或治疗影响饮食能力，建议营养支持。随着寿命减少到数天至数周，营养支持的目标及强度应改变，过多的肠内或全肠外营养实际会增加临死患者的痛苦。对于临死患者，家庭成员应熟悉采用不同的照料方式。对在生命最后几周的患者的姑息治疗，关键是治疗口干、口渴（口腔护理、少量液体摄入）。

四、恶心/呕吐

肿瘤治疗过程中恶心/呕吐的发生率约30%，女性、使用阿片类药物、消化系肿瘤、合并放化疗者易发生恶心/呕吐。恶心/呕吐一般发生于使用阿片类药物的早期，症状多在 3～7 天缓解。患者出现恶心/呕吐时，应先排除其他原因，如便秘、脑转移、化疗、放疗、或高钙血症。为预防出现恶心/呕吐，在初次使用阿片类药物的第 1 周时，最好同时预防性使用甲氧氯普胺等止吐药。出现轻度呕吐可应用丙氯拉嗪（10mg 口服，6 小时一次；硫乙哌丙嗪 10mg 口服，按需 6 小时一次）、氟哌啶醇（0.5～1.0mg，按需每 6～8 小时一次）、甲氧氯普胺（10～20mg 口服，6 小时一次）、甲氧氯普胺（10～20mg 口服，每6h 一次）。重度恶心/呕吐时服用 5-羟色胺拮抗剂，持续 1 周。如恶心/呕吐持续 >1 周，则应减少阿片类药量、更换药物或改变给药途径。

28

如果是中枢神经系统受累（脑、脑膜）引发的恶心/呕吐，可使用皮质类固醇（地塞米松4～8mg，一天三次或四次）。由于腹腔内肿瘤和肝转移瘤压迫胃引起的梗阻，如果各种并发症情况没有禁忌，可使用皮质类固醇、质子泵抑制剂、甲氧氯普胺和安放支架。代谢紊乱引发，则纠正高钙血症、治疗脱水。阿片类药物引起则重新从小剂量开始使用阿片类药物，或减少阿片类药物剂量，使用无呕吐副作用的止痛复合剂或麻醉剂。如患者心理因素躯体化、恐惧症和惊慌等心理因素引起的恶心/呕吐症状，应咨询心理专家，采用合理的治疗方案。焦虑引起可加用劳拉西泮（0.5～1mg口服，按需每4小时一次）。

对于持续恶心和呕吐，则滴定多巴胺受体拮抗剂至能耐受的最大受益剂量（如氯吡嗪、氟哌啶醇、甲氧氯普胺），可根据病情加用5-HT3受体拮抗剂（如昂丹司琼）、副交感神经拮抗剂（如东莨菪碱）、抗组胺抑制剂（如敏克静、美克洛嗪等）、皮质类固醇（如地塞米松），或大麻醇等药物。口服药物症状不缓解可使用持续静脉或皮下注射的止吐药。

临床常用止吐药物如下：

1. 昂丹司琼　在预防中高催吐化疗药物所致呕吐中，推荐剂量为第1天口服16～24mg或静脉用8～16mg；第2～3天8mg bid口服，或16mg qd口服，或8～16mg静脉用。解救性治疗推荐剂量为16mg口服或静脉注射，每天1次。昂丹司琼静脉用量不应超过16mg。大剂量昂丹司琼可能引起QT间期延长。

2. 格拉司琼　在预防中高催吐化疗药物所致呕吐中，格拉司琼国外推荐剂量为第1～3天口服2mg，每天1次或1mg每天2次。国内常用的剂量是静脉用3mg，每天1次。

3. 格拉司琼透皮贴剂　是格拉司琼预防化疗相关呕吐的新剂型，其作用持续长达5天。格拉司琼贴片（34.3mg/52cm^2），每24小时释放3.1mg药物。化疗前24～48小时将透皮贴片贴于清洁、干燥、完整健康上臂

28

皮肤上，根据化疗给药方案可保留 7 天。

4. 多拉司琼　在预防中高催吐化疗药物所致呕吐中，多拉司琼推荐剂量为 100mg 口服每天 1 次。解救性治疗推荐剂量同上。甲磺酸多拉司琼的注射剂型不应再用于预防化疗所致的恶心呕吐。最新数据表明，该注射剂能引起致命性的心律失常（尖端扭转型室速）。有心律异常或潜在心脏疾病的患者发生心律失常的风险较高。

5. 雷莫司琼　雷莫司琼有口腔内崩解片 0.1mg 和注射剂 0.3mg（2ml）两种剂型。成人口腔内崩解给药 0.1mg，静脉注射给药 0.3mg，每天 1 次，另外可根据年龄、症状不同适当增减用量。效果不明显时，可以追加给药相同剂量，但日用量不可超过 0.6mg。偶可引起休克、过敏样症状（发生率不明确）以及癫痫样发作。

6. 阿扎司琼　成人常用量为 10mg 静脉注射，每天 1 次。老年及肾衰竭者，应慎用或减量。因缺乏儿童用药安全性研究，故儿童禁用。

7. 地塞米松　预防急性呕吐时有效，更是预防延迟性呕吐的基本用药。预防高风险的急性呕吐，地塞米松 12mg 口服或静脉，每天 1 次（与阿瑞匹坦或福沙匹坦联用时，6mg 口服或静脉，每天 1 次）；预防高风险的延迟性呕吐，地塞米松 8mg 口服或静脉，每天 1 次，连用 3~4 天（与阿瑞匹坦或福沙匹坦联用时，3.75mg 口服或静脉，每天 2 次，连用 1~4 天）。预防中度风险的急性呕吐，地塞米松 12mg 口服或静脉，每天 1 次；预防中度风险的延迟性呕吐，地塞米松 8mg 口服或静脉，每天 1 次，或 4mg 每天 2 次，连用 2~3 天。

8. 甲氧氯普胺　起效时间口服 0.5~1 小时，静脉注射 1~3 分钟，作用持续时间 1~2 小时，半衰期 4~6 小时，经肾脏排泄。在预防低度催吐化疗药物所致呕吐和解救性治疗中，甲氧氯普胺的推荐剂量是每天 10~40mg 口服或静脉用，按需每 4~6 小时 1 次，应用 3~4 天。不良反应罕见张力障碍，可有静坐不宁腿综合征。对接受低度催吐风险化疗方案的患者，可在化疗第 1 天

28

单独使用该类药物。

9. 氟哌啶醇　主要为抗精神病抗焦虑作用，也有较强的镇吐作用，用于化疗所致恶心呕吐的解救性治疗，口服 1～2mg 每 4～6 小时 1 次，主要不良反应为锥体外系反应。

10. 奥氮平　用于化疗所致恶心呕吐的解救性治疗，口服 2.5～5mg，1 日 2 次。

11. 劳拉西泮　又称氯羟安定，属抗焦虑药，是中效的苯二氮䓬类镇静催眠药。可预防化疗药物所致呕吐或解救性治疗呕吐，0.5～2mg 口服或静脉用，或每 4～6h 舌下含服。

12. 氯丙嗪　大剂量时直接抑制呕吐中枢，兼有镇静作用。在预防低度催吐化疗药物所致呕吐中，氯丙嗪推荐剂量为每 4～6h 口服或静推 10mg。解救性治疗每 12 小时 25mg 纳肛，或每 4～6 小时 10mg 口服或静脉用。

13. 苯海拉明　有抗组胺效应，通过中枢抑制发挥较强的镇吐作用，兼有镇静作用。在预防低度催吐化疗药物所致呕吐和解救性治疗中，苯海拉明推荐剂量每 4～6 小时 25～50mg 口服或静脉用。

14. 异丙嗪　为抗组胺药，通过抑制延髓的催吐化学受体触发区发挥镇吐作用，兼有镇静催眠作用。解救性治疗中推荐剂量每 4 小时 12.5～25mg 口服、肌注或静脉给药。

五、便秘

约有 50% 的癌症患者在病情发展进程中出现便秘，尤其是使用阿片类药治疗的患者发生率更高，几乎达到 90% 以上，其主要原因是阿片类药物抑制肠蠕动。此外很多药物也会可引起便秘，包括抗酸剂、抗副交感神经药、抗抑郁剂、抗惊厥药、苯二氮䓬类药物和止吐药。但阿片类是最常引起便秘的药物，阿片类引起的便秘应是可预见和预防的，可通过强化肠蠕动、软化大便、增加液体、增加膳食纤维的摄入以及增加运动等方法进行预防。同时要避免可能加重吗啡引发便秘的各种因素，如糖尿病、高钙血症、低钾血症、甲状腺功能减退、脱水、高龄、活动减少或卧床、低流体或低纤维饮食、机械性梗阻、神经功能紊乱，以及利尿剂、抗惊厥药物、铁制剂、恩氮西酮、长春碱及一些降压药等因素。

当发生便秘时应评价其原因及严重程度，分辨并排除由于压迫、梗阻及其他治疗导致的便秘。治疗便秘可使用一些缓泻剂，如番泻叶、麻仁润肠丸、通便灵等；高渗药物乳果糖和促胃肠动力药西沙必利亦有较好疗效。其中番泻叶和纳洛酮的效果已经得到研究证实。

便秘的预防措施包括：①刺激肠蠕动 ± 软化大便（番泻叶 ± 多库酯钠 ± 每晚 2 片，每天最多 8 ~ 12 片；车前番泻叶 ± 麻仁丸），目标是每 1 ~ 2 天解一次大便；②增加液体摄入（盐开水、蜂蜜水、白开水）；③若患者进食足够的水分和有身体运动，增加膳食纤维的摄入（菠菜、韭菜、粗粮）。

便秘的干预治疗中首先要：①消除冲突情况，尤其是腹泻和便秘并存的情况；②查明并消除肠梗阻（体检、腹部平片）；③处理其他原因（高钙血症、低钾血症、甲低、糖尿病等）；④然后使用吡沙可定（10 ~ 15mg 口服，3 次/天），达到每 1 ~ 2 天无阻力排便一次；⑤若出现梗阻，使用开塞露或手去除阻塞，严重者使用自来水清洁灌肠或甘油栓剂 ± 矿物油滞留灌肠，灌肠是最有效的解决办法，直到完全消除便秘；⑥若便秘持续存在，则重新评估便秘的原因和严重程度，加用其他松弛剂，如比沙可啶（10 ~ 15mg/d），乳果糖（30 ~ 60ml，一天 1 ~ 2 次），硫酸镁（30 ~ 60ml，每天 1 ~ 2 次），氢氧化镁（30 ~ 60ml/天），柠檬（8 盎司一天 1 次），聚乙醇（10 ~ 15mg，每天 2 ~ 3 次），目标是每 1 ~ 2 天有一次无梗阻的肠运动；⑦或用甲基纳曲酮（0.15mg/kg 皮下注射，隔日一次，每日不超过 1mg）拮抗阿片类引起的便秘。

28

六、恶性肠梗阻

筛查和治疗潜在的良性的可逆性原因，如粘连、放疗诱导的狭窄、内疝；评估恶性原因，如癌症肿块。治疗包括：①手术治疗，目的是改善生活质量，但存在手术风险（死亡率、发病率、重新梗阻等）；②内镜下治疗，经皮内镜胃造口置管引流；③内镜下支架置入术；④放射治疗干预，超声引导放置排放管；⑤通过直肠、皮肤、皮下或静脉途径药物治疗。常用药物包括：①奥曲肽有高度有效性和耐受性，在诊断早期即推荐使用（100～300mg，皮下注射，一天2～3次，或10～40mg/h，皮下或静脉持续给药）；②抗副交感神经药（东莨菪碱、莨菪碱、格隆溴铵）；③皮质类固醇（地塞米松最大量为60mg/d，若用3～5天无效则停用）。鼻胃管引流通常患者不舒服，还可增加误吸的风险，在必要时使用。对于严重肠梗阻需要采用全肠外营养。

七、疲乏/衰弱/失眠

多种因素可以导致肿瘤患者疲乏、衰弱或失眠。治疗包括去除原发因素（如疼痛、抑郁、焦虑、精神紊乱、恶心），减少药物副作用或撤药综合征（如皮质类固醇、阿片类、抗惊厥药、巴比妥类药、苯二氮䓬类、三环类抗抑郁药）；治疗原发性睡眠紊乱（如阻塞性睡眠呼吸暂停和周期性肢体活动紊乱）。对顽固的睡眠/觉醒紊乱患者用药物治疗，失眠服用劳拉西泮（0.5～1mg，每晚睡前口服），唑吡坦（5～10mg，每晚睡前口服）；白天嗜睡服用哌甲酯（5～10mg，一天2次口服），莫达非尼（100～200mg，每早口服）；临终患者可调整药物治疗剂量进行深度镇静，建议氯丙嗪（25～50mg睡时服用）。

八、精神症状

个别患者服用吗啡可引起精神症状，包括认知障碍、

28

幻觉、谵妄等，但多数精神症状仅表现为认知能力的下降。出现精神症状后首先筛查并治疗潜在的可逆原因（如代谢原因、低氧、肠梗阻、便秘、感染、中枢神经系统事件、膀胱出口梗阻、药物影响或撤药效应）。阿片类和抗副交感神经药可以引发精神症状，尤其是使用氟哌啶醇的患者比较普遍的出现谵妄症状。如果出现躁动不安，可用苯二氮䓬类药物处理，严重时需要减量或停药。

精神症状应尽可能使用非药物的干预方法，如认知刺激、睡眠保健等。疗效不佳可应用抗精神药、神经阻滞剂（如利培酮、奥氮平等）控制。对于高剂量神经阻滞药仍不能控制的兴奋应加用苯二氮类药。控制这些症状的药物应滴定至最佳有效剂量。

轻到中度的精神错乱，可使用氟哌啶醇（0.5～2mg口服，一天2～3次），利培酮（0.5～1mg，口服1天3次），奥氮平（5～20mg，口服一天1次），或思瑞康（25～200mg，口服/舌下含服，一天2次）。过度兴奋谵妄患者，首先评估判定并排除其诱因，如代谢异常、缺氧、肠梗阻、感染、膀胱排尿梗阻等。轻、中度谵妄可应用氟哌啶醇（0.5～2mg，每4～6小时一次口服或静脉用药），利培酮（0.5～1mg，口服每日1～2次），奥氮平（2.5～5mg，每6～8h口服或舌下含服）；重度谵妄/激惹可用氟哌啶醇（0.5～10mg静推，必要时每1～4小时一次），奥氮平（2.5～7.5mg/d，肌注，必要时2～4小时一次，最大剂量30mg/d），氯丙嗪（25～100mg，肌注/静推，必要时每4h重复）；对大剂量精神抑制剂仍难以纠正的兴奋，考虑加用劳拉西泮（0.5～2mg，静推，每4小时1次）。

阿片类药物使用过程中可能会出现过度镇静，尤其是在用药最初几天内，少数患者可能会出现嗜睡，这是药物相对或绝对过量的信号。若症状持续加重，需进行治疗，给予咖啡因（100～200mg，6小时一次口服），同时要调整用药方案，如减少每次给药剂量，增加给药频

28

率，或更换其他阿片类药物，改变用药途径等。注意在初次使用阿片类药物时剂量不宜过高，应规范地进行剂量调整，以预防过度镇静发生。

锥体外系症状主要见于服用甲氧氯普胺患者，其发生率约1%。临床上可分为4种类型：①急性肌张力障碍，易发生在儿童和青年女性，多在用药后48h内发作，表现为急性阵发性双眼痉挛性偏斜、痉挛性颈斜、下颌偏斜、牙关紧闭、肢体扭转、角弓反张及舌伸缩障碍等，严重者因喉肌痉挛诱发窒息，危及生命；②静坐不宁腿综合征，可发生在用药后即刻，主要累及下肢，表现为深部肌肉酸痛、不适及关节蚁走感，下地活动或改变体位后症状可缓解；③帕金森综合征，在用药后数天出现，老年人易发生，表现为震颤、表情呆板、肌强直、少语和动作迟缓；④迟发性运动障碍，多见于长期服用的老年人。

急救处理包括：①立即停药；②急性肌张力障碍者，可肌内注射东莨菪碱、山莨菪碱、阿托品、苯海拉明或地西泮；③对症治疗：少数有急性心肌损害者可静脉滴注能量合剂和复方丹参等，有助于改善症状。

九、尿潴留

发生率低于5%，危险性增加因素包括合用镇静剂（发生率约20%）和蛛网膜下腔麻醉（发生率30%）。治疗包括流水诱导、会阴部热水冲洗、膀胱区按摩、留置导尿，或更换导致尿潴留的药物。定时排尿有一定的预防作用。

十、皮肤瘙痒

口服吗啡的恶性肿瘤患者皮肤瘙痒发生率约为2%～10%。首先评估原因，去除诱因。吗啡释放组胺的作用使皮肤出现瘙痒属于1型变态反应，可以使用抗组胺制剂苯海拉明（每次25～50mg，静脉或口服，6h一次），或异丙嗪（每次12.5～25mg，6h一次）。其他如地塞米松等皮质类固醇对缓解皮肤瘙痒也有一定效果。

十一、姑息镇静

如果患者有难治性症状且濒临死亡，尽管用了积极的不影响醒觉的姑息治疗，但症状仍未完全控制，可在两位医师确认预期生存为数小时至数天，且与患者或代理人签署镇静知情同意书后方可执行姑息镇静。姑息性镇静可分为轻度、中度和深度镇静，根据药物的剂量和种类，以及患者的需求和耐受性选择应用。常用药物包括：丙泊酚（4～8mg/（kg·h），持续输入，同时可以配合咪达唑仑等药物），咪达唑仑（初始剂量0.4～0.8mg/h，用药范围20～102mg/h）；还可配合使用氟哌啶醇及右美托咪定等药物。

28

第二十九章　其他

第一节　类风湿关节炎

一、简要概述

类风湿关节炎（rheumatoid arthritis. RA）是一种以侵蚀性关节炎为主要表现的全身性自身免疫病。本病以女性多发。男女患病比例约 1:3。RA 可发生于任何年龄，以 30~50 岁为发病的高峰。我国大陆地区的 RA 患病率约为 0.2%~0.4%。本病表现为以双手和腕关节等小关节受累为主的对称性、持续性多关节炎。病理表现为关节滑膜的慢性炎症、血管翳形成，并出现关节的软骨和骨破坏，最终可导致关节畸形和功能丧失。此外，患者尚可有发热及疲乏等全身表现。血清中可出现类风湿因子（RF）及抗环瓜氨酸多肽（CCP）抗体等多种自身抗体。

二、临床表现与疾病诊断

RA 的主要临床表现为对称性、持续性关节肿胀和疼痛，常伴有晨僵。受累关节以近端指间关节，掌指关节，腕、肘和足趾关节最为多见；同时，颈椎、颞下颌关节、胸锁和肩锁关节也可受累。中、晚期的患者可出现手指的"天鹅颈"及"纽扣花"样畸形，关节强直和掌指关节半脱位，表现掌指关节向尺侧偏斜。除关节症状外，还可出现皮下结节，称为类风湿结节；心、肺和神经系统等受累。

实验室检查：RA 患者可有轻至中度贫血，红细胞沉降率（ESR）增快、C 反应蛋白（CRP）和血清 IgG、IgM、IgA 升高，多数患者血清中可出现 RF、抗 CCP 抗体、抗修饰型瓜氨酸化波形蛋白（MCV）抗体、抗 P68 抗体、抗瓜氨酸化纤维蛋白原（ACF）抗体、抗角蛋白抗体（AKA）或抗核周因子（APF）等多种自身抗体。

影像学检查

1. X 线检查 早期 X 线表现为关节周围软组织肿胀及关节附近骨质疏松；随病情进展可出现关节面破坏、关节间隙狭窄、关节融合或脱位。根据关节破坏程度可将 X 线改变分为 4 期（表 29-1）。

表 29-1 RA X 线分期

Ⅰ期（早期）	1[a]	X 线检查无骨质破坏性改变
	2	可见骨质疏松
Ⅱ期（中期）	1[a]	X 线显示骨质疏松，可有轻度的软骨破坏，伴或不伴有轻度的软骨下骨质破坏
	2[a]	可有关节活动受限，但无关节畸形
	3	关节邻近肌肉萎缩
	4	有关节外软组织病变，如结节或腱鞘炎
Ⅲ期（严重期）	1[a]	X 线显示有骨质疏松伴软骨或骨质破坏

29

续表

Ⅲ期（严重期）	2[a]	关节畸形，如半脱位。尺侧偏斜或过伸。无纤维性或骨性强直
	3	广泛的肌萎缩
	4	有关节外软组织病变，如结节或腱鞘炎
Ⅳ期（终末期）	1[a]	纤维性或骨性强直
	2	Ⅲ期标准内各条

注：a 各期标准的必备条件（引自 JaMA. 1949。140：659-662.）

2. 磁共振成像（MRI） MRI 在显示关节病变方面优于 X 线，MRI 可以显示关节炎性反应初期出现的滑膜增厚、骨髓水肿和轻度关节面侵蚀，有益于 RA 的早期诊断。

3. 超声检查 高频超声能清晰显示关节腔、关节滑膜、滑囊、关节腔积液、关节软骨厚度及形态等，彩色多普勒血流显像（CDFI）和彩色多普勒能量图（CDE）能直观地检测关节组织内血流的分布，反映滑膜增生的情况，并具有很高的敏感性。同时还可以动态判断关节积液量的多少和距体表的距离。

诊断标准

RA 的诊断主要依靠临床表现、实验室检查及影像学检查。2009 年 ACR 和欧洲抗风湿病联盟（EULAR）提出了新的 RA 分类标准和评分系统，即：至少 1 个关节肿痛，并有滑膜炎的证据（临床或超声或 MRI）；同时排除了其他疾病引起的关节炎，并有典型的常规放射学 RA 骨破坏的改变，可诊断为 RA。另外，该标准对关节受累情况、血清学指标、滑膜炎持续时间和急性时相反应物 4 个部分进行评分，总得分 6 分以上也可诊断 RA（表 29-2）。

29

表 29-2　ACR/EULAR 2009 年 RA
分类标准和评分系统

关节受累情况		
受累关节情况	受累关节数	得分（0~5分）
中大关节	1	0
	2~10	1
小关节	1~3 个	2
	4~10	3
至少 1 个为小关节	>10 个	5
血清学		得分（0~3分）
RF 或抗 CCP 抗体均阴性		0
RF 或抗 CCP 抗体至少 1 项低滴度阳性		2
RF 或抗 CCP 抗体至少 1 项高滴度（>正常上限 3 倍）阳性		3
滑膜炎持续时间		得分（0~1分）
<6 周		0
>6 周		1
急性时相反应物		得分（0~1分）
CRP 或 ESR 均正常		0
CRP 或 ESR 增高		1

29

鉴别诊断

1. 骨关节炎　该病在中老年人多发，主要累及膝、髋等负重关节。活动时关节痛加重，可有关节肿胀和积液。部分患者的远端指间关节出现特征性赫伯登（Heberden）结节，而在近端指关节可出现布夏尔（Bou-

chard）结节。骨关节炎患者很少出现对称性近端指间关节、腕关节受累，无类风湿结节，晨僵时间短或无晨僵。此外，骨关节炎患者的 ESR 多为轻度增快，而 RF 阴性。X 线显示关节边缘增生或骨赘形成，晚期可由于软骨破坏出现关节间隙狭窄。

2. 痛风性关节炎：该病多见于中年男性，常表现为关节炎反复急性发作。好发部位为第一跖趾关节或跗关节，也可侵犯膝、踝、肘、腕及手关节。本病患者血清自身抗体阴性，而血尿酸水平大多增高。慢性重症者可在关节周围和耳廓等部位出现痛风石。

3. 银屑病关节炎：该病以手指或足趾远端关节受累更为常见，发病前或病程中出现银屑病的皮肤或指甲病变，可有关节畸形，但对称性指间关节炎较少，RF 阴性。

4. 强直性脊柱炎（AS）：本病以青年男性多发，主要侵犯骶髂关节及脊柱，部分患者可出现以膝、踝、髋关节为主的非对称性下肢大关节肿痛。该病常伴有肌腱端炎，HLA-B27 阳性而 RF 阴性。骶髂关节炎及脊柱的 X 线改变对诊断有重要意义。

三、治疗原则

强调早期治疗、联合用药和个体化治疗的原则。

1. 一般治疗

（1）调患者教育及整体和规范治疗的理念。

（2）适当的休息，加强营养。发热、关节肿痛等全身症状明显者应卧床休息。

（3）加强锻炼，预防关节畸形。过度休息和限制活动可导致关节失用，甚至促进关节强直。所以，待病情改变后应逐渐增加活动。

2. 药物治疗

（1）非甾体抗炎药（NSAIDs）：这类药物主要通过抑制环氧化酶（COX）活性，减少前列腺素合成而具有抗炎、止痛、退热及减轻关节肿胀的作用，是临床最常用的 RA 治疗药物（表 29-3）。

29

表 29-3　治疗 RA 的主要 NSAIDs

分类	药物	英文	半衰期/h	最大剂量 (mg/d)	每次剂量 (mg)	服药次数 (次/d)
丙酸类	布洛芬	ibuprofen	1.8	2400	400~800	3
	洛索洛芬	loxprofen	1.2	180	60	3
	精氨洛芬	Ibuprofen argonine	1.5~2	1.2	0.2	3
	酮洛芬	ketopronfen	3	200	50	3
	萘普生	naproxen	13	1500	250~500	2
苯醋酸类	双氯芬酸	diclofenac	2	150	25~50	3
	吲哚醋酸类	indometacin	4.5	150	25~50	3
	舒林酸	sulindac	18	400	200	2
	阿西美辛	acemtacin	3	180	30~60	3
吡喃羧酸类	依托度酸	etodolac	7.3	1200	200~400	3
非酸性类	萘丁美酮	nabumetone	24	2000	1000	1

29

463

续表

分类	药物	英文	半衰期/h	最大剂量 (mg/d)	每次剂量 (mg)	服药次数 (次/d)
昔康类	吡罗昔康	piroxicam	50	20	20	1
	氯诺昔康	lornoxicam	4	16	8	2
	美洛昔康	meloxicam	20	15	7.5~15	1
磺酰苯胺类	尼美舒利	nimesulide	2~5	400	100~200	2
昔布类	塞来昔布	celecoxib	11	400	100~200	2
	依托考昔	etoricoxib	22	120	120	1

NSAIDs 对缓解患者的关节肿痛，改善全身症状有重要作用。其主要不良反应包括胃肠道症状，肝和肾功能损害以及可能增加的心血管不良事件。根据现有的循证医学证据和专家共识，NSAIDs 使用中应注意以下几点：①注重 NSAIDs 的种类、剂量和剂型的个体化；②尽可能用最低有效量，短疗程；③一般先选用一种 NSAID。应用数日至 1 周无明显疗效时应加到足量。如仍然无效则应换用另一种制剂，避免同时服用 2 种或 2 种以上 NSAIDs；④对有消化性溃疡病史者，宜用选择性 COX-2 抑制剂或其他 NSAID 加质子泵抑制剂；⑤老年人可选用半衰期短或剂量较小剂量的 NSAID；⑥心血管危人群应慎选用 NSAID，如需使用，建议选用对乙酰氨基酚或萘普生；⑦肾功能不全者应慎用 NSAIDs；⑧注意血常规和肝肾功能的定期监测。NSAIDs 的外用制剂（如双氯芬酸二乙胺乳胶剂、辣椒碱膏、酮洛芬凝胶、吡罗昔康贴剂等）以及植物药青藤碱等对缓解关节肿痛有一定作用，不良反应较少，应提倡在临床上使用。

（2）改善病情抗风湿药（DMARDs）：该类药物较NSAIDs发挥作用慢，大约需 1~6 个月，故又称慢作用抗风湿药（SAARDs）。这些药物不具备明显的止痛和抗炎作用，但可延缓或控制病情的进展。常用于治疗 RA的 DMARDs（表 29-4）。

甲氨蝶呤（methotrexate，MTX）：是否引起流产、畸胎和影响生育能力尚无定论。服药期间应适当补充叶酸，定期查血常规和肝功能。

柳氮磺吡啶（salicylazosulfapyriding，SASP）：可单用于病程较短及轻症 RA，或与其他 DMARDs 联合治疗病程较长和中度及重症患者。一般服用 4~8 周后起效。从小剂量逐渐加量有助于减少不良反应。可每次口服250~500mg 开始，每日 3 次，之后渐增至 750mg，每日3 次。如疗效不明显可增至每日 3g。服药期间应定期查血常规和肝功能、肾功能。

来氟米特（leftunomide。LEF）：主要用于病程较长、病情重及有预后不良因素的患者。因有致畸作用，故妊娠妇女禁服。服药期间应定期查血常规和肝功能。

抗疟药（antimalarials）：包括羟氯喹和氯喹两种。可单用于病程较短、病情较轻的患者。对于重症或有预后不良因素者应与其他 DMARDs 合用。该类药起效缓慢，服用后 2~3 个月见效。前者的不良反应较少，但用药前和治疗期间应每年检查 1 次眼底，以监测该药可能导致的视网膜损害。氯喹的价格便宜，但眼损害和心脏相关的不良反应（如传导阻滞）较羟氯喹常见，应予注意。

青霉胺（D-penicillamine，D-pen）：一般用于病情较轻的患者，或与其他 DMARDs 联合应用于重症 RA。治疗期间应定期查血、尿常规和肝和肾功能。

金诺芬（auranofin）：为口服金制剂，初始剂量为3mg/d，2 周后增至 6mg/d 维持治疗。可用于不同病情程度的 RA，对于重症患者应与其他 DMARDs 联合使用。应定期查血、尿常规及肝肾功能。

29

表 29-4　治疗 RA 的主要 DMARDs

药物	起效时间（月）	常用剂量（mg）	给药途径	毒性反应
甲氨蝶呤	1~2	7.5~20mg/周	口服、肌内注射、静脉注射	胃肠道症状、口腔炎、皮疹、脱发、骨髓抑制、肝脏毒性，偶有肺间质病变
柳氮磺吡啶	1~2	500~1000mg，每日3次	口服	皮疹，胃肠道反应，偶有骨髓抑制。对磺胺过敏者不宜服
来氟米特	1~2	10~20mg，每日1次	口服	腹泻，瘙痒，转氨酶升高，脱发，皮疹
氯喹	2~4	250mg，每日1次	口服	头晕、头痛、皮疹、视网膜毒性，偶有心肌损害，禁用于窦房结功能不全、传导阻滞者
羟氯喹	2~4	200mg，每日2次	口服	偶有皮疹、腹泻、视网膜毒性

29

续表

药物	起效时间 （月）	常用剂量 （mg）	给药途径	毒性反应
金诺芬	4~6	3mg，每日2次	口服	口腔炎、皮疹、腹泻、骨髓抑制、偶有蛋白尿
硫唑嘌呤	2~3	50~150mg	口服	胃肠道症状、肝功能异常、骨髓抑制
青霉胺	3~6	250~750mg	口服	皮疹、口腔炎、味觉障碍、蛋白尿
环孢素	2~4	1~3mg·kg^{-1}d^{-1}	口服	胃肠道反应、高血压、肝肾功能损害、齿龈增生及多毛等
环磷酰胺	1~2	12mg·kg^{-1}d^{-1} 400mg/2~4周	口服	恶心、呕吐、骨髓抑制、肝功能损害、脱发、性腺抑制等

29

硫唑嘌呤（azathioprine，AZA）：常用剂量为 1 ~ 2mg·kg^{-1}d^{-1}，一般 100 ~ 150mg/d。主要用于病情较重的 RA 患者。可能对生殖系统有一定损伤，偶有致畸。服药期间应定期查血常规和肝功能。

环孢素 A（cyclosporin A，CysA）：与其他免疫抑制剂相比，Cys A 的主要优点为很少有骨髓抑制，可用于病情较重或病程长及有预后不良因素的 RA 患者。常用剂量 1—3mg·kg^{-1}d^{-1}。不良反应的严重程度、持续时间与剂量和血药浓度有关。服药期间应查血常规、血肌酐和血压等。

环磷酰胺（cyclophosphamide，CYC）：较少用于 RA。对于重症患者，在多种药物治疗难以缓解时可酌情试用。临床上对于 RA 患者应强调早期应用 DMARDs。病情较重、有多关节受累、伴有关节外表现或早期出现关节破坏等预后不良因素者应考虑 2 种或 2 种以上 DMARDs 的联合应用。主要联合用药方法包括 MTX、LEF、HCQ 及 SASP 中任意 2 种或 3 种联合，亦可考虑环孢素、青霉胺等与上述药物联合使用。但应根据患者的病情及个体情况选择不同的联合用药方法。

（3）生物制剂：可治疗 RA 的生物制剂主要包括肿瘤坏死因子（TNF）-α 拮抗剂、白介素（IL）-1 和 IL-6 拮抗剂、抗 CD20 单抗以及 T 细胞共刺激信号抑制剂等。

29

TNF-α 拮抗剂：该类制剂主要包括依那西普（etanercept）、英夫利西单抗（infliximab）和阿达木单抗（adalimumab）。与传统 DMARDs 相比，TNF-a 拮抗剂的主要特点是起效快、抑制骨破坏的作用明显、患者总体耐受性好。依那西普的推荐剂量和用法是 25m 日/次，皮下注射，每周 2 次或 50mg/次，每周 1 次。英夫利西单抗治疗 RA 的推荐剂量为 3mg·kg^{-1}d^{-1}，第 0、2、6 周各 1 次，之后每 4 ~ 8 周 1 次。阿达木单抗治疗 RA 的剂量是 40mg/次，皮下注射，每 2 周 1 次。这类制剂可有注射部位反应或输液反应，可能有增加感染和肿瘤的风险，偶有药物诱导的狼疮样综合征以及脱髓鞘病变等。

用药前应进行结核筛查，除外活动性感染和肿瘤。

IL-6拮抗剂（tocilizumab）：主要用于中重度RA，对TNF-a拮抗剂反应欠佳的患者可能有效。推荐的用法是4～10mg/kg，静脉输注，每4周给药1次。常见的不良反应是感染、胃肠道症状、皮疹和头痛等。

IL-1拮抗剂：阿那白滞素（anakinra）是目前唯一被批准用于治疗RA的IL-1拮抗剂。推荐剂量为100mg/d，皮下注射。其主要不良反应是与剂量相关的注射部位反应及可能增加感染几率等。

抗CD20单抗：利妥昔单抗（rituxiamb）的推荐剂量和用法是：第一疗程可先予静脉输注500～1000mg，2周后重复1次。根据病情可在6～12个月后接受第2个疗程。每次注射利妥昔单抗之前的半小时内先静脉给予适量甲泼尼龙。利妥昔单抗主要用于TNF-α拮抗剂疗效欠佳的活动性RA。常见的不良反应是输液反应，静脉给予糖皮质激素可将输液反应的发生率和严重度降低。其他不良反应包括高血压、皮疹、瘙痒、发热、恶心、关节痛等，可能增加感染几率。

CTLA4-Ig：阿巴西普（abatacept）用于治疗病情较重或TNF-α拮抗剂反应欠佳的患者。根据患者体质量不同，推荐剂量分别是：500mg（＜60kg）、750mg（60～100kg）、1000mg（＞100kg），分别在第0、2、4周经静脉给药，每4周注射1次。主要的不良反应是头痛、恶心，可能增加感染和肿瘤的发生率。

（4）糖皮质激素：糖皮质激素（简称激素）能迅速改善关节肿痛和全身症状。在重症RA伴有心、肺或神经系统等受累的患者，可给予短效激素，其剂量依病情严重程度而定。针对关节病变，如需使用，通常为小剂量激素（泼尼松≤7.5mg/d）仅适用于少数RA患者。激素可用于以下几种情况：①伴有血管炎等关节外表现的重症RA。②不能耐受NSAIDs的RA患者作为"桥梁"治疗。③其他治疗方法效果不佳的RA患者。④伴局部激素治疗指征（如关节腔内注射）。激素治疗RA的

29

原则是小剂量、短疗程。使用激素必须同时应用DMARDs。在激素治疗过程中，应补充钙剂和维生素 D。关节腔注射激素有利于减轻关节炎症状，但过频的关节腔穿刺可能增加感染风险，并可发生类固醇晶体性关节炎。

（5）植物药制剂

雷公藤：对缓解关节肿痛有效，是否减缓关节破坏尚乏研究。一般给予雷公藤多苷 30~60mg/d，分 3 次饭后服用。主要不良反应是性腺抑制，导致男性不育和女性闭经。一般不用于生育期患者。其他不良反应包括皮疹、色素沉着、指甲变软、脱发、头痛、食欲缺乏、恶心、呕吐、腹痛、腹泻、骨髓抑制、肝酶升高和血肌酐升高等。

白芍总苷：常用剂量为 600mg，每日 2~3 次。对减轻关节肿痛有效。其不良反应较少，主要有腹痛、腹泻、食欲缺乏等。

青藤碱：每次 20~60mg，饭前口服，每日 3 次，可减轻关节肿痛。主要不良反应有皮肤瘙痒、皮疹和白细胞减少等。

3. 物理治疗　热疗用于止痛和使肌肉松弛，一般以辐射热和温热最好，热水浴、石蜡浴、中药熏蒸可减轻晨僵症状。局部肿胀、压痛明显者，可用超激光照射治疗。

4. 注射疗法和针刀疗法　对于局部症状突出、肿胀、压痛明显者，可对关节周围痛点（肌肉起止点、韧带、腱鞘、滑膜、骨膜等）进行注射治疗，往往能迅速缓解症状，而且不良反应少，操作简单，风险小。对关节内类固醇注射，则应严格掌握适应证，防止出现关节内感染等并发症。关节内皮质类固醇注射治疗急性突发滑膜炎有效，其应用常可使疼痛和肿胀快速缓解，但缓解持续时间差异很大，如不经常应用危险性很低，长期应用可引起进行性关节退化，显然关节损害的风险和药物应用的次数有关，而不是与所用药物有关，因此，关

29

节内皮质类固醇应该仅用于那些注射后疼痛长期基本缓解的患者。皮质类固醇关节内注射治疗少数关节滑膜炎的突发，注射频度不大于每4~6个月一次，关节破坏的风险很小，注射应先抽吸，防止皮质类固醇结晶可被滑膜液隔离而不能到达炎症部位。注射过程避免关节过分肿胀，因为过高的压力将导致药物外渗进入皮下组织，增加脂肪萎缩的危险。可根据病情应用针刀松解关节周围粘连组织，以改善关节功能，减少强直和畸形产生。

5. 外科治疗　RA患者经过积极内科正规治疗，病情仍不能控制，为纠正畸形，改善生活质量可考虑手术治疗。但手术并不能根治RA，故术后仍需药物治疗。常用的手术主要有以下几种：

（1）滑膜切除术：对于经积极正规的内科治疗仍有明显关节肿胀及滑膜增厚，X线显示关节间隙未消失或无明显狭窄者，为防止关节软骨进一步破坏可考虑滑膜切除术，但术后仍需正规的内科治疗。

（2）人工关节置换术：对于关节畸形明显影响功能，经内科治疗无效，X线显示关节间隙消失或明显狭窄者，可考虑人工关节置换术。该手术可改善患者的日常生活能力，但术前、术后均应有规范的药物治疗以避免复发。

（3）关节融合术：对于晚期关节炎患者、关节破坏严重、关节不稳者可行关节融合术。此外，关节融合术还可作为关节置换术失败的挽救手术。

（4）软组织手术：通过关节囊剥离术、关节囊切开术、肌腱松解或延长术等（以）改善关节功能。腕管综合征可采用腕横韧带切开减压术。肩、髋关节等处的滑囊炎，如经保守治疗无效，需手术切除。腘窝囊肿偶需手术治疗。类风湿结节较大，有疼痛症状，影响生活时可考虑手术切除。

6. 心理治疗　医务人员要深入了解患者心理，用临床中治疗成功的实例来说服、开导患者，解除患者疑虑，疏泄气内心的烦恼和苦闷，树立其战胜疾病的信心。要给患者说明本病具有病程长，且易反复发作的特点，同

29

时也要让患者认识到社会在进步，医学在发展，只要医患者密切配合，一定会获得更好的治疗效果。让患者形成"前途光明，道路坎坷"的观念。使其具有"打持久战"的决心和勇气。

7. 其他治疗　除前述的治疗方法外。对于少数经规范用药疗效欠佳，血清中有高滴度自身抗体、免疫球蛋白明显增高者可考虑免疫净化，如血浆置换或免疫吸附等治疗。但临床上应强调严格掌握适应证以及联用DMARDs 等治疗原则。此外。自体干细胞移植、T 细胞疫苗以及间充质干细胞治疗对 RA 的缓解可能有效，但仅适用于少数患者，仍需进一步的临床研究。

四、康复与预后

大多数患者病程迁延，患者 2～3 年内的致残率较高，如果不及早合理治疗，3 年内关节破坏达 70%，积极、正确的治疗可使 80% 以上的 RA 患者病情缓解，只有少数最终残疾。

目前尚无准确预测预后的指标，通常认为，男性比女性预后较好；发病年龄晚者较发病早者预后好，起病时关节受累多或有跖趾关节受累，或病程中累及关节数大于 20 个预后差；持续高滴度 RF 阳性，持续血沉增快，C 反应蛋白增高，血肿嗜酸性粒细胞增多均提示预后较差；有严重全身症状和关节外表现者预后不良；短期激素治疗症状难以控制或激素剂量不能减至 10mg/d以下者预后差。

第二节　强直性脊柱炎

一、简要概述

强直性脊柱炎（ankylosing spondylitis，AS）是一种主要累及中轴骨骼的慢性炎症性疾病。其病变的原发部位是韧带和关节囊的附着部，主要病理改变是局部病变导致韧带骨化形成，椎体方形变，椎骨终板破坏，随着病变的进展，最终发生关节纤维性或骨性强直。AS在我国的发病率约为0.3%，好发于16～25岁的青年人，起病隐匿，进展缓慢。

二、临床表现与疾病诊断

（一）临床表现

早期炎性腰背痛，可伴乏力、食欲减退、消瘦、低热等，后期疼痛缓解，出现脊柱大部强直，甚至出现严重畸形。

（1）中轴受累：①炎性腰背痛；②脊柱强直；③骶髂关节炎—强直性脊柱炎的特征之一，常作为诊断标准；④前胸壁炎症；⑤晨僵；⑥交替性臀部疼痛；

（2）外周受累：①外周关节受累，常侵犯髋关节、肩关节，其次膝踝，很少累计手指关节。②关节外病变：主要有心脏病变、眼部病变、肺部病变、慢性前列腺炎、肾脏病变等。

（二）疾病诊断

辅助检查

1. 物理检查：①正常脊柱关节活动度：颈椎：前屈35°～45°，后伸35°～45°，左右侧屈45°，左右旋转60°～80°；胸腰椎活动度：前屈90°，后伸30°，左右侧屈30°，左右旋转30°。②胸廓活动度：测量第四肋间隙水平深呼气和深吸气的胸围差，正常应>2.5cm。③枕墙距：患者靠墙站立，足跟紧贴墙面，测量后枕部与墙之间的距离，正常应为0，主要评定颈椎胸椎后凸程度。④指地距：患者下肢伸直，弯腰摸地板，正常指尖与地面距离应<10cm。⑤Schober test：在患者腰骶关节水平处定点，沿腰椎棘突向上10cm处标记，嘱其弯腰最大化，测量上下两点间距，正常应大于15cm。

2. 影像学检查

（1）强直性脊柱炎的X线检查

骶髂关节改变：这是诊断本病的主要依据。一般地

29

说，骶髂关节可有三期改变：①早期：关节边缘模糊，并稍致密，关节间隙加宽。②中期：关节间隙狭窄，关节边缘骨质腐蚀与致密增生交错，呈锯齿状。③晚期：关节间隙消失，有骨小梁通过，呈骨性融合。

但目前仍有学者沿用 1966 年纽约放射学标准，将强直性脊柱炎的骶髂关节炎分为五级：0 级为正常；Ⅰ 级为可疑；Ⅱ 级为轻度异常；Ⅲ 级为明显异常；Ⅳ 级为严重异常，关节完全强直。

脊柱改变：病变发展到中、晚期可见到：①韧带骨赘（即椎间盘纤维环骨化）形成，甚至呈竹节状脊柱融合。②方形椎。③普遍骨质疏松。④关节突关节的腐蚀、狭窄、骨性强直。⑤椎旁韧带骨化，以黄韧带、棘间韧带和椎间纤维环的骨化最常见（晚期呈竹节样脊柱）。⑥脊柱畸形，包括：腰椎和颈椎前凸消失或后凸；胸椎生理性后凸加大，驼背畸形多发生在腰段和下胸段。⑦椎间盘、椎弓和椎体的疲劳性骨折和寰枢椎半脱位。

髋膝关节改变：髋关节受累常为双侧，早期骨质疏松、闭孔缩小、关节囊膨胀；晚期见关节间隙消失，关节呈骨性强直。

肌腱附着点的改变：多为双侧性，早期见骨质浸润致密和表面腐蚀，晚期可见韧带骨赘形成（骨质疏松、边缘不整）。

早期 X 线检查阴性时，可行放射性核素扫描、CT 和 MRI 检查，以发现早期对称性骶髂关节病变。但必须指出，一般简便的后前位 X 线片足可诊断本病。

（2）强直性脊柱炎的 CT、MRI 和造影检查 X 线片对较为典型的骶髂关节炎诊断较易，但对早期骶髂关节炎诊断比较困难，容易漏诊。骶髂关节 CT 或 MRI 检查敏感性高，可早期发现骶髂关节病变。CT 能较满意地显示骶髂关节间隙及关节面骨质，对临床高度疑诊而 X 线表现正常或可疑者。MRI 能直接显示关节软骨，对早期发现骶髂关节软骨改变以及对骶髂关节炎的病情估计和

29

疗效判定较 CT 更优越。

3. 实验室检查 血常规及血沉可大致正常,部分患者可有正细胞低色素性贫血和白细胞增多。多数患者在早期或活动期血沉增速,后期则血沉正常。

(1)血液生化检查:直性脊柱炎没有诊断性的或特异性的检查。血常规可有轻度白细胞和血小板增高,15% 的患者可有轻度正细胞正色素性贫血。75% 以上的患者出现红细胞沉降率增快,急性期或炎症反应重者还可有 C 反应蛋白升高。

(2)免疫学检查:类风湿因子阳性率不高。血清 IgA 可有轻至中度升高,并与 AS 病情活动有关,伴有外周关节受累者可有 IgG、IgM 升高。HLA 分型检查 90% 左右的患者 HLA-B27 阳性。

(3)微生物学检查:AS 患者大便肺炎克雷伯杆菌的检出率高于正常人。

(4)HLA-B27 检测:HLA-B27 检测对强直性脊柱炎的诊断有一定的帮助,但绝大部分的患者只有通过病史、体征和 X 线检查才能作出诊断。

诊断

1. 诊断标准

(1)1984 年修订的纽约标准:临床标准:①下腰痛至少持续 3 个月,疼痛随活动改善,但休息后不减轻;②腰椎在前后和侧屈方向活动受限;③扩胸度范围小于同年龄和性别的正常值。放射学标准:单侧骶髂关节炎 3~4 级或双侧骶髂关节炎 2~4 级。肯定的强直性脊柱炎必须满足放射学标准加上临床标准①~③中的任何一条。

(2)欧洲脊柱关节病研究组标准(ESSG):炎性脊柱疼或非对称性以下肢关节为主的滑膜炎,并附加以下任何一项即可诊断;①阳性家族史;②银屑病;③炎性肠病;④关节炎前 1 个月内的尿道炎、宫颈炎或急性腹泻;⑤双侧臀部交替性疼痛;⑥肌腱端病;⑦骶髂关节炎。

29

2. 鉴别诊断

（1）腰骶关节劳损：慢性腰骶关节劳损为持续性、弥漫性腰痛，以腰骶部最重，脊椎活动不受限，X线无特殊改变。急性腰骶关节劳损，疼痛因活动而加重，休息后可缓解。

（2）骨关节炎：常发生于老年人，特征为骨骼及软骨退变，滑膜增厚，以负重的脊柱和膝关节等较常见。累及脊椎者常以慢性腰背痛为主要症状，与 AS 易混淆；但不发生关节强直及肌肉萎缩，无全身症状，X 线表现为骨赘生成和椎间隙变窄。

（3）Forestier 病：Forestier 病（老年性关节强直性骨肥厚）患者的脊柱亦形成连续性骨赘，类似 AS 的脊柱竹节样变，但骶髂关节正常，椎间小关节不受侵犯。

（4）结核性脊柱炎：临床症状与 AS 相似，但 X 线检查可资鉴别。结核性脊柱炎时，脊椎边缘模糊不清，椎间隙变窄，前楔形变，无韧带钙化，有时有脊椎旁结核脓肿阴影存在，骶髂关节为单侧受累。

（5）类风湿关节炎：现已确认，AS 不是类风湿关节炎（RA）的一种特殊类型，两者有许多不同点可资鉴别。RA 在女性多见，通常先侵犯手足小关节，且呈双侧对称性，骶髂关节一般不受累，如侵犯脊柱，多只侵犯颈椎，且无椎旁韧带钙化，有类风湿皮下结节，血清 RF 常阳性，HLA-B27 抗原常阴性。

（6）肠病性关节病：溃疡性结肠炎、局限性肠炎或肠源性脂肪代谢障碍（Whipple 病）都可发生脊柱炎，且肠病性关节病受累关节和 X 线改变与 AS 相似而不易区别，因此需要寻找肠道症状和体征，以资鉴别。溃疡性结肠炎的结肠黏膜溃疡、水肿及血性腹泻；局限性肠炎的腹痛、营养障碍及瘘管形成；Whipple 病的脂肪泻、急剧消瘦等，都有助于原发性疾病的诊断。肠病性关节病患者 HLA-B27 阳性率低，Crohn 病患者肠灌洗液 IgG 增高，而 AS 患者肠灌洗液中 IgG 基本正常。

29

（7）Reiter综合征和银屑病关节炎　两病均可发生脊柱炎和骶髂关节炎，但脊柱炎一般发生较晚、较轻，椎旁组织钙化少，韧带骨赘以非边缘型为主（纤维环外纤维组织钙化），在相邻两椎体间形成部分性骨桥与AS的竹节样脊柱不同；骶髂关节炎一般为单侧性或双侧非对称性，骨突关节病变少见，无普遍性骨质疏松。另外，Reiter综合征有结膜炎、尿道炎、黏膜及皮肤损害；银屑病关节炎则有皮肤银屑病损害等可供鉴别。

三、治疗

本病目前尚缺乏根治办法，治疗包括非药物、药物和手术等综合治疗。药物只能改善患者腰背部疼痛和发僵，晚期严重畸形者需做脊柱截骨矫形或人工全髋关节置换术。置换术后绝大多数患者的关节痛得到控制，部分患者的功能恢复正常或接近正常。康复训练有助于缓解症状，防止畸形。日常应睡硬板床，多取仰卧位，避免促进屈曲畸形的体位。

（一）治疗目标：

①控制炎症，缓解症状；②防止脊柱、髋关节僵直畸形，保持最佳功能位置；③避免治疗所致不良反应。

（二）治疗措施

治疗应包括非药物、药物和手术等综合治疗。

29

1. 一般治疗　对患者进行疾病知识的教育有助于患者主动参与各种治疗及与医生的合作。劝导患者每天坚持进行体位锻炼，其目的是为取得和维持脊柱的最好位置，增强椎旁肌肉和增加肺活量，其重要性不亚于药物治疗。应睡硬板床，多取仰卧位，避免促进屈曲畸形的体位。游泳是最好的全身锻炼。

2. 药物治疗

（1）非甾体抗炎药：这一类药物能迅速改善患者腰背部疼痛和发僵，减轻关节肿胀和疼痛，为首选药，有助于患者坚持康复锻炼和从事正常的生活与工作。盐酸依托考昔、吲哚美辛（吲哚美辛）、布洛芬、吡罗昔康、昔布类消炎止痛药等对强直性脊柱炎有良好的消炎解痛和减轻晨僵的作用。长期使用是否影响本病自然病程，还有待证实。该类药的不良反应中较多的是胃肠不适，少数可引起胃肠溃疡或出血；个别的有头痛、头晕、肝、肾损伤，血细胞减少，水肿，高血压及过敏反应等。一般只选用1种抗炎药物。同时使用2种或2种以上的抗炎药不仅不会增加疗效，反而会增加药物不良反应，甚至带来严重后果。在用药过程中应始终注意监测药物不良反应并及时调整。非甾体抗炎药物通常建议较长期使用，如1种药物治疗2～4周疗效不明显，应改用其他不同类别的抗炎药。

（2）糖皮质激素：长期使用弊大于利，故不作常规全身使用，尤其不宜中、大剂量长期使用。使用指征是：非甾体抗炎药过敏或非甾体抗炎药不能控制症状者，可代之以小剂量（相当于泼尼松每日10mg以下）皮质激素治疗。另外症状严重，非甾体抗炎药或小剂量激素不能控制者，可用较大剂量，如泼尼松（泼尼松）每日20～30mg，待症状控制，慢作用药发挥作用以后，逐渐减量至停用。对其他治疗不能控制的下背痛，在CT指导下行皮质类固醇骶髂关节注射，部分患者可改善症状，疗效可持续3个月左右。本病伴发的长期单关节（如膝关节）积液，可行长效皮质激素关节腔注射。重复注射应间隔3～4周，一般不超过2～3次。

（3）柳氮磺吡啶：已有临床验证表明柳氮磺吡啶对某些AS患者特别是伴有外周关节炎的患者有效，但尚无证据表明该药可维持脊柱活动度或延缓X线改变的进展。对磺胺过敏者慎用，用法用量：柳氮磺吡啶2～3g/d，分3次服用。不良反应轻，偶有胃肠道反应、皮疹、血白细胞减少。

（4）甲氨蝶呤：活动性AS患者经柳氮磺吡啶和非甾体抗炎药治疗无效时，可采用甲氨蝶呤。有些报道提示它对外周关节炎、腰背痛和发僵及虹膜炎等表现，以

29

及血沉和 C-反应蛋白水平有改善作用，而对中轴关节的放射线病变无改善证据。剂量为甲氨蝶呤 7.5～15mg，口服或注射，每周 1 次，个别重症者可酌情增加剂量，疗程 0.5～3 年不等。其不良反应主要包括胃肠不适、肝损伤、肺间质炎症和纤维化、血细胞减少、脱发、头痛及头晕等。

（5）一些重症、男性、难治性 AS 患者可应用沙利度胺（thalidomide，沙利度胺），可减轻临床症状和使血沉及 C-反应蛋白下降。初始剂量 100mg/d，每 10 天递增 100mg，至 300mg/d 维持。用量不足则疗效不佳，停药后症状易复发。本品的不良反应有嗜睡、口渴、血细胞减少、肝酶增高、镜下血尿及指端麻刺感等外周神经炎反应，也需注意对生育功能的影响。因此对选用此种治疗者应做严密观察，在用药初期应每周查血和尿常规，每 2～4 周查肝肾功能。对长期用药者应定期做神经系统检查，以便及时发现可能出现的外周神经炎。

（6）生物制剂：目前国内上市的 2 种 TNF 拮抗剂对 AS 治疗都有非常好的疗效，英利昔单抗（商品名类克）是抗肿瘤坏死因子单克隆抗体（嵌合体中 25% 是鼠组织，75% 是人组织），在 AS 的治疗取得了良好的疗效，其用法为：3～5mg/d 静脉滴注，给药时间为第 0、2、6、12、18 周，通常使用 3～6 次为 1 个疗程。如有髋关节病变主张与甲氨蝶呤（MTX 10～15mg/周）联合应用。

Etanercepl（益赛普）是一种重组的人可溶性肿瘤坏死因子受体融合蛋白，能可逆性地与肿瘤坏死因子结合，而发挥治疗效果。25mg 皮下注射，每周 2 次，连用 3～6 个月。80% 以上的患者病情可获得明显改善，副作用：注意感染，特别是结核感染。

3. 外科治疗 为了改善患者的关节功能和生活质量，明显脊柱后凸畸形者可行脊柱截骨矫形术，髋关节受累引起的关节间隙狭窄、强直和畸形，建议做人工全

29

髋关节置换术。

（7）中医中药。

四、康复与预后

强直性脊柱炎的病程演变差异很大，其特征是自发缓解和加重交替出现，一般预后较好，有自限性。少数患者迅速骨损并在早期出现严重残疾，髋关节受累及颈椎完全强直。轻型患者的存活期和一般人群无差别。然而，并发脊柱骨折，心血管系统受累，肾淀粉样变性，以及其他严重并发症会使某些患者的生存期缩短。少数患者有可能死于心力衰竭、尿毒症及颈椎骨折并发截瘫。

大量事实证明，适当的功能锻炼对于保持和恢复患者的关节功能，防止关节畸形和骨质疏松症，以及减少患者残疾的发生率等方面，有着十分重要的价值。强直性脊柱炎运动疗法的目的：①保持四肢关节的灵活性，增强和恢复肌肉张力，防止肌肉萎缩和关节强直；②维持脊柱的正常生理弯曲和活动度，防止脊柱僵直畸形和功能障碍；③维持良好的胸廓扩张度和肺顺应性，保护和恢复呼吸功能；④增强体质和身体的整体功能状态，提高抗病能力，防止或减少急性发作；⑤使患者保持良好的心理状态，增强战胜疾病的信心，改善工作能力和日常生活能力。

饮食上可适当吃些能抗风湿祛寒邪的食物，如大蒜、辣椒、茴香花椒、大葱等，冬季可服用姜汤，可起到暖胃驱寒的目的。另外适当多补一些豆类食品，如黄豆、大豆、黑豆等可对治疗强直性脊柱炎有很好的辅助作用，豆类食品中含有丰富的微量元素和蛋白质，可促进肌肉、关节、骨骼的代谢，对于骨伤的修复有很好的效果，对身体沉重、关节不利、关节肿痛的风湿类型有很好的效果。

29

第三节 纤维肌痛综合征

一、简要概述

纤维肌痛综合征（Fibromyalgia FM）是一种复杂的慢性疾病，以广泛的纤维组织肌肉疼痛并在特殊部位有触痛点以及其他一些功能性病史如持久性疲劳、睡眠障碍、僵直等为临床特征。因为慢性疼痛的存在，患者也可能伴随有焦虑或抑郁症状。纤维肌痛的患病率在2% ~ 4%左右，女性多于男性，是男性发病率的6 ~ 10倍。本病可出现在任何年龄段，以20 ~ 30岁的常见，超过50岁后，女性患者多于男性。目前对纤维肌痛的危险因素知之甚少，有研究认为纤维肌痛有家族遗传性，身体创伤、感染及与组织相关疾病是诱发因素。基因多态性与纤维肌痛综合征的相关性，目前结论不一，可能在SLC6A4基因启动区域插入或缺失多态性与慢性疼痛有关，等位基因的缺失可增加纤维肌痛的风险。最近的研究还表明血清素、多巴胺、儿茶酚胺能通路的基因多态性可能与纤维肌痛综合征有关。众所周知，细胞因子在风湿性疾病中起到重要作用，并可能在FM中起到介导损伤的作用。在纤维肌痛患者，IL-10、IL-8及肿瘤坏死因子的表达水平升高。因为肌肉疼痛是该病最重要的症状，纤维肌痛长期以来被认为是肌纤维疾病，组织学检查表明，触痛部位常常出现红斑状肌纤维。另有研究表明，纤维肌痛患者的肌肉能量代谢障碍，局部低氧，高能磷酸化合物降低，这些发现可能与患者疼痛、无力有关。有报道认为，纤维肌痛症患者有轻微的肾上腺皮质功能不全，也有报道认为，纤维肌痛症患者甲状腺激素释放激素（thyroid releasing hormone，TRH）的改变，导致甲状腺分泌波动范围减小，加重了症状。总之，纤维肌痛的病理生理相关机制研究众说纷纭，纤维肌痛的发生可能是家族/遗传易感性和环境因素作用的结果。

29

二、临床表现与疾病诊断

纤维肌痛在临床上较难诊断，目前临床上并没有一个特异的实验室检测进行确诊。诊断主要依据症状，这些症状包括主要症状、特征性症状、常见症状。

主要症状：全身广泛疼痛是所有纤维肌痛综合征患者都具有症状，疼痛遍布全身各处，尤以中轴骨骼（颈、胸椎、下背部）及肩胛带、骨盆带等处为常见。其他常见部位依次为膝、头、肘、踝、足、上背、中背、腕、臀部、大腿和小腿。大部分患者为刺痛。另一个症状为广泛存在的压痛点，这些压痛点存在于肌腱、肌肉及其他组织中，往往呈对称性分布。这些压痛点分布于（图29-1）：枕（双侧枕骨下区）、颈部（双侧，C_5-C_7横突前）、斜方肌（双侧，上缘中点）、冈上肌（双侧，肩胛冈上方内侧缘起点）、第二肋（双侧，第二肋骨肋软骨连接处上缘外侧）、外上髁（双侧，上髁2cm处）、臀部（双侧，臀大肌外上象限）、大转子（双侧，大转子隆凸后）、膝（双侧，关节近端脂肪垫中点）。持续3个月以上的全身性疼痛：即分布于躯体两侧，腰的上、下部以及中轴（颈椎、前胸、胸椎或下背部）等部位的广泛性疼痛。18个已确定的解剖位点中至少11个部位存在压痛。检查时医生用右手拇指平稳按压压痛点部位，相当于4kg/cm² 的压力，使得检查者拇指指甲变白，恒定压力几秒钟。同时符合上述2个条件，且症状持续3个月以上，诊断即可成立。

特征性疾病：这一组症状包括睡眠障碍、疲劳及晨僵。患者多有睡眠障碍，表现为失眠、易醒、多梦、精神不振。在非快动眼期出现 α 波，提示缺乏熟睡。患者有疲劳感，约一半患者疲劳症状较严重，以至于无法工作"。晨僵见于76% ~91%的患者，其严重程度与睡眠及疾病活动性有关。

常见症状：很多患有纤维肌痛的患者同时合并有其他疾病。患者常诉关节、关节周围肿胀，但无客观体征。

29

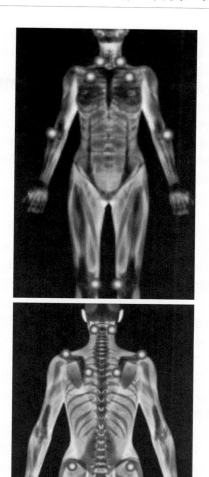

29

图 29-1 纤维肌痛的压痛点分布

其次为头痛、肠激惹综合征，间质性肠炎，不宁腿综合征，及其他慢性疼痛疾病，如系统性红斑狼疮，类风湿关节炎。

应对患者进行血常规、血生化和尿常规检查，血清免疫学检查、甲状腺功能检查、肌酸磷酸激酶检查等结果一般正常；纤维肌痛还要排除类风湿关节炎、系统性红斑狼疮后得出诊断。纤维肌痛常常与肌筋膜综合征混淆，后者疼痛部位局限，痛点较少。

辅助检查

除非合并其他疾病，纤维肌痛一般无实验室异常。但有报道纤维肌痛患者 IL-1 水平增高，自然杀伤细胞及血清素活性减低，脑脊液中 P 物质浓度升高。约 1/3 患者有雷诺现象，在这一组患者中可有抗核抗体阳性、C3 水平减低。

鉴别诊断

1. 慢性疲劳综合征　慢性疲劳综合征表现为疲劳、乏力。检查患者有无低热、咽炎、颈或腋下淋巴结肿大，慢性疲劳综合征的发病机制，认为它与疱疹病毒 hhv6 有关，在大约 20% 的患者血液里检测出来了与这种病毒分泌的特有蛋白质结合的抗体，而健康人血液里则没有这种物质，有助于鉴别二者。

2. 风湿性多肌痛　风湿性多肌痛表现为广泛性颈、肩胛带、背及骨盆带疼痛。但根据血沉快、多见于 60 岁以上老人、滑膜活检示炎性改变、对激素敏感等特点，可与纤维肌痛综合征相鉴别。

3. 类风湿关节炎　类风湿关节炎和纤维肌痛综合征患者均有全身广泛性疼痛、发僵及关节肿胀的感觉。但纤维肌痛的关节肿胀无客观证据，实验室检查包括类风湿因子、血沉、关节 X 线片等也都助于鉴别二者。纤维肌痛综合征疼痛分布范围较广泛，较少局限于关节，多位于下背、大腿、腹部、头部和髋部，而类风湿关节炎的疼痛多分布于腕、手指和足趾等部位。

4. 肌筋膜痛综合征：纤维肌痛常常与肌筋膜痛综合征混淆，肌筋膜痛综合征亦称局限性纤维炎，也有压痛点，易与纤维肌痛压痛特征相混淆。肌筋膜痛综合征的压痛点通常叫激发点，按压这一点，疼痛会放射到其他

29

部位。激发点起源于肌肉，受累肌肉活动受限，被动牵拉或主动收缩肌肉均可引起疼痛。它与纤维肌痛不同，没有广泛的疼痛、僵硬感或疲乏等症状，特殊的肌筋膜痛治疗有效。

5. 甲状腺功能低下、恶性疾病、骨性软化、帕金森病等与纤维肌痛症状有相似之处，需要鉴别。

三、治疗原则

纤维肌痛：纤维肌痛疾病较为复杂，症状持续时间较长。目前纤维肌痛的治疗需采用综合治疗手段进行长期治疗，包括药物治疗和非药物治疗。患者症状会得到逐步的缓解，该病并不致命。

纤维肌痛的非药物治疗

纤维肌痛的非药物治疗　包括运动、心理或物理的方法。物理学治疗方法包括主动和被动方式。主动物理治疗推荐所有的纤维肌痛患者进行功能锻炼，规律的有氧运动可以改善患者的临床症状。力量训练也可以减少疼痛，并带给患者愉悦。被动物理治疗包括按摩，电疗及超声疗法。心理学治疗：除锻炼之外，通过教育和心理学，对纤维肌痛患者进行认知-行为学治疗。缓解患者的紧张和焦虑情绪，改善患者的疼痛感觉。

纤维肌痛的药物治疗　治疗纤维肌痛的药物包括低剂量的环苯扎林、阿米替林或去甲阿米替林等三环类药物。血清去甲肾上腺素再摄取抑制剂则适用于伴有疲劳、精神低迷的患者，而伴有焦虑或睡眠障碍的患者则建议使用加巴喷丁。有效的治疗方法或需联合应用多种药物。如非甾体抗炎药和对乙酰氨基酚或有助于治疗伴有的由其他因素引起的外周疼痛，但应避免使用阿片类药物。

中医认为素体虚弱，脏腑亏虚，正气不足，阴阳失调是本病的主要内因，其中又以肝脾肾亏虚为主，风寒湿热之邪乘虚内侵是外因，病机为禀赋素虚，阴阳失调，气血不足，营卫不和，或者肝郁脾虚，以致风寒湿热之邪乘虚内侵而致病。

29

四、康复与预后

纤维肌痛最佳的治疗方案是联合药物治疗和非药物疗法，让患者了解到目前诊治所处困境及意识到通过减压、改善睡眠质量和适度锻炼来积极配合治疗的重要性。可以进行散步、游泳和球类运动等，建议选择一种或多种适合于自己年龄段的最感兴趣的运动。锻炼应循序渐进，避免睡觉前锻炼，以免加重失眠。

第四节 红斑性肢痛症

一、简要概述

红斑性肢痛症（erythromelalgia）的英文 erythromelalgia 来源于 3 个希腊字，即 erythros（红色）、melos（肢端）和 algos（疼痛），是由 Mitchell 于 1878 年首先提出。红斑性肢痛症是原因不明的阵发性肢体血管扩张性的自主神经系统疾病，以患肢阵发性血管扩张为特征，并伴有烧灼样疼痛的一组综合征。

病因尚不清楚，可能与自主神经系统功能失调，引起末梢血管运动失调，导致肢端小动脉极度扩张，局部充血，血管内张力增加，压迫或刺激邻近的神经末梢而产生剧痛。此外，可有血流动力学方面的异常，如血流变发现全血比黏度及血浆黏度下降，体外血栓形成时间延长，血细胞比容略高，血小板黏附增加，红细胞变形能力低，红细胞电泳增快。部分患者血小板数量增多，血小板的生存时间比正常明显缩短。

二、临床表现与疾病诊断

临床表现

1. 典型临床特征 位于肢端，以下肢多见，即足的前部，足底、手掌、足趾或手指，可单侧或双侧，但不一定对称，表现为肢端的发红、温热、充血及烧灼样疼痛。

2. 站立、运动和（或）暴露于热环境下，症状易诱发和加重；休息、抬高受累的肢端及暴露于较冷的环境中可减轻症状。

3. 肢端感觉异常（如足趾和手指的麻刺感、针刺感及麻木感等）常先于烧灼样疼痛感。

4. 低剂量或单一剂量的阿司匹林能够特异而快速的减轻或消除疼痛，并且可维持数天。

5. 若未经治疗，红斑性肢痛症常常进展，受累的足趾或手指可为剧烈烧灼感、搏动感以及剧烈疼痛，以后肢端患部可变凉发绀，甚或出现坏疽。

6. 红斑性肢痛症与血小板增高症密切相关，或与真性红细胞增多症相关。

7. 红斑性肢痛症区域皮肤活检的组织病理变化，是非特异性的炎症及小血管或小动脉的肌纤维增生及血栓性闭塞，但缺乏以往有血管病变的表现。

8. 由于低剂量阿司匹林对血小板环氧化酶活性不可逆性的抑制，红斑性肢痛症可完全缓解，缺血的循环紊乱可获得改善。血小板计数减少到正常水平（350×10^9/L）可消除症状。

9. 红斑性肢痛症常在成年起病。

诊断依据：

1. 多见于青年女性。

2. 发病较急，双足突发热灼样疼痛，也可出现于双手。

3. 皮肤发红，温度升高，一般临界温度点在 30～36℃，超过时则出现症状。

4. 局部多汗，轻度水肿，有感觉过敏。

5. 暴露于冷处或冷水浸洗，可使疼痛缓解。

6. 实验室检查，血常规、血沉、血糖、抗溶血性链球菌"O"等均正常。

鉴别诊断

1. 继发性红热痛症 可以是药物的副作用或其他疾

病所致。如钙拮抗剂、血管活性药物、甲硝唑、氨苄西林等均可引起继发性红热痛症表现；引起继发性红热痛症的疾病有原发性高血压、系统性红斑狼疮、类风湿关节炎、糖尿病、皮肤血管炎、多发性硬化、痛风、HIV感染后、传染性单核细胞增多症、乙醇中毒等。重金属中毒（如汞中毒等）也可引起继发性红热痛症。此外，还有一些伴发或是合并的情况，如腓骨肌萎缩症伴发的红斑性肢痛症，肺心病合并的红斑肢痛症，伴发慢性骨髓炎的红斑肢痛症，合并有白细胞碎裂性血管炎的红斑肢痛症，遗传感觉神经病相伴的红斑肢痛症，副肿瘤伴发的红斑肢痛症。

2. 雷诺病　该病多见于青年女性，是由于交感神经功能紊乱而引起的肢端局部缺血现象，遇冷是主要诱因。临床主要有苍白、发绀、潮红三项反应，局部温度低。病理可分局部缺血期、局部充血期、对称性坏疽期 3 个阶段。治疗原则是保暖，使用血管扩张剂，或交感神经注射。

3. 血管闭塞性脉管炎　该病几乎都是男性，发病多在青、中年起病，主要为血流不足引起的症状。可分局部缺血期、营养障碍期、坏疽期三期，相应地出现间歇性跛行、皮肤苍白发绀及足背动脉减弱（或消失）、足部干性坏疽溃疡表现。

4. 小腿红斑病　寒冷为发病诱因，红斑以小腿为主，无明显疼痛。

三、治疗原则

（一）一般治疗

急性期应卧床休息，避免久站，可抬高患肢，局部宜行冷敷，避免过热及其他各种引起患部血管扩张的刺激。

（二）药物治疗

1. 阿司匹林　剂量一般每日在 100mg 以下。

2. 血管收缩剂　可用麻黄碱、肾上腺素、甲基麦角酸丁醇酰胺、米多君（α_1-肾上腺能受体激动剂）进行治疗，收缩血管以缓解症状。

3. 血管扩张药 有的患者须用异丙肾上腺素、硝酸甘油和普萘洛尔等扩张血管治疗。如普萘洛尔每日 3 次口服，20~40mg/次，但有低血压及心衰者禁用。

4. 利血平与氯丙嗪合用 口服利血平（利舍平）0.25mg 及氯丙嗪 25~50mg，每日 3 次，可控制发作，作用机制可能与镇静有关。应用时应注意血压。另有用阿米替林治疗显效的报告。

5. 普鲁卡因 静滴用 0.15% 普鲁卡因 500~1000ml，缓慢静滴，每日 1 次，5 天为一个疗程。

6. 调节自主神经及维生素类药物 谷维素、维生素 C、维生素 B_1 及 B_{12} 等对症状缓解有益无害。对症治疗中亦可用卡马西平辅助止痛。

7. 糖皮质激素 短期内应用或冲击治疗有可能控制或减轻症状。

8. 赛庚啶及苯噻啶 具有 5-HT 及组胺的拮抗作用，对于原发性红热痛症可能效果较好。

9. 低分子右旋糖酐加氯喹治疗 先用 10 天低分子右旋糖酐，每日 1 次静点 500ml，以后改为隔日静滴，同时服用氯喹 0.5g/次，每日 3 次，1 周后改为 0.25g/次，每日 3 次，共用 3~4 周。

10. 硝普钠 某些青少年的红斑肢痛症对阿司匹林无效，但对硝普钠的治疗十分敏感。

（三）物理疗法

发作时用冷水或微温水冷敷，可用超声波治疗。

（四）神经阻滞

可在硬膜外间隙置入导管，经镇痛泵连续给药，行相应部位的硬脊膜外阻滞或交感神经阻滞。

（五）手术治疗

对各种治疗措施均不满意，反复发作多年不愈者，可考虑行交感神经切除术。

29

第五节 痛 风

一、简要概述

痛风是由单钠尿酸盐（MSU）沉积所致的晶体相关性关节病，与嘌呤代谢紊乱和（或）尿酸排泄减少所致的高尿酸血症直接相关，特指急性特征性关节炎和慢性痛风石疾病，主要包括急性发作性关节炎、痛风石形成、痛风石性慢性关节炎、尿酸盐肾病和尿酸性尿路结石，重者可出现关节残疾和肾功能不全。痛风常伴腹型肥胖、高脂血症、高血压、2型糖尿病及心血管病等表现。本病分为原发性痛风和继发性痛风。痛风多见于中年男性，女性仅占5%，主要是绝经后女性，痛风发生有年轻化趋势。痛风的自然病程可分为四期，即无症状高尿酸血症期、急性期、间歇期、慢性期。

二、临床表现与疾病诊断

临床表现

（1）急性痛风性关节炎：多数患者发作前无明显征兆，或仅有疲乏、全身不适和关节刺痛等。典型发作常于深夜因关节痛而惊醒，疼痛进行性加剧，在12小时左右达高峰，呈撕裂样、刀割样或咬噬样，难以忍受。受累关节及周围组织红、肿、热、痛和功能受限。多于数天或2周内自行缓解。首次发作多侵犯单关节，60%～70%发生在第一跖趾关节，在以后的病程中，部分患者累及该部位。其次为足背、足跟、踝、膝、腕和肘等关节，肩、髋、脊柱和颞颌等关节少受累，可同时累及多个关节，表现为多关节炎。部分患者可有发热、寒战、头痛、心悸和恶心等全身症状，可伴白细胞计数升高、红细胞沉降率增快和C反应蛋白增高等。

（2）间歇发作期：痛风发作持续数天至数周后可自行缓解，一般无明显后遗症状，或遗留局部皮肤色素沉着、脱屑及刺痒等，以后进入无症状的间歇期，历时数月、数年或十余年后复发，多数患者 1 年内复发，越发越频，受累关节越来越多，症状持续时间越来越长。受累关节一般从下肢向上肢、从远端小关节向大关节发展，出现指、腕和肘等关节受累，少数患者可影响到肩、髋、骶髂、胸锁或脊柱关节，也可累及关节周围滑囊、肌腱和腱鞘等部位，症状趋于不典型。少数患者无间歇期，初次发病后呈慢性关节炎表现。

（3）慢性痛风石病变期：皮下痛风石和慢性痛风石性关节炎是长期显著的高尿酸血症，大量单钠尿酸盐晶体沉积于皮下、关节滑膜、软骨、骨质及关节周围软组织的结果。皮下痛风石发生的典型部位是耳廓，也常见于反复发作的关节周围及鹰嘴、跟腱和髌骨滑囊等部位。外观为皮下隆起的大小不一的黄白色赘生物，皮肤表面薄，破溃后排出白色粉状或糊状物，经久不愈。皮下痛风石常与慢性痛风石性关节炎并存。关节内大量沉积的痛风石可造成关节骨质破坏、关节周围组织纤维化和继发退行性改变等。临床表现为持续关节肿痛、压痛、畸形及功能障碍。慢性期症状相对缓和，但也可有急性发作。

（4）肾脏病变：痛风患者肾脏病理检查几乎均有损害，临床上大约 1/3 患者出现肾脏症状，可见于痛风病程的任何时期。常见急、慢性尿酸盐肾病和尿酸性尿路结石。

辅助检查

（1）血尿酸测定：以尿酸酶法应用最广。男性为 210 ~ 416μmol/l（3.5 ~ 7.0mg/dl）；女性为 150 ~ 357μmol/l（2.5 ~ 6.0mg/dl），绝经期后接近男性。血尿酸≥416μmol/l（7.0mg/dl）为高尿酸血症。由于血尿酸受多种因素影响，存在波动性，应反复测定。当血尿酸持续高浓度或急剧波动时，呈过饱和状态的血尿酸就会结晶沉积在组织中，引起痛风的症状和体征。此外，影响尿酸溶解度的因素，如雌激素水平下降、尿酸与血浆

29

蛋白结合减少、局部温度和 pH 值降低等，也可促使尿酸盐析出。因此，高尿酸血症为痛风发生的最重要的生化基础。然而在血尿酸水平持续增高者中，仅有 10% 左右罹患痛风，大多为无症状性高尿酸血症；而少部分痛风患者在急性关节炎发作期血尿酸在正常范围，这些既说明痛风发病原因较为复杂，也说明高尿酸血症和痛风是应该加以区别的两个概念。

（2）尿尿酸测定：低嘌呤饮食 5 天后，24 小时尿酸排泄量 > 600mg 为尿酸生成过多型（约占 10%）；< 300mg 提示尿酸排泄减少型（约占 90%）。在正常饮食情况下，24 小时尿酸排泄量以 800mg 进行区分，超过上述水平为尿酸生成增多。这项检查对有痛风家族史、年龄较轻、血尿酸水平明显升高、伴肾结石的患者更为必要。通过检测，可初步判定高尿酸血症的生化分型，有助于降尿酸药选择及判断尿路结石性质。

（3）尿酸盐检查：偏振光显微镜下表现为负性双折光的针状或杆状的单钠尿酸盐晶体。急性发作期，可见于关节滑液中白细胞内、外；也可见于在痛风石的抽吸物中；在发作间歇期，也可见于曾受累关节的滑液中。

（4）影像学检查：急性发作期仅见受累关节周围非对称性软组织肿胀；反复发作的间歇期可出现一些不典型的放射学改变；慢性痛风石病变期可见单钠尿酸盐晶体沉积造成关节软骨下骨质破坏，出现偏心性圆形或卵圆形囊性变，甚至呈虫噬样、穿凿样缺损，边界较清，相邻的骨皮质可膨起或骨刺样翘起。重者可使关节面破坏，造成关节半脱位或脱位，甚至病理性骨折；也可破坏软骨，出现关节间隙狭窄及继发退行性改变和局部骨质疏松等。

（5）超声检查：受累关节的超声检查可发现关节积液、滑膜增生、关节软骨及骨质破坏、关节内或周围软组织的痛风石及钙质沉积等。超声下出现肾髓质特别是锥体乳头部散在强回声光点，则提示尿酸盐肾病，也可

29

发现 X 线下不显影的尿酸性尿路结石。

（6）其他实验室检查：尿酸盐肾病可有尿蛋白浓缩功能不良，尿比重 1.008 以下，最终可进展为氮质血症和尿毒症等。

诊断标准

（1）急性痛风性关节：急性痛风性关节炎是痛风的主要临床表现，常为首发症状，因此，痛风急性期的诊断十分重要。目前多采用 1977 年美国风湿病学会（ACR）的分类标准（表29-5）或 1985 年 Holmes 标准（表 29-6）进行诊断。同时应与风湿热、丹毒、蜂窝织炎、化脓性关节炎、创伤性关节炎、假性痛风等相鉴别。

表 29-5　1977 年 ACR 急性痛风关节炎分类标准

1. 关节液中有特异性尿酸盐结晶，或
2. 用化学方法或偏振光显微镜证实痛风石中含尿酸盐结晶，或
3. 具备以下 12 项（临床、实验室、X 线表现）中 6 项
（1）急性关节炎发作 >1 次
（2）炎症反应在 1 天内达高峰
（3）单关节炎发作
（4）可见关节发红
（5）第一跖趾关节疼痛或肿胀
（6）单侧第一跖趾关节受累
（7）单侧跗骨关节受累
（8）可疑痛风石
（9）高尿酸血症
（10）不对称关节内肿胀（X 线证实）
（11）无骨侵蚀的骨皮质下囊肿（X 线证实）
（12）关节炎发作时关节液微生物培养阴性

29

表 29-6　1985 年 Holmes 标准

具备下列 1 条者
1. 滑液中的白细胞有吞噬尿酸盐结晶的现象
2. 关节腔积液穿刺或结节活检有大量尿酸盐结晶
3. 有反复发作的急性单关节炎和无症状间歇期、高尿酸血症及对秋水仙碱治疗有特效者。

　　(2) 间歇期痛风：此期为反复急性发作之间的缓解状态，通常无任何不适或仅有轻微的关节症状，因此，此期诊断必须依赖过去的急性痛风性关节炎发作的病史及高尿酸血症。

　　(3) 慢性期痛风：慢性期痛风为病程迁延多年，持续高浓度的血尿酸未获满意控制的后果，痛风石形成或关节症状持续不能缓解是此期的临床特点。结合 X 线或结节活检查找尿酸盐结晶，不难诊断，此期应与类风湿关节炎、银屑病关节炎、骨肿瘤等相鉴别。

　　(4) 肾脏病变：尿酸盐肾病患者最初表现为夜尿增加，继之尿比重降低，出现血尿，轻、中度蛋白尿，甚至肾功能不全。此时，应与肾脏疾病引起的继发性痛风相鉴别。尿酸性尿路结石则以肾绞痛和血尿为主要临床表现，X 线片大多不显影，而 B 超检查可有发现。对于肿瘤广泛播散或接受放化疗的患者突发急性肾衰，应考虑急性尿酸性肾病，早期血尿酸急骤明显升高是其特点。

三、治疗原则

　　原发性痛风缺乏病因治疗，不能根治。治疗痛风目的：①迅速有效地缓解和消除急性发作症状；②预防急性关节炎复发；③纠正高尿酸血症，促使组织中沉积的尿酸盐晶体溶解，并防止新的晶体形成，从而逆转和治愈痛风；预防尿酸盐沉积造成的关节破坏及肾脏损害；④治疗其他伴发疾病；手术剔除痛风石，对毁损关节进行矫形手术，提高生活质量。

29

四、疼痛专科治疗

1. 一般治疗

①饮食控制：痛风患者应采用低热能膳食，保持理想体重，同时，避免高嘌呤食物。含嘌呤较多的食物主要包括动物内脏、沙丁鱼、蛤、蚝等海味及浓肉汤，其次为鱼虾类、肉类、豌豆等，而各种谷类制品、水果、蔬菜、牛奶、奶制品、鸡蛋等含嘌呤最少。严格戒饮各种酒类，每日饮水应在 2000ml 以上。②避免诱因：避免暴食酗酒、受凉受潮、过度疲劳、精神紧张，穿鞋要舒适、防止关节损伤、慎用影响尿酸排泄的药物，如某些利尿剂、小剂量阿司匹林等。③防治伴发疾病：同时治疗伴发的高脂血症、糖尿病、高血压病、冠心病、脑血管病等。

2. 急性痛风性关节炎　卧床休息，抬高患肢，冷敷，疼痛缓解 72 小时后方可恢复活动。尽早治疗，防止迁延不愈。应及早、足量使用以下等药物，见效后逐渐减停。急性发作期开始不能服用降尿酸药物治疗！已服用降尿酸药物者发作时不必停用，以免引起血尿酸波动，延长发作时间或引起转移性发作。

①非甾体抗炎药（NSAIDs）：非甾体抗炎药均可有效缓解急性痛风症状，为一线用药。通常与食物一起服用，连续服 2~5 天。非甾体抗炎药如吲哚美辛等常见不良反应为胃肠道症状、高钾血症（出现于那些依赖前列腺素 E2 维持肾血流量的患者）和体液潴留，必要时可加用胃保护剂。活动性消化性溃疡禁用，伴肾功能不全者慎用。用 NSAID 有特别危险的患者包括老年患者，脱水者，尤其有肾脏疾病史的患者。

非甾体抗炎药常用的如：双氯芬酸钠缓释片（75mg 口服每日 1 次）；美洛昔康（15mg 口服每日 1 次）；布洛芬缓释胶囊（0.3g 口服每日 2 次）；萘丁美酮片（1.0g 口服每日 1 次）等。环氧化酶（COX）-2 抑制剂如依托考昔片（120mg 口服每日 1 次）或者塞来昔布（0.2g 口

29

服每日 2 次），胃肠道反应较少，但应注意其心血管系统的不良反应。

②秋水仙碱：是治疗急性发作的传统药物。秋水仙碱不良反应较多，主要是胃肠道反应，也可引起骨髓抑制、肝损害、过敏和神经毒性等。不良反应与剂量相关，肾功能不全者应减量使用。急性发作秋水仙碱的疗效一般都很显著，通常于治疗后 12 小时症状开始缓解，36 ~ 48 小时内完全消失，用法及剂量是每 2 小时口服 1mg，服到获得疗效或者一直服到出现腹泻或呕吐为止。严重发作者可能需要服 4 ~ 7mg（平均 5mg）。对一次发作给予的剂量在 48 小时内不可超过 7mg。该治疗常可引起腹泻。若消化道对秋水仙碱不能耐受，也可经静脉给药，用 0.9% 氯化钠溶液将秋水仙碱 1mg 稀释到 20ml，缓慢注射（>2 ~ 5 分钟），24 小时内用量不得超过 2mg。预防性口服秋水仙碱同时给予静脉注射秋水仙碱可引起严重的骨髓抑制，甚至死亡。秋水仙碱引起的腹泻可造成严重的电解质紊乱，尤其在老年人可导致严重后果。

③糖皮质激素：治疗急性痛风有明显疗效，通常用于不能耐受非甾体抗炎药和秋水仙碱或肾功能不全者。单关节或少关节的急性发作，可行关节腔抽液和注射长效糖皮质激素，以减少药物全身反应，但应除外合并感染。对于多关节或严重急性发作可口服（泼尼松，如 20 ~ 30mg/d，5 ~ 7 日）、肌内注射（泼尼松龙叔丁乙酯 10 ~ 50mg. ACTH 80u 单剂量肌内注射）、静脉使用中小剂量的糖皮质激素。为避免停药后症状"反跳"，停药时可加用小剂量秋水仙碱或非甾体抗炎药。

3. 间歇期和慢性期　目的是长期有效控制血尿酸水平，防止痛风发作或溶解痛风石。使用降尿酸药指征包括急性痛风复发、多关节受累、痛风石、慢性痛风石性关节炎或受累关节出现影像学改变、并发尿酸性肾石病等。治疗目标是使血尿酸 <6mg/dl，以减少或清除体内沉积的单钠尿酸盐晶体。目前临床应用的降尿酸药主要有抑制尿酸生成药和促进尿酸排泄药，均应在急性发作

29

终止至少 2 周后，从小剂量开始，逐渐加量。根据降尿酸的目标水平在数月内调整至最小有效剂量并长期甚至终身维持。仅在单一药物疗效不好、血尿酸明显升高、痛风石大量形成时可合用两类降尿酸。在开始使用降尿酸药物同时，服用低剂量秋水仙碱或非甾体抗炎药至少 1 个月，以预防急性关节炎复发。肾功能正常、24 小时尿尿酸排泄量 3.75mmol，应选择抑制尿酸合成药。

慢性期的治疗：秋水仙碱每次口服 0.5mg，每日 1 ~ 3 次（取决于对药物的耐受能力和病情轻重）能降低痛风急性发作的次数。当发现急性发作的第一征兆时，立即额外服用 1 次秋水仙碱 1 ~ 2mg，常能制止痛风发作。凡是具有痛风石，血清尿酸盐浓度长期 > 9mg/dl（ > 0.53mmol/L）或者血清尿酸浓度虽然轻度升高但有持续的关节症状或肾功能受损者，都是降低血清尿酸盐治疗的指征。

间歇期的治疗：控制高尿酸血症开始时必须每日并用秋水仙碱或 NSAID 治疗，这是因为控制高尿酸血症的各种疗法在开始几周或几个月内易于引起痛风急性发作。定期检查血清尿酸盐浓度有助于评价药效。根据能否有效降低血清尿酸盐浓度，来调节药物的种类与剂量。痛风石需要数月乃至数年才能溶解，应维持血清尿酸水平 < 4.5mg/dl（ < 0.26mmol/L）。

（1）抑制尿酸生成药：为黄嘌呤氧化酶抑制剂。广泛用于原发性及继发性高尿酸血症，尤其是尿酸产生过多型或不宜使用促尿酸排泄药者。用别嘌醇 200 ~ 600mg/d（分次用）抑制尿酸合成，同样也能控制血清尿酸盐浓度。与促酸药合用时，最初剂量宜小，逐渐加量直至尿酸水平接近 4.5mg/dl（0.26mmol/L）。该药除能阻断尿酸形成中酶的作用（黄嘌呤氧化酶）之外，还能纠正嘌呤的过度合成。明确的尿酸结石能通过别嘌醇治疗得到溶解。别嘌醇的副作用主要有轻度胃肠道不适，潜在危险性的皮疹，肝炎，血管炎和白细胞减少。

（2）促尿酸排泄药：主要通过抑制肾小管对尿酸的

29

重吸收，降低血尿酸。主要用于肾功能正常，尿酸排泄减少型。对于 24 小时尿尿酸排泄 > 3.57mmol 或已有尿酸性结石者、或慢性尿酸盐肾病的患者、急性尿酸性肾病患者，不宜使用。在用药期间，特别是开始用药数周内应碱化尿液并保持尿量。①丙磺舒；②磺吡酮；③苯溴马隆。

口服丙磺舒（500mg 片剂）或磺吡酮（100mg 片剂）均可，调节用药剂量以维持血清尿酸盐浓度在正常范围。开始给予半片每日 2 次。逐渐增加药量达到每日 4 片。磺吡酮比丙磺舒作用强，但毒性也大。水杨酸盐能对抗上述两种药物的促进尿酸盐排泄作用，应避免作用。对乙酰氨基酚具有与水杨酸类似的镇痛作用，却不影响尿酸排泄。

（3）新型降尿酸药：国外一些新型降尿酸药物已用于临床或正在进行后期的临床观察，如非布索坦片等。

（4）碱性药物：痛风患者的尿 pH 值往往低于健康人，故在降尿酸治疗的同时应碱化尿液，特别是在开始服用促尿酸排泄药期间，应定期监测尿 pH 值，使之保持在 6.5 左右。服用碳酸氢钠或枸橼酸三钠 5g，每日 3 次，使尿液碱化。临睡前服用乙酰唑胺 50mg，能有效碱化晨尿。注意避免尿液过碱化，因为这可能促进草酸钙结晶沉积。同时保持尿量，是预防和治疗痛风相关肾脏病变的必要措施。

4. 肾脏病变的治疗　痛风相关的肾脏病变均是降尿酸药物治疗的指征，应选用别嘌醇，同时均应碱化尿液并保持尿量。慢性尿酸盐肾病如需利尿时，避免使用影响尿酸排泄的噻嗪类利尿剂及呋塞米等，其他处理同慢性肾炎。对于尿酸性尿路结石，经过合理的降尿酸治疗，大部分可溶解或自行排出，体积大且固定者可行体外冲击碎石、内镜取石或开放手术取石。对于急性尿酸性肾病急危重症，迅速有效地降低急骤升高的血尿酸，除别嘌醇外，也可使用尿酸酶，其他处理同急性肾衰竭。

5. 无症状高尿酸血症的治疗　对于血尿酸水平在

535μmol/L（9.0mg/dl）以下，无痛风家族史者一般不需要用药治疗，但应控制饮食，避免诱因，并密切随访。反之应使用降尿酸药物。如果伴发高血压病、糖尿病、高脂血症、心脑血管病等，应在治疗伴发病的同时，适当降低血尿酸。

五、康复与预后

痛风的病因和发病机制较为清楚，诊断并不困难，预防和治疗有效，因此预后相对良好。如果及早诊断并进行规范治疗，大多数痛风患者可正常工作生活。慢性期病变经过治疗有一定的可逆性，皮下痛风石可缩小或消失，关节症状和功能可改善，相关的肾脏病变也可减轻、好转。患者起病年龄小、有阳性家族史、血尿酸显著升高和痛风频发，提示预后较差。伴发高血压、糖尿病或其他肾病者，发生肾功能不全的风险增加，甚至危及生命。

对于无症状高尿酸血症患者，预防痛风发作以非药物治疗为主，主要包括饮食控制和戒酒，避免用使血尿酸升高的药物如利尿剂、小剂量阿司匹林、复方降压片、吡嗪酰胺、硝苯地平和普萘洛尔等。饮食控制后血尿酸仍高于9mg/dl时，可用降尿酸药。对于已发生过急性痛风性关节炎的间歇期患者，应预防痛风的再次发作，关键是通过饮食和药物治疗使血尿酸水平控制达标，此外应注意避免剧烈运动或损伤，控制体重，多饮水，长期碱化尿液等。

29

第六节 骨质疏松症

一、简要概述

骨质疏松症（osteoporosis，OP）是一种以骨量低下、骨微结构破坏、导致骨脆性增加、易发生骨折为特征的全身性骨病（WHO）。2001年美国国立卫生研究院（NIH）提出骨质疏松症是以骨强度下降、骨折风险性增加为特征的骨骼系统疾病，骨强度反映了骨骼的两个主要方面，即骨矿密度和骨质量。该病可发生于不同性别和任何年龄，但多见于绝经后妇女和老年男性。骨质疏松症分为原发性和继发性两大类。

原发性骨质疏松症又分为绝经后骨质疏松症（Ⅰ型）、老年性骨质疏松症（Ⅱ型）和特发性骨质疏松（包括青少年型）3 种。绝经后骨质疏松症一般发生在妇女绝经后 5 ~ 10 年内；老年性骨质疏松症一般指老人 70 岁后发生的骨质疏松；继发性骨质疏松症指由任何影响骨代谢的疾病或药物所致的骨质疏松症；而特发性骨质疏松主要发生在青少年，病因尚不明。

骨质疏松的严重后果为发生骨质疏松性骨折（脆性骨折），即在受到轻微创伤时或日常活动中即可发生的骨折。骨质疏松性骨折常见部位是脊柱、髋部、前臂远端。骨质疏松性骨折的危害性很大，导致病残率和死亡率的增加。

二、临床表现与疾病诊断

疼痛、脊柱变形和发生脆性骨折是骨质疏松症最典型的临床表现。但许多骨质疏松患者早期常无明显的症状，往往在骨折发生后经 X 线或骨密度检查时才发现有骨质疏松。

1. 疼痛　患者可有腰背疼痛或周身骨骼疼痛，负荷增加时疼痛加重或活动受限，严重时翻身、起坐及行走有困难。

2. 脊柱变形　骨质疏松严重者可有身高缩短和驼背，脊柱畸形和伸展受限。胸椎压缩性骨折会导致胸廓畸形，影响心肺功能。腰椎骨折可能会改变腹部解剖结构，引起便秘、腹痛、腹胀、食欲减低和过早饱胀感等。

3. 骨折　脆性骨折是指低能量或非暴力骨折，如日常活动而发生的骨折为脆性骨折。常见部位为胸、腰椎、髋部、桡尺骨远端和肱骨近端。其他部位也可发生骨折。发生过一次脆性骨折后，再次发生骨折的风险明显增加。

29

诊断

临床上用于诊断骨质疏松症的通用标准是：发生了脆性骨折和（或）骨密度低下。目前尚缺乏直接测定骨强度的临床手段，因此，骨密度和骨矿含量测定是骨质疏松症临床诊断以及评价疾病程度客观的量化指标。

1. 脆性骨折 指非外伤或轻微外伤发生的骨折，这是骨强度下降的明确体现，也是骨质疏松症的最终结果和并发症。发生了脆性骨折，临床上即可诊断骨质疏松症。

2. 诊断标准（基于骨密度测定） 骨质疏松性骨折的发生与骨强度的下降有关，而骨强度是由骨密度及骨质量所决定。骨密度约反映70%的骨强度，若骨密度低同时伴有其他危险因素会增加骨折的危险性。因目前尚缺乏较为理想的骨强度直接测量或评估方法，临床上采用骨密度（BMD）测量作为诊断骨质疏松、预测骨质疏松性骨折风险、监测自然病程及评价药物干预疗效的最佳定量标准。

骨密度是指单位体积（体积密度）或单位面积（面积密度）的骨量，二者通过无创技术对活体进行测量。

骨密度及骨测量的方法较多，不同的方法在骨质疏松症的诊断、疗效的监测、骨折危险性的评估作用也有所不同。临床上应用的有双能X线吸收测定法（DXA）、外周双能X线吸收测定法（pDXA）以及定量计算机断层照相术（QCT）。其中DXA测量值是目前国际学术界公认的骨质疏松症诊断的金标准。

基于骨密度测定的诊断标准

建议参照世界卫生组织（WHO）推荐的诊断标准。基于DXA测定：骨密度值低于同性别、同种族正常成年人骨峰值不足1个标准差属正常；降低1~2.5个标准差为骨量低下（骨量减少）；降低程度等于或大于2.5个标准差为骨质疏松。符合骨质疏松诊断标准同时伴有一处或多处骨折时为严重骨质疏松。骨密度通常用T-Score（T值）表示，T值＝（测定值－骨峰值）/正常成人骨密度标准差。

诊断	T 值
正常	> -1
骨量低下	$-1 \sim -2.5$
骨质疏松	< -2.5

T 值用于绝经后妇女和 50 岁以上的男性的骨密度水平。对于儿童、绝经前妇女和 50 岁以下的男性，其骨密度水平建议用 Z 值表示。

$$Z 值 = (测定值 - 同龄人骨密度均值) / 同龄人骨密度标准差$$

三、治疗原则

骨质疏松的治疗原则是："早期诊断是关键，早期治疗可逆转；亡羊补牢意在预防（骨折）"，预期通过治疗达到缓解疼痛症状，减少骨折发生率，提高生活质量之目的。其病因治疗旨在抑制骨丢失，促进骨形成；症状治则则以缓解疼痛为主。一旦发生骨质疏松性骨折，生活质量下降，出现各种并发症，可致残致死。所以骨质疏松症的预防比治疗更现实和重要。

四、疼痛专科治疗

（一）常用的药物

1. 抗骨吸收药物　①降钙素：降钙素是一种钙调节激素，能抑制破骨细胞的活性并能减少破骨细胞的数量，从而减少骨量丢失并增加骨量。降钙素类药物另一突出的特点是能明显缓解骨痛。对骨质疏松骨折或骨骼变形所致的慢性疼痛及骨肿瘤等疾病引起的骨痛均有效。更适合有骨痛的骨质疏松症患者。包括鳗鱼和鲑鱼降钙素两大类。常用的药物有益钙宁（依降钙素、鳗鱼降钙素）20U 肌注，每周一次，连续 10 次，或密钙息（鲑鱼降钙素）鼻喷剂 200IU/日；注射剂 50 ~ 100U 肌注，开始为每日或隔日一次，一周后改为每周 2 次，连续注射 1500U。②双磷酸盐：双磷酸盐是焦磷酸盐的稳定类似物，其特征是含有 P-C-P 基团，双磷酸盐与骨骼羟磷灰石有高亲和力的结合，特异性地结合到骨转化活跃的骨细胞表面上抑制破骨细胞的功能，从而抑制骨吸收，降低骨转换率，增加骨矿物密度。不同双磷酸盐抑制骨吸收的效力差别很大，因此临床上不同双磷酸盐药物使用的剂量及用法也有所差异。第三代的代表药物为阿仑磷酸钠-福善美（Fosanmax），该药能选择性地结合在骨吸收的活跃部位，抵制破骨细胞的活性，从而减少骨量被吸收。口服 70mg/周，晨服为宜。③雌激素类：雌激素类药物能抑制骨转换，阻止骨丢失。降低骨质疏松性椎体、非椎体骨折风险。是防治绝经后骨质疏松的有效手段。包括雌激素（ET）和雌、孕激素（EPT）补充疗法。在各国指南中均被明确列入预防和治疗绝经妇女骨质疏松药物。常用的代表药物为利维爱（Liviai）。用法：2.5mg 每日一片。

选择性雌激素受体调节剂（SERMs）：SERMs 不是雌激素，其特点是选择性地作用于雌激素靶器官，与不同的雌激素受体结合后，发生不同的生物效应。如已在国内外上市的 SERMs 雷洛昔芬，用法：60mg 每日一片。

2. 促骨形成药物　①氟化物：氟是骨生成和维持所必需的元素之一，WHO（1984）推荐用于治疗骨质疏松。氟与钙盐配伍的一特乐定（Tridin）3 片/d，连服 3~6 个月，能明显增加骨量，增加骨小梁之厚度，有效地改善症状。②甲状旁腺激素（PTH）：PTH 是当前促进骨形成药物的代表性药物：小剂量的 rhPTH（1-34）有促进骨形成作用。国外已被批准用于治疗男性和女性严重骨质疏松症，国内即将上市。用法：注射制剂，一般剂量 20μg/d，皮下注射。

3. 矿化作用药物　①钙剂：为骨质疏松症之基础治疗药物，通过抵制骨转换率增加骨矿含量。其制剂包括碳酸钙、枸橼酸钙、乳酸钙、葡萄糖酸钙等钙剂，由于

29

钙的吸收需要维生素 D 的参与，故临床习惯首选含 D 的复合钙剂，如碳酸钙制剂钙尔奇-D、每粒含钙 600mg、维生素-D 125U、1 粒/d。或凯思利-D。②维生素 D：维生素 D 的活性代谢物（1，25-双羟维生素 D）有助于钙在肠道的吸收，在治疗中其作用不可忽视，但由于上述药物中已含有 D，患者服用即不必再加用。

4. 其他　①锶盐：锶的化学结构与钙和镁相似，在正常人体软组织、血液、骨骼和牙齿中存在少量的锶。人工合成的锶盐雷奈酸锶（Strontium Ranelate）是新一代的抗骨质疏松药物。②活性维生素 D 及其类似物：包括 1，25 双羟维生素 D_3（骨化三醇）和 1α 羟基维生素 D_3（α-骨化醇）。前者因不再需要肝脏肾脏羟化酶羟化就有活性效应，故得名为活性维生素 D。而 1α 羟基维生素 D_3 则需要经 25 羟化酶羟化为 1，25 双羟维生素 D_3 才具活性效应。所以活性维生素 D 及其类似物更适合老年人、肾功能不全、1α 羟化酶缺乏的患者。③维生素 K2（四烯甲萘醌）：动物实验和临床试验显示可以促进骨形成，并有一定抑制骨吸收的作用。④中药：中医中药在一定程度上能缓解疼痛症状、改善骨密度、降低骨折风险。

（二）对症治疗——尽快缓解疼痛

1. 镇痛药物　骨质疏松症患者中 69%～80% 并发疼痛。所用药物应依疼痛程度而定，特别是患该症者为老年人，其肝、肾、胃肠功能欠佳，加之伴有多种其他疾病，用药的种类、剂量都需谨慎。对疼痛较重者非甾体抗炎镇痛药常不能满意地缓解疼痛，需要给予弱阿片类药物如曲马多（缓释片-奇曼丁）、盐酸羟考酮控释片、沙菲乃至阿片类药物多瑞吉。

2. 神经阻滞及痛点注射　根据疼痛部位可采用神经根、干、突间关节或椎间孔、骶管阻滞，治疗并发之神经痛及骨痛、软组织痛。

3. 电磁场热疗　低频脉冲，弱磁场辅助治疗有助于康复，有研究证明：磁场治疗对钙沉积有促进。临床应用隔日一次，每次 30 分钟，30 次为一疗程。

4. 经皮电热神经刺激治疗（TEHNS） 作为辅助治疗，适用于因背肌超常活动，经常处于紧张状态致肌肉疲劳、痉挛而引起的肌肉、筋膜性腰背痛及躯体软组织疼痛。一般多将极板置于疼痛部位，用高频、低电压参数刺激。每日 1~2 次，每次 20~30 分钟，10 次为一疗程。能明显缓解疼痛、僵硬症状。

5. 经皮椎体成形术 1994 年美国首先应用骨水泥行椎体成形术（PV），20 世纪后期出现先用经皮气囊装置扩张塌陷的椎体，再注入骨水泥的方法（PMMA）。此方法可使椎体稳定，预防骨折，减轻疼痛，改善功能，能让发生椎体骨折的患者及早下地行走，避免长期卧床后压疮、肺部感染、泌尿系感染等并发症。

五、康复及预后

对骨质疏松预防重于治疗已是众所周知的共识，而且也成为全社会、全民健康教育的主要内容之一。因此合理摄入足够的钙磷，争取获得满意理想的骨峰值，同时预防并减少骨量丢失，是预防骨质疏松的根本。目前提出三级预防措施，即：Ⅰ级全民健康教育：包括 1. 饮食预防，摄入合适的蛋白质、富含钙和低盐的膳食、和适量蛋白质的均衡饮食；2. 适当户外活动和日照，有助于骨健康的体育锻炼和康复治疗；3. 避免嗜烟、酗酒，慎用影响骨代谢的药物。4. 采取防止跌倒的各种措施，注意是否有增加跌倒的疾病和药物。5. 加强自身和环境的保护措施（各种关节保护器）等。Ⅱ级高危人群综合防治：对高危人群应加强社区卫生管理，定期体检，早期发现，早期治疗。Ⅲ级骨质疏松的治疗：对骨质疏松症患者应即时治疗改善症状，防止骨折，降低骨折发生率。

29

第七节 血栓闭塞性脉管炎

一、简要概述

血栓闭塞性脉管炎支称 Burger 病，是由于肢体中、小动脉闭塞引起的局部组织缺血而致肢体末端坏死，伴有剧烈疼痛的疾病。

本病病因尚未完全清楚，但动脉壁器质性病变和血管挛缩引起肢体缺血是发病的重要因素，可能与长期吸烟、肢体受寒、受冻、性激素分泌、外伤、血液黏度增高、遗传及精神因素等有关。

二、临床表现与疾病诊断

临床表现

1. 疼痛　疾病早期仅在行走时小腿和足部疼痛、麻木及酸胀感，休息后很快缓解，再行走又出现疼痛而影响行走，即为间歇性跛行。患者的足背动脉或胫后动脉搏动减弱或消失，部分患者可伴有血栓性浅静脉炎。随病情进展，疼痛转为持续性静息痛，夜间疼痛剧烈，不能入睡，抬高患肢时疼痛加重，下垂时疼痛减轻，有时患者将患肢下垂于床旁，以减轻疼痛。

2. 肢体营养障碍　肢体长期慢性缺血引起肢体营养障碍，可出现皮肤干燥、脱屑、紫红，汗毛脱落。肌肉松弛或萎缩，趾甲生长缓慢，增厚变形等。

3. 组织坏死　如果病情进一步恶化，肢端严重缺血，可发生溃疡或坏疽。常从趾末端或趾甲旁开始，随病程进展可累及整个趾。

4. 下肢血管多普勒超声检查为本病首选检查，采用双通道多普勒超声检查，可显示下肢动脉的形态、管径和流速等。

5. 肢体电阻抗图　患肢可出现峰值波幅降低，降支

29

下降速度缓慢。该检查较间接，准确性不如血管超声。织缺血而致肢体末端坏死，伴有剧烈疼痛的疾病。

6. 温测定和热像图 患者可有皮温降低。

7. 动脉造影 为创伤性检查，需要插管进行造影。可确定动脉阻塞部位、范围及侧支循环情况。

诊断要点：

1. 多发于 20～40 岁的男性，有吸烟史，多数有受寒、潮湿史。

2. 疼痛是最突出的症状，初期为行走时小腿和足部疼痛，有进行性间歇性跛行，严重者疼痛剧烈而持续，夜间尤甚，形成静息痛。

3. 慢性缺血性症状如麻木、怕冷、苍白、淤血等。

4. Burger 试验阳性 即患者仰卧，患肢抬高 45°，持续 3 分钟，患者皮肤出现苍白或蜡黄，患肢疼痛、麻木感；然后让患者坐起，患肢下垂于床旁，足部皮肤逐渐出现潮红或斑块状发绀，提示下肢有严重循环障碍及供血不足。

5. 足背动脉或胫后动脉搏动常消失或减弱。

6. 近半数患者早期出现或反复出现游走性血栓性浅静脉炎。

7. 严重者后期出现肢端坏疽和溃疡。

8. 多普勒超声检查和血流测定可显示病变动脉形态改变、血腔狭窄或闭塞、血流速度异常。

9. 动脉造影检查可明确肢体动脉阻塞及侧支循环情况。

鉴别诊断

本病主要与下肢动脉栓塞相鉴别。后者多见于老年患者，且大多数有心血管疾病，主要表现患肢痉挛性或绞窄性剧痛，起于闭塞部位，渐向远端蔓延，活动后加重；患肢感觉异常，自觉麻木或针刺感，远端感觉丧失；患肢皮温降低，皮色苍白，也可有青紫色斑点及条纹，最后肢体坏死，呈紫黑色。栓塞动脉的搏动明显减弱或消失，多普勒血管超声检查在栓塞远端处测不到

29

血流，无动脉搏动波形，动脉造影能明确显示栓塞部位。

三、治疗原则

（一）一般治疗

指导患者戒类图，保持四肢卫生，适当保暖，防止受冷、受潮和外伤，并适当活动肢体，改善血液循环。

（二）药物治疗

血管舒缓素 10U，每日 30～90U，苄唑啉（妥拉唑啉）25～50mg，并每日 4～6 次；烟酸 50～100mg，每日 3 次；罂粟碱 30～60mg，每日 3 次；前列素动脉或静脉注射；645-2，10mg，加入 5% 葡萄糖 500ml，静脉点滴，每日 1～2 次，低分子右旋糖酐 500ml，静脉点滴，每日 1 次。疼痛剧烈者，需使用适当的镇痛、镇静药物。

（三）溶栓治疗

如有血栓形成者可考虑尿激酶或 t-PA 榕栓治疗。

（四）抗生素

并发溃疡感染者，及时应用抗生素。

（五）神经阻滞

1. 局部阻滞　如环跳、肌膜腔内、股动脉周围阻滞。

2. 腰交感神经阻滞　可选 L_2、L_3、L_4、腰交感神经节用乙醇或酚甘油行毁损性阻滞。效果良好，很少有复发的病例。

3. 脊神经阻滞　可根据情况选用患侧的坐骨神经阻滞、胫神经阻滞等。

4. 硬脊膜外腔阻滞　可在硬膜外间隙置入导管，经镇痛泵连续给药。多用局部麻醉药如利多卡因、布比卡因等，必要时可用神经破坏药如乙醇、苯酚甘油溶液等。

5. 局部处理　有干性坏疽时，应保持干燥，避免继发感染，出现溃烂时应按时换药，或用去腐生新中药，

29

或有效抗生素湿敷，界限清楚的坏死组织，则应将其去除。

6. 外科手术 在非手术治疗无效时可慎重选用手术治疗，如腰交感神经切除、动脉内膜剥除、截趾或截肢手术。

29

第三十章

疼痛科医师培训

疼痛医学是一门新兴的综合学科，与麻醉学、骨科学、神经内科学、神经外科学、肿瘤学、核医学、精神医学、康复学等多个学科密切相关。卫生部于2007年227号文件决定在各医疗机构增加一级诊疗科目"疼痛科"，极大地促进了我国疼痛医学的发展。然而，目前国内疼痛科的发展还面临诸多问题，如各地疼痛科发展程度参差不齐、整体水平相对落后，特别是疼痛专科医师的培养体系尚不完善从而导致国内疼痛专科化人才缺乏。

专科医师培训是国际上公认的临床医学专家成长的必由之路，对保证临床医师的专业水准、加强卫生人才队伍建设和提供高质量的医疗服务具有不可替代的重要作用。但是，迄今为止，我国尚未在全国范围内建立统一、规范和科学的疼痛医学专科医师培训制度，这无疑不利于疼痛医学人才的培养及疼痛学科的发展。因此，目前急需将疼痛专科医师培训纳入中国疼痛学科发展的工作之中，这需要我们尽快建立和完善符合我国国情的疼痛医学专科医师培训制度，同时逐步建立相关培训基地保证疼痛医学专科医师规范化教学和培训的开展。

一、疼痛医学专科医师培训现状及意义

1. 疼痛医学专科医师培训的意义　全球慢性痛患者的高速增长是加强疼痛医学专科医师培训的社会需求。

在美国，慢性疼痛患者的数量已超过了心血管疾病、肿瘤以及糖尿病患者的总和。据国际卫生组织（World Health Organization，WHO）报道有慢性痛经历的人约占世界总人口的 20%～30%，目前世界上每天有 550 万人忍受着癌性痛的折磨；在世界现有的 4000 万 HIV 阳性和 500 万 AIDS（中国注册有 84 万）患者中，伴有慢性痛者占 60%～70%。慢性痛是一种临床神经系统功能性疾病，病因多而复杂，发病机制不清，普通人群发病率高、临床表现复杂多样、诊断治疗难度大，现有的治疗长期随访疗效差。罹患慢性痛的患者往往饱受肉体和精神上的折磨，严重影响工作和生活质量。另外，慢性痛一旦发病即伴随终生，因此国家为此付出了巨额医疗费用。但是长期以来，临床上一直忽视镇痛治疗，普遍将疼痛看作是"临床疾病的伴随症状"。在 WHO、国际疼痛学会（IASP）和国际疼痛学会欧洲分会联合会（European Federation of IASP Chapters，EFIC）的倡导下，通过科学家三十多年的不断努力，提供了大量基础和临床试验研究证据，明确了慢性疼痛本身就是一种疾病，其病变部位在神经系统。鉴于此，WHO、IASP 和 EFIC 联合行动从 2004 年起把每年 10 月的第三个周日定为"国际征服疼痛日"（Global Day Against Pain），正式宣布："慢性痛本身就是疾病，是严重的医学健康问题"，认为应该把疼痛与呼吸、脉搏、血压和体温共同作为人的五大生命体征。WHO 正式声明："解除疼痛是人类的基本权利"。

我国目前已经进入了老龄化社会。慢性痛是老年病的主要症状和体征，如糖尿病性外周神经痛、帕金森病疼痛、痛风、腰背痛等问题将较其他国家更为突出。所以对于疼痛医疗的需求更加迫切，而疼痛专科医师培训是解决这一问题的必经之道。

当前，住院医师规范化培训制度已在全国实施，抓紧构建与之紧密衔接的专科医师规范化培训制度，是深化医药卫生体制改革的重要举措，对于医教协同完善我国医师培养体系、整体提升临床医疗水平和质量、满足

30

人民群众日益增长的医疗需求、打造健康中国具有重大意义。慢性疼痛需要专业化疼痛科医师，疼痛医学专科医师规范化培训对改善疼痛医学人才队伍，促进疼痛医学的发展具有重要意义。

2. 国外疼痛医学专科医师培训现状　根据美国医学专科学会的定义，专科是医学中的独立领域，基于不同的知识，有清晰划分的可实践范围并满足一定的社会需求。美国疼痛医学是一个一级专科，需要专科学会认可其具体的培训项目。到 2012 年为止，美国医学专科学会的亚科目认证系统认可疼痛医学是由三个一级学科的亚科组成：麻醉、精神病学和神经学以及理疗和康复医学。这要求医学生在上述一级学科中参加 3 到 4 年的住院医师培训，之后再进行为期 1 年的疼痛专科培训。这个系统由美国麻醉学会（ABA）管理。医学研究生教育认证委员会（ACGME）项目目前在同样的亚科目体系下培训疼痛专科医生。然而，有观点认为前期一级学科的培训对于疼痛专科医师培养而言存在时间、教育资源和资金浪费的问题，医学生应该直接参加专门的疼痛医学培训。这需要将疼痛医学认定为一级学科，进而才能以一级住院医师培训教程进行培训。

美国 2006 年有 157 个经过认证的以麻醉为基础的疼痛培训基地和 97 个经过认证的以其他学科为基础的疼痛专科培训基地。近年来，由理疗、康复医学、神经学、精神病学等学科为基础培训出来的疼痛专科医师逐渐增多。由于后续教学大纲的多样性和广泛性，现在对疼痛医师的教学既全面广泛又支离破碎，医师们需要从一个部门跳到另一个部门，以完成轮转的需求，需要快速接受多种多样的知识和技能，这些知识技能的传授并没有标准化。每个专科太短，各个专科范围过窄，以及缺少整合。大部分医师认识到目前疼痛医学的教学及认证体系是"碎片化的"，并不完善。

加拿大安大略省于 2014 年开始对疼痛专科医师进行规范化培训，该项计划以 1999 年澳大利亚以及 2002 年

30

英国的相关计划为模板进行改进。在获得包括麻醉学、神经学、心理学和康复学在内的相关专业的培训认证之后，方可申请进行为期 12 个月的疼痛专科培训。此后，相关机构对疼痛专科培训的成效进行了评估，结果发现安大略省该项新针对疼痛医师的培训可以提高医师对包括急性疼痛、癌性疼痛以及非癌性慢性疼痛等在内的预防、诊断、治疗和康复的技能。经过培训的医师能够在相关领域的教学、研究以及管理中发挥主导作用。预测在未来 5 年内加拿大将有其余多省采纳该项规范化培训计划，然而，目前加拿大还没有省级卫生部门向该项培训计划进行预留拨款，因此该计划的运营成本可能暂时来自现有的培训项目。

3. 中国疼痛医学专科医师培训现状 我国疼痛医学专科医师培训处于起步阶段，疼痛医学专科医师规范化培训工作的组织、管理、实施体制机制，相关配套政策措施需要进一步建立和完善。这是我国疼痛医学专科医师培训的基本现状。

疼痛医学是一门年轻的学科，大多数从事疼痛诊疗工作的医师没有接受过疼痛医学专科医师培训。由于我国尚未建立完善的疼痛医学专业人才培养体系，在医学本科及住院医师规范化培训阶段缺乏疼痛医学教育，导致疼痛医学专科医师培训阶段人员不足。我国现行的医学教育未将疼痛医学划为医学本科生的必修课，目前高等医学教育中仅对麻醉学本科专业学生开设疼痛诊疗学课程，而临床医学本科仅设置 2 学时疼痛医学课程，可以说临床医学毕业生所掌握的疼痛医学知识严重不足。在住院医师规范化培训阶段，疼痛医学专业人才主要来源于麻醉学专业，在 2015 年国家卫计委颁布的《住院医师规范化培训内容与标准（试行）》中，与疼痛医学密切相关的骨科学、神经内科学、肿瘤学、精神医学、康复学等学科均未安排疼痛科轮转及疼痛医学相关培训内容。麻醉学培训细则中安排了 4 个月的疼痛科轮转时间，要求轮转期间至少完成 40 例的疼痛门诊和疼痛病房患者

30

诊治工作。在专科医师培训阶段，也仅有少数省市开展了疼痛医学专科医师培养试点工作。

疼痛医学是一门综合学科，具有多学科性，所涉及的学科包括麻醉学、骨科学、神经内科学、肿瘤学、精神医学、康复学等。培养一名合格的疼痛医学专科医师具有非常高的要求。规范化的疼痛医学教育培训过程中，培训内容应涉及神经解剖学、神经生物学、麻醉学、药理学、影像学、心理咨询、康复医学、介入治疗等许多相关专业知识。我国目前对疼痛医学专科医师的培训既"全面广泛"又"支离破碎"。医师们需要完成许多相关专科轮转，需要快速接受多种多样的知识和技能。但是培训中缺乏对疼痛医学知识、技能的标准化考核与评价，在众多专业（专科）中如何建立符合疼痛医学特色的培训模式及考核评价体系是一大问题。疼痛治疗方法种类繁多，涉及内科学的药物疗法、外科学的手术疗法、麻醉学的神经阻滞、康复医学的物理疗法，以及介入、射频热凝、电刺激、针灸疗法。在培训过程中容易出现重视实践操作，导致对临床诊疗思维、临床基本技能（问诊、体格检查、辅助检查资料分析）的培训不足。

4. 我国在疼痛专科医师培训方面的探索与实践　1993年，卫生部印发《临床住院医师规范化培训试行办法》，将住院医师培训分为各 2~3 年的两个阶段进行，其中第二阶段即类似于专科医师培训，部分地区和医学院校开展了相关的探索工作，对提高临床医师的技术水平和服务质量发挥了重要作用。2004 年，在财政部的支持下，立项开展了《建立我国专科医师培养和准入制度研究》的课题研究，制订了临床 18 个普通专科（二级学科）、内科和外科下的 16 个亚专科（三级学科）培训标准、基地认定标准，疼痛医学专科医师培养在麻醉学的培训标准中有所涉及。2006 年，专科医师培训试点工作启动，北京、上海、广东、四川等作为试点省（市）的部分医院开展了专科医师培训试点工作。四川省将疼痛医学专科作为试点，代码为 025，初步建立了培训对象、培

30

训基地、培训内容与标准、培训招收、培训模式、培训考核等教育培训工作要求和组织管理实施体制机制。关于四川大学华西医院疼痛专科医师培训的调查分析总结了疼痛专科医师规范化培训的经验，调查结果显示：疼痛专科医师规范化培训对受训者疼痛相关专业知识结构的提升提供有效的促进作用，今后需要进一步探索建立疼痛专科医师实用的具有自身特色的考核机制。前期的探索工作不仅促进了住院医师规范化培训制度的建立，也为推出专科医师规范化培训制度试点提供了重要的实践依据。

5. 医学协会在疼痛专科医师培训中的作用　医学协会在医学教育发展过程中，起到了重要作用，我国主要的组织机构是中华医学会和中国医师协会。1989年我国成立了"国际疼痛学会中国分会"，对外称"中华疼痛学会（Chinese Association for the Study of Pain，CASP）"，由北京大学神经科学研究所所长、中科院院士韩济生教授任中国分会主席。1992年转为"中华医学会疼痛学分会"，韩济生院士任主任委员。学会成立以来，在疼痛专科医师的培训方面进行了许多有意义的工作：举办了多种形式的学术交流会议，创办了《中国疼痛医学杂志》，编写了《临床技术操作规范（疼痛学分册）》和《临床诊疗指南（疼痛学分册）》，在全国成立了十个医、教、研相结合的疼痛临床诊疗中心。

中国医师协会是在国家民政部登记注册的，由执业医师、执业助理医师及单位会员自发组成的全国性、行业性、非营利性的团体，属于国家一级协会，同时也是独立的法人社团。协会的宗旨是发挥行业服务性、协调性、自律性、监督、管理、自律作用，号召全国医师遵守国家法律法规，弘扬人道主义的职业道德，以德为本，救死扶伤，努力提高医疗技术和水平，提升服务质量，切实维护医师的合法权益，为社会主义建设和人民的健康服务。2011年中国医师协会疼痛医师专业委员会的成立是我国疼痛医学事业的发展的一个新平台。中国医师协会疼痛医师专业委员会（疼痛医师分会）把疼痛医师

30

队伍建设，疼痛医学教育培训作为工作重点。积极推进开展统一、专业、规范的疼痛专科教育；吸收多专业、多学科的执业医师参与《国家卫生技术专业疼痛科中级职称晋升统一考试》；组织专人进行疼痛"专科医师培训基地细则"、"专科医师培养标准细则"、"专科医师培养考核手册"和"专科医师培养登记手册"等学科建设基础文件的起草、编写工作，为"疼痛专科医师培养基地"的评定做好准备；按照卫生部毕业后教育委员会的要求编写"疼痛专科医师培养教材"。

二、疼痛医学专科医师培训的发展方向

1. 完善疼痛医学专业人才培养体系　在基础教育阶段构建专业化的疼痛医学教学体系，在有条件的医学院校通过调配师资、设立专业、完善教材大纲和教学计划、优化课程体系等综合手段，形成疼痛医学专业化教学体系，使医学生在大学本科阶段就能接受正规的、系统的疼痛专业知识教育和技能训练。在临床教育阶段，积极推动开展疼痛科住院医师规范化培训，在相关学科（麻醉科、骨科、神经内科、神经外科、康复科、肿瘤科）的住院医师规范化培训轮转计划中增加疼痛科培训科目，为进一步开展疼痛医学专科医师规范化培训提供后备力量。在毕业后医学教育阶段，争取在更多省市开展疼痛医学专科医师规范化培训试点。鼓励有条件的教学医院结合住院医师培训项目开展疼痛医学研究生教学工作。

2. 建立疼痛专科医师准入制度　目前疼痛科医师来自临床各科，准入制度的缺失造成疼痛科医师水平参差不齐，医疗质量和医疗安全难以保证。经疼痛专科医师规范化培训并考核合格后方可成为疼痛专科医师，只有经过疼痛专科医师准入之后才能从事疼痛诊疗项目。

3. 严格疼痛医学专科医师考核制度　卫生部考试中心已将疼痛科晋升考试纳入常规管理中，即疼痛科医师晋升初、中级和高级职称必须通过全国统一考试。另外，中国医师协会疼痛医师专业委员会（疼痛医师分会）也

30

可学习美国对疼痛科医师定期进行考核，以 5 年为一个周期，规定一个周期内医师必需完成的临床工作量、参加培训的时间及必要的教学和科研工作量。

4. 同步推进疼痛专科护士的培养　护理人员在患者疼痛护理及疼痛管理中发挥着重要的作用，一项对北京、天津、湖南、浙江、福建、广东、辽宁、山西等省市 40 家医院的疼痛护理管理现状调查发现：目前我国疼痛护理继续教育欠缺，护理人员疼痛相关知识缺乏、对疼痛的认识不正确是疼痛护理质量不高的主要影响因素。四川大学华西医院探索出以疼痛专科护士培训班的形式开展疼痛知识培训可明显提高护士疼痛管理知识、改善其疼痛管理的态度、进而改变临床疼痛管理实践的效果。同步推进疼痛专科护士培养，医护一体化共同促进疼痛医学的发展。

三、疼痛医学专科医师规范化培训试点工作

通过开展疼痛医学专科医师规范化培训试点，总结经验，完善政策，并逐步推开，为培养高素质的疼痛医学人才打下坚实的基础。通过开展制度试点，研究完善疼痛医学专科医师规范化培训的培训对象、培训基地、培训内容与标准、培训招收、培训模式、培训考核等教育培训工作要求和组织管理实施体制机制，以及相关人事待遇、经费保障、学位衔接等配套政策措施，形成更为清晰明确、严格规范、易于操作、效果良好的政策制度。

总之，疼痛专科医师培训和准入相关制度和配套政策还有待于改进和完善，住院医师规范化培训尚未在全国层面上形成制度，培训规模更远远不能满足我国卫生事业发展的需要，相关工作开展任重而道远，最重要的就是要保证整个医疗服务队伍整体素质的提升，从准入、培训到考核，环环相扣，形成完善的管理体系。

30

四、疼痛科住院医师规范化培训的现状

目前，疼痛是全球所面临的严重的健康问题，是患者就诊时最常见的临床主诉。据统计：每年有 20% 的成

年人遭受着疼痛，10% 的成年人诊断为慢性疼痛。2007年，卫生部印发 227 号文件关于"在《医疗机构诊疗科目名录》中增加'疼痛科'诊疗科目的通知"，其内容包括：①增加一级诊疗科目"疼痛科"；②医师资质为具有麻醉科、骨科、神经内科、神经外科、风湿免疫科、肿瘤科或康复科等专业知识之一和临床疼痛诊疗工作经历及技能的执业医师；③符合资质的二级以上医院可开展疼痛科。由此，我国诸多的医院面临着筹建疼痛科，培养疼痛专科医师，提高疼痛科专业水平等众多问题。但筹建疼痛科的初始阶段，疼痛医师的来源复杂多样，麻醉科、骨科、神经内科、神经外科、风湿免疫科、肿瘤科、介入科或康复科等都可能纳入疼痛科进行疼痛诊疗工作，然而，临床疼痛治疗与一般临床学科有着相似和不同之处，涉及内科的药物治疗、外科的手术治疗、麻醉科的神经阻滞治疗、康复科的物理治疗、中医针灸治疗、心理治疗，以及各种介入治疗等，因此，疼痛治疗方法繁多。合理运用相关知识和技能为患者解除或缓解病痛，已经成为疼痛科医生的重要素质，然而，众多临床医生很少有机会接受这些知识和技能的系统培训，导致现有的疼痛诊疗水平参差不齐，不利于学科发展，更不利于为患者解除病痛。为了学科发展，必须拥有长效的人才培养机制。

然而，在我国从事疼痛专业的医师构成主要来自麻醉、骨科、康复、介入以及神经内外科专业为背景的医师，我国目前尚缺乏独立的疼痛住院医师培训项目。因此，开展规范化疼痛住院医师培训，是保障医疗质量和患者安全的需要。

五、疼痛科住院医师规范化培训目的及意义

目的：培养训练有素、扎实的疼痛知识与技能的疼痛住院医师，保证疼痛学人才的不断输入，保障疼痛学科后继有人及人才梯队建设，才能提高中国疼痛医学水平，做到可持续发展。

意义：可以加强卫生人才队伍建设，提升医疗卫生

30

服务能力和水平，大力促进我国医学生毕业后医学教育可持续发展，以期整体提升我国的医疗水平，促进卫生事业的发展，以适应社会对高层次临床医师的需要。

我国疼痛医学发展的已经进入快车道，疼痛医学人才储备与培养是目前面临的主要问题之一，迫切需要国家层面增设疼痛科住院医师规范化培训项目，在临床教育阶段，积极推动开展疼痛科住院医师规范化培训，在相关学科（麻醉科、骨科、神经内科、神经外科、康复科、肿瘤科）的住院医师规范化培训轮转计划中增加疼痛科培训科目，为进一步开展疼痛医学专科医师规范化培训提供后备力量。

附录1　疼痛医学专科医师培训基地认定细则（试行）

一、疼痛医学科医师培训基地基本条件

1. 专科规模及支撑条件

基地必须为三级甲等医院，具备麻醉科、神经内科、骨科、心理科、影像科、康复科等，使受训专科医生能够完成相关科室轮转，并满足科室开展各种治疗技术的需要。每个基地必须同时拥有疼痛门诊及病房，具备独立医疗单元。疼痛门诊，门诊人次不少于 2500 例/年。并具备独立的门诊无菌治疗室。病房拥有 10 张以上的病床，年出院人数大于 250 人。能够诊断并治疗常见疼痛科疾病，并收治各类疑难病例。能够独立开展三级医院常规疼痛诊疗技术项目。

2. 医疗设备要求

（1）每个疼痛治疗室的最低配置：神经刺激器，麻醉机，具有心电图、氧饱和度监测、无创血压监测等功能的监护仪、除颤仪、吸引器、简易呼吸囊及备有常用疼痛治疗用药、急救药物及复苏用品。

（2）具备 1~2 种疼痛物理治疗设备。

（3）科室或医院具备 1~2 种开展介入手术所需的

30

影响设备：X线、CT、超声等。

3. 医疗资源　疼痛医学专科医师规范化培训基地必须提供足够的资源使受训疼痛专科医师在2年内完成《疼痛医学专科医师规范化培养标准》所列疼痛医学专科医师基本训练最低要求。

招生对象：完成疼痛、麻醉住院医师培训或其他临床住院医师培训并取得合格证的人员可申请疼痛医学专科医师培训。

每年招生总数的计算应满足以下的两个条件：

1. 每年招收受训者人数与疼痛医学专业组师资人数比例不超过1∶2。

2. 针对《疼痛医学专科医师规范化培养标准》中基本治疗方法或例数要求的受训项目，根据公式："基地每年平均实施总数/专科医师基本要求数目"，计算每一个项目的"每年可接受的限定人数"。取其中最小的"每年可接受的限定人数"作为每年能够招收的最高专科医师培训基地标准人数。

二、疼痛医学科医师培训基地师资条件

1. 专科指导医师基本要求　本科及以上学历，主治医师及以上，有较强的教学能力。本领域应有1~2个研究方向，不同研究方向的主任或副主任医师人数应为1~2名。必须有足够的师资力量保质保量地完成专科医师的培训工作。要有足够的主治医师及以上人员为专科医师授课，每位授课老师的教学学时数每年不应超过20学时，才能保证教学质量。每周开展一次病例讨论会，每次时间应在30分钟以上。

2. 科室学科带头人的水平要求　具有副主任医师或副教授以上专业技术职务。在临床上，能够掌握代表本专业国内先进水平的技术；具有本专业疑难病种的较高的诊治能力，诊疗效果好；年主持开展新技术新业务1项以上；年主持科内专科查房30次以上，有一个明确的研究方向，熟练掌握一门外语。

30

附录 2 疼痛医学专科医师培训理论课程大纲（试行）

单元	细目	要点
一、疼痛诊疗学绪论	1. 疼痛的基本知识	(1) 疼痛定义 (2) 疼痛的机制及途径 (3) 疼痛的分类和诊断依据
	2. 疼痛评估	(1) 视觉模拟量表（VAS）评分法 (2) 语言评价量表及小儿疼痛评估
	3. 疼痛的治疗方法	疼痛治疗常用方法的分类及主要治疗方法
二、疼痛性疾病的诊断方法	1. 理学诊断	(1) 病史采集的主要内容 (2) 常用体格检查

30

续表

单元	细目	要点
二、疼痛性疾病的诊断方法	2. 影像学诊断	(1) X线摄片的适应范围 (2) CT检查的价值和适应范围 (3) MRI检查的价值和适应范围 (4) 其他（ECT，PET-CT等）
	3. 实验室检查	(1) 红细胞沉降率（ESR） (2) 抗链球菌素"O"试验（ASO） (3) 类风湿因子（RF） (4) 血尿酸（UA） (5) C反应蛋白（CRP） (6) HLA-B27等检查的意义

30

续表

单元	细目	要点
三、疼痛的药物治疗	1. 麻醉性镇痛药	(1) 吗啡的药理作用特点 (2) 羟考酮的药理作用特点 (3) 可待因的药理作用特点 (4) 美沙酮的药理作用特点 (5) 芬太尼及其衍生物的药理作用特点 (6) 哌替啶的药理作用特点 (7) 丁丙诺非的药理作用特点 (8) 阿片类药物的副作用及其防治
	2. 非甾体抗炎药	(1) 阿司匹林的药理作用特点 (2) 吲哚美辛的药理作用特点 (3) 布洛芬的药理作用特点 (4) 双氯芬酸钠的药理作用特点 (5) 酮洛酸的药理作用特点

30

续表

单元	细目	要点
三、疼痛的药物治疗	2. 非甾体抗炎药	(6) 吡罗昔康的药理作用特点 (7) 美洛昔康的药理作用特点 (8) 塞来昔布的药理作用特点 (9) 非甾体抗炎药物的副作用及其防治
	3. 抗抑郁、抗癫痫与神经安定药	(1) 抗抑郁药的药理作用特点及副作用 (2) 抗癫痫药的药理作用特点及副作用 (3) 神经安定类药物的药理作用特点及副作用
	4. 糖皮质激素类药	(1) 地塞米松的药理作用特点 (2) 甲泼尼龙的药理作用特点 (3) 利美达松的药理作用特点 (4) 倍他米松的药理作用特点 (5) 泼尼松龙的药理作用特点 (6) 曲安奈德的药理作用特点 (7) 糖皮质激素类药物的副作用及其防治

30

续表

单元	细目	要点
三、疼痛的药物治疗	5. 局部麻醉药	(1) 利多卡因的药理作用特点 (2) 布比卡因的药理作用特点 (3) 罗哌卡因的药理作用特点 (4) 左旋布比卡因的药理作用特点 (5) 局部麻醉类药物的副作用及其防治
	6. 其他药物	(1) 曲马多的药理作用特点 (2) 可乐定的药理作用特点 (3) 氯胺酮的药理作用特点 (4) 维生素的药理作用特点 (5) 高乌甲素的药理作用特点
	7. 常用拮抗药	氟吗西尼、纳洛酮、H3 受体拮抗剂等

30

续表

单元	细目	要点
四、外周神经阻滞疗法	1. 概述	(1) 神经阻滞疗法的作用机制 (2) 神经阻滞的适应证和禁忌证 (3) 神经阻滞的定位方法 (4) 神经阻滞的常见并发症及其防治
	2. 脑神经阻滞疗法	(1) 三叉神经阻滞的适应证及操作方法 (2) 半月神经节阻滞的适应证及操作方法 (3) 面神经干阻滞适应证及操作方法
	3. 躯干神经阻滞疗法	(1) 枕大、小神经阻滞的适应证及操作方法 (2) 膈神经阻滞的适应证及操作方法 (3) 肩胛上神经阻滞的适应证及操作方法 (4) 肋间神经阻滞的适应证及操作方法 (5) 胸椎旁神经阻滞适应证及操作方法

30

单元	细目	要点
四、外周神经阻滞疗法	3. 躯干神经阻滞疗法	(6) 腰椎旁神经阻滞适应证及操作方法 (7) 坐骨神经阻滞适应证及操作方法 (8) 股神经阻滞适应证及操作方法 (9) 股外侧皮神经阻滞适应证及操作方法 (10) 闭孔神经阻滞适应证及操作方法
	4. 自主神经阻滞疗法	(1) 星状神经阻滞适应证、并发症及操作方法 (2) 腰部交感神经阻滞适应证、并发症 (3) 胸部交感神经阻滞适应证、并发症 (4) 腹腔神经丛阻滞适应证、并发症
五、椎管内阻滞疗法	1. 硬膜外阻滞疗法	(1) 硬膜外腔阻滞疗法在疼痛的治疗中的应用 (2) 硬膜外腔阻滞疗法的适应证及并发症 (3) 硬膜外腔吗啡的使用方法及并发症 (4) 硬膜外腔激素的使用方法及并发症

30

续表

单元	细目	要点
五、椎管内阻滞疗法	2. 蛛网膜下隙阻滞疗法	(1) 蛛网膜下隙使用轻、重比重药液阻滞疗法的操作方法 (2) 蛛网膜下隙阻滞疗法的适应证 (3) 蛛网膜下隙阻滞疗法的并发症
六、疼痛的微创治疗	1. 脊髓电刺激疗法	作用机制、适应证、禁忌证、并发症
	2. 蛛网膜下隙镇痛泵治疗	作用机制、适应证、禁忌证、并发症
	3. 疼痛的射频消融治疗	作用机制、适应证、禁忌证、并发症
七、手术后镇痛	1. 患者自控镇痛（PCA）的技术参数及其意义	
	2. 术后镇痛的硬膜外镇痛方法	
	3. 其他术后镇痛方法	

30

续表

单元	细目	要点
八、分娩镇痛	1. 理想分娩镇痛的特征	
	2. 分娩镇痛的常用方法	(1) 椎管内注药镇痛　①适应证和禁忌证　②给药方式 (2) 全身用药镇痛　①麻醉性镇痛　②吸入性麻醉镇痛
九、癌性疼痛	概述	(1) 癌痛的治疗（规范化药物治疗、神经阻滞） (2) 癌性痛的综合治疗
十、神经病理性疼痛	1. 带状疱疹及其后遗神经痛	(1) 病因和发病机制 (2) 病理 (3) 临床表现 (4) 诊断与鉴别诊断 (5) 治疗

30

续表

单元	细目	要点
十、神经病理性疼痛	2. 糖尿病末梢神经痛	(1) 病因和发病机制 (2) 病理 (3) 临床表现 (4) 诊断与鉴别诊断 (5) 治疗
	3. 复杂性区域疼痛综合征	(1) 病因和发病机制 (2) 病理 (3) 临床表现 (4) 诊断与鉴别诊断 (5) 治疗

30

续表

单元	细目	要点
十一、周围血管性疾病	1. 雷诺综合征	(1) 雷诺综合征的典型体征 (2) 雷诺综合征的主要诊断依据 (3) 雷诺综合征的治疗方法
	2. 血栓闭塞性脉管炎	(1) 血栓闭塞性脉管炎的主要诊断依据 (2) 血栓闭塞性脉管炎治疗方法
十二、面部疾病及疼痛	1. 头痛	(1) 概述：头痛的分类和诊断程序 (2) 偏头痛的诊断和治疗
	2. 三叉神经痛	(1) 原发性三叉神经痛的病因 (2) 原发性三叉神经痛的临床表现和诊断 (3) 三叉神经痛的治疗方法

30

续表

单元	细目	要点
十二、面部疾病及疼痛	3. 面神经麻痹	(1) 面神经麻痹的病因 (2) Bell 麻痹的临床表现和诊断 (3) Bell 麻痹的治疗
	4. 面肌痉挛	面肌痉挛的病因
十三、颈肩及上肢	1. 颈椎病	(1) 颈椎病的分型及临床表现 (2) 颈椎病的诊断和治疗原则
	2. 颈肩臂肌筋膜疼痛综合征	(1) 肌筋膜疼痛综合征的病因 (2) 肌筋膜疼痛综合征的临床表现 (3) 肌筋膜疼痛综合征的诊断和治疗
	3. 肩周炎	(1) 肩周炎的临床表现和诊断 (2) 肩周炎的治疗

30

续表

单元	细目	要点
十三、颈肩及上肢	4. 腱鞘炎	(1) 腱鞘炎的临床表现和诊断 (2) 腱鞘炎的治疗
十四、腰及下肢痛	1. 腰椎间盘突出症	(1) 腰椎间盘突出症的病因 (2) 腰椎间盘突出症的临床表现 (3) 腰椎间盘突出症的诊断 (4) 腰椎间盘突出症的治疗
	2. 急性腰扭伤	(1) 急性腰扭伤的临床表现 (2) 急性腰扭伤诊断和治疗方法

30

第三十一章

疼痛护理学

第一节　疼痛护理发展现状

20 世纪 60 年代以后美国、日本等国先后成立了研究疼痛的专业学术组织，但是随着疼痛基础研究和临床治疗工作的发展，越来越多的学者认识到需要一个跨国界的专门研究疼痛的学术机构，以利于具备多学科知识基础的专家联合起来，共同研究协作，攻克顽固痛症。1973 年，成立了国际疼痛研究学会（International Association for the Study of Pain，IASP），是世界上最大的关于疼痛科研、临床、教育的专业组织。我国正规的疼痛治疗工作起步较晚，20 世纪 80 年代初，我国一些大专院校和基层医疗单位纷纷开设了疼痛治疗门诊和病房。

近几年国内疼痛专科迅速发展，2007 年 7 月，卫生部签发了"卫生部关于在《医疗机构诊疗科目名录》中增加疼痛科诊疗项目的通知"文件（卫医发【2007】227 号），确定在《医疗机构诊疗科目名录》（卫医发【1994】第 27 号文附件 1）中增加一级诊疗科目"疼痛科"。根据这一文件，应在全国二级以上医院开展"疼痛科"诊疗服务。文件的下发大大推动了国内疼痛专科诊疗的发展，专科技术的不断进步加之医学模式和护理模式的转变，对疼痛护理、疼痛管理提出了更高的要求，我国疼痛临床的专科护理人员对患者的疼痛问题及疼痛管理给予了越来越多的关注。通过不断的经验总结和临床实践，发现疼痛管理需要患者、医生和护士等的共同协作，疼痛护理在疼痛诊疗中起着至关重要的作用。

美国的医疗机构早在 2001 年 1 月 1 日起开始执行全美保健机构评审联合委员会（JCAHO）制定的疼痛护理新标准，标准的项目如下：

1. 承认患者对疼痛有适当评估和接受处理的权利。

2. 对所有患者确认有无疼痛，如有疼痛应评估疼痛的性质和程度。

3. 用简单方法定期再评估和追踪疼痛，并记录评估结果。

4. 判定医护人员评估、控制疼痛的能力，保持熟练程度，对新参加工作人员应定向培训，传授评估、控制疼痛方面的知识。

5. 为便于开出有效止痛药处方或医嘱，医院内必须建立相应措施。

6. 向患者及家属介绍有效管理疼痛的知识。

7. 对计划出院的患者，探讨控制患者症状的必要性。

新标准还同时明确了疼痛患者的权利和义务：

患者的权利：

1. 获得有关疼痛和止痛手段的信息。

2. 由熟悉医护人员预防和控制疼痛。

3. 对疼痛主诉，医护人员迅速采取措施。

4. 相信患者的疼痛主诉。

5. 接受疼痛管理专家的治疗。

患者的责任：

1. 向经治医师或护士说明希望了解疼痛和疼痛管理知识。

2. 同经治医师或护士详细交谈止痛方法。

3. 在确定疼痛管理计划时，配合经治医师和护士。

4. 出现疼痛及时报告。

31

5. 协助经治医师和护士评估疼痛情况。

6. 疼痛不缓解时向经治医师和护士报告。同经治医师或护士交谈对止痛药的焦虑。

2002 年第 10 届国际疼痛大会上提出"消除疼痛是患者的基本权利"。标准的制定、内容的提出最大限度的给疼痛护理制定了方向和方法，护士是疼痛管理中必不可少的成员之一，在负责全面照护患者，配合医生工作，协调各方面关系的同时，还要充当管理者的身份，通过评估患者治疗前后的疼痛状况、围术期的管理、健康教育、镇痛药物指导等行为贯穿整个疼痛诊疗过程。基于上述方面的作用，决定了护士在疼痛诊疗领域的重要地位，疼痛专科护士是与患者接触最为密切的群体，在疼痛评估、治疗、再评估、围术期管理、健康教育等诸多领域承担着指导者、咨询者、教育者、实施者的角色，因此从事疼痛临床的专科护士需要在工作中加强继续教育，掌握基本的疼痛技术，提高疼痛管理的水平，充分发挥疼痛诊疗中护理的作用。

第二节　护士在疼痛治疗中的地位和作用

疼痛诊疗专科涉及多学科，疼痛诊疗也是一个疼痛管理的过程，护士作为该专业中的重要成员之一，起着至关重要的作用，负责全面照顾患者，配合医师工作，协调各方面的关系。可以说良好的疼痛护理管理是保证镇痛的重要环节。近年来很多学者指出，要想更好地控制各种急慢性疼痛，在研究各种新的先进止痛技术的同时，还必须探索更合理的管理机制。在欧美一些疼痛诊疗较为先进的国家，护士在疼痛管理中的关键作用已经被充分肯定，疼痛专科护士被认为是患者疼痛状态的主要评估者；是镇痛措施的具体落实者；是其他专业人员的协作者；是疼痛患者及家属的教育和指导者。

31

一、护士是患者疼痛状态的主要评估者

疼痛患者在诊疗的全过程中接触次数最多，相处时间最长的就是护士，尤其需要住院接受诊治的患者 24 小时都会有护士守护在身边，施以全身心的照护，因而护士是最有条件及时了解患者各种不适的人。现有的疼痛评估方法能够让专科护理人员能采用科学的评估手段对患者进行全面的疼痛评估，专科护士在与患者的交流中，通过语言沟通或观察患者的面色、体态以及生命体征等客观表现，判断疼痛是否存在以及疼痛的部位、性质、程度并制定相应的护理措施。对于正在接受疼痛治疗的患者，护士还要进一步观测镇痛效果，有无副作用，采用健康宣教、临床指导的方式预防及减少不良反应的发生，根据实际情况及时与主管医师进行报告。现代疼痛评估工具的多样化使得在 ICU、恢复室、儿科以及其他各临床科室的特殊患者的疼痛评估成为可能，并直接作为临床疼痛诊断及判断依据。

二、护士是止痛措施的具体落实者

在疼痛诊疗过程中大部分的镇痛措施是由护士完成的，因此护士的基础知识、观察评估能力和专科技术水平都直接影响着疼痛控制的效果。例如：是否选用了正确的评估工具，是否获得了准确的疼痛评估，是否及时给予了镇痛措施。此外护士还可以在执行医嘱以外运用一些非药物的方法为患者减轻痛苦。常用的方法有冷敷、热敷、简单按摩、改变体位、活动肢体、呼吸调整、分散注意力等。

三、护士是其他专业人员的协作者

责任制护理要求责任护士对管理的患者做到全方面的照护，这里所指的照护包括身体和心理两个方面，这就需要护理人员必须与其他医务人员密切协作，全面了解患者的情况，认真分析各方面的状况，制定出最合适

31

的护理计划。护士应参与疼痛治疗方案的制订，提出建议以完善其合理性和个体化。这一模式在疼痛诊疗中需要被充分重视。疼痛专业护士除了协助医师完成各项常规治疗外，还要配合医生完成一些特殊镇痛操作，如神经阻滞等。护士对患者的疼痛评估为医生的诊断治疗提供了重要的参考材料。

四、护士是疼痛患者及家属的教育者和指导者

美国《癌症疼痛治疗临床实践指南》中指出："在医务人员的治疗计划中，应包括对患者和家属进行疼痛及其治疗方面的教育。"护士负责患者及家属的宣教，让那些不愿意报告疼痛、害怕药物成瘾、担心出现难以治疗的副作用的患者解除疑虑和担忧，保证疼痛治疗的有效性，同时指导患者进行疼痛的自我管理，如对自控疼痛（Patient-Controlled Analgesia，PCA）的患者，护士必须向患者及家属讲授有关疼痛评估、给药时机、仪器操作方法、药物止痛作用的特点、副作用评价等方面的内容。这一内容同样适合其他慢性疼痛性疾病的患者，疼痛专科护士需要和患者建立良好的护患关系，在诊疗过程中，及时向患者进行教育和指导，基于慢性疼痛疾病的特点，还需要在患者出院后做好延续性护理的工作。

基于护士在疼痛诊疗工作中上述几方面的作用，决定了护士在这一领域的重要地位，疼痛科室的护士必须具备比较扎实的疼痛理论基础和临床实践技能，即使是其他科室的护士，也应具备与本科疾病有关的疼痛知识，才能更好地履行职责，在临床实践中更好地贯彻整体护理思想，提高护理质量。

第三节　疼痛患者的护理管理流程

疼痛是一个抽象的概念，所以在对疼痛患者进行护

理前需要评估患者的疼痛情况，并加以相适宜的护理措施，最终评价效果。疼痛评估是规范疼痛治疗最关键的步骤，许多因素如心理社会因素和患者自身的主观感觉都会影响评估的结果。

一、疼痛评估

疼痛评估包括收集患者疼痛资料，并在患者主观的疼痛叙述中加以辨别筛选：①疼痛是患者的主观感受，充分相信患者的主诉。②收集详细的疼痛病史：包括疼痛的部位、强度、性质、诱发因素和缓解因素。③注意患者的精神状态及分析相关心理社会因素，以便做出相应的支持治疗。④选择简单易行的评估工具动态地进行评估。

1. 疼痛评估的意义及原则

1995 年全美保健机构评审联合委员会（JCAHO）正式将疼痛列为体温、脉搏、呼吸、血压之后的第五大生命体征来进行临床量化观察，要求对所有患者进行疼痛评估。疼痛评估是疼痛治疗的基础，便于在疼痛诊疗过程中随时根据患者的疼痛状态调整治疗方案，有助于提高镇痛效果。

（二）PAIN 疼痛评估的内容

1. P（Place）疼痛的部位　让患者在身上指出疼痛的确切部位。

2. A（Aggravating）诱发因素　询问患者的疼痛是否由于身体活动而诱发，询问患者是否因为疼痛而影响日常生活，如睡眠、活动、饮食、心情等。

3. I（Intensity）疼痛程度、性质、时间

（1）疼痛的程度：疼痛分为轻度、中度和重度疼痛，世界卫生组织（WHO）将疼痛程度分为四级：0 级：无痛；1 级（1~3 分轻度疼痛）：有疼痛感但不严重，可忍受、睡眠不受影响；2 级（4~6 分中度疼痛）：疼痛明显、不能忍受、睡眠受干扰、要求用镇痛药；3 级（7~10 分重度疼痛）：疼痛剧烈、不能忍受、睡眠

31

严重受干扰，需要用镇痛药。

（2）疼痛的性质：有钝痛、胀痛、抽搐痛、绞痛、刀割样痛、针刺样痛、烧灼痛、麻木感等。要求患者详细的描述疼痛性质，必要时协助患者进行疼痛性质的确认。

（3）疼痛的时间：疼痛是间歇性或持续性的，持续多久，有无周期性或规律性。1个月以内可缓解的疼痛为急性疼痛；持续1个月以上的疼痛为慢性疼痛，慢性疼痛常表现为持续性、顽固性和反复发作性。

4. N（Neutralising）疼痛的缓解因素　了解患者的疼痛在既往的病程中有无明显的缓解因素，比如：药物或非药物治疗过程，了解服用药物后多长时间开始缓解，可以维持多长时间。如果非药物治疗，如物理治疗，心理咨询的诊疗情况，了解患者对治疗方案的依从性。

（三）疼痛评估常用工具

1. 视觉模拟评分法（Visual analogue scale，VAS）。

2. 数字评分法（Numerical rating scale NRS）。

3. 文字描述评分法（Verbal descriptor scale，VDS）。

4. 面部表情评分法（Faces rating Scale）。

5. 改良面部表情评分法（The Modified Faces，Legs，Activity，Cry and Consolability Scale FLACC）表情、下肢、活动、哭泣可安慰性评分法。多用于4岁或4岁以下幼儿、有先天性认识缺陷或老年人以及无法用其他评测方法的患者（表31-1）。

根据患者的年龄和认知水平选择合适的评估工具。

（四）疼痛评估的护理管理

1. 评估过程中的注意事项

（1）护士不可根据自己对疼痛的理解和体验来主观判定患者疼痛的程度。当所观察到的疼痛表现与患者自己描述有差异时，护士应分析原因，并与患者讨论，达成共识。

（2）注意观察患者疼痛时的生理行为和情绪反应。

31

表 31-1 改良面部表情评分法 (FLACC)

评分法	类别	行为评分		
		0	1	2
F	面部表情	平静、微笑无特殊表情	时有痛苦表情或皱眉、咬牙、下巴有颤动	淡漠、孤僻、不愿交流
L	下肢	正常体位安静放松	紧张不安、不停变换体位	踢腿、屈曲双腿、不愿移动、烦躁
A	活动	平卧、体位及活动正常	不停扭动、转动	触碰或移动时高声尖叫、睡眠差或不能入睡
C	哭泣	无哭泣	呻吟、偶尔哭泣	持续哭泣、叫喊
C	可安慰性	放松、满足	偶尔抚摸触碰拥抱谈话可使安静、容易转移注意力	安慰不起作用

31

（3）责任护士需要指导患者及家属正确使用疼痛评分工具进行评分，必要时反复指导。

（4）如遇认知障碍、无认知能力的婴幼儿、昏迷患者等则使用改良面部表情评分法（FLACC）。

2. 疼痛评估的频率

（1）疼痛评分≤7分>10分患者每天4次，时间为6AM、10AM、2PM、10PM。

（2）疼痛评分≤6分>3分患者每天3次，时间为6AM、2PM、10PM。

（3）疼痛评分≤3分患者每天2次，时间为2PM、10PM。

（4）爆发痛随时评估，遵医嘱给药或是治疗后30分钟复评并记录。

（5）无痛患者每天评估1次，时间为2PM。

3. 疼痛评估的记录方法：责任护士按时评估疼痛分值并录入或绘制到"体温单"上。

二、疼痛患者的一般护理措施

1. 减少或消除引起疼痛的原因　如带状疱疹后神经痛的患者，轻微的触碰就会诱发剧烈的疼痛，需要为其更换较为宽松的病号服，避免过多的摩擦；脊髓电刺激手术后伤口疼痛，可以根据程度遵医嘱给予镇痛药物进行缓解等。

2. 缓解或解除疼痛

（1）药物止痛：药物止痛是目前解除疼痛的首选措施之一，护理人员应掌握基本的药理知识，正确使用镇痛药物。缓释镇痛药物做到按时按需给予。对爆发痛的患者应掌握疼痛发作的规律，最好在疼痛发生前给药，这比疼痛发生后给药效果好且药剂量小。

对癌症疼痛的处理，目前临床普遍推行 WHO 所推荐的三阶梯疗法，其目的是逐渐升级，合理应用镇痛剂，以达到缓解疼痛的目的。其方法为：①第一阶段：主要针对轻度疼痛的患者。选用非阿片类药物、解热镇痛药、

31

抗炎类药，如阿司匹林、布洛芬、对氨基酸等。②第二阶段：主要适用于中度疼痛的患者，若用非阿片类药物止痛无效，可选用弱阿片类药物。如氨酚待因、可待因、曲马多等。③第三阶段：主要用于重度和剧烈疼痛的患者。选用强阿片类药，如吗啡、哌替啶等。④辅助用药：在癌痛治疗中，常采取联合用药的方法，即加用一些辅助药以减少主药的用量和副作用。常用辅助药物有：非甾体抗炎药，如阿司匹林类；弱镇静类，如艾司唑仑和地西洋等；强镇静类，如氯丙嗪和氟哌啶醇等；抗抑郁药，如阿米替林等。近来研究发现，弃传统的"按需给药"，改为根据药物的半衰期"按时给药"，使用血药浓度长时间维持在一定水平，可以保证患者持续无痛，提高患者的生活质量。提倡口服给药途径，药物剂量应个体化。

（2）物理及针刺镇痛：①按摩是临床上常用的物理止痛方法，有刺激皮肤的作用，主要针对肌肉疼痛、背部及颈部疼痛。②应用冷、热疗法可减少肌肉痉挛，提高痛阈，减轻局部疼痛。③针灸的刺激会促进体内内啡肽及脑啡肽的释放。④经皮神经电刺激疗法（TENS）采用电脉冲刺激仪，在疼痛部位或附近置 2～4 个电极，以微量电流对皮肤进行温和的刺激，使患者有刺痛、颤动和蜂鸣的感觉，达到提高痛阈，缓解疼痛的目的。

3. 心理护理　减轻患者心理压力：紧张、焦虑、恐惧，或对康复失去信心等，均可加重疼痛的程度，而疼痛的加剧又反过来影响患者的情绪，形成恶性循环。护理人员应以同情、安慰和鼓励的态度支持患者，建立相互信赖的友好关系；鼓励患者表达其疼痛的感受及对适应疼痛所做的努力；尊重患者在疼痛时的行为反应。患者情绪稳定、心境良好、精神放松，可以增强对疼痛的耐受性。

4. 促进舒适　促进舒适是减轻或解除疼痛的重要护理措施。帮助患者采取正确的姿势、提供舒适整洁的病室环境，在各项治疗前，给予详细、准确的解释，都能减轻患者的焦虑，使其感到身心舒适，从而有利于减轻

31

疼痛。

三、疼痛护理效果评价

评价疼痛的措施是否有效，对于修订护理计划、促进更好的执行护理措施都有重要意义，评价依据有以下几点：

1. 疼痛感觉减轻，身体状况和功能改善，自我感觉舒适，食欲增加。

2. 患者感觉舒适轻松，休息和睡眠质量较好。

3. 疼痛时的保护性动作、面色苍白、出汗等征象减轻或消失。

4. 疼痛患者在接受护理措施后，能重新建立一种行为方式，轻松地参与日常活动，与他人正常交往。

5. 给予护理措施后，患者对疼痛的适应能力有所增强。

第四节　疼痛科护理常规

一、常见疾病护理常规

（一）颈椎病护理常规

1. 按住院患者一般护理常规护理。

2. 按疼痛科疾病一般护理常规护理。

3. 加强心理护理。

4. 休息：卧床休息，养成睡低枕习惯。

5. 尽量避免低头伏案动作，多做抬头后仰锻炼。

6. 适当使用颈围，以限制颈椎过度活动。

7. 根据治疗类型采取正确护理方法

（1）溶盘介入术：按颈椎溶盘术护理常规护理

（2）阻滞治疗：按颈丛和星状神经节阻滞治疗护理常规护理。

（二）带状疱疹/带状疱疹后神经痛护理常规

1. 按住院患者一般护理常规护理。

31

2. 按疼痛科疾病一般护理常规护理。

3. 适当休息，急性期、病情较重及老年患者应卧床休息。

4. 进高维生素清淡饮食，少吃辛辣刺激性强食物。

5. 注意患部皮肤清洁，勤擦澡、更换内衣，保持床单整洁、舒适，避免局部继发感染。

6. 患部大水疱，可用注射器抽尽疱内积水并涂阿昔洛韦眼药水。

7. 保证足够的睡眠时间。

8. 加强患者心理护理。

9. 采用硬膜外置管镇痛治疗时，按置管术后护理常规护理。

（三）癌痛患者一般护理常规

1. 按住院患者一般护理常规护理。

2. 按疼痛科疾病一般护理常规护理。

3. 做好心理护理，鼓励患者积极配合疼痛治疗，增强治疗信心，提高生活质量。

4. 鼓励患者进含高蛋白和多维生素的清淡易消化食物。

5. 根据病情指导患者适当活动。

6. 选择适宜的评估工具：视觉模拟评分法、数字评分法、面部表情评分法等。指导患者掌握疼痛尺的使用，定期开展癌痛知识宣教。

7. 疼痛护理：执行三阶梯止痛。

8. 准确及时评估并记录患者疼痛程度、疼痛部位、疼痛性质，给予的处理，药物不良反应，镇痛效果。

9. 行鞘内吗啡输注系统植入术按鞘内吗啡输注系统植入术护理常规护理。

10. 指导患者正确使用全自动注药泵方法及注意事项。

（四）骨质疏松症护理常规

1. 按住院患者一般护理常规护理。

2. 按疼痛科疾病一般护理常规护理。

31

3. 预防为主，强调"三早"——早补、早防、早治疗。

4. 防治原则：从小开始，终身预防，全面预防。

5. 预防并发症的发生——防骨折。

6. 持续而健康的健身运动（尤其是绝经后妇女和老年期）。

7. 培养良好饮食习惯：多食含钙高的食物，如奶制品、豆制品、海产品、鸡蛋、鱼、骨头汤等；避免高蛋白、高钠饮食。

8. 建立健康的生活方式：避免酗酒，禁烟，少饮浓茶、咖啡和可乐，避免长久静止体位，多晒太阳。

9. 坚持正确治疗：

（1）补充钙制剂（宜饭后半小时服吸收最佳）。

（2）激素替代疗法。

（3）对症治疗：止痛。

（五）类风湿关节炎护理常规

1. 按住院患者一般护理常规护理。

2. 按疼痛科疾病一般护理常规护理。

3. 适当休息，急性期、发热、关节明显肿痛时应卧床休息。

4. 合理饮食，忌生冷、辛辣刺激性食物，多食高蛋白、高热量，富含维生素、钙的食物。

5. 加强关节保暖，避免潮湿、寒冷、吹风及外伤，少爬楼梯，避免过度劳累。

6. 在病情许可情况下，加强关节功能锻炼，预防关节畸形。

7. 严密观察关节肿痛、贫血、肺部情况及非甾体抗炎药、免疫抑制剂的副作用。

8. 坚持正规治疗：若采取注射疗法和小针刀疗法时，按阻滞治疗护理常规护理。

9. 做好心理护理，消除焦虑、忧郁等不稳定情绪。

（六）强直性脊柱炎护理常规

1. 按住院患者一般护理常规护理。

2. 按疼痛科疾病一般护理常规护理。

3. 给予营养丰富、易消化、清淡饮食。

4. 保持功能体位，卧硬板床、低枕，避免长期弯腰活动，减少对脊柱的负重。

5. 防止肢体失用综合征，积极主动、持之以恒，循序渐进对脊柱各关节进行锻炼，减缓病情进展，减轻畸形。

6. 加强深呼吸及扩胸运动，避免形成"盔甲胸"。

7. 注意保暖，避免受凉、潮湿。

8. 掌握治疗原则：长期治疗、规范用药、阶段调整、定期复查。

9. 行阻滞和小针刀治疗时，按阻滞治疗护理常规护理。

10. 做好心理护理。

（七）痛风护理常规

1. 按住院患者一般护理常规护理。

2. 按疼痛科疾病一般护理常规护理。

3. 了解疼痛部位、性质、强度、时间，同时做好记录。

4. 卧床休息，抬高患肢，局部用 50% 硫酸镁湿敷。

5. 给予低嘌呤饮食，禁止食海鲜、饮酒等。

6. 多饮水，以利于尿酸排出。

7. 保持心情愉快，避免精神刺激。

8. 防止受寒、受潮及外伤，避免过度劳累

9. 坚持正确服药，积极治疗原发病。

二、疼痛科常见手术围术期护理常规

（一）阻滞治疗一般护理常规

1. 治疗前护理

（1）物品、药品、环境的准备。

（2）常规护理：治疗前一天沐浴更衣，保持皮肤清洁。

（3）心理护理：告知患者治疗目的、方法及注意事

31

项，消除恐惧心理。

2. 治疗后护理

（1）卧床休息 30 分钟以上。

（2）观察治疗后反应：若出现头晕、恶心、呕吐、呼吸困难等，立即报告医师及时处理。

（3）告知可能出现的情况：如疼痛加重为激惹现象；夜间睡眠差为激素的兴奋作用，均属正常现象。

（4）观察穿刺处情况：如出血则按压止血；淤血则 24 小时内冷敷，24 小时后热敷。

（5）注意局部卫生：24 小时内勿洗澡、进水。

（6）饮食护理：根据患者情况给予高蛋白、高维生素、低脂肪、易消化、含钙高的食物，多吃新鲜蔬菜和水果。

（7）指导功能锻炼：根据不同疾病，指导患者进行适当功能锻炼及注意事项。

（二）腰椎间孔镜下髓核摘除联合纤维环射频热凝成形术护理常规

1. 术前护理

（1）按住院患者一般护理常规护理。

（2）按疼痛科疾病一般护理常规护理。

（3）了解患者心理状态，针对性做好心理护理，增强对手术的信心。

（4）术前一天指导床上训练侧卧位或俯卧位。

（5）术前一天嘱患者洗澡更衣，并准备好床单位、腰围。

（6）预防感染：遵医嘱术前 30 分钟使用抗生素。

（7）仪器准备：检查椎间孔镜、射频仪，保证性能完好。

2. 术后护理

（1）按局麻护理常规护理。

（2）了解术中情况，观察疼痛、穿刺处渗血、双下肢活动及小便情况并记录。

（3）术后平卧 2 小时，2 小时后佩戴腰围床上进行

31

双下肢功能锻炼及在医生指导下下床（术后当天抬腿运动，第三天抱腿抬高运动，第五天5点挺腹运动）。

（4）正确使用腰围，注意保持脊柱稳定，防止扭曲。

（5）术后3天配合医生做好血RT、CRP、ESR复查。

3. 出院指导

（1）若出现腰腿痛加剧应立即与医生取得联系。

（2）出院后进行腰背肌锻炼，正确使用腰围1个月，半年内勿负重，少弯腰，腰勿扭伤。

（3）避免久蹲、久坐，原则：坐不如站，站不如躺，侧卧不如平卧。

（4）性生活应在出院2月后，且采用患者在下位。

（5）术后1周拆线，分别在1、3、6个月复诊。

（三）腰椎间盘突出症胶原酶髓核溶解联合射频热凝术护理常规

1. 术前护理

（1）按住院患者一般护理常规护理。

（2）按疼痛科疾病一般护理常规护理。

（3）了解患者心理状态，针对性做好心理护理，增强对手术的信心。

（4）术前一天指导床上训练俯卧位、进食和大小便，教会患者及家属掌握滚动式翻身。

（5）术前一天嘱患者洗澡更衣，准备好床单位、腰围、便盆、尿壶、尿不湿、中单。

（6）预防感染：遵医嘱术前30分钟使用抗生素。

（7）术前30分钟口服抗过敏药，去介入室前排空大小便。

（8）仪器准备：检查射频仪，保证性能完好。

2. 术后护理

（1）按局麻护理常规护理。

（2）术后俯卧6~8小时翻身后绝对卧床7~10天。

（3）了解术中情况，观察病情并做好记录。

31

（4）正确使用腰围、行滚动式翻身，注意保持脊柱稳定，防止扭曲。

（5）注意观察双下肢活动和小便情况。

（6）注意口腔卫生，进易消化饮食，多饮水，保持大便通畅。

（7）7~10 天后，应在医师指导下起床。

3. 出院指导

（1）若出现腰腿痛加剧应立即与医生取得联系。

（2）进清淡易消化饮食，保持大便通畅。

（3）出院后相对卧床 1 月，术后 2 周腰背肌锻炼，正确使用腰围 2~3 个月，半年内勿负重，少弯腰，腰勿扭伤。

（4）避免久蹲、久坐，原则：坐不如站，站不如躺，侧卧不如平卧。

（5）性生活应在出院 2 月后，且采用患者在下位。

（6）3 个月复诊。

（四）颈椎间盘突出症胶原酶髓核溶解术护理常规

1. 术前护理

（1）按住院患者一般护理常规护理。

（2）按疼痛科疾病一般护理常规护理。

（3）了解患者心理状态，针对性做好心理护理，增强对手术的信心。

（4）术前一天指导训练轴式翻身及床上大、小便。

（5）术前一天嘱患者洗澡更衣，准备好床单位、腰围、便盆、尿壶、尿不湿、中单。

（6）预防感染：遵医嘱术前 30 分钟使用抗生素。

（7）术前 30 分钟口服抗过敏药，去介入室前排空大小便。

2. 术后护理

（1）按局麻护理常规护理。

（2）术后去枕平卧 5~7 天，两侧用沙袋固定（侧卧时需用低枕，高度与肩平齐）。

（3）了解术中情况，观察病情并做好记录。

（4）平卧时两侧用沙袋固定，行轴线式翻身，注意保持脊柱稳定防止扭曲。

（5）注意观察四肢肢体活动及小便情况。

（6）注意口腔卫生，进易消化饮食，保持大便通畅。

（7）在医生的指导下佩戴颈托起床，防止做点头、摇头、转头等动作。

3. 出院指导

（1）指导患者正确使用颈围1个月以上。

（2）养成睡低枕习惯，尽量避免低头伏案动作，多做抬头后仰锻炼。

（3）3个月复诊。

（五）颈椎间盘等离子射频消融术护理常规

1. 术前护理

（1）住院患者护理常规。

（2）疼痛科疼痛护理常规。

（3）了解患者心理状态，针对性做好心理护理，增加对手术的信心。

（4）术前一天指导训练轴式翻身及床上大、小便。

（5）术前一天嘱患者洗澡更衣，并准备好床单位、颈托。

（6）预防感染，遵医嘱术前30分钟使用抗生素。

2. 术后护理

（1）按局麻护理常规护理。

（2）术后去枕平卧24小时，两侧用沙袋固定（侧卧时需用低枕，高度与肩平齐）。

（3）了解术中情况，观察病情并做好记录。

（4）平卧时两侧用沙袋固定，行轴线式翻身，注意保持脊柱稳定防止扭曲。

（5）观察四肢活动及小便情况。

（6）注意口腔护理，进易消化饮食，保持大便通畅。

（7）术后第二天在医生指导下佩戴好颈围起床，防

31

止做点头、摇头、转头等动作。

　　3. 出院指导

　　（1）指导患者正确使用颈围保护 1 个月。

　　（2）养成睡低枕头习惯，尽量避免低头伏案动作，多做抬头后仰锻炼。

　　（3）3 个月复诊，随诊 1 年。

　　（六）三叉神经射频消融术护理常规

　　1. 术前护理

　　（1）按住院患者一般护理常规护理。

　　（2）按疼痛科疾病一般护理常规护理。

　　（3）心理护理：了解患者心理状态，消除紧张、恐惧心理，树立战胜疾病信心。

　　（4）患者准备：术前一天嘱其洗头、洗澡、更衣，去介入室前排空大小便。

　　（5）预防感染：遵医嘱术前 30 分钟使用抗生素。

　　（6）仪器准备：检查射频仪，保证性能完好。

　　2. 术后护理

　　（1）按局麻护理常规护理。

　　（2）术后卧床休息 2～3 天。

　　（3）了解术中情况，观察病情并做好记录。

　　（4）严密观察颜面部有无淤血肿胀情况。

　　（5）注意口腔卫生，使用软牙刷或漱口液漱口。

　　（6）饮食护理：术后一天进温凉流质饮食，以后进软食。

　　（7）心理护理：告知患者术后可能出现的情况：如穿刺处淤血肿胀一周，麻木感 2～3 个月甚至终身等属正常现象，消除紧张焦虑心理。

　　（8）用药指导：继续口服卡马西平 2～3 周。

　　（七）硬膜外连续镇痛术护理常规

　　1. 术前护理

　　（1）按住院患者一般护理常规护理。

　　（2）按疼痛科疾病一般护理常规护理。

　　（3）评估患者的疼痛部位、程度、性质、持续时间

31

及告知患者疼痛发生原因。

（4）加强患者心理护理，向患者讲解行硬膜外连续镇痛术意义。

2. 术后护理

（1）严密监测生命体征，尤其体温及血压的变化，防止感染。

（2）观察置管处敷料是否干燥，有无出血、漏液，隔日换药 1 次。

（3）检查管道系统是否通畅及管道的长度、密闭性，避免管道脱出、扭曲和移位。

（4）告知患者避免沐浴及腰部剧烈运动，更换体位时防止管道脱落。

（5）保持局部皮肤清洁，出汗后及时用温水擦干汗渍，穿棉质宽松衣服。

（6）指导患者正确使用全自动注药泵方法及注意事项。

（7）准确及时评估并记录患者疼痛程度、部位、性质，PCA 次数，镇痛效果。

（8）做好出院指导。

（八）癌痛患者鞘内吗啡输注系统植入术护理常规

1. 术前护理

（1）按住院患者一般护理常规护理。

（2）按疼痛科疾病一般护理常规护理。

（3）评估患者的疼痛部位、程度、性质、持续时间及告知患者疼痛发生原因。

（4）加强患者心理护理，向患者讲解行鞘内吗啡输注系统植入术的意义。

（5）鼓励患者进高蛋白、高能量、富含维生素、纤维素饮食，防止便秘。

（6）术前 1 天腰背部汗毛浓密者备皮，协助患者沐浴更换清洁衣服。

（7）预防感染：遵医嘱术前 30 分钟使用抗生素。

31

2. 术后护理

（1）严密监测生命体征，尤其体温及血压的变化，防止感染。

（2）观察置管处有无出血、血肿、积液、裂开及管道是否通畅，隔日换药 1 次。

（3）告知患者避免沐浴及腰部剧烈运动，更换体位时防止管道脱落。

（4）指导患者正确使用全自动注药泵方法及注意事项。

（5）准确及时评估并记录患者疼痛程度、部位、性质，PCA 次数，镇痛效果。

（6）加强基础护理，保持病房环境安静及床单位整洁，提高患者生活质量。

（7）严密观察药物的不良反应，如便秘、恶心呕吐、镇静、尿潴留、呼吸抑制等，及时报告医生，根据医嘱采取相应的处理措施。

3. 出院指导

（1）教会患者及家属正确使用自动注药泵方法及注意事项。

（2）加强个人卫生可以沐浴，腰部避免剧烈运动，更换体位防止管道脱落。

（3）指导患者在医院更换蝶形针、药囊，注意无菌技术。

（4）镇痛效果评估：教会患者评估并记录疼痛程度、部位、性质，PCA 次数，评估镇痛效果。

（5）有情况随访。

（九）全自动注药泵护理常规

1. 选择鞘内吗啡输注系统植入术进行全自动注药泵镇痛治疗，接泵前评估患者鞘内吗啡输注系统是否通畅。

2. 根据医嘱设置参数，打开所有报警设置，排空外延管中空气。

3. 严格执行查对制度及无菌操作原则，接泵前后使用生理盐水进行冲管，严密观察穿刺局部有无肿胀和渗

31

液。如出现肿胀和渗液，应立即停止使用注射泵，并妥善安置处理肿胀和渗液。

4. 指导患者卧床以及活动时妥善放置泵袋，不能牵拉过紧。以免影响注射泵的正常运行。

5. 严密观察注药泵运行是否正常，发现故障及时排除。

（十）脊髓电刺激植入术护理常规

1. 术前护理

（1）住院患者护理常规。

（2）疼痛科疾病护理常规。

（3）评估患者的疼痛部位、程度、性质、持续时间，并进行详细的记录。

（4）做好心理护理，及时了解患者心理动态，取得患者的积极配合。

（5）饮食指导：鼓励患者饮食多样化，有利于增强免疫力，并食用富含维生素、纤维素的饮食，防止便秘的发生。

（6）皮肤准备：术前 1 天协助患者沐浴，更换清洁病号服。

（7）进行床上俯卧位训练，为部分手术需要的体位做准备。

（8）针对有其他基础疾病的患者：如高血压、糖尿病等需要了解并指导患者按时服用相关药物，并做好相关指标的监测，保证手术前病情控制良好。

（9）预防感染：遵医嘱术前 30 分钟使用镇静药物及抗生素静脉点滴。

2. 术后护理

（1）移动患者时严格实行轴向移位的原则，防止身体扭曲导致电极移位。

（2）严密监测生命体征。尤其体温的变化，防止感染。

（3）观察伤口情况，若有渗血或是张贴不牢，及时通知值班医师进行处理。

31

（4）告知患者术后 6 周左右避免剧烈活动，避免弯腰、牵引或扭曲身体的活动，防止电极移位。

（5）指导患者正确认识术后调节刺激参数时的相关问题，避免产生急躁情绪。

（6）做好术后疼痛评估，观察患者疼痛改善情况，并做详细的记录，以便刺激参数的调整。

（7）加强基础护理，保持病房环境安静及床单位整洁。

3. 出院指导

（1）向患者及家属进行脊髓电刺激术后注意事项的宣教。

（2）术后恢复期及今后的时间内避免进行剧烈活动，避免电极移位或是对系统造成任何可能的损坏。

（3）向患者交代术后调节参数的相关事宜。

（4）做好责任护士随访工作。

第五节　疼痛患者常见的心理问题及护理

疼痛可以是一些精神障碍患者的主诉，疼痛也可以引起精神障碍。有学者报道，疼痛引起抑郁症的发生率比抑郁症导致疼痛发生率略高。对于大多数疼痛患者来说，疼痛不足以导致精神疾病，只是出现不良的心理反应，其中抑郁和焦虑最为常见，还有相当一部分会出现愤怒、恐惧及其他心理问题。

一、常见的心理问题

（一）抑郁

据统计，慢性疼痛患者中有 30%～87% 的患者出现抑郁症状。由于长期患病，患者会逐渐产生沮丧和悲伤的情绪，对疾病的恢复不抱希望，表现为疲劳、情绪低落、失眠或嗜睡、厌食或贪食、体重增加或下降、注意力和记忆力减退、内疚、绝望，甚至多次出现自杀的想

31

法。在评估患者是否发生抑郁时，必须注意原发病本身和治疗可能产生的影响，如癌症晚期患者体重可能明显减轻，使用化疗药物可能会使者呈现抑郁状态，要加以鉴别。

（二）焦虑

慢性疼痛患者会发生焦虑，并常常和抑郁伴随出现。患者出现疼痛时会表现出极度担心和不安，且难以自制。可出现：①精神焦虑症状，如坐立不安、心情紧张，注意力不集中、易激动；②躯体性焦虑症状，如呼吸困难、心悸、胸痛、眩晕呕吐、肢端发麻、面部潮红、出汗、尿频尿急；③运动性不安，如肌肉紧张、颤抖、搓手顿脚、坐立不安。

（三）愤怒

长期的慢性疼痛，会使患者失去信心和希望，有些人会因此产生难以控制的愤怒情绪，会为一些琐事向家属和医护人员大发脾气以宣泄愤怒，甚至会损坏物品或袭击他人。这并非患者对他人的敌意，而是极度痛苦和失望后爆发的强烈不满情绪。

（四）恐惧

恐惧是身患绝症比较常见的心理问题，引起恐惧的原因，除了即将来临的死亡，还有可能来自疾病导致的极度痛苦，有些晚期癌症因畏惧癌痛的折磨而自杀。而有些急性疼痛，如急性心肌梗死时会因剧烈的疼痛产生濒死感，发生恐惧。

对于疼痛导致的各种不良情绪，除了要给予患者安慰和鼓励，做好各种解释工作，消除疑虑，进行心理疏导，帮助其重新树立信心之外，最根本的措施是通过各种手段，有效缓解疼痛。

31

二、重视社会因素对疼痛的影响

疼痛是一种主观体验，心理社会因素直接影响疼痛的感觉和反应，甚至一些慢性疼痛症状可以是通过一些心理学机制，被程度定性巩固下来。以下社会因素影响个体对疼痛的感受和耐受。

（一）社会学习

疼痛体验在某种意义上与社会学习有关，也就是说社会文化因素影响患者的疼痛体验，癌症患者大多从日常经验中了解到癌痛是不可避免的，而且十分严重，当自己身体出现疼痛时就会感觉紧张，疼痛体验异常强烈。这种习得的知识和信念实际上在人群中广为流传，结果对癌症患者产生严重的消极影响。

（二）对疼痛的理解

患者对自己疼痛意义的理解也影响疼痛的耐受性。有人研究了二战时期的重伤员和平民，发现相同程度的伤情，伤兵只有1/3诉说感到强烈的疼痛，而平民却有4/5诉说有剧烈的疼痛，这就是因为他们对受伤意义的不同理解而引起的。伤兵可能认为自己很幸运，死里逃生，痛一点算不了什么；而平民可能认为自己受伤是一种无辜和不幸，感到十分冤屈，从而感到格外疼痛。肿瘤患者对身体出现疼痛的理解，也影响疼痛体验。如果将疼痛理解为病情加重、癌细胞转移复发，必定加重疼痛体验。

（三）注意力

注意力对疼痛的影响是众所周知的。如果患者十分关注疼痛的部位，会感到更加剧烈的疼痛；相反，如果将注意力高度集中在与疼痛无关的活动上，就会减轻疼痛甚至感觉不到疼痛。例如慢性疼痛的患者每日坚持参加自己爱好的活动，在活动中有时甚至感觉不到疼痛或是只感到轻微的疼痛，且不影响日常生活。一旦因为各种原因中断了活动疼痛就很明显，甚至到达无法忍受的程度。

（四）情绪状态

患者的情绪状态对疼痛感受影响很大。在兴奋、欢快的情绪状态下，疼痛体验会被抑制；相反在焦虑、抑郁状态下会引起疼痛阈值的降低，使得疼痛更为强烈。慢性疼痛可以引起抑郁情绪，抑郁又可加剧疼痛，形成恶性循环。带状疱疹后神经痛的患者在持续剧烈疼痛时会

31

产生消极情绪，反过来加剧疼痛的程度；恢复期的患者在出现异常情绪时也会再次引发疼痛或使疼痛突然加剧。

（五）暗示与催眠

暗示对疼痛的影响很大，通过暗示可以提高或降低疼痛阈值。Melzack 等人通过实验证明，使用暗示作用可提高对疼痛的耐受性。所以医护人员在平时与癌症患者的言谈话语中，要特别注意使用良性暗示性语言，借以减轻患者的疼痛。催眠也可抑制疼痛，在深度催眠状态下甚至可导致疼痛消失。

（六）宗教信仰

不能否认，宗教信仰对患者的疼痛耐受性有着很大的影响。如某些宗教苦行派的修道者在宗教仪式上，能表情平静地耐受平时无法忍受的疼痛刺激，例如向两颊刺入锐利的金属制“竹签”等。有些印第安人在宗教仪式中，男人背部用铁钩勾着悬吊在竹竿上表演，他们却感到整个过程不仅没有疼痛而且感到很放松。患者的宗教信仰可能通过他人暗示和自我暗示，或通过意志意识转化而起镇静作用，有人认为这和脑内镇痛物质如脑啡肽释放增多有关。

三、心理止痛的机制

（一）心理因素对疼痛的影响

疼痛发生时总是伴随着惊慌、害怕、忧虑、悲伤等强烈的情感色彩，具有相当的随机性和可变性，这都说明疼痛和心理因素密切相关。例如一个人右上腹不适就诊，医生初步疑诊肝病，开立 B 超及 CT 检查，随即出现上腹部疼痛，但检查排除肝病的诊断后症状很快消失。这一病例提示我们护理人员，在护理疼痛患者时了解患者的性格特点、洞察情绪变化尤为重要，以便有的放矢地进行心理护理。

同样性质、同样程度的疼痛，在不同患者身上，其反应的强弱，表现轻重程度各不相同。疼痛阈值因人而异，对相同刺激所得到的反应也因人而异，即使在同一

31

个人身上也会因时而异。这是因为，痛觉发生于大脑皮质，大脑皮质对疼痛的反应除了疼痛刺激的部位、强度、频率有密切关系外，还受患者心理状态的影响，意志、信仰、意识、性格、环境、年龄等心理因素，也可影响患者对疼痛刺激的反应。安静舒适的环境，用心专注的活动，富于兴趣的交谈等，可以提高疼痛阈值，减轻疼痛。而疲倦、焦虑、紧张、恐惧、软弱均能减低对疼痛的耐受力，增加疾病引起疼痛程度。既往疼痛的经验也非常重要，曾经做过手术的人对第二次手术一般都认为无法接受。一般在夜间及清晨，人的生理状态处于低潮，注意力较集中，对疼痛的反应也较强。总之各种心理因素都可以影响患者对疼痛的反应，使临床表现复杂多变。在护理工作中，应当掌握心理因素方面的知识，善于观察患者的日常变化，根据心理特点，采取个性化的护理方案，以利患者康复。

（二）内源性抗痛机制

启动中枢神经系统某些结构如中脑导水管周围灰质、延髓中缝大核及其邻近的网状结构，一方面发生上行性作用，对丘脑甚至大脑皮层等结构的痛反应进行抑制；另一方面沿着下行纤维，在脊髓水平对疼痛信号传入发生抑制，从而提高机体的抗痛能力，这便是所谓的内源性镇痛系统。

除了感知、定位作用外，大脑皮层还以两种方式参加疼痛调节过程。一是传入大脑皮层的疼痛信号和其他信号相互作用调节痛觉和疼痛反应，二是通过皮层的下行性机制，在皮层下不同水平控制疼痛信号向意识领域传导。这是疼痛和抗痛现象在大脑皮层水平的表现方式，也是痛觉个体差异大、安慰剂镇痛和心理护理镇痛的神经生物基础和科学依据。

四、疼痛的心理护理

（一）帮助患者减轻心理压力，提高疼痛阈值

精神愉快、情绪稳定、思想轻松，可以提高疼痛阈

31

值，增强耐受力，减轻疼痛。疼痛患者常常存在对疾病和治疗方法及效果不了解而焦虑，这不仅会加重疼痛而且还会降低治疗的依从性。护士应当给予必要的解释和对疾病知识的宣教。在接触时对患者要亲切和蔼，富有同情心，有问有答，使患者产生信任感增加治疗信心。对待危急重病患者应当忙而不乱，操作熟练敏捷，让患者及家属产生安全感。对待严重疼痛患者，要配合医生予以全面检查，排除器质性病变，充分认可患者的疼痛感受同时要耐心安抚，稳定不良情绪，不能主观认为患者是无病呻吟。

（二）减轻疼痛的诱因

如胃痛患者，应嘱患者勿食生、冷、硬、刺激性的食物预防诱发疼痛，并注意饮食规律，勿暴饮暴食，可减少胃痛发生。对于椎管狭窄的患者，行走后疼痛是主要特点，需要做好宣教工作，指导患者减少不必要的活动，防止出现疼痛。又如椎间孔镜下髓核摘除的患者术后需要严格叮嘱患者卧床休息，减少活动，注意适当的体位，卧床期间注意定时翻身及按摩治疗，促进全身血液循环，避免酸痛发生。

（三）保持环境安静舒适，减少不良刺激

疼痛患者需要安静舒适的休养环境，避免刺激，病室应做到温湿度适宜，按时休息和睡眠，减少杂声。争取家属配合，指导家属如何避免不良的情绪刺激，防止消极暗示。

（四）减少疼痛刺激

在检查、护理治疗患者时，动作要准确、轻柔、尽量减少疼痛刺激。如进行清创、换敷料、灌肠、导尿、换床单等操作而必须移动患者时，应双人或是多人操作，给予支托协助、保持舒适体位、减少疼痛刺激。

（五）掌握患者疼痛的情况

善于观察患者的疼痛反应，包括脸色、表情、姿势、体位等，以确定疼痛的程度；按时完成疼痛评估，耐心听取患者的诉说，如疼痛的性质、时间、部位、程度、

31

性质改变等，获取疼痛信息，及时向主管医生汇报，积极协助诊疗。

（六）采取适宜的方法减轻患者的心理压力

1. 提高患者的疼痛阈，患者的疼痛反应是很不愉快的感觉，医护人员要有同情心，特别是对一些不加克制或行为过激的患者不能表示反感，应增强患者对疼痛的耐受性，保持患者情绪稳定，心境良好，精神放松。

2. 因人而异，恰当地向患者解释疼痛的机制，显示出理解患者的痛苦，安慰患者。对行为过激的患者要进行耐心的劝解，防止影响他人；对强烈克制的患者给予鼓励，并允许呻吟；对疼痛强度性质突然改变的患者，应慎重考虑有无器质性病变。

3. 消除紧张心理，提高患者的耐受力，而护理人员的同情、体贴、安慰、鼓励对减轻患者紧张情绪有重要作用。护理人员的同情、安慰能消除或减轻患者的恐惧心理，体贴的行动和鼓励的语言能使患者树立战胜疾病的信心，并以友好的行动获得患者的信任和配合治疗及护理，从而减轻患者的心理压力，进而提高痛阈降低对疼痛的敏感性，增加对疼痛的耐受力。护理中常用暗示疗法，常常可收到较好的效果。

（七）通过心理治疗缓解疼痛

1. 分散注意力减轻患者疼痛的知觉，把患者的注意力转移到以疾病痛苦无关的其他事情上。如肌内注射时，护理人员边操作边与患者交流其他的话题，能够有效地减轻患者疼痛的感觉。

2. 进行疼痛知识教育，改变患者的疼痛反应，依据不同的患者，用恰当的语言交代诊治过程中必须承受的痛苦。如准备在局麻下做腹部手术，应告诉患者术中牵拉脏器时会感到不适和牵拉痛，届时应有思想准备，并行深呼吸，努力放松，可以减轻疼痛。选择适当的环境以分散患者的注意力。对于同一程度的客观疼痛，患者的注意力集中与否，对患者的主观感觉程度是不同的。同一疼痛，若注意力过分集中于疼痛刺激上那么疼痛感

31

觉就重；若注意力分散，则痛感就轻，故患者疼痛发作时，应给予能分散注意力的环境，如提供轻松愉快的谈话、动人的音乐、患者家庭或社会的好消息等，往往能转移患者的注意力，达到减轻痛感的效果。

（八）采取积极的暗示

对患者体贴入微，庄重大方，亲切待人，取得患者的信任，使患者易于接受积极的暗示，必要时给予安慰剂。

（九）使用催眠疗法减轻疼痛

处于催眠状态下的患者对施术者的言语暗示很敏感，对疼痛的感受性降低，如在催眠状态下清创、换药等。

（十）呼吸止痛

疼痛时深吸一口气，然后慢慢呼出，而后慢慢吸慢呼，呼吸时双目闭合，想象新鲜空气缓慢进入肺中。

（十一）自我暗示

当患者疼痛难忍时，医护人员向患者讲清楚，疼痛是机体的"保护性"反应，说明机体正处在调整状态，疼痛感是暂时的，鼓励患者增强同病魔作斗争的决心和信心，通过患者的自我暗示，心理上的疼痛即"减轻"了。

（十二）松弛止痛

松弛肌肉就会减轻或阻断疼痛反应，起到止痛作用。松弛肌肉的方法很多，如叹气、打哈欠、深呼吸、闭目冥想等。

（十三）音乐止痛

疼痛患者通过欣赏自己喜欢的音乐缓解疼痛，可以边听边唱，也可以闭目静听，并伴手脚节拍轻动，既可分散注意力，又可缓解紧张情绪。

31

（十四）转移止痛

可通过多种形式分散患者对疾病的注意力，减轻疼痛的作用，如看电视、讲故事、相互交谈、读书看报、做自己感兴趣的事等。

（十五）争取家属配合

在患者疼痛时，陪伴家属将会受到患者影响，而出现焦虑不安的情绪，这种情绪反过来又影响患者，两者互为因果，相互影响，致使患者疼痛加重。所以家属的情绪很重要，因此，医护人员除积极治疗患者疾病，减少家属的担心外，应对家属和陪伴进行卫生健康和心理学教育，使他们增强信心，配合治疗。家属对患者的鼓励支持，使其心灵得到很大安慰，增强战胜疾病的信心，使疼痛缓解。

心理因素既可致痛或加重疼痛，也可消除或减轻疼痛，恰当运用上述一种或几种方法巧忍疼痛，一定会收到令人满意的效果。良好的心理护理，是一种精神的艺术，特殊的技能，它要求护士除具备必要的医学理论知识，熟练的操作技术外，还必须树立为人民服务的思想，具有一定的心理学知识的修养，才能帮助患者解除痛苦，恢复健康。

第六节　常见疼痛的误区

无论是在患者还是医务人员中都存在对疼痛的错误认识。这些错误的认识往往蒙蔽了让我们正确认识疼痛的双眼，还容易错过治疗疼痛的最佳时机，常见的错误观点：

1. "疼痛是症状而不是疾病。"人们往往会认为疼痛只是一个症状，过度的去纠结寻求病根，然而持续未减轻的疼痛或控制不好的疼痛也会成为病因造成更为严重的后果，如活动受限、愤怒、焦虑，延误治疗的最佳时机，延长康复时间。慢性疼痛是症状更是一类疾病，需要用科学的态度去正视它，在医学无法攻克病因的情况下有效的控制及治疗疼痛，也是促进康复最为有利的行为。

2. "对于慢性疼痛使用止痛药是非常危险的，药物治疗会成瘾。"这种常见的错误认识使很多患者失去了治疗疼痛的最佳时机。在非药物方法无效时，止痛药是适当的选择，在专科医生的指导下正确使用镇痛药物可以达到有效镇痛的目的且不会上瘾。

3. "止痛药只有到忍受不了的时候才用。"药物服用后到起效会有一段时间，但恰巧这段时间就是患者疼痛最为剧烈的时间，因此现在的疼痛诊疗已经将超前镇痛作为有效镇痛的重要手段，在疼痛出现前或刚刚感到痛时尽快使用止痛剂有助于更好的控制疼痛。

4. "很多患者谎报感到疼痛或疼痛的程度。"实际上几乎没有患者谎报自己的疼痛。所谓的谎报有可能只是患者在汇报疼痛程度时有夸大的成分，但是这一现象通过专业的医护人员通过多样的评估方法和工具是可以洞察并筛查的。谁疼谁知道不是一句空话，疼痛是以主观意识和描述为重要依据的，因此医护人员对患者的主诉要建立在信任和理解的基础上的。

5. "相同的刺激会产生相同的疼痛，包括性质、强度和持续时间。"对于相同的刺激，每个人感到的疼痛的性质、强度和疼痛的持续时间都有很大的差异。这和产生疼痛的原因、疼痛的部位、机体耐受疼痛的程度甚至和患者的个人的文化背景、家庭环境、性格特点等都有着密不可分的关系。

疼痛的发生机制复杂多样，疼痛性疾病的发生发展及转归也不尽相同，加之疼痛性疾病可以来源于各类疾病，因此涉及多学科疾病的相关知识，知识匮乏或是理解误区就容易成为去除疼痛的障碍。护士有责任不断学习疼痛相关知识，掌握多学科疾病特点，不断的总结临床经验，传播正确的诊疗观点，更好的为每一个疼痛患者服务。

31

参考文献

1. Ramamurthy MD, Rogers MD, Alanmanou MD. Decision Making in Pain Management. 2nd ed. Elsevier (Singapore) Pte Ltd, 2009: 22-40.

2. 傅志俭, 宋文阁. 疼痛诊断治疗手册. 北京, 人民军医出版社, 2013.

3. Eckard VR, Batnitzky S, Abrams BM, et al. Radiology and the diagnosis and management of pain//Raj PP. Practical Management of Pain. 3rd ed. Chicago: Mosby, 2000.

4. Greher M, Kirchmair L, Enna B, et al. Ultrasound-guided lumbar facet nerve block: accuracy of a new technique confirmed by computed tomography. Anesthesiology, 2004, 01: 1195-1200.

5. 谭冠先. 疼痛诊疗学. 北京: 人民卫生出版社, 2000.

6. Liu SS, McDonald SB. Current issues in spinal anesthesia. Anesthesiology, 2001, 94: 888.

7. Carpenter RL, Hogan QH, Liu SS, et al. Lumbosacral cerebrospinal fluid volume is the primary determinant of sensory block extent and duration during spinal anesthesia: Anesthesiology, 1998, 89: 24.

8. Wildsmith JA. Predicting the spread of spinal anaesthesia. Br J Anaesth, 1989, 62: 353.

9. Brooker R, Butterworth J, Kitzman DA, et al. Treatment of hypotension after hyperbaric tetracaine spinal anesthesia. A randomized, double-blind, cross-over comparison

of phenylephrine and epinephrine. Anesthesiology, 1997, 86: 797.

10. Schnider TW, Mueller-Duysing S, Johr M, et al. Incremental dosing versus single-dose spinal anesthesia and hemodynamic stability. Anesth Analg, 1993, 77: 1174.

11. Carpenter RL, Caplan RA, Brown DL, et al. Incidence and risk factors for side effects of spinal anesthesia. Anesthesiology, 1992, 76: 906.

12. Horlocker T, Wedel D. Neurologic complication of spinal and epidural anesthesia. Reg, Anesth. Pain Med, 2000, 25: 83.

13. Auroy Y, Narchi P, Messiah A, et al. Serious complication related to regional anesthesia: Results of a prospective survey in France. Anesthesiology, 1997, 87: 479.

14. Jong RH De. Neural blockade by local anesthetics. JAMA, 1977, 238: 1383-1385.

15. Nwaneri ER. Rosenquist RW. Neural Blockade in Clinical Anesthesia and Pain Medicine. 4th ed. Anesthesiology, 2010, 113: 263-264

16. Kissin I, Bright CA, Bradley EL Jr. Selective and long-lasting neural blockade with resiniferatoxin prevents inflammatory pain hypersensitivity. Anesth Analg, 2002, 94 (5): 1253-1258.

17. Joseph W. Marc J. Falleroni. Lack of efficacy of an epidural blood patch in treating abducens nerve palsy after an unintentional dura puncture. Regional Anesthesia and Pain Medicine, 1999, (24): 470-472.

18. Francesca V, Asadollah G, Sanja J, et al. Neural Blockade: In Clinical Anesthesia and Pain Medicine, 4th ed. Anesth Analg, 2010 (111): 828-829.

19. Vandermeulen E. Singelyn F. Vercauteren M. et al. Belgian guidelines concerning central neural blockade in pa-

tients with drug-induced alteration of coagulation: An Update. Acta Anaesth, 2005 (56) 139-146.

20. Kenji Ohno, Shuzo Oshita. Transdiscal Lumbar Sympathetic Block: A New Technique for a Chemical Sympathectomy. Anesth Analg, 1997 (85): 1312-1316.

21. Boon JM, FamMed M. Lumbar puncture for the generalist. SA Fam Pract, 2004, 46 (2): 38-42.

22. 朱汉章. 针刀医学原理. 北京: 人民卫生出版社, 2002.

23. 庞继光. 针刀学基础与临床. 深圳: 海天出版社, 2006.

24. 中国针灸学会微创针刀专业委员会. 针刀医学临床诊疗与操作规范. 北京: 中国中医药出版社, 2011.

25. 王学昌, 刘延青, 张董喆, 等. 弧刃针刀治疗股外侧皮神经卡压综合征 37 例临床观察 [J]. 中国疼痛医学杂志, 2016, 22 (07): 556-557.

26. 王学昌, 刘延青, 张董喆, 等. 弧刃针刀治疗股外侧皮神经卡压综合征 37 例临床观察 [J]. 中国疼痛医学杂志, 2016, (7): 556-557.

27. 王学昌, 赵明宇. 治疗筋伤四原则 [J]. 河南中医, 2010, 30 (12): 1195

28. akahashi T. Treatment of lumbar intervertebral disc displacement with chondroitinase ABC-experimental basis for clinical application. Clin Calcium. 2004, 14 (7): 85-89.

29. Lu. DS, Luk Kd, Lu WW, et al. Spinal flexibility increase after chymopapain injection is dose dependent: a possible alternative to anterior release in scoliosis. Spine 2004, 29 (2): 123-128.

30. 康姝娟, 刘延青, 罗涌, 等. 来比林、胶原酶对脊髓及椎间盘组织的影响. 中国疼痛医学杂志, 2001, 7: 179-180.

31. 刘延青, 牟桂玲, 康姝娟, 等. 康宁克通-A、利多卡因复合用于胶原酶盘外溶解术. 中国疼痛医学杂志, 1999. 5 (2)：70-73.

32. 刘延青，牟桂玲，王平，等. 经骶裂孔硬膜外前间隙穿刺置管 1047 例回顾总结. 中国疼痛医学杂志，2004. 10 (6)：332-334.

33. 刘延青，王平，冯瑞晶，等. 骶裂孔前间隙法胶原酶溶解术治疗腰椎间盘突出症远期随访. 中国疼痛医学杂志，2004. 10 (1)：22-25.

34. Bocci V. Ozone as a bioregulator. Pharmacology and toxicology of ozone therapy today. Biol Regul Homeost Agents, 1996, 10 (2、3)：31-53.

35. 任芹，赵序利，万燕杰. 医用臭氧治疗膝骨性关节炎的疗效观察. 实用疼痛学杂志, 2006, 2 (2)：67-69.

36. Bocci V. Oxygen-ozone therapy：a critical evalustion. Dordrecht：Kluwer Academic Publishers，2002

37. 王建华，李靖年. 骨关节炎软骨损伤与修复的研究进展. 中国矫形外科杂志，2006，6：941-944.

38. Larini A，Bianchi L，Bocci V. The ozone tolerance：enhancement of antioxidant enzymes is ozone dose-dependent in jurkat cells. Free Radic Res. 2003，37：1163-1168.

39. Bocci V. Corradeschi E，Cervelli C，et al. Oxygen-ozone in orthrpaedics：EPR detection of hydroxy free radicals in ozone treated "nucleuspulposus" material. Rivist adi neuroradiologia，2001，14：55-59.

40. Richelmi P，Valdenassi L，Berte f. Pharmacological principles underlying oxygen-ozone therapy. Riv Neuroradiol，2001，14：17-22.

41. Bocci V. Ozone as Janus：this controversial gas can be either toxic or medically useful. Mediators Inflamm，2004，13 (1)：3-11.

42. Bocci V. Biological and clinical effects of ozone. Has ozone therapy a future in medicine？. Br J Biomed Sci，1999，

56（4）：270-279.

43. 俞志坚，何晓峰，李彦豪. 医用臭氧治疗腰椎间盘突出症. 中国医学影像技术，2004，20（04）：598-600.

44. Simonetti L. Pharmacological mechanismsun- derlying oxygen- ozone therapy for herniated disk. Rivista Italiana di Ossigeno Ozonoterapia，2003，2（1）：7-11.

45. Fuccio C，Luongo C，Capodanno P，et al. A single subcutaneous injection of ozone prevents allodynia and decreases the over- expression of pro- inammatory caspases in the orbito- frontal cortex of neuropathic mice. European Journal of Pharmacology，2009，42-49.

46. 何庆，许平顺，杜峰. 常见运动系软组织损伤性疼痛 O_2- O_3 治疗临床观察. 颈腰痛杂志，2006，27（2）：133-134.

47. Bocci V. Scientific and Medical Aspects of Ozone Therapy. State of the Art Archives of Medical Research，2006，425-435.

48. 方军，王林，安裕文，等. 医用臭氧局部注射对大鼠受损坐骨神经影响的实验研究. 中国疼痛医学杂志，2008，14（6）：341-347

49. 郭文波，刘先国，许卫国，等. 臭氧对大鼠神经病理性疼痛镇痛作用的实验研究. 中华神经医学杂志 2008，（10）：985-987.

50. Jinkins JR. Acquired degenerative changes of the intervertebral segments at and suprajacent to the lumbosacral junction. A radioanatomic analysis of the nondiscal structures of the spinal column and perispinal soft tissues. Eur J Radiol. 2004，50（2）：134-158.

51. 宋文阁，王春亭，傅志俭，等. 实用临床疼痛学. 郑州：河南技术出版社，2008. 10.

52. Waseem Z，Boulias C，Gordon A，et al. Botulinum toxin injections for low- back pain and sciatica. Cochrane

Database Syst Rev. 2011 Jan 19；（1）：CD008257.

53. 郭瑞宏，张然，赵建民，等. 椎间孔镜与靶点射频治疗腰椎间盘突出症疗效比较. 中国疼痛医学杂志，2015，21（107）：521-523.

54. Cox J, ed. Low Back Pain：Mechanism，Diagnosis，Treatment. 7th ed. Baltimore：Lippincott，Willams & Wilkins，2011.

55. 瓦德曼（Waldman，S. D）原著，佟小强主译. 疼痛介入治疗图谱. 第 2 版. 2005，北京：北京大学医学出版社.

56. Andreisek G，Deyo RA，Jarvik JG，et al. Consensus conference on core radiological parameters to describe lumbar stenosis- an initiative for structured reporting. Eur Radiol. 2014，24（12）：3224-3232.

57. Manchikanti L，Kaye AD，Manchikanti K，et al. Efficacy of epidural injections in the treatment of lumbar central spinal stenosis：a systematic review. Anesth Pain Med，2015，5（1）：e23139.

58. Cohen SP，Chen Y，Neufeld NJ. Sacroiliac joint pain：a comprehensive review of epidemiology，diagnosis and treatment. Expert Rev Neurother，2013，13（1）：99-116.

59. Gevargez A，Groenemeyer D，Schirp S，etal. CT guided percutaneous radiofrequency denervation of the sacroiliac joint. EurRadiol，2002，12：1360～1365.

60. 韩济生，樊碧发. 疼痛学. 北京：北京大学医学出版社，2012：552-553.

61. 高崇荣，樊碧发，卢振和. 神经病理性疼痛学. 北京：人民卫生出版社，2013：662-666.

62. 刘延青，崔健君. 实用疼痛学。北京：人民卫生出版社，2013：656-691.

63. Glyn-Jones S. Osteoarthritis. Lancet. 2015，25：386；376-387.

64. Bijlsma JW. et al. Osteoarthritis：an update with relevance for clinical practice. Lancet. 2011，18；377（9783）：2115-2126.

65. Jevsevar DS，Treatment of osteoarthritis of the knee：evidence-based guideline，2nd edition. J Am Acad Orthop Surg，2013，21（9）：571-577.

66. McAlindon etal OARSI guidelines for the non-surgical management of knee osteoarthritis. OsteoarthritisCartilage，2014，22：363-388.

67. Woo-Jong Choi. Radiofrequency treatment relieves chronic knee osteoarthritis pain：A double-blind randomized controlled trial. Pain，2011，481-487

68. 带状疱疹后余宁同诊疗共识编写专家组. 带状疱疹后神经痛诊疗中国专家共识. 中国疼痛医学杂志，2013，22（3）：161-167.

69. 神经病理性疼痛诊疗专家组. 神经病理性疼痛诊疗专家共识. 中国疼痛医学杂志，2013，19（12）：705-710.

70. 韩济生，樊碧发. 疼痛学. 北京：北京大学医学出版社，2012：552-553.

71. 高崇荣，樊碧发，卢振和. 神经病理性疼痛学. 北京：人民卫生出版社，2013：662-666.

72. Johnson R W，Rice A S C. Postherpetic neuralgia. New England Journal of Medicine，2014，371（16）：1526-1533.

73. 中华医学会神经病学分会肌电图与临床神经电生理学组. 糖尿病周围神经病诊断和治疗共识. 中华神经科杂志，2013，46（11）：787-789.

74. Shenoy A M. Guidelines in practice：Treatment of painful diabetic neuropathy. CONTINUUM：Lifelong Learning in Neurology，2012，18（1，Peripheral Neuropathy）：192-198.

75. Harden R N，Oaklander A L，Burton A W，et al.

Complex regional pain syndrome：practical diagnostic and treatment guidelines. Pain Medicine，2013，14（2）：180-229.

76. Harden R N，Bruehl S，Perez R S G M，et al. Validation of proposed diagnostic criteria（the "Budapest Criteria"）for complex regional pain syndrome. Pain，2010，150（2）：268-274.

77. Alviar M J M，Hale T，Dungca M. Pharmacologic interventions for treating phantom limb pain. The Cochrane Library，2011.

78. 刘延青，崔健军. 实用疼痛学. 北京：人民卫生出版社，2013.

79. 葛均波，徐永健. 内科学. 第8版. 北京：人民卫生出版社，2013.

80. 谭冠先. 疼痛诊疗学. 北京：人民卫生出版社，2013.

81. 韩坤，杨邦祥. 会阴痛诊疗进展. 中国疼痛医学杂志，2012，18，（11）：645-649.

82. 王昆，郝建磊，管冰清. 开胸术后疼痛综合征的发生机制及治疗方法. 神经解剖学杂志，2013，29（5）：586-588.

83. 赵依遐. 顽固性心绞痛的治疗进展. 国际病理科学与临床杂志，2009，29（6）：513-518.

84. 周超，庞玺倬. 脊髓刺激治疗顽固性心绞痛新进展. 中国循环杂志，2014，29（10）：855-857.

85. 王昆、谢广茹. 临床癌症疼痛治疗学. 北京：人民军医出版社，2003.

86. Oscar A. de Leon-Casasola. Cancer Pain Pharmaclolgic，Interbentional and Palliative Care Approaches. Elsevier Inc，2006，3-12.

87. Merskey H，Bogduk N（eds）：Classiflcationof Chronic Pain，2nd ed. Seattle，IASP Press，1994.

88. Camu F，Vanlersberghe C. Pharmacology of systemic an-

algesics. Best Pract Res Clin Anaesthesiol, 2002, 16
(4): 475-488.

89. Sudano I, Flammer A J, Roas S, et al. Nonsteroidal an-
tiinflammatory drugs, acetaminophen, and hyperten-
sion. Curr Hypertens Rep, 2012, 14 (4): 304-309.

90. Caraceni A, Weinstein S: Classification of cancer pain
syndromes. Oncology 15: 1627-1640, 2001.

91. McFartane V, Clein G, Colej, et al: Cervical neuropa-
thy following mantle radiotherapy. Clin Oncol 14: 468-
471, 2002.

92. Chong M, Bajwa Z: Diagnosis and treatment of neuro'
pathicjp'ain.] Pain Symptom Manage 25: S4-S11, 2003.

93. Simmonds, M: Management of break-through pain due
to cancer. Oncology13: 1103-1108, 1999.

94. Caraceni A, Martini C, Zecca E, et al: Breakthrough
pain characteristics and syndromes in patients with cancer
pain. An international survey. Palliat Med 18: 177-183,
2004.

95. McDonnell F, Sloanj, Hamann S: Advances in cancer
pain management. Curr PainHeadache Rep 5: 265-271,
2001.

96. Gonzales GR, Elliot Kl, Portenoy RK, Foley KM: The
impact of a comprehensive evaluation in the management
of cancer pain. Pain 41: 141-144, 1990.

97. Cleeland CS, Ryan KM: Pain assessment: Global use
of the Brief Pain Inventory. Ann Acad Med Singapore 23
(2): 129-138, 1994.

98. Owens MR, McConvey GG, Weeks D, Zeisberg L. A
pilot program to evaluate pain assessment skills of hospice
nurses. Am J Hosp Palliat Care 2000, 17 (1): 44-48.

99. Zhukovsky DS, Abdullah O, Richardson M, Walsh
D. Clinical evaluation in advanced cancer. Semin Oncol,
2000, 27 (1): 14-23.

100. Caraceni A，Hanks G，Kaasa S，et al. Use of opioid analgesics in the treatment of cancer pain：evidence-based recommendations from the EAPC. Lancet Oncol，2012，13（2）：e58-e68.

101. 于世英. 癌症疼痛治疗进展. 医学临床研究. 2003，10（20）：744-747.

102. 林志彬主译. 朗-戴尔药理学. 北京大学医学出版社，2010，

103. 杜冠华主译. 药理学原理. 北京：人民卫生出版社，2009.

104. Foley KM. Pain assessment and cancer pain syndromes. In：Doyle D，Hanks GW，MacDonald RN，eds. Oxford Textbook of Palliative Medicine，Second Edition. New York：Oxford University Press，1998，310-331.

105. Zech DF，Grond S，Lynch J，Hertel D，Lehmann KA. Validation of World Health Organization Guidelines for cancer pain relief：a 10-year prospective study. Pain，1995，63：65-76.

106. Doverty M，Somogyi AA，White JM，et al：Methadone maintenance patientsare cross-tolerant to the antinociceptiveeffects of morphine. Pain 93：155-163，2001.

107. Moryl N，Santiago-Palmaj，Kornick C，et al：Pitfalls of opioid rotation：substi-tuting another opioid for methadone inpatients with cancer pain. Pain 96：patents with cancer.

108. Portenoy RK，Lesage P. Management of cancer pain. Lancet 1999；353：1695-700.

109. Sebastiano Mercadante，MD and Russell K. Portenoy，MD. Opioid Poorly-Responsive Cancer Pain. Part 1：Clinical Considerations Journal of Pain and Symptom Management. Vol. 21 No. 2 February 2001：144-150.

110. Joel G Hardmen Lee E Limbird. GOODMAN & GILMAN'S

The Pharmacological Barsis of Therapeutics (Tenth Edition). 2001.

111. MeuserT, PietruckC, Raclbruch L, et aV. Symptoms during cancer pain treatment fol- IowingWHO- guide- lines: A longitudinal fol- low- up study of symptom prevalence, severctyand etiology. Pain 93: 247, 57, 2001.

112. Lefkowith JB. Cyclooxygenase- 2 specificity and its clinical implications. Am J Med, 1999, 106 (5B): 43-49.

113. Lipsky LP, Abramson SB, Crofford L, et al. The clas- sification of cyclooxygenase inhibitors. J Rheumatol, 1998, 25 (12): 298-230.

114. Hawkey CJ. COX-2 inhibitors. Lancet, 1999, 353: 307-314.

115. Stockler M, Vardy J, Pillai A, et al. Acetaminophen (paracetamol) improves pain and well- being in people with advanced cancer already receiving a strong opioid regimen: a randomized, double- blind, placebo- con- trolled cross- over trial. J Clin Oncol, 2004, 22 (16): 3389-3394.

116. Sima L, Fang W X, Wu X M, et al. Efficacy of oxyc- odone/paracetamol for patients with bone- cancer pain: a multicenter, randomized, double- blinded, placebo- controlled trial. J Clin Pharm Ther, 2012, 37 (1): 27-31.

117. CaraceniA, Zecca E, Bonezz iC, et al Gabapentin for neuropathic cancer pain: a randomized controlled trial from the Gabapentin Cancer Pain Study Group . J Clin On col 2004, 22 (14): 2909-2917.

118. Castellsague J, Riera- Guardia N, Calingaert B, et al. Individual NSAIDs and upper gastrointestinal compli- cations: a systematic review and meta- analysis of ob- servational studies (the SOS project). Drug Saf,

2012，35（12）：1127-1146.

119. Bhala N，Emberson J，Merhi A，et al. Vascular and upper gastrointestinal effects of non-steroidal anti-inflammatory drugs：meta-analyses of individual participant data from randomised trials. Lancet，2013，382（9894）：769-779.

120. Aljadhey H，Tu W，Hansen R A，et al. Risk of hyperkalemia associated with selective COX-2 inhibitors. Pharmacoepidemiol Drug Saf，2010，19（11）：1194-1198.

121. Keskinbora K，Pekel AF，Aydinlil. Gabapent in and an opioid comb ination versus opioid alone for themanagement of neuropathic cancer pain：a randomized open trial. J Pain Symptom Manage，2007，34（2）：183-189.

122. 高文斌，尹良伟，王丽双，等. 抗抑郁药物在恶性肿瘤疼痛治疗中的应用与疗效观察. 中国肿瘤临床与康复，2003，10（3）：471-473.

123. 徐建国. 疼痛药物治疗学. 北京：人民卫生出版社，2007.

124. Bruyere O，Cooper C，Pelletier J P，et al. An algorithm recommendation for the management of knee osteoarthritis in Europe and internationally：a report from a task force of the European Society for Clinical and Economic Aspects of Osteoporosis and Osteoarthritis（ESCEO）. Semin Arthritis Rheum，2014，44（3）：253-263.

125. Mcnicol E，Horowicz-Mehler N，Fisk R A，et al. Management of opioid side effects in cancer-related and chronic noncancer pain：a systematic review. J Pain，2003，4（5）：231-256.

126. 宋丽莉. 抗抑郁药物在癌性神经病理性疼痛治疗中的作用和临床研究. 中国疼痛医学杂志，2011，17

（8）：475-477.

127. 唐丽丽，李志宇. NCCN 成人临床癌痛指南中心理问题、精神症状和精神用药的解读. 医学与哲学，2009，30（4）：18-20.

128. 潘玉真，殷东风，邢玉庆，等. 重度癌痛患者应用吗啡持续静脉泵入法进行快速滴定的临床观察. 现代肿瘤医学，2014，（10）：2426-2430.

129. 周斌，王品，宗剑，等. 持续鞘内吗啡镇痛用于中重度腹部癌性内脏痛的疗效及安全性研究. 临床肿瘤学杂志，2013，18（1）：62-65.

130. 贾宏彬，宗健，孙含哲，等. 远程无线自控鞘内镇痛系统在晚期癌痛患者的疗效观察. 临床麻醉学杂志，2013，29（7）：672-674.

131. 谢文强，李伟彦，刘健，等. 持续鞘内吗啡联合布比卡因用于中重度晚期癌痛患者的疗效和安全性. 临床麻醉学杂志，2012，28（6）：585-587.

132. 游昕，廖正银，滕昊岐，等. CT 引导下经皮奇神经节阻滞毁损术. 介入放射学杂志，2012，21（8）：651-654.

133. 黄君安，易仁合，孙岸灵，等. 持续鞘内吗啡联合罗哌卡因用于中、重度晚期癌痛患者的疗效观察. 中国医学创新，2016，（4）：43-45，46.

134. 倪家骧，郭玉娜，任玉娥，等. CT 引导下腹腔神经丛毁损术治疗慢性顽固性腹部癌痛. 中国疼痛医学杂志，2004，10（4）：198-199，202.

135. 徐蔚佳，郝思介，钟良，等. 腹腔神经丛毁损术用于胰腺癌镇痛的研究进展. 国际消化病杂志，2014，34（2）：93-95.

136. 刘红军，高献忠，李伟彦，等. 鞘内注射右旋美托咪定对于晚期癌痛患者行吗啡鞘内镇痛的影响. 中国疼痛医学杂志，2014，20（6）：412-415.

137. Schnider TW, Minto CF, Struys MM. The Safety of Target-Controlled Infusions. Anesth Analg. 2016, 122

(1): 79-85.

138. Liu H, Gao X, Liu X, et al. Effect of intrathecal dexmedetomidine on spinal morphine analgesia in refractory cancer pain patients. Journal of Palliative Medicine, 2014, 17: 837-840.

139. Liu HJ, Li WY, Chen HF, etal. Long-Term Intrathecal Analgesia With a Wireless Analgesia Pump System in the Home Care of Patients With Advanced Cancer. American Journal of Hospice & Palliative Medicine, 2015 (4): 1-6

140. Hashemi SM, Esmaeelijah A, Golzari S, et al. IntravenousParacetamol VersusPatient-Controlled Analgesia With Morphine for thePainManagement Following Diagnostic Knee Arthroscopy in Trauma Patients: A Randomized Clinical Trial. Arch Trauma Res, 2015.

141. Malheiro L, Gomes A, Barbosa P. Infectious Complications of IntrathecalDrugAdministrationSystemsfor Spasticity and ChronicPain: 145 Patients From a Tertiary Care Center. Neuromodulation, 2015, 18 (5): 421-427.

142. Maeyaert J, Buchser E, Van Buyten JP. Patient-controlled Analgesia inIntrathecalTherapy for Chronic Pain: Safety and Effective Operation of the Model 8831 Personal Therapy Manager with a Pre-implanted SynchroMed Infusion System. Neuromodulation, 2003, 6 (3): 133-141.

143. Hildebrand KR, Elsberry DD, Hassenbusch SJ. Stability and compatibility of morphine-clonidine admixtures in an implantable infusion system. J Pain Symptom Manage, 2003, 25 (5): 464-471.

144. Hildebrand KR, Elsberry DE, Anderson VC. Stability and compatibility of hydromorphone hydrochloride in an implantableinfusion system. J Pain Symptom Manage,

2001, 22 (6): 1042-1047.

145. Bloomfield S, Hogg J, Ortiz O, et al. Analysis of breakthrough pain in 50 patients treated withintrathecalmorphine infusion therapy. Development of tolerance or infusion systemmalfunction. Stereotact Funct Neurosurg, 1995, 65 (1-4): 142-146

146. Kim WH, Lee CJ, Sim WS. Anatomical analysis of computed tomography images for determining the optimal oblique fluoroscope angle for percutaneouscoeliac plexusblock. J Int Med Res, 2011, 39 (5): 1798-1807.

147. Chambers PC. Coeliac plexusblock for upper abdominal cancerpain. Br J Nurs, 2003, 12 (14): 838-844.

148. Lee MJ, Mueller PR, vanSonnenberg E. CT-guidedceliac ganglionblock with alcohol. AJR Am J Roentgenol, 1993, 161 (3): 633-636.

149. Erdine S. Celiac ganglionblock. Agri, 2005, 17 (1): 14-22.

150. Santosh D, Lakhtakia S, Gupta R. Clinical trial: a randomized trial comparing fluoroscopy guided percutaneous technique vs. endoscopic ultrasound guided technique ofcoeliac plexusblock for treatment ofpainin chronic pancreatitis. Aliment Pharmacol Ther, 2009, 29 (9): 979-984.

151. Vranken JH, van der Vegt MH. Coeliac plexusblock in patients with pancreatic tumourpain. Ned Tijdschr Geneeskd, 2006, 150 (13): 723-728.

152. Cariati M, De Martini G, Pretolesi F. CT-guided superior hypogastric plexusblock. J Comput Assist Tomogr, 2002, 26 (3): 428-431.

153. Datir A, Connell D. CT-guided injection forganglion imparblockade: a radiological approach to the management of coccydynia. Clin Radiol, 2010, 65 (1): 21-25.

154. Rapp H，Ledin Eriksson S，Smith P. Superior hypogastric plexusblock as a new method ofpainrelief after abdominal hysterectomy：double-blind，randomised clinical trial of efficacy. BJOG，2016.

155. Ghoneim AA，Mansour SM. Comparative study between computed tomography guidedsuperior hypogastric plexusblock and the classic posterior approach：A prospective randomized study. Saudi J Anaesth，2014，8（3）：378-383.

156. Silbert BS，Lipkowski AW，Cepeda MS. Analgesic activity of a novel bivalentopioidpeptide compared to morphine viadifferent routesof administration. Agents Actions，1991，33（3-4）：382-387.

157. M. Y. DuBois 原著，倪兵 译，胡永生 审校. 美国疼痛医学专科医师培训，中国疼痛医学杂志，2013，19（4）：199-200.

158. Johnston C. New residency program for pain specialists. CMAJ，2014；186：1135.

159. Morley-Forster P，Karpinski J. Pain medicine-a new credential in Canada. Pain Med，2015，16：1038-1044.

160. 宋莉，刘慧. 关于华西医院疼痛专科医师培训的调查分析，中国疼痛医学杂志. 2014，22（4）：287-291.

161. 赵英. 中国疼痛医师队伍的建设. 中国疼痛医学杂志. 2012，18（1）：2.

162. 中华人民共和国国家卫生和计划生育委员会，国卫科教发〔2015〕97号，《关于开展专科医师规范化培训制度试点的指导意见》.

163. 张海燕，陈杰，吴晓英，等. 全国40家医院疼痛护理管理现状，中国护理管理. 2014，14（11）：1121-1124.

164. 刘俐，谢徐萍，钟晨曦. 疼痛专科护士培训效果评价与分析. 中国循证医学杂志. 2013, 13 （6）：696-699.

165. 韩济生. 疼痛学. 北京：北京大学医学出版社，2012.

166. 郭政，王国年. 疼痛诊疗学. 第4版. 北京：人民卫生出版社，2016.

167. 中华医学会. 临床诊疗指南（疼痛学分册）. 北京：人民卫生出版社，2007.

168. 中华医学会. 临床技术操作规范（疼痛学分册）. 北京：人民军医出版社，2004.

索 引